Das große Heilkräuterbuch

Gerhard Leibold

Natürlich vorbeugen und heilen

Das große Heilkräuterbuch

Bewährte Rezepturen und Hausmittel

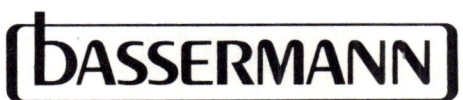

Hausmittel für den Notfall

Soforthilfe bei	Geeignete Kräuter (s. Abc bewährter Kräuter)	Ausführliche Beschreibung Seite
Bluterguß	Auflagen mit Arnika, Lavendel, Melisse, Tormentill; Kartoffelbreisack	65
Hautwolf	Waschungen mit Kamillen- oder Zinnkrauttee	69
Insektenstiche (bei Schockverdacht sofort zum Arzt)	Auflagen mit Meerrettich- oder Zwiebelscheiben; Kompressen mit Hauswurz, Petersilie, Thymian	70
Koliken	innerlich Anis, Baldrian, Gänsefingerkraut, Kümmel, Lavendel, Pfefferminze; äußerlich warme Leibauflagen	88
Migräneanfall	innerlich Baldrian, Pfefferminze und starken schwarzen Kaffee mit Zitronensaft; äußerlich Kümmelauflage auf die Stirn oder Einreibung mit Pfefferminzöl	79
Nasenbluten	naßkaltes Tuch in den Nacken; Aufschnupfen von Beinwell, Eichenrinde, Quendel, Tormentill	89
Nesselausschlag	Bäder und Waschungen mit Zinnkrauttee	71
Prellung/Quetschung (Quetschwunden s. Wundbehandlung)	Auflagen mit Arnika, Beinwell, Lavendel, Melisse, Pfefferminze, Ringelblume, Roßkastanie, Tormentill	71
Sonnenbrand (bei Schockverdacht sofort zum Arzt)	Johanniskraut- oder Pfefferminzöl zur Einreibung	72
Verbrennung (nur in leichten Fällen)	unter fließendes kaltes Wasser halten, bis Schmerz nachläßt; Johanniskrautöl, Auflagen mit Hauswurz, Holunder, Klette, Zwiebelscheiben	73
Verrenkung/Verstauchung (bei Verdacht auf Knochenbruch sofort zum Arzt)	Gelenk sofort ruhigstellen; kühle Umschläge mit Arnika, Johanniskraut, Lavendel, Rosmarin	90
Wundbehandlung (nur kleine Gelegenheitsverletzungen selbst behandeln)	Desinfektion (zum Beispiel mit Merfen-Orange-Lösung, -Puder); Auflagen und Waschungen mit Arnika, Johanniskraut, Kamille, Thymian, Tormentill, Zinnkraut	74
Zahnschmerzen (nur zur Soforthilfe, dann bald zum Zahnarzt)	Auflagen auf die Wangen und Spülungen mit Eichenrinde, Gundermann, Kalmus, Kamille, Majoran, Melisse, Petersilie, Pfefferminze	93

Inhaltsverzeichnis

Gesundheit aus der grünen Apotheke	7
Möglichkeiten und Grenzen der Selbsthilfe	7
Abc der Krankheiten und ihre medizinischen Bezeichnungen	8
Herz-Kreislauf-Krankheiten	**11**
❀ Arterienverkalkung	11
❀ Blutandrang zum Kopf	13
❀ Bluthochdruck	13
❀ Blutunterdruck	15
❀ Füße, chronisch kalte	16
❀ Herzklopfen, nervöses	17
❀ Herzschwäche	18
❀ Krampfadern	20
❀ Kreislaufstörungen	21
❀ Schwindel	22
Erkrankungen der Lungen und Atemwege	**23**
❀ Asthma	23
❀ Bronchialkatarrh, Bronchitis	24
❀ Halsschmerzen	26
❀ Heiserkeit	26
❀ Heuschnupfen	27
❀ Husten	28
❀ Lungenblähung	29
❀ Rachenkatarrh	30
❀ Schnupfen	30
❀ Stirn-, Nebenhöhlenentzündungen	31
Krankheiten der Verdauungsorgane	**32**
❀ Afterjucken	33
❀ Appetitlosigkeit	33
❀ Blähungen	34
❀ Brechdurchfall	35
❀ Darmkatarrh	36
❀ Darmkrämpfe	36
❀ Dickdarmkatarrh	37
❀ Gallenblasenentzündung	38
❀ Gallengrieß, Gallensteine	38
❀ Hämorrhoiden	39
❀ Leberleiden	40
❀ Magengeschwür, Zwölffingerdarmgeschwür	41
❀ Magensäuremangel, Magenübersäuerung	43
❀ Magenschleimhautentzündung	44
❀ Magenverstimmung	46
❀ Mundschleimhautentzündung	46
❀ Verdauungsstörungen	47
❀ Verstopfung	48
❀ Wurmleiden	50
Erkrankungen der Ausscheidungsorgane	**51**
❀ Blasenkatarrh	51
❀ Nierenleiden	52
❀ Nierengrieß, Nierensteine	53
❀ Reizblase	54
Krankheiten des rheumatischen Formenkreises	**55**
❀ Gelenkabnutzung	56
❀ Gelenkentzündung	57
❀ Gicht	57
❀ Hexenschuß – Kreuzschmerz	58
❀ Rheumatismus	59
Hautkrankheiten und Hautverletzungen	**61**
❀ Abszeß	62
❀ Akne	63
❀ Ausschlag	64
❀ Bluterguß	65
❀ Ekzeme	65
❀ Furunkel – Karbunkel	66
❀ Fußschweiß, zu starker	67
❀ Geschwüre	68
❀ Hautentzündung	68
❀ Hautwolf	69
❀ Insektenstiche	70
❀ Mitesser	70
❀ Nagelbetteiterung	70
❀ Nesselausschlag	71
❀ Prellung – Quetschung	71

Inhaltsverzeichnis

❦ Sommersprossen	72
❦ Sonnenbrand	72
❦ Talgfluß	73
❦ Verbrennungen	73
❦ Warzen	74
❦ Wunden	74

Nervosität, Nervenkrankheiten und seelische Störungen — 75
- ❦ Angstzustände — 75
- ❦ Depressionen — 76
- ❦ Ischias — 77
- ❦ Kopfschmerzen — 78
- ❦ Migräne — 79
- ❦ Nervenentzündungen – Nervenschmerzen — 79
- ❦ Nervosität – Nervenschwäche — 80
- ❦ Schlafstörungen — 81
- ❦ Schwitzen, nervöses — 82

Erkrankungen der Augen — 83
- ❦ Augenüberanstrengung — 83
- ❦ Bindehautentzündung — 83

Andere Gesundheitsstörungen — 84
- ❦ Blutarmut — 84
- ❦ Erkältung – Grippe — 84
- ❦ Fieber — 86
- ❦ Frühjahrsmüdigkeit – Blutreinigungskur — 86
- ❦ Fußschwellungen — 87
- ❦ Koliken — 88
- ❦ Mundgeruch — 88
- ❦ Nasenbluten — 89
- ❦ Regelbeschwerden der Frau — 89
- ❦ Übergewicht — 89
- ❦ Verrenkung – Verstauchung — 90
- ❦ Wadenkrampf — 91
- ❦ Wechseljahre — 91
- ❦ Wetterfühligkeit — 92

❦ Zahnfleischerkrankungen	92
❦ Zahnschmerzen	93
❦ Zuckerkrankheit	94

Der Kräutergarten der Natur — 95
- ❦ Kräuteranbau im Garten, auf dem Balkon und auf der Fensterbank — 96
- ❦ *Aussaat- und Pflanztabelle für den Kräuteranbau* — 101
- ❦ Was Sie beim Sammeln beachten sollten — 103
- ❦ *Tabelle der Sammelzeiten wildwachsender Kräuter* — 104
- ❦ Die Lagerung und Haltbarkeit der Kräuter — 110
- ❦ Was Sie über die Zubereitung wissen müssen — 111

Das Abc bewährter Heilkräuter — 115

Kräuterrezepturen und bewährte Hausmittel selbst hergestellt — 191
- ❦ Teerezepte — 191
- ❦ Weine und Tinkturen — 200
- ❦ Kräuteröle zur Einreibung — 202
- ❦ Auflagen und Wickel mit Kräutern — 203
- ❦ Das Kräuterbad — 204
- ❦ Saftkuren mit Kräutern — 205
- ❦ Andere Rezepturen — 206

Fertige Arzneimittel mit Kräutern — 208
- ❦ Fertige Kräutermischungen — 208
- ❦ Andere Kräuterzubereitungen zur inneren Anwendung in fertiger Form — 213
- Fertige Kräuterzubereitungen zum
- ❦ äußerlichen Gebrauch — 220
- ❦ Die Kräuter-Hausapotheke — 223

Botanische Pflanzennamen	226
Register	230

Gesundheit aus der grünen Apotheke

Möglichkeiten und Grenzen der Selbsthilfe

Die Contergan-Katastrophe und andere Arzneimittelskandale erschütterten das Vertrauen vieler Menschen in die Schulmedizin. Das Interesse an biologischen Heilmitteln nahm gerade in den letzten Jahren erheblich zu. Gleichzeitig behandeln immer mehr Menschen Gesundheitsstörungen selbst. Heiltees, Fertigtees und Kräutermedikamente eignen sich dazu besonders gut, denn sie sind rezeptfrei in Apotheken, Reformhäusern Drogerien, Kräuterhäusern und manchen Versandgeschäften erhältlich und zeichnen sich durch gute Wirkung und Verträglichkeit aus. Nur die wenigen giftigen Arzneipflanzen stehen unter Rezeptpflicht und dürfen deshalb nur nach ärztlicher Verordnung bei ernsteren Krankheiten gebraucht werden, die man ohnehin nicht selbst behandeln kann.

Selbstbehandlung von Krankheiten in medizinisch vertretbaren Fällen trägt mit zur Mündigkeit des Patienten bei, der heute nicht mehr bloßes Objekt einer zunehmend unmenschlicheren Apparate- und Labormedizin bleiben, sondern selbst Verantwortung für seine Gesundheit übernehmen und aktiv zur Genesung beitragen will. Sie birgt aber auch einige Risiken, denn am Anfang jeder Therapie steht die richtige Diagnose, die häufig nur dem Fachmann möglich ist. Ähnliche Krankheitsbilder können auf unterschiedliche Erkrankungen hinweisen, und es bedarf schon fundierter Ausbildung und Erfahrung, um sie sicher gegeneinander abzugrenzen und die im Einzelfall richtige Behandlung anzuwenden.

Der informierte, mündige Patient weiß um diese Risiken und beschränkt die Selbsthilfe daher auf eindeutige, offensichtlich leichtere Erkrankungen, zum Beispiel Erkältung mit Husten und Schnupfen, nervöse Kopfschmerzen oder eine vorübergehende Magenverstimmung. Alle unklaren, von Anfang an schwerer verlaufenden, häufig wiederkehrenden oder chronischen Beschwerden dagegen erfordern unbedingt baldige gründliche Untersuchung, nach deren Ergebnis sich die Behandlung richtet.

Auch wenn die Selbsthilfe bei einfachen Gesundheitsstörungen nicht bald anschlägt, darf die fachmännische Therapie nicht unnötig verzögert werden, damit man keine Krankheit verschleppt. Zwar können Kräuter und andere Naturheilmittel auch in solchen Fällen allein oder ergänzend angezeigt sein, aber eben nur nach Verordnung des Arztes oder Heilpraktikers.

Dieses Buch leitet nicht zur „Do-it-yourself-Behandlung" ernsterer Krankheiten an. Es unterrichtet vor allem über Krankheitsursachen, Symptome, Vorsorge und richtige Anwendung von Heilkräutern. Der so umfassend informierte Leser kann mehr aktiv zu seiner Gesundheit beitragen und verhängnisvolle Fehler oder unqualifizierte Selbsthilfe vermeiden.

Im folgenden lernen Sie zu jeder Erkrankung die wichtigsten, in meiner Praxis bewährten Heilkräuter kennen. Die Zubereitung der verschiedenen Heilpflanzen wird jeweils ausführlich im „Abc bewährter Heilkräuter" (ab S. 115) beschrieben. Dort erfahren Sie auch, welche Heilpflanzen selbst gesammelt oder angebaut werden können. Die Kennziffern bei meinen Empfehlungen beziehen sich jeweils auf Kräuterrezepturen und Hausmittel, die ich selbst – zum Teil auf der Grundlage alter Rezepte – entwickelt und erprobt habe, oder auf fertige Arzneimittel aus der Apotheke. Diese Rezepturen und Medikamente werden im Verzeichnis am Ende des Buches (ab S. 191) ausführlicher vorgestellt.

Möglichkeiten und Grenzen der Selbsthilfe

Abc der Krankheiten und ihre medizinischen Bezeichnungen

Krankheit	medizinische Bezeichnung	ausführliche Beschreibung Seite	Krankheit	medizinische Bezeichnung	ausführliche Beschreibung Seite
Abszeß	Abscessus	62	Erkältung, Grippe	Common cold, grippaler (grippoider) Infekt Influenza epidemica	84
Afterjucken	Pruritus ani	33			
Akne	Akne juvenilis / vulgaris	63			
Angstzustände	Anxietas, Phobie	75	Fieber	Febris, Pyrexie	86
Appetitlosigkeit	Anorexie	33	Frühjahrsmüdigkeit	--	86
Arterienverkalkung	Arteriosklerose, Atherosklerose	11	Furunkel	Furunkulus	66
Asthma	Asthma bronchiale / cardiale	23	Füße, chronisch kalte	--	16
Augenüberanstrengung	--	83	Fußschweiß, zu stark	Hyperhidrosis	67
Ausschlag	Erythem, Exanthem	64	Fußschwellungen	Ödeme	87
Bindehautentzündung	Konjunktivitis	83	Gallenblasenentzündung	Cholezystitis	38
Blähungen	Flatulenz, Meteorismus	34	Gallengrieß, -stein	Cholelithiasis	38
Blasenkatarrh	Zystitis	51	Gelenkabnutzung	Arthrosis deformans	56
Blutandrang zum Kopf	Kongestion	13	Gelenkentzündung	Arthritis	57
Blutarmut	Anämie	84			
Bluterguß	Hämatom	65	Geschwüre	Ulcus	68
Bluthochdruck	Hypertonie, Hypertension	13	Gicht	Arthritis urica	57
Blutunterdruck	Hypotonie	15	Hämorrhoiden	Noduli	39
Brechdurchfall	Cholera aestiva / nostras	35	Halsschmerzen	je nach Ursachen, zum Beispiel Angina, Laryngitis, Pharyngitis	26
Bronchialkatarrh, Bronchitis	--	24			
Darmkatarrh	Enteritis	36	Hautentzündung	Dermatitis	68
Darmkrämpfe	Colica	36	Hautwolf	Intertrigo	69
Depressionen	Depressio	76			
Dickdarmkatarrh	Kolitis	37	Heiserkeit	Raucedo	26
Durchfall	Diarrhoe	37	Herzklopfen, nervöses	Hyperkinesis cordis, Cor nervosum	17
Ekzeme	Ekzema	65			

Krankheit	medizinische Bezeichnung	ausführliche Beschreibung Seite	Krankheit	medizinische Bezeichnung	ausführliche Beschreibung Seite
Herzschwäche	Herzinsuffizienz, Debilitas cordis, Insuffitientia cordis	18	Mundschleimhautentzündung	Stomatitis	46
Heuschnupfen	Rhinitis allergica	27	Nagelbettentzündung, -eiterung	Paronychie, Panaritium	70
Hexenschuß	Lumbago	58	Nasenbluten	Epistaxis	89
Husten	Tussis	28	Nervenentzündung	Neuritis	79
Insektenstiche	--	70	Nervenschmerzen	Neuralgie	79
Ischias	Ischialgie, Malum Contunii, Neuritis ischiadica	77	Nervenschwäche, Nervosität	Neurasthenie, vegetative Dystonie	80
Koliken	Colica	88	Nesselausschlag	Urticaria	71
Kopfschmerzen	Cephalaea, Cephalgie	78	Nierenleiden (-beckenentzündung, -entzündung)	Nephropathien (Pyelitis, Nephritis/ Nephrose)	52
Krampfadern	Varizen	20
Kreislaufstörungen	Zirkulationsstörungen	21
Leberleiden (-entzündung, -zirrhose)	Hepatopathie (Hepatitis, Zirrhosis hepatis)	40	Nierengrieß, -steine	Nephrolithiasis	53
Lungenblähung	Emphysema pulmonum	29	Prellung, Quetschung	Kontusion	71
Magengeschwür	Ulcus ventriculi	41
Magensäuremangel	Hypazidität, Subazidität	43	Rachenkatarrh	Pharyngitis	30
Magenschleimhautentzündung	Gastritis	44	Regelbeschwerden der Frau	Menstruations-, Zyklusstörungen (je nach Art Amenorrhoe, Dysmenorrhoe, Hyper-, Hypo-, Oligo-, Polymenorrhoe)	89
Magenschmerzen	Gastralgie	45
Magenübersäuerung	Hyperazidität, Superazidität	43
Magenverstimmung		46
Migräneanfall	Hemialgie, Migraine cervicale, Migraine ophtalmique (je nach Ursachen)	79	Reizblase	Irritable bladder, Neuralgia vesicae	54
			Rheumatismus	je nach Art Febris rheumatica, Polyarthritis, Spondylarthritis	59
Mitesser	Komedonen	70
Mundgeruch	Foetor ex ore	88

Abc der Krankheiten und ihre medizinischen Bezeichnungen (Fortsetzung)

Krankheit	medizinische Bezeichnung	ausführliche Beschreibung Seite	Krankheit	medizinische Bezeichnung	ausführliche Beschreibung Seite
Schlafstörungen	Asomnie, Insomnie	81	Verstopfung	Obstipation	48
Schnupfen	Rhinitis	30	Wadenkrampf	Krampus-Syndrom	91
Schwindel	Vertigo	22	Warzen	Verrucae	74
Schwitzen, nervöses	Hyperhidrose	82	Wechseljahre	Klimakterium; beim Mann Klimakterium virile	91
Sodbrennen	Pyrosis	47			
Sommersprossen	Ephelides	72			
Sonnenbrand	Dermatitis solaris, Erythema solare	72	Wetterfühligkeit	Meteorotropismus	92
Stirnhöhlenentzündung	Sinusitis	31	Wunden	Vulnus	74
Talgfluß	Seborrhoe	73	Wurmleiden	Helminthiasen	50
Übergewicht	Adipositas	89	Zahnfleischerkrankungen	Gingivitis, Parodontose	92
Verbrennungen	Combustio	73			
Verdauungsstörungen	Dyspepsie	47	Zahnschmerzen	--	93
			Zuckerkrankheit	Diabetes mellitus	94
Verrenkung/ Verstauchung	Luxation/ Distorsion	90	Zwölffingerdarmgeschwür	Ulcus duodeni	41

Herz-Kreislauf-Krankheiten

Sind Sie vergeßlich, unkonzentriert, rasch müde, häufig grundlos gereizt und wird Ihnen oft schwindlig? Oder sind Ihre Hände und Füße chronisch kalt, die Beine am Abend müde und schwer, die Knöchel geschwollen, und spüren Sie manchmal Ihr Herz?

Dann sollten Sie sich bald gründlich untersuchen lassen, denn diese Beschwerden können Zeichen einer Herz- oder Gefäßkrankheit sein.

In meiner Praxis vergeht kaum ein Tag, an dem kein Patient mit solchen Beschwerden kommt. Sie sind zu wahren Volksseuchen geworden, die sich zumindest teilweise aus Fehlern der Ernährung und Lebensweise erklären. Zu fette, kalorienreiche Kost, die zu Übergewicht führt, Bewegungsmangel und übermäßige seelisch-nervöse Belastungen, an denen unser Alltag so reich ist, gehören zu den wichtigsten Risikofaktoren, die man durch Kräuter oder andere Arzneimittel nicht beseitigen kann, sondern nur durch eine grundlegende Ernährungs- und Lebensreform. Heilpflanzen unterstützen diese Reform aber sehr wirkungsvoll.

Die grüne Apotheke enthält zahlreiche Kräuter zur Vorbeugung und Behandlung von Herz-Kreislauf-Krankheiten. Eines unserer wichtigsten Herzmittel, der *Fingerhut*, dem viele Menschen Jahre ihres Lebens verdanken, geht auf eine englische Kräuterhexe zurück. Sie veranlaßte vor über 200 Jahren Dr. Withering, sich näher mit dem Fingerhut zu befassen und ihn nach Prüfung in seiner Praxis in die Therapie einzuführen.

Der Fingerhut gehört freilich zu den giftigen Arzneikräutern, die der Arzt nur bei ernsteren Herzleiden verordnet. Als ungiftiges Hauptmittel bei leichteren Herzschäden schätzt die Erfahrungsmedizin seit über 4 Jahrhunderten den *Weißdorn*. Die verbreiteten seelisch-nervösen Herzbeschwerden sprechen vor allem auf *Herzgespann* gut an. Gegen Arterienverkalkung und ihre Folgen bewähren sich *Knoblauch, Mistel, Weißdorn* und *Zinnkraut* gut, die zugleich auch den bei Arteriosklerose meist erhöhten Blutdruck normalisieren. Bei zu niedrigem Blutdruck kommt hauptsächlich *Rosmarin* in Frage, gegen allgemeine Durchblutungsstörungen verordne ich bevorzugt *Roßkastanie*.

Diese und andere geeignete Kräuter für Herz, Gefäße, Blutdruck und Kreislauf lernen Sie nun bei den verschiedenen Erkrankungen kennen.

Arterienverkalkung

Schon mit 40 litt Frau M. gelegentlich unter Kribbeln in den chronisch kalten, oft weißlich-blassen oder bläulichen Gliedern, die häufig „einschliefen". Im Lauf der Zeit traten die Beschwerden häufiger und deutlicher auf. Bald machten sich schon nach kurzer Gehstrecke Schmerzen in den Waden bemerkbar, schließlich kamen noch Herzschmerzen schon bei leichter Anstrengung, Gedächtnis-, Konzentrationsstörungen, rasche Ermüdung, Gereiztheit, Kopfschmerzen und Schlafstörungen hinzu – für die Patientin endlich Anlaß zu einer gründlichen Untersuchung.

Die Diagnose fiel nicht schwer, Frau M. litt unter typischen Symptomen der verbreiteten Arterienverkalkung. Sie macht sich allerdings nicht immer so deutlich bemerkbar, das hängt mit davon ab, welche Gefäße von der Verhärtung und Verengung durch Kalk- und Fetteinlagerungen betroffen sind und welche Organe unter dem daraus resultierenden Blut- und Sauerstoffmangel leiden. Bei meiner Patientin waren nicht nur Arme und Beine, sondern auch Herz und Gehirn betroffen, eine besonders verhängnisvolle Kombination, weil als Spätfolgen Infarkt und Schlaganfall drohen.

Auch die Ursachen der Verkalkung waren bei Frau M. einfach zu erkennen. Zeitlebens ernährte sie sich zu gut und litt daher bald unter Übergewicht und hohen Blutfettwerten, ohne daraus Konsequenzen zu ziehen. Für Bewegung im Freien ließ ihr der Streß von Beruf und Haushalt keine Zeit, dafür reagierte sie ihn mit Nikotin und Alkohol ab. Und schließlich waren da noch die

Herz-Kreislauf-Krankheiten

Eltern, beide früh an Herzleiden verstorben, die ihr eine ungünstige Anlage vererbt hatten.

Neben diesen häufigen Risikofaktoren tragen auch Gicht, Zuckerkrankheit und andere Stoffwechselstörungen, Rheuma, häufige Infektionskrankheiten und Allergien mit zur Arteriosklerose bei. Ganz aufgeklärt wurden die Ursachen bisher noch nicht.

Arterienverkalkung ist eine heimtückische Krankheit, die lange Zeit unklare, scheinbar harmlose Beschwerden verursacht, die auf die leichte Schulter genommen werden, bis es zu spät ist, um die Gefäßveränderungen wieder rückgängig zu machen. Auch Kräuter und andere Naturheilmittel können dann nur noch das Fortschreiten der Verkalkung bremsen und die Symptome bessern, aber nicht mehr heilen.

Deshalb kommt der Vorbeugung durch fett- und kalorienknappe Ernährung, Verzicht auf Nikotin und Alkoholmißbrauch, ausreichend Bewegung und Erholung von Streß sowie der regelmäßigen Kontrolle von Blutdruck, Blutfett- und Blutzuckerwerten große Bedeutung zu. Dadurch schaltet man wichtige Risikofaktoren aus oder erkennt sie rechtzeitig, ehe nicht mehr rückgängig zu machende Gefäßschäden auftreten.

Hätte meine Patientin daran schon mit 40 gedacht, als die ersten Beschwerden auftraten, wäre ihr noch besser zu helfen gewesen. So mußte ich mich auf die Linderung der Symptome beschränken. Dazu verordnete ich Knoblauchkapseln und ein Arzneimittel mit Mistel, Weißdorn und Zinnkraut als Hauptbestandteilen.

Der *Knoblauch* stand schon zur Zeit der Pharaonen in der ägyptischen Heilkunst in hohem Ansehen. Ein Spötter meinte einmal: „Knoblauch ist das Geheimnis des langen Lebens – nur wie schafft man es, daß es auch ein Geheimnis bleibt?"

In der Tat, der intensive Knoblauchgeruch schreckt viele Menschen ab. Es gibt kein wirklich wirksames Mittel dagegen; auch das Kauen von Kaffeebohnen oder frischer Petersilie, zwei alte Hausmittel, hilft nur wenig. Man muß sich damit abfinden oder fertige Knoblauchmedikamente verwenden, die den Geruchsstoff nicht mehr enthalten. Ein solches Arzneimittel verordnete ich auch Frau M., die den Knoblauchduft nicht ausstehen konnte und weder frisch ausgepreßten Saft noch Kaltauszug verwenden wollte.

Die *Mistel*, schon bei den alten Kelten als Heil- und Kultpflanze berühmt und von der modernen Heilpflanzenforschung bestätigt, sollte bei meiner Patientin den hohen Blutdruck schonend normalisieren. *Weißdorn* gab ich zusätzlich, weil er den Herzmuskel kräftigt und die Elastizität der Blutgefäße verbessert. Und vom *Zinnkraut* wissen wir seit Jahrhunderten, daß es auf Grund seines Kieselsäuregehalts der weiteren Verkalkung vorbeugt und die Verhärtung der Gefäßwände bessert.

Bei Frau M. genügten diese 4 Kräuter. Heilung kann sie zwar nicht mehr erwarten, weil die Verkalkung zu weit fortgeschritten war, aber es ging ihr bald wieder besser, und sie hat gute Aussichten auf ein erfüllteres, aktiveres Leben, wenn sie die Kräuterbehandlung konsequent fortsetzt und sich fett- und kalorienarm, aber rohkostreich ernährt. Manchmal komme ich mit diesen Heilpflanzen aber nicht aus. Dann verordne ich oft noch die altbewährte *Arnika* zur Herz-Kreislauf-Anregung. Und wenn bei Verkalkung der Hirngefäße seelisch-nervöse Beschwerden im Vordergrund stehen, ergänze ich die Behandlung durch *Johanniskraut* und *Borretsch*. Das alte Hausmittel Borretsch ist heute zu Unrecht etwas in Vergessenheit geraten, denn es bewährt sich bei manchen seelisch-nervösen Störungen ausgezeichnet. Johanniskraut, von Pfarrer Kneipp geprüft und hochgeschätzt, steht heute wieder in hohem Ansehen als pflanzlicher Tranquilizer, der auch bei Arteriosklerose gut helfen kann.

Meine Empfehlungen bei Arterienverkalkung:

Teemischungen	– Kennziffern 10.1.01 oder 10.1.02.
Fertigtees	– Kennziffer 10.4.01.
Arzneimittel	– Kennziffern 10.5.17 oder 50.5.04.

Blutandrang zum Kopf

Bei diesem Stichwort fallen mir 2 Patienten ein, die man sich gegensätzlicher kaum vorstellen kann: Frau P., eine resolute, zupackende Frau Ende 40, und Herr D., ein schüchterner, gehemmter junger Mann. Ein Problem hatten diese so verschiedenen Menschen gemeinsam, den Blutandrang zum Kopf, auch äußerlich an der Gesichtsrötung erkennbar und beiden deshalb besonders peinlich.

Die Ursachen waren freilich verschieden. Bei Frau P. führten hormonelle Veränderungen der Wechseljahre zur „fliegenden Hitze", wie der Volksmund dieses vor allem bei Frauen häufige Symptom nennt, bei Herrn D. waren es Hemmungen, die ihn erröten ließen. Dementsprechend mußte ich auch unterschiedliche Therapien verordnen. Bei Frau P. entschied ich mich für *Borretsch*tee, der sich seit alters bei Beschwerden der Wechseljahre bewährt und es verdiente, heute wieder mehr gebraucht zu werden, ehe man sich zu einer nicht immer unbedenklichen Behandlung mit Hormonen entschließt. Ergänzend verordnete ich noch eines der beim Stichwort „Wechseljahre" genannten Kräuterarzneimittel.

Herr D. erhielt einen Kräutertee aus *Baldrian*, *Hopfen* und *Johanniskraut*, 3 altbekannten Kräutern der Volksmedizin für Nervensystem und Seelenleben. Zusätzlich unterwies ich ihn in einem psychotherapeutischen Selbsthilfeverfahren, der paradoxen Intention. Dabei läßt sich der Patient nicht mehr von seiner Angst vor dem Erröten überwältigen, sondern versucht mit aller Willenskraft, noch stärker rot anzulaufen, sobald er merkt, wie ihm das Blut zu Kopf steigt. Wenn man das ein wenig geübt hat, hilft diese Technik oft schlagartig. Die seelischen Ursachen des Errötens beseitigt sie allerdings nicht.

Beiden Patienten konnte so geholfen werden. Manchmal muß ich bei Blutandrang zum Kopf aber auch die bei Kreislaufstörungen genannten Kräuter verordnen, wenn weder seelische Ursachen noch Beschwerden der Wechseljahre bestehen. Dem geht dann immer eine sorgfältige Untersuchung voraus, die bei unklaren Blutwallungen unbedingt notwendig ist.

> Meine Empfehlungen bei Blutwallungen: Arzneimittel – Kennziffern 10.5.09 oder 70.5.06.

Bluthochdruck

Nehmen Sie hohen Blutdruck nie auf die leichte Schulter, er ist ein Risikofaktor anderer Krankheiten, vor allem Arterienverkalkung, Schlaganfall, Infarkt und Nierenschäden. Aber nehmen Sie ihn auch nicht zu tragisch. Ich kenne eine ganze Reihe von Menschen, die sich jahrzehntelang bei zu hohem Blutdruck wohlfühlen und gute Aussichten haben, trotzdem steinalt zu werden.

Versuchen Sie insbesondere, sich im Wartezimmer Ihres Arztes zu entspannen, sonst wird er nie Ihren tatsächlichen Blutdruck ermitteln, sondern immer nur den durch ängstlich-gespannte Erwartungen erhöhten. Er liegt nicht selten um 30 bis 40 mm/Hg höher als der durchschnittliche Wert zu Hause. Wenn es nicht anders geht, kaufen Sie sich ein Blutdruckmeßgerät und prüfen Sie 1 Woche lang zu verschiedenen Tageszeiten Ihren Blutdruck. Legen Sie die Aufzeichnungen dann Ihrem Arzt vor – er wird vielleicht erstaunt feststellen, daß überhaupt keine Behandlung mehr erforderlich ist.

Ohnehin geht man heute allmählich davon ab, den Blutdruck nach starren Tabellen zu beurteilen oder von der überholten Faustregel auszugehen, daß er 100 plus Lebensalter betragen darf. Vielmehr betrachtet man ihn als individuelle Größe, die nur ganzheitlich gedeutet werden kann.

Das heißt zum Beispiel, daß man bei einem jungen Mann mit ständigem Hochdruck um 180/95, der auch unter Beschwerden leidet, selbstverständlich behandeln muß, damit es im Lauf der Zeit nicht zu Herz-, Gefäß- und anderen Organschäden kommt, während der gleiche Blutdruck bei einem älteren Menschen, der sich dabei wohlfühlt, keineswegs unbedingt gesenkt werden muß.

Eigentlich gibt es nur noch eine Grundregel, die besagt: *Je näher der durchschnittliche Blutdruck bei Erwachsenen zwischen 120–140/80 bis 85 mm/Hg liegt, desto günstiger für die Gesundheit und Lebenserwartung.*

Behandelt werden muß, wenn die Werte häufig oder dauernd (zu verschiedenen Tageszeiten gemessen) über 150-160/90-95 mm/Hg liegen und sich der Patient dadurch unwohl fühlt oder als Folge des Hochdrucks bereits unter organischen Krankheiten leidet.

Das war auch bei meinem Patienten, Herrn G., der Fall. Lange Zeit spürte er nichts davon, denn gelegentliche Kopfschmerzen, Schwindel und die Kurzatmigkeit nahm er auf die leichte Schulter. Erst als er immer häufiger und schwerer darunter litt, Ohrensausen, Vergeßlichkeit, rasche Ermüdung und auffallende Blässe hinzukamen, entschloß er sich zur Konsultation eines Arztes. Der stellte einen leichten Herzschaden, Arterienverkalkung und Bluthochdruck fest und verordnete unter anderem ein rasch blutdrucksenkendes Arzneimittel, das Herr G. aber schlecht vertrug. Zwar normalisierte sich sein Blutdruck rasch, aber er fühlte sich noch unwohler als vorher. So kam er schließlich zu mir in die Praxis.

Bei Herrn G. lagen die typischen Ursachen des Bluthochdrucks vor. Schon während der Pubertät stellte sein damaliger Arzt Hochdruck als Folge hormoneller Veränderungen fest. Da die Behandlung aber nicht konsequent durchgeführt wurde, pendelten sich die anfangs schwankenden Werte bald auf gleichbleibend zu hohem Niveau ein. Seine Neigung, sich wegen jeder Kleinigkeit aufzuregen, und ein streßreicher Beruf führten im Lauf seines Lebens dazu, daß sich der Druck noch weiter erhöhte. Der ständige Hochdruck begünstigte frühzeitige Arterienverkalkung, die wiederum den Blutdruck nochmals erhöhte. Außerdem rauchte Herr G. und verzehrte zu stark gesalzene Nahrung, 2 weitere wichtige Ursachen des Hochdrucks.

Bei anderen Patienten beginnt der Hochdruck vielleicht erst in den Wechseljahren als Folge der hormonellen Entgleisungen oder steht mit Übergewicht, Allergien, Vergiftungen und chronischen, oft unbemerkten Krankheitsherden an Mandeln, Zahnwurzeln oder Nasennebenhöhlen in Zusammenhang.

Schließlich kennen wir noch den nierenbedingten Hochdruck; umgekehrt können Nierenschäden aber auch durch dauernden Hochdruck erst entstehen.

Zur Grundbehandlung verordnete ich meinem Patienten strikten Nikotinverzicht und eine kochsalzarme Ernährung. Verzicht auf Kochsalz empfiehlt sich auch vorbeugend. Der natürliche Salzgehalt der Lebensmittel deckt den Tagesbedarf von 2–3 g immer, so daß auf Salz zugunsten von Gewürzen getrost verzichtet werden kann. Die übliche Kost enthält aber 12–15 g Kochsalz, für Gesunde sind allenfalls 5–6 g ohne Gesundheitsrisiko erlaubt.

Da die chemischen Arzneimittel schlecht vertragen wurden, setzte ich sie langsam „ausschleichend" innerhalb 1 Woche ab und stellte Herrn G. auf ein pflanzliches Medikament mit *Mistel* und *Weißdorn* als Hauptwirkstoffen um. Die Mistel, seit alters hochgeschätzt, bewirkt nach heutigem Wissen eine schonende Normalisierung der Gefäßwandspannung mit Regulierung des Blutdrucks. Der „Herzensfreund" Weißdorn war zusätzlich notwendig, um das geschädigte Herz zu stärken und ein Fortschreiten der Arterienverkalkung zu bremsen.

Wenn bei Bluthochdruck seelisch-nervöse Ursachen, wie Streß und Konflikte, im Vordergrund stehen, ergänze ich diese beiden Hauptmittel meist durch Kräuter, die im Kapitel über Nervosität genannt werden, insbesondere *Baldrian, Hopfen* und *Johanniskraut*. Gegen nierenbedingten Hochdruck habe ich in der Praxis mit zusätzlicher Einnahme der *Goldrute* beste Erfahrungen gesammelt.

Meist genügen kochsalzarme Diät, Nikotinverzicht und diese gezielt je nach Einzelfall angewendeten wichtigsten Kräuter, um den Hochdruck langsam schonend zu normalisieren. Zusätzlich kann bei seelisch-nervösem Hochdruck noch Entspannungs-(autogenes) Training angezeigt sein.

Im Einzelfall ergänze ich die Hauptmittel durch andere, seit langem bewährte Kräuter, um ihre Wirkung zu verstärken. Gut eignen sich *Bärlauch, Erdrauch, Fetthenne, Hirtentäschel, Rosmarin* und *Zwiebeln*.

Bei Herrn G. reichten Mistel und Weißdorn. Sein Blutdruck entspricht zwar nicht der Norm, die Tabellen für sein Alter angeben, aber er hat sich deutlich verringert, und mein Patient fühlt sich wieder fit und leistungfähig. Auch sein Herz arbeitet weitgehend normal. Er wird allerdings noch lange – vielleicht lebenslang – Kräuter verwenden und auf Kochsalz verzichten müssen, um Rückfälle zu verhindern.

Meine Empfehlungen bei Bluthochdruck:	
Teemischungen	– Kennziffern 10.1.03, 10.1.04 oder 10.1.05.
Fertigtees	– Kennziffern 10.4.01.
Arzneimittel	– Kennziffern 10.5.10 oder 10.5.17.

Blutunterdruck

Vor 100 Jahren, ehe der italienische Kinderarzt Riva-Rocci 1896 in Pavia die Blutdruckmessung einführte, hätte mich Frau R. in Verlegenheit gebracht. Sie litt vor allem unter Kopfschmerzen, Schwindel mit Neigung zum Schwarzwerden vor den Augen und abnorm rascher Ermüdung, Symptomen also, die auch bei zu hohem Blutdruck auftreten. Erst die Blutdruckmessung verschaffte die zur Behandlung notwendige Klarheit, ihr Blutdruck war zu niedrig. Man spricht von Blutunterdruck, wenn der 1. (systolische) Meßwert häufig oder ständig unter 100 mm/Hg liegt.

Nach gründlicher Untersuchung konnte ich Frau R. mit einer alten Volksweisheit trösten: Hochdruckkranke leben intensiv, aber kürzer, bei Unterdruck führt man ein Leben auf Sparflamme, wird aber steinalt dabei, weil Herz und Gefäße geschont werden.

Übertragen Sie das jetzt bitte nicht pauschal auf sich selbst, wenn Sie unter niedrigem Blutdruck leiden, es gibt auch sehr ernste (seltene) Formen, für die dieser Spruch nicht zutrifft. Klarheit kann nur fachmännische Untersuchung bringen.

Bei Frau R. waren keine Komplikationen zu erwarten. Sie litt seit frühster Jugend unter angeborenem Unterdruck, der noch durch eine Regulationsstörung des vegetativen Nervensystems verschlimmert wurde. Hinzu kamen bei ihr seelische Belastungen mit depressiven Verstimmungen, wobei nicht mehr feststellbar war, ob der zu niedrige Blutdruck mit dazu führte, daß sie auf ihre Konflikte depressiv reagierte (was mir wahrscheinlicher vorkam), oder ob die Depressionen den Blutdruck weiter senkten (was gleichfalls möglich ist).

Neben diesen Faktoren kommen im Einzelfall auch noch Blutarmut, Mangelernährung und hormonelle Störungen in Frage. Schließlich spielt bei vielen Patienten das Wetter eine Rolle. Frauen leiden häufiger als Männer unter niedrigem Blutdruck.

In den meisten Fällen kann dauerhafte Besserung nur durch Umstellung der Lebensweise erreicht werden. Frau R. verordnete ich zur Basistherapie mild abhärtende Bürstenbäder, Gymnastik am Morgen und viel Bewegung im Freien; außerdem erlaubte ich ihr Bohnenkaffee am Morgen und öfter 1 Glas kreislaufanregenden Sekt am Vormittag. Außerdem verschrieb ich den bei niedrigem Blutdruck ausgezeichnet bewährten *Rosmarin*tee. Dieses seit der Antike bekannte Kraut war den Römern heilig, und ihre Ärzte verordneten es bei zahlreichen Krankheiten. In mittelalterlichen Kräuterbüchern finden wir erste Hinweise auf die Anwendung bei Beschwerden, die sich aus zu niederem Blutdruck erklären (messen konnte man ihn damals ja noch nicht exakt). Der Rosmarin wird darin als „kecke und herzhafftige" Pflanze beschrieben, die „zu wollust und zyerd" gebraucht wird, also allgemein anregend und belebend wirkt. Meine Patientin konnte das schon nach wenigen Tagen am eigenen Leib verspüren, denn es ging ihr rasch besser. Nach gut 1 Monat hatte ihr Blutdruck sich normalisiert, und sie kann seither auf Rosmarintee verzichten. An 3 Tagen der Woche badet sie morgens regelmäßig in lauwarmem Wasser mit Rosmarinzusatz, um diese gute Wirkung zu erhalten.

Wenn Rosmarin allein bei Ihnen nicht ausreichend hilft, nehmen Sie zusätzlich versuchsweise *Arnika* zur Herz-Kreislauf-Anregung ein. Vielleicht sprechen sie aber auch auf *Knoblauch*saft/ -kapseln oder *Mistel* an. Das mag paradox klingen, wird die Mistel doch bei zu hohem Blutdruck empfohlen. Sie normalisiert aber die Spannung der Gefäßwände, die bei Hochdruck und bei zu niedrigem Blutdruck gestört ist.

Vergessen Sie nie zur ergänzenden Behandlung die durchblutungsfördernde, kreislaufanregende Gymnastik, Bewegung im Freien und abhärtende Wasseranwendungen, denn ohne diese Maßnahmen bleibt die Behandlung Stückwerk.

Meine Empfehlungen bei zu niederem Blutdruck:	
Teemischungen	– Kennziffer 10.1.06.
Fertigtees	– Kennziffer 10.4.06.
Arzneimittel	– Kennziffer 10.5.03, 10.5.05, 10.5.11 oder 0.5.16.

Füße, chronisch kalte

Viele meiner Patientinnen, die wegen häufiger Erkältungen oder chronischer Blasenleiden in die Praxis kommen, bemerken am Rand, daß ihre Füße dauernd kalt sind – oft schon seit Jahrzehnten. Bei manchen führte diese Durchblutungsstörung auch zu Frostbeulen. Die Untersuchung ergibt dann meist zu niedrigen Blutdruck und Fehlsteuerungen des vegetativen Nervensystems als Zusatzbefunde, verbunden mit schwächlicher, vielfach vererbter Konstitution.

So war es auch bei Frau U., die oft unter Erkältungen litt und außerdem über Kopfschmerzen und Schlafstörungen klagte. Arterienverkalkung als Ursache der kalten Füße konnte ich bei der jungen, ziemlich nervösen Frau ausschließen. Alle ihre Beschwerden ergaben sich aus der chronischen Durchblutungsstörung der Füße, unter der auch ihre Mutter schon litt.

Zunächst verordnete ich Wechselfußbäder (3maliger Wechsel zwischen warm und kalt) am Morgen, Wassertreten in der wadenhoch mit kaltem Wasser gefüllten Badewanne vor dem Schlafengehen, täglich 2mal 5 Minuten Gymnastik, mehr Bewegung an der frischen Luft und strikten Nikotinverzicht. Zusätzlich gab ich ein Arzneimittel mit durchblutungsfördernder *Roßkastanie*, die in der Volksmedizin seit Jahrhunderten bei solchen Störungen verwendet wird und deren Wirkung die moderne Heilpflanzenforschung bestätigte.

Bei Frau U. reichte das noch nicht aus. Deshalb verordnete ich nach 2 Wochen zusätzlich *Arnika*tinktur und *Rosmarin*fußbäder am Morgen. Jetzt trat allmählich endlich der erhoffte Erfolg ein. Im Verlauf von 3 Monaten normalisierte sich die Durchblutung weitgehend, und meine Patientin konnte sich von nun an damit begnügen, 3mal wöchentlich morgens Rosmarinfußbäder anzuwenden und Gymnastik zu betreiben. Spätere Konsultationen ergaben, daß sich ihr Befinden nicht wieder verschlechtert hat. Bei Wetterwechsel und Aufregungen treten zuweilen wieder kalte Füße auf, aber dann genügen Roßkastanientropfen, um ihr rasch zu helfen.

Ich kann diese Behandlung jedem empfehlen, der unter chronisch kalten Füßen leidet. Wenn zu niedriger Blutdruck vorliegt, ergänze ich die Therapie bei Bedarf durch die bei dem entsprechenden Stichwort genannten Kräuter, bei Arterienverkalkung gebe ich zusätzlich die dort aufgeführte Mischung aus Mistel, Weißdorn und Zinnkraut. Falls die Durchblutungsstörungen zu Frostbeulen führten, ergänze ich die Therapie durch tägliche Fußbäder mit Zusatz von *Eichenrinde*, die bei längerer Anwendung meist sehr gut wirkt. Dieses alte Hausmittel ist auch in verschiedenen Salben und Badezusätzen gegen Frostbeulen enthalten.

Da chronisch kalte Füße Symptom verschiedener Krankheiten sein können, rate ich Ihnen, vor der Behandlung eine gründliche Untersuchung zu veranlassen.

> Meine Empfehlungen bei kalten Füßen:
> Arzneimittel – Kennziffern 10.5.01, 10.5.09, 10.5.18, 10.5.19 oder 10.5.22.

Hämorrhoiden

(siehe Krankheiten der Verdauungsorgane, S. 39)

Herzklopfen, nervöses

Unser Herz ist ein Hohlmuskel, der das Blut durch den Körper pumpt, das wissen wir nicht erst seit Barnards sensationeller erster Herzverpflanzung. Trotzdem galt das Herz früher als Sitz der Seele, eine Vorstellung, die noch nicht ganz überwunden ist. Deshalb reagieren viele Menschen auf seelisch-nervöse Einflüsse mit nervösen Herzbeschwerden.

Wichtigste Ursachen solcher Funktionsstörungen sind Nervosität, Fehlsteuerungen des vegetativen Nervensystems, schädlicher übermäßiger oder dauernder Streß, seelische Konflikte und Spannungen, aber auch organische Störungen in anderen Körperteilen, die über das Nervensystem auf das Herz wirken, wie hormonelle Veränderungen während der Pubertät oder Wechseljahre, Schilddrüsenstörungen oder Mangelkrankheiten.

Auch bei Herrn L. bestanden Herzbeschwerden, die mich nach gründlicher Untersuchung an seelisch-nervöse Ursachen denken ließen. Trotzdem veranlaßte ich vorsorglich ein EKG, weil man grundsätzlich so lange von organischen Herzschäden ausgehen sollte, bis diese Untersuchung das Gegenteil beweist. Wenn Sie unter Herzbeschwerden leiden, beherzigen Sie bitte diese Grundregel und lassen sich bald untersuchen, auch wenn Sie meinen, daß es sich „nur" um nervöse Störungen handelt. Das Herz ist ein zu wichtiges Organ, als daß man sich mit bloßen Vermutungen begnügen dürfte.

Bei Herrn L. ergab das EKG keinen organischen Befund, wie ich es auf Grund seiner Symptome auch erwartet hatte. Im Vordergrund standen bei ihm Druck, Enge, Hitzegefühl und Schmerzen in der Herzgegend, beschleunigtes, oft unangenehm spürbares Herzklopfen und Herzschläge außer der Reihe (Extrasystolen). Außerdem klagte er über Angstgefühle, die vom Herzen auszugehen schienen, Schwindelanfälle, Atemnot und Beklemmung in der Brust. Daneben bestanden noch allgemeine Zeichen der Nervosität, vor allem Unruhe, Gereiztheit, Schlafstörungen, nervöses Schwitzen und Verdauungsbeschwerden, für die gleichfalls keine organischen Ursachen nachweisbar waren.

Mein Patient fühlte sich keineswegs erleichtert, als er hörte, daß seine Beschwerden alle auf seelisch-nervöse Fehlsteuerungen zurückzuführen sind. Er kam sich wie ein „eingebildeter Kranker" vor. Das trifft natürlich nicht zu, denn nervöse Herzbeschwerden stehen den Symptomen einer Herzkrankheit an Schwere nicht nach, können durch den Willen nicht beseitigt werden und gehen im Lauf der Zeit nicht selten wirklich in eine organische Herzkrankheit über. Deshalb ist es wichtig, sie so frühzeitig wie möglich zu beseitigen.

Herrn L. mußte ich zunächst dazu bringen, daß er auf Nikotin verzichtete und seinen übermäßigen Alkohol- und Kaffeekonsum einschränkte, denn alles das reizt den Herzmuskel über das Nervensystem unnötig. Da er sehr ehrgeizig war und sich ständig überanstrengte, trainierte ich ihn zusätzlich im autogenen Training. Außerdem empfahl ich eine Ernährung mit viel vollwertigen Getreideprodukten, die reichlich „Nervenvitamin B" enthalten, und verschrieb Magnesiumtabletten, die Herz und Kreislauf schützen und das Nervensystem stabilisieren.

Zur Kräutertherapie verordnete ich Herrn L. Herzgespann, kombiniert mit Baldriankapseln und Johanniskrauttinktur. *Baldrian* beeinflußt die allgemeinen nervösen Beschwerden, *Johan-*

niskraut wirkt als „pflanzlicher Tranquilizer" vor allem auf das Seelenleben, und *Herzgespann* mildert nach Erfahrungen der Volksmedizin gezielt die nervösen Herzfunktionsstörungen.

Bald sprach Herr L. auf diese Behandlung an, so daß auf ergänzende Verordnung anderer Kräuter verzichtet werden konnte. Bewährt haben sich bei nervösen Herzbeschwerden noch *Hopfen* und *Melisse*, Bäder mit *Lavendel* oder der *Borretschtee*, den ich vor allem dann verordne, wenn Herzstörungen mit den Wechseljahren in Zusammenhang stehen. Bei stärkeren nervösen Herzbeschwerden gebe ich *Ginster,* der sich aber nicht zur Selbsthilfe eignet, oder spritze *Mistel* zur Stabilisierung des vegetativen Nervensystems (durch den Mund eingenommen wirkt die Mistel bei nervösen Funktionsstörungen zu schwach). Falls die nervösen Funktionsstörungen den Herzmuskel bereits leicht geschädigt haben, muß zusätzlich *Weißdorn* eingenommen werden.

Meine Empfehlungen bei nervösen Herzbeschwerden:	
Teemischungen	Kennziffern 10.1.07 oder 10.1.08.
Alkoholische Zubereitungen	– Kennziffern 10.2.02 oder 10.2.03.
Fertigtees	– Kennziffern 10.4.02, 10.4.03, 10.4.06 oder 10.4.07.
Arzneimittel (innerlich)	– Kennziffern 10.5.03, 10.5.05, 10.5.06, 10.5.07, 10.5.08, 10.5.12, 10.5.13, 10.5.14, 10.5.15, 10.5.16, 70.5.03, 70.5.04, 70.5.10 oder 70.5.16.
Arzneimittel (äußerlich)	– Kennziffer 10.6.05.

Herzschwäche

Darunter leiden vor allem viele meiner älteren Patienten (Altersherz), deren Kraft- und Energiereserven aufgebraucht und die Stoffwechselvorgänge in den Herzmuskelzellen altersbedingt gestört sind. In jedem Alter kann Herzschwäche plötzlich oder allmählich bei Herzfehlern, Herzentzündungen, Erkrankungen der Herzkranzgefäße (auch Verkalkung), Vergiftungen, Leberleiden oder Infektionskrankheiten auftreten.

Die Krankheit verläuft meist schleichend, und der Körper kann die Folgen einige Zeit ausgleichen. Irgendwann geht es den Betroffenen dann aber wie meinem Patienten Herrn K. Als er in meine Praxis kam, klagte er über Kurzatmigkeit bei jeder Anstrengung, chronische Bronchitis mit Reizhusten, Schwellungen der Fußknöchel, vermehrten nächtlichen Harndrang, Appetitmangel, andere Verdauungsbeschwerden, Gereiztheit und Schlafstörungen. Äußerlich fielen mir die bläulichen Lippen auf, ein Warnzeichen der Herzschwäche, das immer Anlaß zur sofortigen Untersuchung sein sollte.

Wenn die Schwäche nur an der linken Herzhälfte auftritt, stört sie vor allem den Lungenkreislauf. Blutstauungen in den Lungen mit Bronchitis, Reizhusten, Herzasthma und bläulicher Verfärbung von Lippen, Fingern, Zehen oder des ganzen Gesichts sind die Folgen.

Schwäche der rechten Herzhälfte beeinträchtigt den Körperkreislauf und führt zu Knöchelschwellungen, Bauchwassersucht, Lebervergrößerung, Verdauungsbeschwerden, Nierenstauungen mit vermehrtem nächtlichem Wasserlassen, weil die Nieren erst bei körperlicher Ruhe wieder ausreichend arbeiten, und Sauerstoffmangelerscheinungen des Gehirns, wie Depressionen, Gereiztheit und Schlafstörungen. Oft geben die Patienten auch an, daß sie auf der linken Körperseite nicht schlafen können. Das EKG bestätigt bei Herrn K. meinen Verdacht: Er litt unter Herzschwäche der linken und rechten Herzhälfte, die bereits ziemlich ausgeprägt war. Begehen Sie nie Herrn K.s Fehler, der alle Frühwarnzeichen unbeachtet ließ und erst zu mir kam, als er sich richtig krank fühlte, sondern gehen Sie auch dann bald zum Arzt oder Heilpraktiker, wenn nur gelegentlich einmal einige der oben genannten Beschwerden auftreten. Je früher die Behandlung beginnt, desto mildere Kräuter können ausreichen, um die Schwäche auszugleichen.

Als Hauptmittel bei leichter Herzschwäche – vor allem bei Altersherz – verordne ich den *Weißdorn*. Die Volksmedizin schätzt ihn seit langem als wahren „Herzensfreund"; er wirkt mild, bei längerer Anwendung aber deutlich spürbar auf das geschwächte Herz, die im Alter oft verkalkten Blutgefäße und den häufig gleichzeitig bestehenden Bluthochdruck. Jenseits des 50. Lebensjahrs empfehle ich vielen Patienten regelmäßig Weißdorntee zur Vorbeugung; wenn bereits Herzschwäche besteht, bevorzuge ich aber fertige Weißdorn-Arzneimittel mit stets gleichbleibendem Wirkstoffgehalt, wie er im Tee nicht enthalten sein kann.

Für Herrn K. reichte Weißdorn allein nicht aus, sein schwerer geschädigtes Herz brauchte den giftigen *Fingerhut* (Digitalis), den sein Hausarzt ihm verordnete. Zubereitungen aus Fingerhut vertragen aber viele Menschen nicht so gut. Erst wenn sie gleichzeitig Weißdorn einnehmen, bessert sich die Verträglichkeit. Das erlebte auch mein Patient bald.

Anstelle des Fingerhuts eignen sich bei ausgeprägterer Herzschwäche auch fertige Arzneimittel aus *Adonisröschen*, *Meerzwiebel*, *Maiglöckchen* oder der exotischen Heilpflanze *Strophantus*. Sie sind aber alle zu giftig, als daß sie zur Selbsthilfe angewendet werden dürften.

In manchen Fällen ergänze ich Weißdorn durch *Arnika*, *Rosmarin*, *Zwiebeln* oder die mild entwässernden, herzentlastenden Kräuter *Erdrauch* und *Goldrute*. In der Erfahrungsmedizin stehen sie alle seit langem wegen ihrer guten Wirkung bei Herzschwäche in hohem Ansehen. Nach meinen Erfahrungen kann man vor allem vom Zwiebelsirup mit Blütenpollen und Honig, den ich selbst entwickelt und erprobt habe, gute ergänzende Wirkung zu Weißdorn erwarten.

Rezeptur für Zwiebelsirup:
250 g geschälte Zwiebeln grob zerkleinern, mit der gleichen Menge Wasser 24 Stunden kalt ziehen lassen und abseihen.
Dann erwärmt man 200 g der im Reformhaus erhältlichen „De-Vau-Ge-Blütenpollen mit Gelee Royale in Honig" ganz schwach (nicht über 40 Grad, sonst werden die Wirkstoffe zerstört), so daß der Honig weich und flüssig wird, und fügt den Zwiebelauszug unter ständigem Rühren zu, bis sich alles gut verteilt hat.
Davon nimmt man kurmäßig mindestens 3–4 Monate lang täglich 3–4 Eßlöffel ein oder verwendet den Sirup dauernd zur Vorbeugung oder Behandlung leichter Altersherzschwäche.

Zusätzlich zu den Heilkräutern sollten Sie eine kochsalzarme, kalorienknappe Diät einhalten, um Wasseransammlungen vorzubeugen und Übergewicht zu vermeiden. Vielleicht verordnet Ihnen der Arzt oder Heilpraktiker die seit langem gut bewährten Apfel-Reis-Fasttage an 1–2 Tagen der Woche oder kurmäßig mehrere Wochen lang. Sie wirken oft erstaunlich gut. In Ländern, in denen man traditionell viel Reis ißt, kommen Herz-Gefäß-Krankheiten seltener als bei uns vor. Allerdings sollten Sie diese Kur nur nach Verordnung Ihres Therapeuten anwenden und dazu vollwertigen Natur- oder parboiled Reis gebrauchen, nicht den polierten Reis.

Meine Empfehlungen bei Herzschwäche:
Teemischungen – Kennziffern 10.1.09 oder 10.1.10.
Alkoholische Zubereitungen – Kennziffern 10.2.02 oder 10.2.03.
Fertigtees – Kennziffern 10.4.02, 10.4.04, 10.4.07 oder 40.4.02.
Arzneimittel – Kennziffern 10.5.05, 10.5.06, 10.5.12, 10.5.14, 10.5.15, 10.5.16 oder 40.5.03.

Krampfadern

Leiden Frauen wirklich häufiger als Männer unter Krampfadern – oder sieht man die erweiterten, geschlängelten Venen bei Männern seltener, weil sie meist lange Hosen tragen?

Diese Frage, mit der sich die Medizin ernsthaft befaßt, war Frau T. gleichgültig, als sie in meine Praxis kam. Sie litt unter Krampfadern, die sie vor allem „kosmetisch" störten, und wollte von mir wissen, ob Stützstrumpfhosen oder eine Verödung der Krampfadern bei ihr bessere Aussichten auf Erfolg bieten.

Sie war ziemlich verblüfft, als ich ihr von beidem abriet. Die Verödung, scheinbar die schnellste und beste Therapie, hält erfahrungsgemäß oft nicht lange an, weil sie nur Symptome, aber keine Ursachen beseitigt. Die Krampfadern kehren deshalb häufig an anderer Stelle zurück. Und Stützstrümpfe schwächen die „Venen-Muskel-Pumpe" zusätzlich, also das Zusammenspiel von Venen und umgebender Beinmuskulatur, so daß sich die Krampfadern auf längere Sicht verschlimmern. Als passive Maßnahme kommen sie allenfalls vorübergehend in Frage, wenn Venenentzündungen oder Thrombosen ohnehin jede Bewegung verbieten.

Ich mußte Frau T. überzeugen, indem ich ihr die Entstehung von Krampfadern erklärte. Am Anfang steht häufig die erbliche Bindegewebsschwäche mit Minderwertigkeit der Venen und des umgebenden Gewebes. Das allein führt aber noch nicht unbedingt zu Krampfadern. Erst wenn andere Risikofaktoren, wie Übergewicht, chronische Verstopfung, Bewegungsmangel, häufiges Stehen (oft berufsbedingt) oder Schwangerschaften hinzukommen, staut sich das Blut in den Beinvenen.

Allmählich erweitern sich diese und treten deutlich hervor; es gibt aber auch unsichtbare tiefe Krampfadern, die man nur an den Schmerzen erkennt. Wegen des Sauerstoffmangels verfärbt sich die Haut über oberflächlichen Krampfadern blauviolett, später beginnt sie zu jucken (Stauungsekzem) und schwindet allmählich. In schweren Fällen bricht das Unterschenkelgeschwür (offenes Bein) auf, das bis auf den Knochen durchfressen kann. Schon frühzeitig drohen auch Venenentzündungen, Thrombosen und Embolien, die sofort fachmännisch behandelt werden müssen.

Bei meiner Patientin war es bisher zu keinen Komplikationen gekommen, so daß ich keinen Grund sah, weshalb eine Langzeitbehandlung mit Roßkastanie, Rosmarin und Zinnkraut, äußerlich ergänzt durch Beinwellsalbe, nicht zur dauerhaften Besserung führen sollte. *Roßkastanie* und *Rosmarin* schätzt die Kräuterheilkunde seit langem wegen der durchblutungsfördernden Wirkung, *Zinnkraut* gilt wegen seines hohen Kieselsäuregehalts als Hauptmittel bei Bindegewebsschwäche und kann bei rechtzeitiger Einnahme Krampfadern auch vorbeugen, wenn zugleich die anderen Risikofaktoren soweit wie möglich ausgeschaltet werden.

Bei Bedarf verordne ich im Einzelfall noch Arzneimittel mit Vitamin Rutin (zum Beispiel Fagorutin-Buchweizentabletten), da Rutin die Elastizität der Gefäßwände und deren Durchlässigkeit normalisiert.

Bei Frau T. war das nicht erforderlich. Dafür trug sie zusätzlich 4mal täglich eine Salbe mit dem altbewährten *Beinwell* auf, der von außen die Wirkung verstärkt. Er eignet sich auch beim offenen Bein gut, allerdings muß in solchen Fällen wegen der drohenden Komplikationen unbedingt der Arzt oder Heilpraktiker aufgesucht werden.

Meine Patientin sprach gut auf die Therapie an, und ich konnte darauf verzichten, noch andere Kräuter aus dem Erfahrungsschatz der Volksmedizin zu verordnen. In hartnäckigen Fällen greife ich zuweilen auf *Hirtentäschel*, *Schafgarbe* und *Taubnessel* zurück oder führe mit *Knöterich* zusätzlich Kieselsäure zu, manchmal spritze ich auch *Mistel*, um die Wirkung zu verstärken. Bei Frau T. ließen Schwere und Schmerzen in den Beinen aber bald nach.

Jetzt war der Zeitpunkt gekommen, die „Venen-Muskel-Pumpe" durch zusätzliche Beingymnastik zu kräftigen. Täglich 2mal 10 Minuten, unterstützt

durch mehr Bewegung im Freien, zahlten sich bald aus.
Nach über 2jähriger Beobachtungszeit kann ich Frau T. jetzt bald als geheilt aus der Behandlung entlassen. Die Krampfadern haben sich weitgehend zurückgebildet, Beinbeschwerden treten kaum noch auf. Sie wird in Zukunft aber darauf achten müssen, jede Verstopfung zu vermeiden, nicht mehr stundenlang zu stehen und durch Gymnastik und Bewegung ständig dafür zu sorgen, daß sich das Blut nicht mehr in den Beinvenen staut. Unter diesen Voraussetzungen kommt es nach meinen Erfahrungen zu keinem Rückfall. Durch Verödung oder Stützstrümpfe wäre dieses Resultat niemals zu erzielen gewesen.

Meine Empfehlungen bei Krampfadern (auch vorbeugend):	
Teemischungen	– Kennziffer 10.1.11.
Fertigtee	– Kennziffer 30.4.11.
Arzneimittel (innerlich)	– Kennziffern 10.5.01, 10.5.18, 10.5.19, 10.5.20 oder 10.5.21.
Arzneimittel (äußerlich)	– Kennziffern 10.6.03 oder 10.6.04.

Soforthilfe bei blutenden Krampfadern:
Legen Sie sofort das Bein hoch, und legen Sie auf die blutende Stelle eine in Blutweiderich- oder Tormentilltee getauchte Auflage; sobald die Blutung steht, verbinden Sie wie jede andere Wunde.

Kreislaufstörungen

Dieser Sammelbegriff umfaßt eine Gruppe teils banaler, teils lebensgefährlicher Krankheiten, die mit Störungen der Durchblutung verbunden sind. Dazu gehören Blutandrang zum Kopf, chronisch kalte Füße, Blutunterdruck, Krampfadern und Herzbeschwerden, die alle bereits besprochen wurden, aber auch Thrombosen, Embolien, Herzinfarkt und Schlaganfall, auf die ich hier nicht eingehen werde.

Volkstümlich versteht man unter Kreislaufstörungen meist die Beschwerden, unter denen auch Frau Sch. klagte: Einschlafen der Glieder, Kribbeln, Kältegefühl und andere Mißempfindungen in Armen und Beinen, zu niedriger Blutdruck mit Ohnmachtsneigung, anfallsweise spürbares Herzklopfen und Pochen in den Schläfen, ab und zu Flimmern vor den Augen und hektische rote (manchmal auch weiße) Flecke vor allem im Gesicht bei Aufregungen.
Für meine Patientin waren das „Warnzeichen" einer ernsten Krankheit, die Untersuchung ergab aber keinen organischen Befund. Wie oft in solchen Fällen ergab sich die Symptomatik aus Fehlsteuerungen des vegetativen Nervensystems.
Trotzdem hatte Frau Sch. gut daran getan, frühzeitig zu mir zu kommen, denn nur durch Untersuchung kann der Fachmann harmlose von ernsteren Kreislaufstörungen unterscheiden. Zögern Sie deshalb nie, bei ähnlichen Beschwerden den Arzt oder Heilpraktiker aufzusuchen.
Zur Grundbehandlung verordnete ich Frau Sch. die abhärtenden, durchblutungsfördernden und gefäßtrainierenden physikalischen Maßnahmen, die ich schon beim Blutunterdruck nannte. Sie sind meist unverzichtbar, um Kreislaufstörungen dieser Art auszuheilen.
Zusätzlich stellte ich für sie eine Teerezeptur aus *Ringelblume, Roßkastanie, Rosmarin* und *Schafgarbe* zusammen. Diese 4 Kräuter empfiehlt die Volksheilkunde seit langem bei Kreislaufstörungen, und ich konnte damit in nicht zu schweren Fällen immer wieder gute Erfolge erzielen. Bei ausgeprägteren Kreislaufbeschwerden bevorzuge ich wegen des stets gleichbleibenden Wirkstoffgehalts aber fertige Tinkturen aus diesen 4 Kräutern. Wenn Sie zusätzlich unter deutlicheren nervösen Störungen leiden, die mit zu den Kreislaufbeschwerden beitragen, rate ich Ihnen ergänzend zu *Baldrian-Hopfen*-Kapseln. Nicht selten gelingt es erst dadurch, die Kreislaufstörungen vollständig zu beseitigen, weil das vegetative Nervensystem wieder stabilisiert wird.
Frau Sch. hat mein einfacher Kräutertee bald geholfen. Heute leidet sie manchmal zwar noch

unter leichten Kreislaufstörungen, wenn das Wetter umschlägt, aber was bedeutet das schon im Vergleich zu ihren vorherigen Beschwerden. Auch Kräuter wirken keine Wunder und können einem Menschen mit anlagebedingt „schwachem Nervensystem" keine „Nerven wie Drahtseile" geben.

Meine Empfehlungen bei Kreislaufstörungen:	
Teemischungen	– Kennziffer 10.1.12.
Alkoholische Zubereitungen	– Kennziffer 10.2.01.
Fertigtees	– Kennziffern 10.4.03, 10.4.04, 10.4.05, 10.4.06, oder 10.4.07.
Arzneimittel (innerlich)	– Kennziffern 10.5.01, 10.5.05, 10.5.06, 10.5.08, 10.5.09, 10.5.12, 10.5.15, 10.5.16, 10.5.19, 10.5.21; bei ausgeprägteren nervösen Ursachen auch 70.5.03, 70.5.10 oder 70.5.16.
Arzneimittel (äußerlich)	– Kennziffern 10.6.02, 10.6.05, 10.6.06, 10.6.11 oder 10.6.12.

Nasenbluten

(siehe Andere Gesundheitsstörungen, S. 89)

Schwindel

Es gibt wohl kaum jemanden unter uns, der diese Gleichgewichtsstörung nicht aus eigenem Erleben kennt. Bei gesunden Menschen entsteht sie durch schnelle Drehung (zum Beispiel Karussellfahren) oder aus seelisch-nervösen Ursachen, man denke an den mit Angst verbundenen Höhenschwindel. Solche gelegentlichen Schwindelanfälle erfordern keine Behandlung.
So einfach lag die Sache bei Frau W. nicht. Sie litt unter häufigen Schwindelanfällen mit unsicherem Gang, Kopfdruck, manchmal auch Übelkeit, Brechreiz und Angst. Da Schwindel selbst keine Krankheit, sondern Symptom verschiedener Erkrankungen ist, mußte ich bei der Untersuchung die Grundkrankheit finden. Ohren- oder Kleinhirnerkrankungen schieden aus, weil meine Patientin schon bei den Fachärzten für Hals-Nasen-Ohren- und Nervenkrankheiten gewesen war, die keine krankhaften Veränderungen feststellten. Die leichte Arterienverkalkung und der mäßig erhöhte Blutdruck allein reichten zur Erklärung nicht aus, dazu traten die Schwindelanfälle doch zu stark auf. Daher nahm ich eine Blutuntersuchung vor, bei der sich herausstellte, daß bei Frau W. starke Blutarmut bestand.
Jetzt war es einfach, ihr rasch und wirksam zu helfen. Sie erhielt ein Arzneimittel mit Eisen und blutbildenden Kräutern, ergänzt durch *Mistel*, *Weißdorn* und *Zinnkraut*. Die Besserung trat nach wenigen Tagen ein, einige Wochen später war meine Patientin von ihren Schwindelanfällen geheilt.
Wenn Sie auch unter Schwindel leiden, zögern Sie nicht, zum Arzt oder Heilpraktiker zu gehen, damit die Ursachen erkannt und gezielt behandelt werden. Die Kräuter, die ich bei Arterienverkalkung, Blutarmut, Bluthoch- und Blutunterdruck, Kreislaufstörungen, Herzschwäche und Fieber angebe, genügen zwar in vielen Fällen, aber man kann sie nicht alle gleichzeitig oder nacheinander auf Verdacht ausprobieren, bis zufällig eines hilft. Erst wenn Sie die Ursachen kennen, können Sie wirksam gegen den Schwindel vorgehen. Nehmen Sie Frau W. als Beispiel, die nicht lange wartete, ob sich ihre Beschwerden vielleicht von selbst besserten, sondern nicht ruhte, bis ich ihr helfen konnte. Grundsätzlich eignen sich bei Schwindel oft *Ringelblume*, *Roßkastanie* und *Rosmarin*, weil sie die Durchblutung fördern (s. Krampfadern, S. 20).

Erkrankungen der Lungen und Atemwege

Es soll ja einige Menschen geben, die zeitlebens unter keiner Erkältung leiden, aber ich kenne niemanden davon. Und obwohl mir selbst alle Möglichkeiten zur Vorbeugung offenstehen, erwischt es mich ab und zu doch einmal. Die Erreger lauern überall, und irgendwann, wenn die Körperabwehr vorübergehend einmal geschwächt ist, kommt es dann zur akuten Infektion. Der gesunde Organismus wird damit aber leicht fertig, wenn man ihn durch Heilpflanzen unterstützt.

Seit einigen Jahren nimmt die Zahl ernsterer, chronischer Bronchialkrankheiten und Atemwegsallergien erschreckend zu. Zum Teil erklärt sich das aus der Umweltverschmutzung, die mit dazu führte, daß chronische Bronchitis heute zu einer der häufigsten Ursachen der Frühinvalidität wurde. Den Umweltgiften, die wir mit der Atemluft aufnehmen, können wir nirgends mehr entgehen, aber wir können unter anderem durch Heilkräuter dafür sorgen, daß der Organismus nicht ernsthaft dadurch geschädigt wird.

Heilpflanzen bewähren sich sogar bei ernsten Atemwegs- und Lungenkrankheiten gut, man denke an eitrige Bronchitis, Lungen-, Rippenfellentzündungen oder die keineswegs schon besiegte Tuberkulose. Es wäre falsch, in solchen Fällen nur auf die Heilkraft der Kräuter zu vertrauen, chemische Antibiotika und andere Arzneimittel sind unverzichtbar, werden aber wirksam durch Kräuter unterstützt.

Als Hauptmittel bei Lungen- und Atemwegserkrankungen verordne ich *Eibisch*, *Huflattich*, *Lungenkraut*, *Salbei*, *Spitzwegerich* und *Zwiebeln*, die in der Erfahrungsmedizin seit langem in hohem Ansehen stehen.

Asthma

Die kleine Tanja, die mit ihrer Mutter in meine Praxis kam, litt seit Jahren unter Bronchialasthma. Sie hatte schon verschiedene Behandlungen hinter sich, aber selbst Cortison half bisher nur vorübergehend, führte jedoch zu erheblichen Nebenwirkungen. Tanja und ihre Eltern setzten nun ihre letzte Hoffnung in die Heilkräfte der Natur.

Aus früheren Untersuchungen entnahm ich, daß bei Tanja eine Allergie gegen Blüten- und Graspollen, Tierhaare, Staub und Federn bestand. Das war es aber nicht allein. Vielmehr hatte Tanja im Lauf der Zeit gelernt, auch auf seelische Reize mit Asthmaanfällen zu reagieren. Das ist so typisch für Asthma, daß man diese Krankheit zu den psychosomatischen Erkrankungen zählt. Bei Tanja war es das Verhältnis zur Mutter, die als Alleinerziehende wegen der Doppelbelastung durch Beruf und Haushalt oft zuwenig Zeit für das Kind fand. Daneben bestand noch eine familiäre erbliche Vorbelastung, denn in der Familie der Mutter kamen mehrere Fälle von Allergie vor.

Der akute Asthmaanfall ist ein dramatisches Geschehen. Die Patienten ringen nach Atem, weil sie fürchten, keine Luft zu bekommen. Wegen der Verkrampfung der Bronchien erfolgt die Einatmung krampfhaft-ziehend, die Ausatmung oft pfeifend. Tatsächlich sind beim Asthmatiker die Lungen übermäßig gefüllt, weil die Ausatmung stark behindert wird und kaum noch Luft in die Lungen aufgenommen werden kann. Als Folge des Sauerstoffmangels färben sich die Lippen bläulich, Hände und Füße werden oft kalt. Gegen Ende des Anfalls und/oder danach kommt es zu heftigem Husten mit glasig-zähem Auswurf.

Ich mußte Tanja auf verschiedene Weise helfen. Einmal unterwies ich sie in Atemgymnastik, damit sie im akuten Anfall ruhiger ein- und ausatmen konnte, ohne krampfhaft immer noch mehr Luft in die Lungen zu pumpen, und zusätzlich in Entspannungsübungen, damit sich die Bronchialverkrampfung schneller löste. Außerdem verordnete ich unspezifische Desensibilisierung, um die Überempfindlichkeit allmählich abzubauen. Diese

unverzichtbaren Maßnahmen bleiben grundsätzlich immer dem Fachmann vorbehalten.
Ergänzt wurde die Therapie durch 2 Kräutermittel. Das eine bestand aus krampflösenden Pflanzen, allen voran *Gänsefingerkraut*, das schon Pfarrer Kneipp bei Asthma und anderen Krankheiten mit Krämpfen sehr schätzte. Das andere enthielt Kräuter, die sich allgemein günstig auf die Bronchien auswirken, nämlich *Eibisch, Huflattich, Königskerze, Lungenkraut, Spitzwegerich* und *Thymian*. Meerträubel, bei Asthma besonders gut geeignet, wollte ich wegen seiner Nebenwirkungen dem Kind nicht verordnen.
Manchmal muß ich diese Hauptmittel gegen Asthma noch durch andere bewährte Kräuter der Volksmedizin ergänzen. Gut eignen sich vor allem noch *Angelika, Fenchel, Fichte, Gundermann, Holunder, Kreuzblume, Salbei, Veilchen* und *Ysop*. In alten Kräuterrezepturen tauchen sie immer wieder auch gegen Asthma auf, und auch die moderne Heilpflanzenforschung bestätigte ihre Wirksamkeit zum Teil.
Bei Tanja waren zusätzliche Kräuter jedoch nicht mehr notwendig. Sie sprach auf die Behandlung gut an und lebt heute frei von Asthmaanfällen.

> Meine Empfehlungen bei Bronchialasthma:
> Teemischungen – Kennziffern 20.1.01 oder 20.1.02.
> Fertigtee – Kennziffern 20.4.02.
> Arzneimittel – Kennziffern 20.5.06, (innerlich) 20.5.09, 20.5.10, 20.5.12 oder 30.5.04.
> Arzneimittel – Kennziffer 20.6.02. (äußerlich)

Herzasthma entsteht als Folge der Herzschwäche (s. S. 18), wenn sich Blut im Lungenkreislauf staut. Manchmal tritt dabei sogar Blutwasser durch die Gefäßwände, und es entsteht ein lebensgefährliches Lungenödem.
Bei meinem Patienten, Herrn B., war es noch nicht soweit, weil er sich rechtzeitig in Behandlung begab. Er litt unter asthmaartiger Atemnot vor allem nachts im Liegen. Während dieser Anfälle wurde sein Gesicht bläulich-aufgedunsen, der kalte Schweiß brach ihm aus, und Angstzustände kamen hinzu. Wie so oft bei Herzasthma genügten aber meist schon einige tiefe Atemzüge unter offenem Fenster, damit er wieder freier atmen konnte. Außerdem hatte er herausgefunden, daß er mit erhöhtem Oberkörper besser schlafen konnte, auch eine Erfahrung, die er mit vielen Herzasthmatikern teilt.
Ich behandelte Herrn B. mit *Weißdorn, Arnika* und dem entwässernden, kreislaufentlastenden *Erdrauch*, sein Hausarzt verordnete zusätzlich *Fingerhut*, der sich bei Herzasthma zur Basistherapie der Herzschwäche häufig als notwendig erweist. Die ergänzende Behandlung erklärte ich schon bei Herzschwäche.

> Meine Empfehlungen bei Herzasthma (zur ergänzenden Behandlung neben Arzneimitteln speziell gegen Herzschwäche):
> Arzneimittel – Kennziffern 20.5.09 oder 20.5.10.

Bronchialkatarrh, Bronchitis

Eigentlich kann man Bronchialkatarrh und Bronchitis nicht genau gegeneinander abgrenzen. In beiden Fällen besteht eine Entzündung der Bronchialschleimhaut, Bronchitis verläuft aber meist schwerer und gehört als ernste Krankheit, die sogar Frühinvalidität verursachen kann, immer in fachmännische Behandlung.
Bei Herrn M. lag nur ein einfacher Bronchialkatarrh durch Erkältung vor, die mit trockener, staubiger Zentralheizungsluft in seinem Arbeitszimmer und dem ständigen Nikotinmißbrauch in Zusammenhang stand. Er litt auch früher schon häufiger unter Bronchialkatarrhen und mußte vor allem morgens viel weißlich-zähen Schleim abhusten. Beim Abhören nahm ich Rasselgeräusche bei jedem Atemzug wahr. Typisch waren auch die leichten Schmerzen und das Wundgefühl hinter dem Brustbein.
Wenn Bronchialkatarrhe nicht rechtzeitig behan-

delt werden, gehen sie häufig (vor allem bei Rauchern) ins chronische Stadium über. Dabei schwächen sich die Beschwerden ab, und viele Patienten versäumen deshalb die Behandlung, bis aus dem anfangs leichten Katarrh eine ernste Krankheit geworden ist.

Ich verordnete Herrn M. mein Standardmittel gegen Bronchialkatarrh, eine Mischung aus *Eibisch, Huflattich, Königskerze, Lungenkraut* und *Spitzwegerich* in Form eines fertigen Arzneimittels. Diese Kombination aus altbewährten Heilpflanzen der Volksmedizin, die ich nach alten Rezepturen selbst zusammenstelle, kann ich Ihnen uneingeschränkt empfehlen, sie läßt Sie bei Atemwegserkrankungen sicher nicht im Stich.

Da sich bei meinem Patienten die Verschleimung in Grenzen hielt, gab ich keine zusätzlich schleimlösenden, auswurffördernden Mittel mehr. Die Volksmedizin rät in solchen Fällen noch zu *Andorn, Angelika, Edelraute, Erika, Gänseblümchen, Holunder, Malve, Pestwurz, Schlüsselblume, Seifenkraut, Stiefmütterchen* und *Zwiebeln*. Daneben sagt man seit alters noch einer Reihe anderer Kräuter ergänzende Wirkung bei Bronchialkatarrh nach, vor allem *Fichte, Gundermann, Klatschmohn, Kreuzblume, Mannestreu, Meisterwurz, Venushaar* und *Ysop*. Bei Bedarf gebe ich 1–3 dieser Kräuter zusätzlich zu meinem Standardmittel.

Während ich Herrn M. damit in knapp 3 Wochen völlig kurierte, obwohl er gegen meine Verordnung weiter rauchte, wußte ich bei Herrn P. sofort, daß das Standardmittel allein nicht genügte. Er klagte über mäßiges Fieber und krampfartigen Husten, der Auswurf war grünlichgelb. Ganz allgemein fühlte er sich krank und geschwächt.

Das alles sind Warnzeichen der chronischen Bronchitis, die aus einer akuten Infektion hervorgeht, wenn man nicht rechtzeitig behandelt.

Bei Herrn P. fing alles vor Monaten ganz typisch an: Schüttelfrost, kurz danach hohes Fieber, Brust-, Seitenstechen, schwer unterdrückbarer Husten und gelblicher Auswurf. Zunächst sprach er rasch auf die vom Arzt verordneten Arzneimittel an, dann hielt es ihn aber nicht mehr im Krankenbett, und er ging viel zu früh wieder zur Arbeit. Seither litt er unter chronischen Beschwerden, an die er sich fast gewöhnt hatte.

Da keine anderen Ursachen – zum Beispiel Rauch, Staub, chemische Dämpfe oder Allergien – neben der Infektion mit Bakterien erkennbar waren, mußte ich versuchen, diese Erreger durch keimtötende Pflanzen zu vernichten. Dazu schätzt die Kräuterheilkunde desinfizierenden *Thymian* und *Knoblauch*, der früher als „russisches Penicillin" bezeichnet wurde und viele Bakterien selbst dann noch abtötet, wenn chemische Antibiotika versagen.

Herr P. erhielt also zusätzlich zu den Standardkräutern, die Herrn M. so gut halfen, 3mal täglich Thymiantinktur und frisch ausgepreßten Knoblauchsaft. Den Knoblauchgeruch der Atemluft mußte er in Kauf nehmen, da fertige Knoblauchkapseln, die den Geruchsstoff nicht mehr enthalten, bei Bronchitis erfahrungsgemäß weniger gut wirksam sind.

Es dauerte natürlich einige Zeit, ehe die chronische Bronchitis vollständig ausheilte. Aber schon nach wenigen Tagen spürte mein Patient erste leichte Besserung, nach ungefähr 2 1/2 Monaten entließ ich ihn als geheilt.

Knoblauch und Thymian sollten Sie zusammen mit einem Bronchialtee oder -arzneimittel unbedingt einnehmen, wenn Sie unter einer bakteriellen Infektion der Bronchien leiden.

Schon in der Antike genoß Knoblauch (das „stinkende Gewand", wie die Griechen ihn nannten) göttliche Verehrung, und man leistete Eide mit der kuriosen Beteuerung „So wahr mir Knoblauch helfe".

Im mittelalterlichen Kräuterbuch des Hieronymus Bock lesen wir unter anderem über die Heilwirkungen: „Knoblauch gessen macht eine helle stimm und benimpt den alten husten". Dem Thymian sagte Bock in seinem 1539 in Straßburg erschienenen „Kreutterbuch" nach, daß er „die brust und lung reiniget und schleim und phlegma außtreibet".

Ich rate Ihnen aber dringend, die Bronchitis nicht

auf die leichte Schulter zu nehmen, sondern die ernste Krankheit nie ohne fachmännische Verlaufskontrolle zu behandeln.

Meine Empfehlungen bei Bronchialkatarrh und Bronchitis:	
Teemischungen	– Kennziffern 20.1.03 oder 20.1.04.
Alkoholische Zubereitungen	– Kennziffer 10.2.03.
Fertigtees	– Kennziffern 20.4.01, 20.4.04, 20.4.05, 20.4.06 oder 20.4.07.
Arzneimittel (innerlich)	– Kennziffern 20.5.01, 20.5.02, 20.5.03, 20.5.04, 20.5.05, 20.5.08, 20.5.09, 20.5.10, 20.5.12, oder 20.5.13.
Arzneimittel (äußerlich)	– Kennziffern 20.6.03, 20.6.04 oder auch 10.6.06.

Erkältung, Grippe

(siehe Andere Gesundheitsstörungen, S. 84)

Halsschmerzen

Meist entstehen sie durch Infektion bei Erkältung oder Grippe, die zum Teil mit Halsschmerzen beginnen. Nicht selten entwickeln sich Halsschmerzen aber erst absteigend aus der Nase (Schnupfen) oder aufsteigend aus den Bronchien (Bronchial-, Kehlkopfkatarrh). Manchmal erklären sich Halsschmerzen durch Reizungen (Staub, Rauch, chemische Dämpfe), Überanstrengung der Stimme, Mandelentzündungen oder Allergien.

Bei Frau Z., die über Kratzen, Kribbeln, Trockenheit, Schmerzen im Hals und beim Schlucken klagte, lag eine einfache Erkältung vor. Dabei bestand die Gefahr, daß sich die Infektion vom Hals in die Luftröhre und Bronchien ausdehnte. Um das zu vermeiden und die Halsschmerzen bald zu beseitigen, verordnete ich einen Tee aus altbewährter, entzündungshemmender *Kamillen-*, *Thymian-* und *Salbei*tinktur in *Zinnkraut*tee. Damit gurgelte meine Patientin täglich 6mal. Die Behandlung sprach wider alle Erwartungen nach 2 Tagen nicht richtig an. Zwar breitete sich die Entzündung nicht aus, aber sie besserte sich auch nicht zufriedenstellend.

Deshalb griff ich auf ein altes Hausmittel zurück: Frau Z. legte alle 2 Stunden einen kalten Halswickel mit frisch ausgepreßtem Zwiebelsaft an und setzte das Gurgeln fort. Das gab den entscheidenden Heilungsimpuls, nach 5 Tagen war meine Patientin vollständig beschwerdefrei.

Meine Empfehlungen bei Halsschmerzen:	
Teemischungen	– Kennziffern 20.1.05, 20.1.06 oder 20.1.07.
Fertigtees	– Kennziffern 20.4.04 oder 20.4.06.
Arzneimittel (innerlich)	Kennziffern 20.5.13 oder 20.5.14.
Arzneimittel (äußerlich)	Kennziffern 20.6.05 oder 20.6.08.

Heiserkeit

Herr D. brachte kaum noch ein Wort heraus, als er in meine Praxis kam. Vor einigen Tagen hatte ihn eine Erkältung erwischt, die – abgesehen von Heiserkeit – schon wieder abgeklungen war. Da er in Kürze wichtige geschäftliche Gespräche zu führen hatte, hoffte er auf rasche Hilfe.

Heiserkeit entsteht oft durch Entzündung der Kehlkopfschleimhaut und Stimmbänder bei Erkältung und Grippe. Dann ist sie relativ harmlos und klingt mit der Infektion wieder ab. Ohne Behandlung geht sie aber oft ins chronische Stadium über. Typisch ist die heisere, rauhe, belegte oder klanglose Stimme. Manchmal bestehen Schmerzen, die bis in die Ohren ausstrahlen können, oder Schwellungen der Lymphknoten am Hals.

Bei chronischer Heiserkeit wechseln die Symptome, das heißt, an manchen Tagen klingt die

Stimme normal, und die anderen Bechwerden sind wie weggeblasen, dann tritt die Heiserkeit wieder deutlich hervor.

Bei Herrn D. lag noch keine chronische Heiserkeit vor. Kehlkopf und Stimmbänder waren Schwachstellen seines Körpers, weil er rauchte, beruflich viel sprach und unter hohen seelisch-nervösen Spannungen litt, die sich auch auf den Kehlkopf auswirkten. Dauernde Reizungen durch Staub oder chemische Dämpfe, Gehirn-, Nervenkrankheiten, chronischen Alkoholmißbrauch, gut- oder bösartige Geschwülste und chronische Mandel-, Bronchial- oder Nasennebenhöhlenentzündungen, die bei hartnäckiger Heiserkeit oft eine Rolle spielen, stellte ich bei der Untersuchung nicht fest. Zur Grundbehandlung verordnete ich Verzicht auf Nikotin und Beschränkung des Sprechens auf das unbedingt notwendige Maß, um jede unnötige Beanspruchung zu vermeiden. Außerdem stellte ich einen Tee aus *Eibisch, Huflattich, Spitzwegerich, Zwiebeln, Anisöl* und *Thymian*tinktur zusammen. Diese Mischung aus altbewährten Hustenkräutern der Erfahrungsmedizin, die ich schon beim Bronchialkatarrh angab, bewährt sich sehr gut bei allen Entzündungen der oberen Atemwege. Anis gab ich zusätzlich vor allem wegen seiner krampflösenden Wirkung, um die seelisch-nervösen Verspannungen des Kehlkopfs zu lösen. Diese entspannende Wirkung, die viele alte Kräuterbücher beschreiben, kann ich aus eigener Erfahrung bestätigen.

Zusätzlich verordnete ich meinem Patienten einen Tee zum Gurgeln 6mal täglich und Halswikkel mit frischem Zwiebelsaft, die alle 2 Stunden gewechselt wurden; diese beiden Hausmittel beschreibe ich unter dem Stichwort „Halsschmerzen".

Herr D. konnte seine geschäftlichen Besprechungen führen, denn seine Heiserkeit verschwand in 5 Tagen vollständig.

Wenn Sie unter Heiserkeit leiden, die sich trotz Behandlung nach 1 Woche nicht deutlich zurückgebildet hat, empfehle ich dringend eine gründliche Untersuchung, ehe Sie eine vielleicht ernste Krankheit verschleppen. Vor allem Raucher müssen hartnäckige oder häufig wiederkehrende Heiserkeit so lange als mögliches Krebswarnzeichen betrachten, bis die Untersuchung Klarheit verschafft.

Meine Empfehlungen bei Heiserkeit:	
Teemischungen –	Kennziffern 20.1.08 oder 20.1.09.
Fertigtees –	Kennziffern 20.4.04 oder 20.4.06.
Arzneimittel (innerlich) –	Kennziffern 20.5.03, 20.5.04 oder 20.5.09.
Arzneimittel (äußerlich) –	Kennziffer 20.6.04.

Heuschnupfen

Zu meinen Patienten gehören ganze „Heuschnupfen-Familien", denn bei dieser Überempfindlichkeit gegen Baum-, Strauch-, Graspollen oder (selten) Duftstoffe spielen Erbanlagen oft über Generationen hinweg die wichtigste Rolle.

Auch bei Frau K. litten mehrere Familienangehörige jedes Jahr regelmäßig zeitig im Frühjahr bis in den September hinein unter heftigem Niesreiz mit verlegter Nasenatmung, Lichtscheu, Tränenfluß, Brennen der Augen, Kopfschmerzen, einige auch unter leichtem „Heufieber". Bei Frau K. kamen noch Ekzeme hinzu, gleichfalls eine allergische Krankheit, und eine nahe Verwandte von Frau K. litt neben Heuschnupfen auch unter Bronchialasthma, das sich im Lauf von Jahren als Komplikation entwickelt hatte.

Heuschnupfen kann durch Kräuter allein nicht geheilt werden. Die Basistherapie versucht vielmehr, die Pollenüberempfindlichkeit abzubauen. Diese Desensibilisierung ist auf zwei Wegen möglich.

Die klassische, unangenehme Methode besteht in der Injektion hochverdünnter Pollen, um den Organismus daran zu gewöhnen, so daß er schließlich auch auf Pollen in der Luft nicht mehr überempfindlich reagiert. Diese Behandlung dauert mit Unterbrechungen 2–3 Jahre.

Erkrankungen der Lungen und Atemwege

Ähnlich zuverlässig wirkt die Desensibilisierung durch Blütenpollen über den Darm. Sie werden 1-2 Jahre lang jeweils von Anfang Februar bis Ende Oktober eingenommen. Diese Form der Therapie, die ich auch bei Frau K. anwendete, erspart dem Patienten die unangenehmen häufigen Injektionen. Dazu verwende ich regelmäßig De-Vau-Ge Blütenpollen mikropulverisiert aus dem Reformhaus.

Ergänzend empfahl ich Frau K. innerlich eine Kräuterteemischung aus *Veilchen, Augentrost, Ringelblume, Schlüsselblume* und *Wermut,* die sich zur Linderung der Symptome bewährt, und Nasenspülungen mit *Zinnkraut* 5mal täglich während der akuten Phasen des Heuschnupfens.

Diese kombinierte Therapie führte Frau K. 2 Jahre lang jeweils von Anfang Februar bis Mitte Oktober durch. Heute ist sie vollständig geheilt, und auch ihre Ekzeme, die ich gesondert behandelte (s. S. 65), sind verschwunden. Ich kann Ihnen diese gut bewährte Behandlung sehr empfehlen, denn sie führt bei den meisten meiner Heuschnupfenpatienten zumindest zur deutlichen Besserung. Wenn nötig, wird Ihr Arzt oder Heilpraktiker die Therapie noch ergänzen oder mit anderen Mitteln fortsetzen, bis die Allergie vollständig ausgeheilt ist.

> Meine Empfehlungen bei Heuschnupfen:
> Teemischungen – Kennziffern 20.1.10 oder 20.1.11.
> Arzneimittel – Kennziffern 60.5.01, 60.5.04 oder 90.5.10.

Husten

Der Husten, Symptom einer Krankheit, aber keine eigenständige Erkrankung, entsteht meist aus Entzündungen der oberen Atemwege. Er ist dann unentbehrlich, weil er Schleim herausbefördert, der sonst die Bronchien verengt und einen guten Nährboden für andere Krankheitserreger abgibt. Anders sieht es beim trockenen, unproduktiven Reizhusten durch Rauch, Staub, chemische Dämpfe, Tumoren, Rippenfellentzündungen oder seelisch-nervöse Ursachen aus. Hier wird kein Schleim abgehustet. Jeder trockene Hustenstoß verschlimmert die Reizung der Schleimhäute, der Husten unterhält sich dagegen praktisch selbst. Schließlich kennen wir noch Husten durch Krankheiten außerhalb der Atemwege, vor allem bei Herzschwäche, Magen-, Leber-, Speiseröhren-, Ohren-, Gehirnkrankheiten oder Vergrößerung der Schilddrüse (Kropf). Diese Krankheiten führen durch Fernwirkung zum ebenfalls unproduktiven Hustenreiz ohne Auswurf.

Mein Patient, Herr O., litt unter einfachem Erkältungshusten mit mäßigem Fieber, Schmerzen in der Brust, Rasseln bei jedem Atemzug und leichter Atemnot als Folge der übermäßigen Verschleimung. In diesem Fall durfte der Hustenreiz keinesfalls zu stark unterdrückt werden, sonst nimmt die Verschleimung zu und kann ernste Lungenkrankheiten begünstigen.

Daher kombiniere ich die hustendämpfenden Schleimdrogen *Eibisch* und *Huflattich* mit den schleimlösenden Kräutern *Schlüsselblume, Seifenkraut* und *Spitzwegerich* und auswurffördernden Drogen (*Anis, Pfefferminze* und *Thymian*). Da eine stärkere Verschleimung bei Herrn O. vorlag, ergänzte ich noch durch *Gänseblümchen* und *Königskerze,* und weil die Hustenstöße manchmal krampfartig erfolgten, rundete ich die Kräutermischung durch *Gänsefingerkraut* ab, das Pfarrer Kneipp bei allen krampfartigen Zuständen schätzte.

Mit diesen Heilpflanzen, in der Erfahrungsmedizin seit langem hoch geschätzt, weil sie fast immer zuverlässig wirken, können Sie Husten meist innerhalb von 5-7 Tagen ausheilen. Dauert es länger oder kehrt der Husten häufig zurück, sollten Sie bald Ihren Arzt oder Heilpraktiker aufsuchen, denn dann besteht Verdacht auf eine ernstere Krankheit, die allein durch Kräuter nicht zufriedenstellend gebessert werden kann. Verschleppen Sie Husten nie unnötig, das führt zu Komplikationen und vermeidbaren Folgekrankheiten.

Oft bewährt es sich, die innere Behandlung durch Inhalationen mit *Kamillen-Zinnkraut*-Tee, verstärkt durch *Eukalyptus*öl und *Thymian*tinktur, zu ergänzen. Diese Inhalationen führt man 3- bis 5mal täglich je 10–15 Minuten lang durch. Die Kräuterwirkstoffe gelangen dabei mit dem Wasserdampf bis in die feinsten Bronchien.

Meine Empfehlungen bei Husten:	
Teemischungen	– alle bei Bronchialkatarrh genannten Kennziffern.
Inhalation	– Kennziffer 20.1.12.
Fertigtees	– Kennziffern 20.4.01, 20.4.02, 20.4.03, 20.4.04, 20.4.05, 20.4.06 oder 20.4.07.
Arzneimittel (innerlich)	– Kennziffern 20.5.01, 20.5.02, 20.5.03, 20.5.04, 20.5.05, 20.5.06, 20.5.07, 20.5.08, 20.5.09, 20.5.10, 20.5.12 oder 20.5.13.
Arzneimittel (äußerlich)	– Kennziffern 20.6.02, 20.6.03, 20.6.04.

Lungenblähung

Die krankhafte Lungenerweiterung (Emphysem) sehe ich in der Praxis häufig bei älteren Menschen. Auch bei meinem Patienten, Herrn F., hatten Altersvorgänge, verstärkt durch falsche Atmung, Bewegungsmangel mit ungenügendem Training der Lungen und häufige Infektionen der Atemwege mit Husten, dazu geführt, daß die elastischen Fasern der Lungenbläschen schwanden. Diese Bläschen sind aber wichtig für den Übertritt von Sauerstoff ins Blut. Wenn sie sich stark erweitern, verhärten und zum Teil platzen, kommt es daher zum Sauerstoffmangel und einer erheblichen Herz-Kreislauf-Belastung. Deshalb litt Herr F. unter Atemnot, verbunden mit Herzschwäche und Kreislaufstörungen. Sein Brustkorb war in Einatemstellung erstarrt und imposant vorgewölbt, die Ausatmung behindert.

Wir kennen bisher keine Behandlung, um die einmal eingetretenen Veränderungen der Lungen rückgängig zu machen. Warten Sie deshalb nie so lange wie Herr F., bis schon deutliche Beschwerden eintreten, sondern beginnen Sie spätestens ab der Lebensmitte mit der Vorbeugung. Dazu gehört neben ausreichender Bewegung und Atemgymnastik vor allem ein Tee mit viel Kieselsäure. Die Volksmedizin empfiehlt zur Erhaltung der Lungenelastizität insbesondere *Brennesseln* und *Zinnkraut*. In meiner Praxis sammelte ich damit gute Erfahrungen. Zur Vorbeugung genügt 2- bis 3mal jährlich eine Kur mit 3 Tassen Brennessel-Zinnkraut-Teemischung über jeweils 4 bis 6 Wochen.

Für Herrn F. mußte ich Brennesseln und Zinnkraut durch die bei Erkrankungen der Lungen und Atemwege altbewährten Kräuter *Eibisch*, *Huflattich* und *Spitzwegerich* ergänzen. Während sie vor allem die Symptome des Lungenemphysems lindern, beugt der Brennessel-Zinnkraut-Tee dem Fortschreiten der Krankheit vor.

Zusätzlich mußte ich Herrn F. noch *Weißdorn* gegen die leichte Herzschwäche verordnen und leitete ihn zur Atemgymnastik an, um die verbliebenen Lungenfunktionen zu trainieren. Auf diese Weise konnte ich ihm zwar helfen, so daß er wieder ein beschwerdefreieres Leben führt, heilen konnte ich ihn nicht mehr.

Das Lungenemphysem droht nicht nur im höheren Alter, sondern kann bei bestimmten Berufen (Glasbläser, Blasmusiker) oder bei chronischen anderen Krankheiten der Atemorgane mit häufigem Husten auch schon viel früher auftreten. Aber auch in solchen Fällen beugt tägliches Atemtraining und der Brennessel-Zinnkraut-Tee wirksam vor.

Meine Empfehlungen beim Lungenemphysem:	
Teemischungen	– Kennziffer 20.1.13.
Arzneimittel (innerlich)	– Kennziffer 20.5.09.
Arzneimittel (äußerlich)	– Kennziffern 20.6.02 oder 20.6.03.

Erkrankungen der Lungen und Atemwege

Rachenkatarrh

Ähnlich wie Schnupfen und Husten entsteht die akute Entzündung der Rachenschleimhaut meist bei Erkältung und Grippe. Dann ist das Brennen, Kratzen, Trockenheits- und Wundgefühl im Hals mit Hustenreiz und Räusperzwang meist harmlos und in etwa 1 Woche vollständig ausgeheilt.
Auch nach Alkoholmißbrauch, durch Rauch, Staub oder chemische Dämpfe kann ein akuter Rachenkatarrh entstehen.
Anders bei meinem Patienten, Herrn N., der zuviel rauchte und dann auch noch wegen ständig verstopfter Nase meist durch den Mund atmete. Bei ihm stellte ich einen chronischen Rachenkatarrh fest, der vor einigen Monaten nach einer verschleppten Erkältung begonnen hatte. Zwar waren seine Beschwerden schwächer als bei einer akuten Entzündung, bestanden aber dauernd und wurden durch häufige Kopfschmerzen kompliziert.
Ich verordne bei Rachenkatarrhen als Hauptmittel immer *Salbei*. Diese Heilpflanze stand vor allem im Mittelalter in höchstem Ansehen. Die berühmte Schule von Salerno, Ursprung aller europäischen medizinischen Universitäten, lehrte schon im 11. Jahrhundert: „Warum sollte ein Mensch sterben, dem Salbei im Garten wächst?" Das war gewiß eine maßlose Überschätzung, aber als Gurgelwasser wird Salbei in der Volksmedizin zu Recht hoch geschätzt.
Ich kombiniere ihn mit *Augentrost* (für Kinder ungeeignet), *Kamillen, Malve, Tormentill* und *Zinnkraut* und gebe gelegentlich noch Beinwell, Gänsefingerkraut oder *Goldrute* dazu, um die Wirkung zu verbessern. Das genügt beim akuten Rachenkatarrh oft, wenn man 6- bis 8mal täglich gurgelt.
Bei Herrn N., dessen Katarrh schon länger bestand, mußte ich zusätzlich innerlich einen Tee aus verschiedenen Hustenkräutern verordnen. Bewährt haben sich nach alten Rezepturen vor allem *Eibisch, Huflattich, Lungenkraut, Odermennig* und *Veilchen*.
Bei hartnäckigen Katarrhen können Sie zusätzlich noch alle 2 Stunden den bei Heiserkeit genannten Halswickel mit Zwiebelsaft anlegen und/oder mit Kamillen-Thymian-Eukalyptus-Mischung 3- bis 4mal am Tag inhalieren. Bei Herrn N. war das nicht erforderlich, er genas innerhalb von 3 Wochen vollständig.

Meine Empfehlungen bei Rachenkatarrh:	
Teemischungen	– Kennziffern 20.1.14 und 20.1.15.
Fertigtees	– Kennziffer 20.4.04.
Arzneimittel (innerlich)	– Kennziffern 20.5.03 oder 20.5.13.
Arzneimittel (äußerlich)	– Kennziffern 20.6.05 oder 20.6.08.

Schnupfen

Wer kennt es nicht aus eigener Erfahrung, das Brennen und Kitzeln in der Nase, dem Niesreiz mit schleimig-eitriger Absonderung, verstopfte Nase, Kopfdruck und zuweilen auch leichtes Fieber folgt? Meist ist die Ursache eine banale Erkältung, aber sie kann einem ganz schön zusetzen, vor allem dann, wenn man jedes Jahr gleich mehrmals darunter leidet.
Wie Sie die Ursachen bekämpfen können, erfahren Sie später im Kapitel Erkältung – Grippe (S. 84).
Zur Milderung der lästigen Schnupfensymptome empfehle ich Ihnen Nasenspülungen mit *Augentrost* (nie für Kinder), *Kamillen* oder *Zinnkraut*, ergänzt durch Inhalationen mit Kamillentee, dem je 5 Tropfen Eukalyptusöl und Thymiantinktur zugefügt werden. Die Nasenspülung führen Sie bis zu 8mal, die Inhalationen 4- bis 6mal täglich durch. Rechtzeitig bei den ersten Symptomen des Schnupfens angewendet, können diese alten Hausmittel sogar noch verhindern, daß er voll zum Ausbruch kommt.
Zusätzlich empfehle ich meinen Schnupfenpatienten, 2 Tage lang wenig oder nichts zu trinken, damit der Schnupfen „austrocknet", *Holunder*tee und 2 Tage lang je 3mal 1 Teelöffel *Wermut*saft

einzunehmen. Meist können Sie dank dieser einfachen Maßnahmen auf Nasensalben, -sprays und -tropfen verzichten. Nur bei stärker verstopfter Nase sollten Sie diese Mittel vorübergehend einmal anwenden. Sie sind nicht frei von Nebenwirkungen und schädigen bei längerem Gebrauch oft die Nasenschleimhaut.

Nehmen Sie auch den banalen Erkältungsschnupfen nie auf die leichte Schulter. Gewöhnlich heilt er zwar in 7–10 Tagen aus, er kann aber auch auf Rachen, Kehlkopf, Luftröhre, Bronchien oder die Nasennebenhöhlen übergreifen. Über die Behandlung solcher Komplikationen berichte ich bei den entsprechenden Stichwörtern gesondert. Auch über eine Sonderform, den allergischen Heuschnupfen, finden Sie in einem besonderen Kapitel (S. 27) mehr Informationen.

Frau H. litt schon jahrelang unter chronischem Schnupfen mit dauernd verstopfter Nase, wechselnder Absonderung aus der Nase, Neigung zum Nasenbluten als Folge des Schleimhautschwunds und chronischen Kopfschmerzen. Ganz typisch waren bei ihr die dauernd kalten Füße, denn zwischen der Durchblutung der Nasenschleimhaut und der Füße besteht ein Zusammenhang.

Deshalb beschränkte sich die Behandlung nicht nur örtlich auf den Schnupfen, gleichzeitig verordnete ich noch ein Kräutermittel zur besseren Durchblutung der Füße (s. Füße, chronisch kalte, S. 16).

Bei chronischem Schnupfen empfiehlt die Volksheilkunde vor allem *Basilikum* und *Majoran*. Dieses Rezept ist heute leider fast in Vergessenheit geraten, obwohl ich damit immer wieder gute Behandlungsergebnisse erziele.

Meiner Patientin verordnete ich täglich 6 Nasenspülungen mit Basilikumtee und 3 Inhalationen von je 15 Minuten Dauer mit Majoran. Das Nasenspray, das Frau H. ständig benutzte, um überhaupt noch durch die Nase atmen zu können, setzte ich ab, weil es die chronische Entzündung nur noch verschlimmerte. Mit dieser einfachen Therapie konnte ich meine Patientin in knapp 2 Monaten von ihren lästigen Beschwerden kurieren.

Akuter und chronischer Schnupfen stehen manchmal auch mit Rauch, Staub, chemischen Dämpfen oder gutartigen Wucherungen (Polypen) der Nase in Verbindung. Dann müssen solche Reize ausgeschaltet oder die Polypen fachmännisch behandelt werden, ehe Heilung möglich ist.

Meine Empfehlungen bei Schnupfen:	
Teemischungen	– Kennziffern 20.1.16 und 20.1.17.
Fertigtees	– Kennziffer 20.4.04.
Arzneimittel (innerlich)	– Kennziffern 20.5.11.
Arzneimittel (äußerlich)	– Kennziffern 20.6.03, 20.6.06 oder 20.6.07.

Stirn-, Nebenhöhlenentzündungen

Entzündungen der Nebenhöhlen der Nase, bevorzugt der Stirnhöhlen, entstehen nach einem verschleppten Schnupfen; umgekehrt können sie mit zum chronischen Schnupfen beitragen. Unbehandelt gehen sie oft ins chronische Stadium über. Dann besteht die Gefahr, daß die Entzündung zum symptomarmen dauernden Krankheitsherd wird, der durch Fernwirkung andere Krankheiten (wie Rheuma, Herz-, Nierenschäden) hervorruft. Außerdem kann eine Stirnhöhleneiterung durch den Knochen ins Auge oder Gehirn durchbrechen, eine seltene, aber sehr ernste Komplikation. Davor schützen Sie sich am besten, indem sie jeden Schnupfen konsequent behandeln oder den Fachmann aufsuchen, wenn er innerhalb von 10 Tagen nicht ausheilt.

Diese wichtige Empfehlung beachtete Frau S. nicht. „Nur ein hartnäckiger Schnupfen", dachte sie und achtete nicht darauf, als über der Nasenwurzel und den Wangenknochen Klopfen und Schmerzen auftraten, die sich beim Bücken verstärkten. Sie schien recht zu behalten, als sie sich nicht weiter darum kümmerte, denn nach einiger Zeit schwächten sich die Beschwerden ab. Die Nase blieb aber dauernd verstopft, chronische Heiserkeit und Mundgeruch kamen hinzu, Frau S.

fühlte sich allgemein krank. Aus der akuten war eine chronische Nebenhöhlenentzündung entstanden.

In solchen Fällen habe ich mit einem Naturheilmittel aus *Enzian, Holunder, Schlüsselblume* und *Sauerampfer,* das unter dem Handelsnamen „Sinupret" rezeptfrei in Apotheken erhältlich ist, gute Erfahrungen gesammelt. Diese Kräuter, die einander sinnvoll in ihrer Wirkung ergänzen, bringen die Selbstreinigung der Nasennebenhöhlen wieder in Gang. Unterstützt wird das Arzneimittel durch Inhalationen mit *Kamillen*tee, dem man 8 Tropfen *Thymian*tinktur zusetzt.

Wenn Sie dank dieser altbewährten Kräuterheilmittel nicht bald Besserung verspüren, sollten Sie unbedingt den Arzt oder Heilpraktiker aufsuchen, ehe sich Komplikationen einstellen. Manchmal kommt man ohne Antibiotika, Nebenhöhlenspülungen (die nur der Facharzt durchführen kann) oder einen kleinen operativen Eingriff nicht aus. Meiner Patientin ersparte die Langzeitbehandlung mit Kräutern diese unangenehmen Maßnahmen.

Meine Empfehlungen bei Nebenhöhlenentzündungen:
Teemischungen – Kennziffer 20.1.18.
Fertigtees – Kennziffer 20.4.04.
Arzneimittel – Sinupret.
Zur Vorbeugung– alle bei Schnupfen genannten Maßnahmen.

Krankheiten der Verdauungsorgane

Viele meiner Patienten leiden schon jahre- bis jahrzehntelang unter Verdauungsstörungen. Wenn ich im Rahmen der Untersuchung auf ihre Ernährung zu sprechen komme, stelle ich fast immer fest, daß sie ihr Verdauungssystem durch die heute übliche falsche Kost überfordern. Daneben bestehen aber auch häufig noch seelisch-nervöse Belastungen, die das Verdauungssystem bei längerer Dauer übelnimmt.

Die Beschwerden belasten oft nicht nennenswert, man gewöhnt sich leicht daran und hält eine Behandlung nicht für erforderlich. Das kann ein verhängnisvoller Irrtum sein.

Verdauungsstörungen behindern die Verwertung der ohnehin nicht mehr vollwertigen Zivilisationskost und führen zu Mangelkrankheiten, die den gesamten Organismus in Mitleidenschaft ziehen und viele andere Krankheiten begünstigen. Außerdem schaffen chronische Erkrankungen unter Umständen die Voraussetzungen für Magen-, Dickdarmkrebs, Leberzirrhose und andere ernste Krankheiten.

Deshalb mein dringender Rat: Schieben Sie die Untersuchung durch den Fachmann nicht auf die lange Bank, wenn Sie unter chronischen (auch scheinbar belanglosen) Verdauungsstörungen leiden.

Die Naturapotheke hält zahlreiche Heilmittel für das Verdauungssystem bereit. Zur Vorbeugung empfehle ich Ihnen Würzen mit Kräutern. Dadurch stärken Sie die Verdauungsorgane und können gleichzeitig den schädlichen übermäßigen Kochsalzverbrauch auf das erlaubte Maß von 5–6 g täglich vermindern. Das alles bleibt aber Stückwerk, wenn Sie nicht gleichzeitig Fehler der Ernährung beseitigen. Gesunde Kost besteht zu 30–50 % aus naturbelassener Rohkost (möglichst aus biologischem Anbau), reichlich Vollkorngetreideprodukten, aber nur wenig Fett und tierischen Nahrungsmitteln. (Mehr über die vollwertige, abwechslungsreiche und wohlschmeckende

Gesundkost erfahren Sie in meinem Buch „Biologische Ernährung", das im Falken-Verlag erschienen ist.)
Erkrankungen der Verdauungsorgane sprechen auf Heilkräuter meist gut an, zumindest kann man durch pflanzliche Arzneimittel andere Behandlungsmethoden wirksam unterstützen. Zu den wichtigsten, vielseitigsten Heilkräutern für das Verdauungssystem gehören *Enzian, Kamille, Knoblauch, Tausendgüldenkraut, Thymian, Tormentill* und *Wermut*. Diese und andere, in der Volksmedizin seit langem bekannten Verdauungskräuter lernen Sie im folgenden bei den verschiedenen Krankheiten kennen.

Afterjucken

Herr A. klagte über anfallsweisen Juckreiz am After, der ihn manchmal schier zur Verzweiflung trieb. Trotzdem hatte er aus falscher Scham lange gewartet, ehe er in meine Praxis kam.
Die Ursachen waren einfach festzustellen, mein Patient litt an einer Afterentzündung und leichten Hämorrhoiden. Erfahrungsgemäß sind das die häufigsten Ursachen des Afterjuckens. Manchmal leiden die Betroffenen auch unter Ekzemen am After, Zuckerkrankheit oder Darmwürmern, zuweilen stellt man überhaupt keine organischen Ursachen fest, und der Juckreiz erklärt sich dann aus nervösen Vorgängen.
Herrn A. verordnete ich neben der bei Hämorrhoiden beschriebenen Grundbehandlung täglich 2 Sitzbäder mit *Zinnkraut*. Diese Heilpflanze ist in der Erfahrungsmedizin seit langem als eine Art Universalmittel bei Hautentzündungen bekannt; die gute Wirkung erklärt sich vor allem aus ihrem Kieselsäuregehalt. Wenn nur Juckreiz am After besteht, verordne ich kalte Sitzbäder, bei Entzündungen eignen warme sich besser. Bei stärkeren Entzündungserscheinungen gebrauche ich *Kamillen*sitzbäder allein oder abwechselnd mit Zinnkraut.
Begnügen Sie sich nicht damit, den Juckreiz zu beseitigen. Er ist nur Symptom einer Grundkrankheit, die gezielt behandelt werden muß. Oft kann nur der Fachmann diese Ursachen erkennen. Bei Herrn A. ließen Juckreiz und Entzündung bald nach, aber es dauerte einige Zeit, ehe auch die Hämorrhoiden beseitigt waren.

> Meine Empfehlungen bei Afterjucken:
> Arzneimittel – Kennziffer 60.5.03.
> (innerlich)
> Arzneimittel – Kennziffern 10.6.09 oder
> (äußerlich) 60.6.06.
> (S. a. Ekzeme, Hämorrhoiden, Nervosität, Wurmleiden, Zuckerkrankheit.)

Appetitlosigkeit

Die zeitweise oder dauernd verminderte oder ganz aufgehobene Eßlust, oft mit Übelkeit und Ekel vor Speisen verbunden, ist ein vieldeutiges Symptom. Bei meiner Patientin, Frau E., stellte ich eine chronische Magenschleimhautentzündung mit Blutarmut fest. Andere Ursachen sind fieberhafte Infektionen, die vorübergehend zu Appetitmangel führen, oder seelisch-nervöse Faktoren, die den Appetit auch längere Zeit „verschlagen" können. Und nicht selten deutet Appetitmangel als unklares Symptom auf andere, unterschiedlich ernste Krankheiten hin, die erst bei gründlicher Untersuchung erkennbar werden. Suchen Sie deshalb bald den Arzt oder Heilpraktiker auf, wenn das Essen nicht mehr schmeckt und Widerwillen gegen bestimmte oder alle Speisen auftritt, damit keine ernste Erkrankung unnötig verschleppt wird.
Frau E. verordnete ich ein Arzneimittel zur „Lokkerung" der Verdauungssäfte, das gleichzeitig auch die chronische Gastritis besserte, ergänzt durch ein Medikament mit blutbildendem Eisen und Kräutern (s. u. Blutarmut). Das appetitanregende Mittel enthielt die Hauptwirkstoffe *Enzian, Kalmus, Schafgarbe, Tausendgüldenkraut* und *Wermut*. Diese 5 Kräuter schätzt die Volksmedizin seit alters bei Appetitmangel und Magenkrankheiten verschiedener Ursachen. In meiner

Praxis erziele ich damit immer wieder gute Behandlungsergebnisse.

Daneben kommen aber noch zahlreiche andere Heilkräuter unterstützend in Frage. Zu nennen sind vor allem *Angelika, Anis, Basilikum, Beifuß, Bohnenkraut, Brunnenkresse, Dill, Edelraute, Eisenkraut, Fenchel, Immergrün, Knoblauch, Kümmel, Lavendel, Lorbeer, Löwenzahn, Majoran, Mannestreu, Meerrettich, Meisterwurz, Odermennig, Quendel, Rosmarin, Salbei, Silberdistel, Thymian* und *Wegwarte*. Diese Vielfalt ist für den Laien unüberschaubar. Deshalb empfehle ich Ihnen, entweder eine der von mir entwickelten Teemischungen oder alkoholischen Zubereitungen oder fertige Tees aus der Apotheke zu verwenden. Dann sind bestimmt alle wichtigen Kräuter gegen Appetitmangel enthalten.

Meine Empfehlungen bei Appetitlosigkeit:	
Teemischungen	– Kennziffern 30.1.01 oder 30.1.02.
Alkoholische Zubereitungen	– Kennziffern 30.2.01, 30.2.04 oder 90.2.02.
Fertigtees	– Kennziffern 30.4.13, 30.4.18, 30.4.25, 90.4.02 oder 90.4.03.

Blähungen

Viele meiner Patienten schauen mich ungläubig an, wenn ich ihnen erkläre, daß ihre lästigen Blähungen nur vom nervösen, übermäßigen Luftschlucken herrühren, denn sie bemerken davon nichts. Andere häufige Ursachen chronischer oder oft wiederkehrender Blähungen sind chronische Darmträgheit, Mangel an Verdauungssäften, Störungen der natürlichen Keimbesiedlung des Darms, chronische Erkrankungen anderer Verdauungsorgane oder Darmkoliken. Schließlich kennt wohl jeder von uns die gelegentlichen akuten Blähungen, die nach dem Verzehr blähender Speisen (vor allem Hülsenfrüchte) auftreten. Solange nicht sicher feststeht, daß die Gasansammlungen im Leib auf nervöses Luftschlucken zurückzuführen sind, muß von einer organischen Krankheit ausgegangen werden. Klarheit bringt nur die fachmännische Untersuchung, zu der ich Ihnen bei häufigen oder chronischen Blähungen dringend raten muß.

Wie ernst man Blähungen nehmen sollte, veranschaulicht das Beispiel meiner Patientin, Frau D. Sie litt regelmäßig unter Blähungen mit Kloßgefühl und Abgang meist geruchloser Winde, wie es beim Luftschlucken typisch ist. Manchmal steigerte sich die Gasansammlung im Leib aber zum Blähsuchtanfall mit schmerzhaft aufgetriebenem Trommelbauch, Darmkoliken, Kurzatmigkeit und Herzbeschwerden (Roemheldsches Syndrom), die unter Umständen zu schweren Herzanfällen bis hin zum Infarkt führen können.

Neben Luftschlucken stellte ich bei meiner Patientin Leberschwäche als Ursache fest, die gesondert behandelt werden mußte (s. a. Leberleiden, S. 40).

Zur Linderung der Blähsuchtanfälle verordnete ich als Hauptmittel den altbewährten *Kümmel* in Form einer Tinktur. Schon im 12. Jahrhundert empfahl die hl. Hildegard, Äbtissin des Klosters Rupertsberg bei Bingen, den Kümmel gegen „schmertzliches Grimmen und Reißen im Leib", eine Empfehlung, die ich nur unterstreichen kann. Vermutlich ist der Kümmel sogar die älteste europäische Heil- und Gewürzpflanze überhaupt, die bereits im 3. Jahrtausend vor Christus verwendet wurde.

Ergänzend gab ich Frau D. eine Teemischung aus *Gänsefingerkraut* gegen die Darmkoliken, *Fenchel, Kamillen* und *Tausendgüldenkraut*. Auch diese Kräuter schätzt die Volksmedizin seit alters bei Verdauungsbeschwerden mit Blähungen. Im Einzelfall eignen sich unterstützend auch noch *Angelika, Bohnenkraut, Dill, Enzian, Lavendel, Majoran, Pfefferminze, Rosmarin, Steinklee, Thymian* und *Wermut* gut, bei nervösem Luftschlucken vor allem *Baldrian* und *Melisse*. Der Kümmel gehört aber grundsätzlich immer zur Therapie von Blähungen.

> Meine Empfehlungen bei Blähungen:
> Teemischungen – Kennziffern 30.1.03, 30.1.04 oder 30.1.05.
> Fertigtees – Kennziffern 30.4.06, 30.4.12, 30.4.13, 30.4.16, 30.4.20, 30.4.22, 30.4.24 oder 70.4.01.
> Arzneimittel – Kennziffern 30.5.01, 30.5.02, 30.5.04, 30.5.09, 30.5.13, 30.5.16, 30.5.19 oder 30.5.22.

Brechdurchfall

Erbrechen und Durchfall, Krankheitsgefühl, Darmkoliken und Fieber, darüber klagte Herr I., zu dem ich im letzten Sommer gerufen wurde. Zum Glück litt er nur unter leichter „Darmgrippe", wie sie im Sommer gehäuft auftritt. Manchmal deuten solche Symptome aber auf eine ernstere Infektionskrankheit, verdorbene Nahrungsmittel, Vergiftungen, infektiöse Gelbsucht oder eine lebensbedrohliche Bauchfellentzündung hin. Bei Kleinkindern ist Brechdurchfall allgemeines Warnzeichen fast aller fieberhaften Erkrankungen.

Behandeln Sie Brechdurchfall nur dann selbst, wenn er offensichtlich aus einfachen Ursachen entstand. Höheres Fieber, stärker beeinträchtigtes Allgemeinbefinden oder längere Dauer als 2–3 Tage weisen auf eine ernstere Erkankung hin, die sobald wie möglich fachmännisch beurteilt werden muß. Bereits ab dem 3. Tag kann es als Folge der Flüssigkeits- und Mineralsalzverluste zur gefährlichen „Austrocknung" des Körpers mit erheblichen Mangelerscheinungen kommen, die oft nur im Krankenhaus behandelt werden können.

In einfachen Fällen, wie bei Herrn I., verordne ich Bettruhe, warme Auflagen auf den Leib (wenn sie schlecht vertragen werden, besteht Verdacht auf Bauchfellentzündung) und Teefasten für 2 Tage. Die besten Erfahrungen habe ich mit *Eichenrinde*, *Heidelbeeren*, *Kamillen*, *Pfefferminze* und *Tormentill* gesammelt. Während Kamillen und Pfefferminze desinfizierend und krampflindernd wirken, mildern Eichenrinde, Heidelbeeren und Tormentill wegen ihres Gerbstoffgehalts die Darmentzündung. Oft genügen diese Kräuter auch, um gleichzeitig das Erbrechen zu stoppen. Bei meinem Patienten gab ich vorsorglich noch einen Tee aus *Baldrian*, *Hauswurz* und *Melisse*, der prompt gegen das Erbrechen half. Über 2 Tage hinweg nahm Herr I. nur jeweils 6 Tassen Kräutertee zu sich, am Morgen des 3. Tages war er wieder beschwerdefrei, wenn auch noch etwas schwach auf den Beinen. Diese rasche Heilung verwundert nicht weiter, denn die verordneten Hausmittel schätzt die Kräutermedizin seit alters bei Brechdurchfall.

In alten Folianten fand ich noch eine große Zahl anderer Kräuter gegen Brechdurchfall, die zum Teil von der modernen Pflanzenforschung bestätigt wurden. Dazu gehören die desinfizierende *Bärentraube*, *Bohnenkraut*, *Brennesseln*, *Frauenmantel*, das koliklindernde *Gänsefingerkraut*, *Hagebutte*, *Hirtentäschel*, *Immergrün*, *Knöterich*, *Odermennig*, *Preiselbeere*, *Roßkastanie*, *Salbei*, *Spitzwegerich*, *Storchschnabel*, *Taubnessel*, *Venushaar* und *Wiesenknopf*, speziell gegen Erbrechen auch noch *Beifuß*, *Schlüsselblume* und *Tausendgüldenkraut*.

Lassen Sie sich von dieser Aufzählung nicht abschrecken, in der Regel kommen Sie mit den oben genannten Hauptmitteln oder den folgenden Empfehlungen aus. Wenn diese Heilmittel nicht genügen, suchen Sie ohnehin am besten rasch den Fachmann auf.

Auf eine Heilpflanze möchte ich Sie noch hinweisen, weil sie bei Darminfektionen seit alters empfohlen wird und sogar Erreger vernichtet, die auf chemische Antibiotika unempfindlich geworden sind; ich meine den *Knoblauch*, das „russische Penicillin", dem alte Kräuterbücher unter anderem nachsagen, daß er „gegen mancherley presten (Darmbeschwerden) und giffte" gewachsen sei. Nehmen Sie bei Brechdurchfall den frisch ausgepreßten Saft, er wirkt erfahrungsgemäß am besten.

> Meine Empfehlungen bei Brechdurchfall:
> Teemischungen – Kennziffern 30.1.06 oder 30.1.07.
> Fertigtees – Kennziffer 30.4.15.
> Arzneimittel – Kennziffer 30.5.03.
> (Außerdem eignen sich alle bei Darmkatarrh und Durchfall genannten anderen Mittel.)

> Meine Empfehlungen bei Darmkatarrhen:
> Fertigtees – Kennziffern 30.4.04, 30.4.15, 30.4.24 oder 30.4.25.
> Arzneimittel – Kennziffern 30.5.01 oder 30.5.03.
> (Außerdem sind die bei Brechdurchfall genannten Kräuter angezeigt.)

Darmkatarrh

Gewöhnlich entsteht er aus den gleichen Ursachen wie Brechdurchfall, manchmal spielen aber auch allergische Reaktionen eine Rolle. Wird der akute Katarrh verschleppt, geht er ins oft sehr hartnäckige chronische Stadium über, das häufig durch den Wechsel von Durchfall und Verstopfung gekennzeichnet wird.

Mein Patient, Herr R., litt unter charakteristischen Symptomen des akuten Darmkatarrhs, vor allem Durchfall, aufgetriebenem Leib, Koliken und Leibschmerzen. Fieber bestand nicht, so daß eine Infektion auszuschließen war. Wahrscheinlich hatte er – wie er selbst vermutete – versehentlich verdorbene Nahrung gegessen.

Da sein Allgemeinbefinden nicht stärker beeinträchtigt war, verordnete ich nur 2 Teefastentage. Herr R. trank eine Teemischung aus *Eichenrinde*, *Gänsefingerkraut*, *Kamille* und *Tormentill* zu gleichen Teilen in einer Tagesdosis von 6 Tassen. Bereits am 2. Tag kam der Brechdurchfall zum Stehen, nach 4 Tagen fühlte sich mein Patient wieder kerngesund.

Wenn Sie unter Darmkatarrh leiden, der auf diese bewährten Hausmittel der Volksmedizin am 3. Tag noch nicht ausreichend anspricht, zögern Sie nicht, den Arzt oder Heilpraktiker aufzusuchen, ehe der Durchfall zum übermäßigen Flüssigkeits- oder Mineralsalzverlust führt oder eine ernste Krankheit verschleppt wird.

Darmkrämpfe

Die krampfartigen Leibschmerzen, über die Frau W. klagte, traten anfallsweise auf und dauerten unterschiedlich lange. Oft war der Leib dabei aufgetrieben und das Allgemeinbefinden stärker gestört. Die Patientin berichtete auch von hörbarem „Darmkollern" und Stuhlverstopfung, der zu selten entleerte Stuhl wirkte nach ihren Worten „wie Schafskot".

Es erweist sich oft als schwierig, die Ursachen solcher Koliken festzustellen, dazu bedarf es häufig umfangreicher Untersuchungen. Neben akuten Blähungen und Brechdurchfall können Darm-, Dickdarmkatarrhe, Koliken benachbarter Organe (Gallenblase, Magen, Nieren), chronische Verstopfung, Abführmittelmißbrauch, Bauchfellentzündungen, Nerven-Hirn-Krankheiten, Geschwülste, nicht selten sogar seelisch-nervöse Einflüsse, eine wichtige Rolle spielen.

Bei Frau W. stellte ich fest, daß die Koliken im Zusammenhang mit Blähungen standen, die teils durch nervöses Luftschlucken, teils durch chronische Darmträgheit verursacht wurden, gegen die sie in letzter Zeit häufiger Abführmittel einnahm. Ich setzte alle Abführmittel ab und verordnete meiner Patientin zur Grundbehandlung täglich 20 g Leinsamen, um die Darmträgheit zu beseitigen. Zusätzlich erhielt sie eine Teemischung aus *Gänsefingerkraut* – dem altbewährten „Krampfmittel" Pfarrer Kneipps –, ergänzt durch *Kümmel* zur Linderung der Blähungen und *Baldrian*, der sich nach meinen Erfahrungen bei körperlichen Beschwerden aus seelisch-nervöser

Ursache bestens bewährt. Diesen Tee trank Frau W. vorbeugend 2- bis 3mal täglich, gegen akute Darmkoliken riet ich ihr, alle 1–2 Stunden 1 Tasse Tee bis zur Besserung einzunehmen. Heute geht es ihr wieder gut, von Koliken keine Spur mehr. Die Kräutermedizin kennt kein wirksameres „Krampfmittel" als Gänsefingerkraut, das deshalb bei Darmkoliken immer angewendet werden sollte. Manchmal verstärke ich seine Wirkung noch durch *Thymian, Lavendel, Quendel, Melisse, Pfefferminze* oder *Steinklee*, gewöhnlich komme ich aber mit der oben angegebenen Kräutermischung aus. Allerdings beschränke ich mich nie auf die Krampflinderung; je nach Einzelfall setze ich auch noch die bei Blähungen, Brechdurchfall, Darmkatarrh, Dickdarmkatarrh und Durchfall genannten Heilmittel ein oder verordne warme Leibauflagen; wenn diese schlecht vertragen werden, besteht Verdacht auf eine Bauchfellentzündung, rufen Sie dann unverzüglich den Arzt.

> Meine Empfehlungen bei Darmkrämpfen:
> Teemischungen – Kennziffer 30.1.08.
> Fertigtees – Kennziffer 30.4.16.
> Arzneimittel – Kennziffern 30.5.02, 30.5.04, 30.5.19 oder 30.5.22.

Dickdarmkatarrh

Die akute Entzündung des Dickdarms entsteht meist durch Infektion oder allergische Reaktionen und führt zu Darmkrämpfen mit Durchfall und Schleimauflagerungen auf dem Kot, bei Darmgeschwüren auch Blut im Stuhl. Der akute Katarrh geht leicht ins chronische Stadium über, an dem dann häufig noch seelisch-nervöse Ursachen beteiligt sind. Diese chronische Entzündung ist völlig unberechenbar. Sie kann Jahre andauern und zuweilen die chirurgische Stillegung des Dickdarms mit künstlichem Darmausgang erforderlich machen, manchmal aber selbst nach jahrelangem Verlauf ohne erkennbare Ursache spontan in wenigen Tagen ausheilen.

Auch Frau P. hatte vor etwa ½ Jahr einen akuten Dickdarmkatarrh verschleppt und litt jetzt unter Koliken, Verstopfung im Wechsel mit Durchfällen und schleimigem Stuhl.
Zur Grundbehandlung setzte ich die Patientin auf eine fett- und fleischarme Diät mit reichlich Bioghurt, rohen Äpfeln und Bananen. Gegen die seelisch-nervösen Faktoren der Krankheit übte ich mit ihr das autogene Training ein. Ergänzt wurde diese „kleine" Psychotherapie durch *Johanniskraut*dragees und *Baldrian-Hopfen*-Kapseln. Speziell für den Darm verordnete ich ein fertiges Arzneimittel mit *Eichenrinde, Gänsefingerkraut, Kamillen* und *Thymian* als Hauptwirkstoffen. Diese 4 bewährten Heilkräuter spielen bei der Behandlung von Magen-Darm-Krankheiten seit alters eine wichtige Rolle.
Es mag unglaublich klingen, aber schon nach 3 Tagen fühlte sich meine Patientin deutlich besser, und 3 Wochen später war der Dickdarmkatarrh ausgeheilt.
Versuchen Sie nie, eine chronische Dickdarmentzündung ohne fachmännische Verlaufskontrolle zu behandeln. Aber seien Sie auch kritisch gegenüber chemischen Arzneimitteln, die zu erheblichen Nebenwirkungen führen können, ohne sicher zu helfen. Die Naturapotheke hält Heilmittel bereit, die auch bei dieser unberechenbaren Erkrankung oft zufriedenstellend wirken.

> Meine Empfehlungen beim Dickdarmkatarrh:
> Fertigtees – Kennziffern 30.4.04 oder 30.4.24.
> Arzneimittel – Kennziffer 30.5.01.

Durchfall

(siehe Brechdurchfall, Darmkatarrh, Darmkrämpfe, Dickdarmkatarrh)

Gallenblasenentzündung

„Manchmal ist die Natur schon ungerecht", seufzte Frau H., als ich nebenbei erwähnte, daß Frauen – vor allem jene, die mehrere Kinder geboren haben – aus noch nicht genau bekannten Ursachen ungleich häufiger als Männer unter Gallenblasenkrankheiten leiden. Sie konnte es zunächst nicht glauben, daß der leichte Druck im rechten Oberbauch und die Verdauungsbeschwerden besonders nach fetten Speisen Symptome einer chronischen Gallenblasenentzündung waren; sie hatte ihnen nie besondere Bedeutung beigemessen.

So geht es vielen Gallenkranken, bis dann durch Schrumpfung der Gallenblase heftige Koliken auftreten, Gelbsucht hinzukommt oder Gallensteine mit stärkeren Beschwerden entstanden sind. Schlimmstenfalls bricht die vereiterte Gallenblase, die als Krankheitsherd übrigens auch Herz, Nieren und Gelenke durch Fernwirkung schädigen kann, in den Bauch durch (lebensgefährliche Bauchfellentzündung), oder es entwickelt sich schleichend Gallenblasenkrebs. Deshalb rate ich Ihnen dringend, bei unklaren Verdauungsstörungen bald den Arzt oder Heilpraktiker aufzusuchen, der die Ursachen klärt und eine gezielte Behandlung einleitet.

Ich verordne zur Vorbeugung und Therapie von Gallenblasenentzündungen bevorzugt Bittermittel, die Produktion und Abfluß der Galle in den Darm anregen. Dazu empfiehlt die Volksmedizin seit alters *Enzian*, *Schafgarbe*, *Tausendgüldenkraut* und *Wermut*, bei Koliken ergänzt durch *Gänsefingerkraut*. Diese Hauptmittel genügen fast immer und wurden von der modernen Heilpflanzenforschung zum Teil in ihrer Wirksamkeit bestätigt.

Bei Bedarf ergänze ich die Kräuterbehandlung zum Beispiel durch *Andorn*, *Berberitze*, *Brunnenkresse*, *Engelsüß*, *Erdrauch*, *Fieberklee*, *Königsfarn*, *Löwenzahn*, *Pfefferminze*, *Ringelblume*, *Rosmarin*, *Salbei* oder *Thymian*. Alte Kräuterrezepturen enthalten zum Teil auch noch *Ackerwinde*, *Kamille*, *Mais*, *Quendel*, *Schwertlilie*, *Wegwarte*, *Wiesenknopf* und *Zwiebeln*. Meist kann man auf diese ergänzenden Mittel aber verzichten. In schwereren Fällen wende ich mit gutem Erfolg öfter noch *Buchsbaum* an, zur Selbsthilfe eignet er sich jedoch nie.

Für Frau H. genügten die eingangs genannten Hauptmittel, ergänzt durch fettarme Diät, die auch Eier, blähende Speisen, Kaffee und Mineralwasser mied. Nach einigen Wochen war sie wieder vollkommen hergestellt und ihre Angst vor der manchmal notwendigen operativen Entfernung der Gallenblase hinfällig geworden.

Vorbeugend wird Frau H. zukünftig alle fettreichen Speisen meiden und 3- bis 4mal jährlich je 2 Wochen lang eine Löwenzahnsaftkur machen mit 3 Eßlöffeln Löwenzahnsaft (aus dem Reformhaus) am Morgen, der in der doppelten Menge Wasser eingenommen wird. Das reinigt Gallenblase und -wege gründlich.

Meine Empfehlungen bei Gallenblasenentzündungen:	
Teemischungen	– Kennziffer 30.1.09.
Fertigtees	– Kennziffern 30.4.20, 30.4.21, 30.4.23 oder 40.4.02.
Arzneimittel	– Kennziffern 30.5.02, 30.5.05, 30.5.06, 30.5.07, 30.5.08, 30.5.09, 30.5.11, 30.5.15, 30.5.18, 30.5.19, 30.5.20 oder 30.5.23.

Gallengrieß, Gallensteine

Auch diese Krankheit kommt bei Frauen viel häufiger als bei Männern vor und verläuft oft schleichend. Frau Q. merkte davon nur leichten Druck im rechten Oberbauch und Verdauungsbeschwerden, die sie aus ihrem „nervösen Naturell" erklärte. So verging der Zeitpunkt, zu dem Grieß und kleine Steinchen noch ausgetrieben werden konnten, leider ungenutzt. Es kam zur typischen Gallensteinkolik mit heftigsten Schmerzen, als ein

größerer Stein eingeklemmt wurde, und kurz danach durch Rückstau der Galle ins Blut zur Gelbsucht.
Der Arzt riet Frau Q. zur baldigen operativen Entfernung der Gallensteine. Ich konnte dem nur zustimmen, denn bisher gibt es keine sichere Methode zur Auflösung großer Steine, die nicht mehr auf natürlichem Weg ausgetrieben werden können. Die Operation läßt sich nur vermeiden, wenn durch Anregung der Gallenblasenmuskulatur Grieß und kleine Steine rechtzeitig in den Darm ausgeschieden werden, damit sie dann mit dem Stuhl abgehen können. Dazu war es bei meiner Patientin zu spät, und es bestand die Gefahr, daß der ständige Reiz der Steine zur chronischen Entzündung der Gallenblase und später vielleicht gar zu Gallenblasenkrebs führen könnte.
Nehmen Sie Frau Q., der ich die Operation nicht ersparen konnte, als warnendes Beispiel, und gehen Sie rechtzeitig zum Fachmann, wenn Sie unter den eingangs beschriebenen Beschwerden leiden. Er kann durch Bittermittel, kombiniert mit krampflösenden Kräutern oder chemischen Arzneimitteln, Gallengrieß und kleinere Steine auszutreiben versuchen. Noch besser ist es natürlich, wenn Sie Gallensteine durch Kuren mit den bei Gallenblasenentzündung genannten Kräutern regelmäßig vorbeugen.
Gegen die akute Gallensteinkolik empfehle ich zur Soforthilfe bis zum Eintreffen des Arztes warme Auflagen auf den rechten Oberbauch und einen Tee oder ein Arzneimittel aus *Gänsefingerkraut*, *Pfefferminze*, *Tausendgüldenkraut* und *Wermut*. Diese Rezeptur, von mir nach alten Kräuterbüchern selbst zusammengestellt und erfolgreich praktisch erprobt, kann eine beginnende Gallenkolik noch unterbrechen oder die Beschwerden der akuten Kolik lindern. Geben Sie sich jedoch nicht mit der Besserung zufrieden, der Fachmann muß immer beurteilen, ob die Gallensteine besser auf natürlichem Weg oder operativ entfernt werden können. Eine notwendige Operation sollten Sie wegen der drohenden Spätfolgen der Gallensteine nicht unnötig auf die lange Bank schieben.

> Meine Empfehlungen bei Gallensteinen:
> Teemischungen – Kennziffer 30.1.10.
> Fertigtees – Kennziffern 30.4.19 oder 30.4.23.
> Arzneimittel – Kennziffern 30.5.06, 30.5.09, 30.5.11 oder 30.5.19.

Hämorrhoiden

Sie gehören zu den „peinlichen Krankheiten", in alten Büchern werden sie als „Leiden der heimlichen Örter" bezeichnet. Auch heute verschleppen viele Menschen aus falscher Scham Hämorrhoiden lange, bis vielleicht wirklich nur noch die Operation helfen kann.
Auch mein Patient, Herr V., versuchte über 2 Jahre lang, die Hämorrhoiden durch allerlei Salben und Zäpfchen loszuwerden. Sie halfen alle nur vorübergehend. Damit soll aber nicht grundsätzlich der Wert solcher Arzneimittel in Frage gestellt werden, zur ergänzenden Behandlung haben sie ihre Berechtigung.
Wie viele Menschen übersah aber auch Herr V., daß Hämorrhoiden aus Ursachen entstehen, die nicht allein von außen her beseitigt werden können. Ähnlich wie bei Krampfadern steht am Anfang meist die anlagebedingte Bindegewebsschwäche, die aber nicht unbedingt zu Hämorrhoiden führen muß. Erst wenn andere Faktoren hinzukommen, erweitern sich die Mastdarmvenen zu Knoten, die kirschgroß werden können und teils im After (innere Hämorrhoiden) bleiben, zum Teil daraus hervortreten (äußere Hämorrhoiden). Häufigste Auslöser sind chronische Verstopfung, Übergewicht, Bewegungsmangel, häufiges Sitzen (oft berufsbedingt), Alkoholmißbrauch, Leberzirrhose oder Schwangerschaft.
Bei meinem Patienten ergab die Untersuchung, daß er beruflich praktisch immer saß und öfter unter Verstopfung litt, außerdem war er übergewichtig.

Zunächst hatte alles mit Brennen und Juckreiz am After und einer Art Fremdkörpergefühl angefangen. Später entzündeten sich die Hämorrhoiden und schmerzten, gelegentlich traten Blutungen auf. Da die Stuhlentleerung Schmerzen verursachte, unterdrückte mein Patient sie oft, was die Hämorrhoiden noch verschlimmerte.

Zur Grundbehandlung, die beim Vorliegen bekannter Risikofaktoren (wie Darmträgheit, Bewegungsmangel, häufiges Sitzen) oder bei bekannter Veranlagung zu Hämorrhoiden auch vorbeugend angewendet werden kann, verordne ich immer den bei Bindegewebsschwäche wegen seines Kieselsäuregehalts bestens bewährten *Zinnkraut*tee, ergänzt durch Leinsamen oder Weizenkleie aus dem Reformhaus, um Verstopfung zu vermeiden und den Stuhl weich zu halten, so daß er ohne Beschwerden entleert werden kann. Außerdem wird der After nach jeder Stuhlentleerung mit Kamillentee sogfältig gereinigt, um Entzündungen vorzubeugen.

Zur inneren Behandlung fand ich in alten Kräuterbüchern das heute etwas in Vergessenheit geratene *Leinkraut* als Hauptmittel, das sich nach meinen bisherigen Erfahrungen tatsächlich gut bewährt. Ich kombiniere es gerne mit *Roßkastanie, Schafgarbe, Brennesseln, Erdrauch, Hirtentäschel, Knöterich, Storchschnabel* und *Taubnesseln*. Auch diese Heilpflanzen schätzt die Volksmedizin seit alters zur umfassenden innerlichen Behandlung von Hämorrhoiden.

Äußerlich rate ich zu Waschungen und Auflagen mit einer Teemischung aus *Beinwell, Eichenrinde, Kamille, Leinkraut, Ringelblume, Roßkastanie* und *Zinnkraut*, manchmal gebe ich noch *Malve* oder *Odermennig* dazu. Ergänzt wird die Therapie durch 2–3 Sitzbäder mit Eichenrinde, Kamille oder Zinnkraut pro Woche. Bequemer anzuwenden sind natürlich fertige Salben oder Zäpfchen aus der Apotheke, die ich ergänzend uneingeschränkt empfehlen kann.

Mein Patient erlebte durch diese kombinierte Behandlung bald erste Besserung, mußte sich aber noch einige Monate gedulden, ehe die Hämorrhoiden weitgehend beseitigt waren. Einer Operation, die ohnehin nur das örtliche Krankheitsgeschehen, aber nicht die Ursachen beseitigt, brauchte er sich nicht zu unterziehen. Zukünftig wird er nach meiner Verordnung regelmäßig Diätkleie einnehmen und 3mal jährlich je 6 Wochen lang Zinnkrauttee trinken, um Rückfällen vorzubeugen.

Meine Empfehlungen bei Hämorrhoiden:	
Teemischungen	– Kennziffern 30.1.11 und 30.1.12.
Fertigtees	– Kennziffer 30.4.11.
Arzneimittel (innerlich)	– Kennziffern 10.5.02 oder 10.5.18.
Arzneimittel (äußerlich)	– Kennziffern 10.6.01, 10.6.07, 10.6.08, 10.6.09, 20.6.08 oder 60.6.01.

Koliken

(siehe Darmkrämpfe, S. 36, und Andere Gesundheitsstörungen, S. 88)

Leberleiden

Erkrankungen der Leber nahmen in den letzten Jahren deutlich zu, vor allem die Fettleber mit Einlagerung von Fettstoffen in den Leberzellen. Aber auch die Leberzirrhose, früher meist nur bei Alkoholikern beobachtet, tritt heute als Endstadium anderer Leberleiden vermehrt auf.

Diese Verbreitung der Leberkrankheiten, die das Organ in seinen lebenswichtigen Funktionen schwächen und manchmal lebensbedrohliche Formen annehmen, hängt zumindest teilweise mit falscher, zu fett- und kalorienreicher Ernährung, Mißbrauch von Genußmitteln (vor allem Alkohol) und der vermehrten Umweltverschmutzung zusammen.

Je früher Leberleiden erkannt und behandelt werden, desto günstiger sind die Aussichten auf vollständige Heilung, denn die Leber verfügt über eine erstaunliche Regenerationsfähigkeit. In fortgeschrittenen Fällen freilich läßt sich oft nur noch Besserung, aber keine Heilung mehr erzielen.

Achten Sie deshalb auf folgende typische Warnzeichen:
- Gefühl allgemeiner Schwäche und abnorm rasche Ermüdbarkeit.
- Appetitmangel, manchmal im Wechsel mit Heißhunger, Blähungen, Übelkeit und Völlegefühl.
- Dumpfes, erträgliches Druckgefühl im rechten Oberbauch.
- Abneigung gegen fette Speisen, die schlecht vertragen werden.
- Unerklärlicher Juckreiz der Haut.
- Unklare Symptome wie bei einer Erkältung, vor allem Halsschmerzen und Schnupfen, später zusätzlich andere allgemeine Leber-Warnzeichen.
- Hautrötung (sternchenförmige Gefäßerweiterung) bevorzugt im Gesicht und Rötung der Handflächen vor allem auf der Kleinfingerseite.

Diese unklaren Symptome können, müssen aber nicht unbedingt auf eine Leberkrankheit hinweisen. Klarheit verschafft nur die baldige fachmännische Untersuchung.

Versuchen Sie beim Verdacht auf Leberleiden nie, zur Selbsthilfe zu greifen. Zwar kennt die Naturapotheke eine Reihe altbewährter Kräuter gegen Leberkrankheiten, aber nur der Therapeut kann sie richtig – das heißt erfolgversprechend – einsetzen. Er wird auch die meist erforderliche Leberdiät verordnen.

In meiner Praxis sammelte ich bei Leberleiden gute Erfahrungen mit *Andorn, Johanniskraut, Löwenzahn, Odermennig, Petersilie, Pfefferminze, Schafgarbe, Tausendgüldenkraut, Wegwarte* und *Wermut*. Zum Teil finden sich diese Heilkräuter auch schon in alten Kräuterrezepturen und wurden von der modernen Heilpflanzenforschung bestätigt. Ergänzend geben alte Kräuterbücher noch *Ehrenpreis, Eisenkraut, Erdrauch, Fieberklee, Gänseblümchen, Gundermann, Königskerze, Kreuzkraut, Labkraut, Quendel, Ringelblume, Schwertlilie, Silberdistel* und *Wiesenknopf* an. Nur der erfahrene Phytotherapeut kann im Einzelfall entscheiden, welche Kräutermischung angezeigt ist. Verzichten Sie daher auf jede Selbsthilfe ohne Rücksprache mit Ihrem Arzt oder Heilpraktiker.

Ich gebe hier keine Teemischungen an, die Sie selbst zusammenstellen können, sondern nur Fertigtees und Kräuterarzneimittel aus der Apotheke, die sich in meiner Praxis gut bewährt haben. Fragen Sie Ihren Therapeuten, welche dieser Heilmittel bei Ihnen allein oder ergänzend angezeigt sind. Zur Vorbeugung von Leberleiden können Sie das eine oder andere Mittel natürlich auch ohne Verordnung einnehmen, am besten 2 bis 3mal jährlich je 4-6 Wochen lang.

Fertigtees	–	Kennziffern 30.4.03, 30.4.12, 30.4.19, 30.4.20, 30.4.23 oder 40.4.02.
Arzneimittel	–	Kennziffern 30.5.02, 30.5.05, 30.5.06, 30.5.08, 30.5.11, 30.5.15, 30.5.18, 30.5.20, 30.5.23 oder 40.5.03.

Magengeschwür, Zwölffingerdarmgeschwür

Vor 30 Jahren waren Magengeschwüre eine typische Männerkrankheit, 9 von 10 der Patienten waren Männer. Inzwischen nimmt die Zahl weiblicher Geschwürkranker deutlich zu, eine Folge der Emanzipation, die den Frauen Zugang zum Streß der Berufswelt verschafft hat. Wer jetzt aber die „gute alte Zeit" für Frauen zurückwünscht, sieht sich getäuscht, denn im letzten Jahrhundert kamen auf 3 männliche 7 weibliche Geschwürpatienten. Damals hing das mit der unbefriedigenden Lage der nicht gleichberechtigten Frau zusammen. Diese Zahlen verdeutlichen, wie stark Magengeschwüre mit seelischen Faktoren in Zusammenhang stehen.

Nicht ganz so deutlich sind seelisch-nervöse Ursachen beim Zwölffingerdarmgeschwür ausgeprägt, aber auch dabei spielen sie oft eine entscheidende Rolle.

Das Magengeschwür entsteht, wenn die ungenügend durchblutete Magenschleimhaut dem Magensaft nicht mehr widerstehen kann und angedaut wird. Dabei kann Magenübersäuerung oder Magensäuremangel bestehen. Das Zwölffingerdarmgeschwür dagegen entsteht fast immer bei Magenübersäuerung, wenn der Speisebrei zu sauer in den ersten Darmabschnitt gelangt.

Neben seelisch-nervösen Einflüssen tragen im Einzelfall auch Alkohol-, Koffein-, Nikotinmißbrauch, gewohnheitsmäßig zu heiß, zu kalt, ungenügend gekaut oder zu scharf gewürzt verzehrte Speisen und/oder Getränke mit zu Geschwüren bei. Schließlich kann auch eine chronische Magenschleimhautentzündung ein Magengeschwür begünstigen.

So war es auch bei Herrn S., einem etwas ängstlichen, chronisch besorgten, durch Beruf und Familie dauernd gestreßten Mann mittleren Alters. Begonnen hatte es im Frühjahr mit allgemeinen Beschwerden ähnlich denen einer Frühjahrsmüdigkeit. Das beobachtet man aus noch nicht genau bekannten Gründen bei Magengeschwüren oft. Allmählich fühlte Herr S. sich dann richtig krank, seine Beschwerden wurden eindeutiger. Nüchtern und bald nach dem Essen traten Magenschmerzen auf, die manchmal in den Rücken ausstrahlten, hinzu kamen Appetitmangel, Aufstoßen, Sodbrennen und Übelkeit.

Bei Zwölffingerdarmgeschwüren treten ähnliche Beschwerden auf, Schmerzen allerdings erst 2–4 Stunden nach dem Essen, wenn der Speisebrei in den Darm gelangt, und im Nüchternzustand.

Magen- und Zwölffingerdarmgeschwüre gehören immer in fachmännische Behandlung, damit sie ausgeheilt werden, ehe ernste Komplikationen und chronische Mangelkrankheiten auftreten. Ohnehin kann nur die Röntgenuntersuchung ein Geschwür mit letzter Sicherheit nachweisen. Verschleppen Sie die Krankheit nie, denn je länger sie dauert, desto schwieriger ist es, sie vollkommen zu heilen. Zu lange oder häufig wiederkehrende Geschwüre lassen sich manchmal nur noch operativ behandeln. Bei Magengeschwüren mit Säuremangel besteht bei chronischem Verlauf erhöhtes Krebsrisiko.

Zur Grundbehandlung verordnete ich Herrn S. leichte Diät, die vor allem fette, schwere, blähende und zu stark gewürzte Speisen, Süßigkeiten, Alkohol und Kaffee meidet und in 5–7 Portionen über den Tag verteilt gut gekaut verzehrt wird. Auch den Nikotinkonsum mußte ich ihm streng verbieten. Die noch vor wenigen Jahren übliche strenge Magenschonkost ist heute nicht mehr üblich; sie beschleunigt die Heilung kaum, führt aber oft zu Mangelkrankheiten.

Zur Beseitigung der seelisch-nervösen Ursachen übte ich mit Herrn S. autogenes Training ein. Da er sich nur schwer entspannen konnte, verschrieb ich ihm unterstützend *Johanniskraut-* und *Baldrian*tropfen, beide seit langem als „Balsam" für überreizte Nerven bewährt.

Daneben stellte ich für meinen Patienten ein Rezept zur Anfertigung in der Apotheke mit den Hauptwirkstoffen *Kamille, Malve, Quendel, Taubnessel* und *Thymian* zusammen. Diese Heilpflanzen ergänzen und verstärken einander in ihrer entzündungslindernden, reizmildernden und heilenden Wirkung. Das Hauptgewicht liegt dabei auf der Kamille, die Schmerzen und Koliken bessert. Diese altbekannte Heilpflanze genießt in der Volksmedizin seit langem höchstes Ansehen. Bei Magengeschwüren verordne ich sie gerne zusätzlich noch zur Rollkur (s. S. 207). In schweren Fällen wende ich Rollkuren mit Kamille im Wechsel mit der stark gerbsäurehaltigen *Eichenrinde* an. Beim Zwölffingerdarmgeschwür nützen Rollkuren nichts.

Alte Kräuterrezepte empfehlen bei Magengeschwüren auch noch *Brennessel, Kalmus, Ringelblume* und *Stiefmütterchen*. Bei Bedarf kann man dadurch die genannten Hauptmittel ergänzen.

Bei hartnäckigen Geschwüren, die auf keine andere Behandlung mehr ansprechen, greife ich auf rohen Kartoffel- oder Kohlsaft (Reformhaus) zurück. Schon Hieronymus Bock, einer der „Väter der Botanik", sagt dem Kohl in seinem 1539 zu Straßburg erschienenen „Kreutterbuch" nach, daß er „dem blöden schwachen magen und der dawung (Verdauung) hüllfft".

Die moderne Heilpflanzenforschung wies nach, daß roher Kohlsaft – ebenso wie Kartoffelsaft – einen speziellen Antigeschwürfaktor enthält. Antike römische Ärzte wendeten Kohlauflagen deshalb auch erfolgreich bei Hautgeschwüren an. Allerdings sollten diese beiden ausgezeichnet wirksamen Heilmittel aus der Naturapotheke nur nach Anweisung des Therapeuten verwendet werden. Vermeiden Sie beim Kartoffelsaft jede Überdosierung, er ist giftig.

Bei meinem Patienten war die Saftbehandlung ebensowenig erforderlich wie ein altes anderes Hausmittel, das auf Grund neuerer Erkenntnisse selbst bei chronischen Magengeschwüren noch nach Jahren gut wirken kann, wegen verschiedener Nebenwirkungen aber nur nach Verordnung eigenommen werden darf. Ich meine Lakritzen-(Süßholz-)saft, den ich verschreibe, wenn nichts anderes mehr hilft. Führt auch er nicht zum Erfolg, bleibt oft nur die Operation.

Herr S. wurde sein Magengeschwür los und konnte dank autogenem Training auch seine seelischen Probleme mildern.

> Meine Empfehlungen bei Magen- und Zwölffingerdarmgeschwüren:
>
> Teemischungen – Kennziffern 30.1.13 oder 30.1.14.
> Fertigtees – Kennziffern 30.4.04 oder 30.4.24.
> Arzneimittel – Kennziffern 30.5.03 oder 30.5.23.
>
> (Außerdem bei Bedarf die beim Magensäuremangel, Magenübersäuerung und Nervosität genannten Kräutermittel.)

Magensäuremangel, Magenübersäuerung

Fehlende Magensäure, oft verbunden mit Magensaft- und Enzymmangel, entsteht durch Funktionsstörungen oder organische (vor allem chronische) Magenkrankheiten (insbesondere chronische Entzündungen mit Schleimhautschwund). Auch Alkoholmißbrauch, dauernder Genuß von Pfefferminztee oder manche Magenoperationen können zum Magensäuremangel führen.

Zu reichliche Magensäureproduktion kann bei entzündlicher Reizung der Magendrüsen auftreten, oft erklärt sie sich aber aus seelisch-nervöser Ursache.

Es ist unmöglich, allein auf Grund der Symptome Säuremangel und Übersäuerung gegeneinander abzugrenzen. Sodbrennen allein ist kein Beweis für Übersäuerung, sondern kann auch bei Säuremangel durch Magensaft entstehen. Auch aus Magendrücken, allgemeinen Verdauungsstörungen, Blutarmut und anderen Mangelerkrankungen kann man noch keine sichere Diagnose stellen, weil gestörte Säureverhältnisse – gleichgültig ob zuviel oder zuwenig – Verdauung und Verwertung der Nahrung immer stören. Die Behandlung richtet sich aber danach, ob Säureüberschuß oder Säuremangel besteht.

Auch bei Frau T. gaben mir die Beschwerden keinen Aufschluß über die Art der Säurestörung. Noch vor wenigen Jahren wäre dazu eine recht unangenehme Untersuchung erforderlich gewesen. Heute lasse ich meine Patienten zur Magensäureprüfung einfach einen Farbstoffbeutel (nicht größer als eine Tablette) schlucken. Aus der Zeit, die vergeht, bis der Farbstoff im Harn auftaucht (Blaufärbung), erkenne ich dann die Art der Säurestörung. Nur in seltenen unklaren Fällen muß doch noch eine umständlichere Magensaftuntersuchung vorgenommen werden.

Bei meiner Patientin ergab der Test zuviel Magensäure, die auf seelisch-nervöse Ursachen zurückzuführen war. Dagegen verordne ich immer *Pfefferminz*tee, der bei längerem Gebrauch die Säureverhältnisse allmählich zuverlässig normalisiert.

Zusätzlich verschrieb ich Frau T. ein Arzneimittel mit *Kalmus* und *Wermut* und *Baldrian-Hopfen*-Kapseln zur Beruhigung. Nach knapp 4 Wochen ergab der Test mit dem Farbstoffbeutelchen wieder normale Säurewerte.

Magenübersäuerung ist die einzige Heilanzeige, bei der Sie Pfefferminze längere Zeit ununterbrochen anwenden dürfen, ansonsten sollten Sie die altbekannte Heilpflanze nur 2–3 Wochen lang einnehmen und dann 2 Wochen pausieren.

Wenn Ihr Therapeut bei Ihnen Magensäuremangel festgestellt hat, wird er „Säurelocker" verordnen. Dazu gehören vor allem Gewürze, wie Basilikum, Beifuß, Bohnenkraut, Brunnenkresse, Dill und Wermut, sowie die Heilpflanzen *Angelika*, *Enzian*, *Kalmus*, *Schafgarbe* oder *Tausendgüldenkraut*. Sie alle regen die Verdauungsdrüsen an und verbessern Appetit, Verdauung und Verwertung der Nahrung.

Ich schätze auf Grund guter Erfahrungen in der Praxis vor allem das *Bohnenkraut* bei Magensäuremangel. Der hochgelehrte Perandrea Matthiolus schreibt dazu in seinem 1563 erschienenen „New Kreutterbuch" unter anderem: „Syturey (Satureja, der botanische Name) gibt eine liebliche scharpffte (Schärfe), damit sie den lubst und begird zum essen erweckt, stercht das dewen (Verdauung) im magen und weckt die unkeusche begirde, darumb etliche meinen, sie haben den namen von den geylen Satyris".

Meine Empfehlungen bei Magensäurestörungen:	
Teemischungen	Kennziffern 30.1.15 (Mangel), 30.1.16 (Übersäuerung), 30.1.22 (Soforthilfe bei Sodbrennen).
Alkoholische Zubereitungen	Kennziffer 30.2.03.
Fertigtee	Kennziffer 30.4.18.
Arzneimittel	Kennziffer 30.5.03 (Über- und Untersäuerung), 30.5.19, 30.5.23 (beide bei Säuremangel).

Magenschleimhautentzündung

Die akute Gastritis entsteht meist durch Übertreibungen beim Essen oder Trinken, schlechtes Kauen, zu kalte, zu heiße, zu scharf gewürzte oder verdorbene Speisen und Getränke, Alkohol-, Nikotinmißbrauch. Alle diese Ursachen kann man leicht vermeiden. Gelegentlich liegen aber auch Infektionen oder Vergiftungen vor, die dann oft zum Brechdurchfall führen.

Auch Frau M. hatte bei einer Feier am Vortag ihrem Magen zuviel zugemutet. Sie klagte über Magenschmerzen, Aufstoßen, Sodbrennen und Völlegefühl, alle Speisen erzeugten Widerwillen, 2mal hatte sie schon erbrochen. Mit diesen Symptomen zeigt der Magen an, daß er vorübergehend entlastet werden muß, damit die Schleimhautreizung rasch ausheilt. Deshalb riet ich meiner Patientin, 2 Tage lang nur je 6 Tassen einer Teemischung aus *Kamille*, *Pfefferminze*, *Schafgarbe*, *Tausendgüldenkraut* und *Wermut* zu trinken, aber keine Nahrung zu sich zu nehmen. Am 3. Tag war die Gastritis ausgeheilt.

Ich kann Ihnen diesen Tee sehr empfehlen. Er besteht aus Kräutern, die von der Volksmedizin seit langem verwendet werden, wenn der Magen rebelliert. Falls die Beschwerden am 3. Tag nicht verschwunden sind, suchen Sie vorsorglich den Arzt oder Heilpraktiker auf, ehe eine Krankheit unnötig verschleppt wird.

Bei Herrn U. kam ich nicht so schnell zum Ziel. Er litt unter Magendrücken, manchmal Koliken, Appetitmangel, Aufstoßen, Völlegefühl, häufigem Mundgeruch und belegter Zunge. Das sind Warnzeichen chronischer Gastritis, die im Laufe von Jahren bis Jahrzehnten zu Geschwüren, Krebs, Schleimhautschwund und chronischer Mangelernährung führt. Angefangen hatte es vor 3 Jahren mit einem leichten akuten Magenkatarrh, den Herr U. nicht behandelte. Alkohol-, Nikotinmißbrauch und Streß hatten die bald chronische Gastritis im Lauf der Zeit verschlimmert.

Im Grunde erfordert chronische Gastritis die gleiche Behandlung wie das Magengeschwür, also leichte Diät, bei seelisch-nervösen Ursachen beruhigende Kräuter und autogenes Training, speziell für den Magen die beim Geschwür angegebenen Heilpflanzen. Da bei Herrn U. Koliken auftraten, verordnete ich zusätzlich das „Krampfmittel" *Gänsefingerkraut.* Es dauerte rund 4 Monate, bis das Röntgenbild bei Herrn U. bewies, daß seine Gastritis endlich vollkommen ausgeheilt war.

Meine Empfehlungen bei Magenschleimhautentzündungen:	
Teemischungen –	Kennziffern 30.1.17 (akut) oder 30.1.18.
Fertigtees –	Kennziffern 30.4.04, 30.4.15, 30.4.24 oder 30.4.25.
Arzneimittel –	Kennziffern 30.5.03 oder 30.5.23.

Magenschmerzen

Diese unangenehmen Empfindungen in der Magengegend sind ein vieldeutiges Warnzeichen. Sie können harmlos sein und rasch von selbst verschwinden, aber auch als Symptome einer ernsteren Krankheit öfter auftreten oder dauernd bestehen. Versuchen Sie deshalb nie, chronische Magenbeschwerden selbst zu behandeln. Auch wenn Sie die Schmerzen lindern, ist damit nicht gesagt, daß auch die Ursachen geheilt wurden. Nur Ihr Arzt oder Heilpraktiker kann Erkrankungen, die den Magenschmerzen zugrundeliegen, erkennen und gezielt behandeln.

Frau L. klagte bei der ersten Konsultation über dauerndes, schwer zu beschreibendes, sehr unangenehmes Druckgefühl in der Magengegend, das sich nach den Mahlzeiten verschlimmerte. Ich führte bei ihr unter anderem den beim Magensäuremangel beschriebenen Säuretest durch. Diese Untersuchung ergab Magensäuremangel; die Nahrung konnte im Magen nicht richtig verdaut werden und erzeugte das Magendrücken. Mit den weiter vorne genannten „Säurelockern" konnte ich rasch helfen.

Häufiges Magendrücken kann auf chronische Magenschleimhautentzündungen hinweisen, akut tritt es oft nach zu schweren oder überreichlichen Mahlzeiten auf.

Regelrechte Magenschmerzen, unter denen Herr F. vor allem nüchtern und nach den Mahlzeiten litt, sprechen oft für Magengeschwüre oder chronische Magenentzündungen. Die Röntgenuntersuchung ergab bei meinem Patienten tatsächlich ein Magengeschwür. Wie man diese Krankheit durch Diät, Kräuter und autogenes Training heilt, erfahren Sie unter dem Stichwort Magengeschwür.

Zuweilen erklären sich Magenschmerzen auch aus gestörten Säureverhältnissen. Wenn die Untersuchung überhaupt keine organischen Ursachen am Magen ergibt, können seelisch-nervöse Faktoren eine Rolle spielen oder Schmerzen aus anderen Körpergebieten in den Magen ausstrahlen. (Umgekehrt strahlen Magenschmerzen oft in andere Regionen aus, dann erweist es sich oft als recht schwierig, die Ursachen zu diagnostizieren.)

Bei Herrn M., der unter Magenkoliken mit anfallsweise an- und abschwellenden Schmerzen litt, die auch in den Rücken ausstrahlten und zuweilen auf den Darm übergriffen, war die Diagnose besonders schwer. Organische Ursachen am Magen und anderen Verdauungsorganen waren schon vom Arzt nach gründlicher Untersuchung ausgeschlossen worden. Auch Stoffwechselstörungen oder allgemeine Krampfneigung lagen nicht vor. Herr M. wirkte allerdings sehr nervös und stand beruflich unter hohem Streß. Das brachte mich schließlich auf den richtigen Weg. Durch geduldiges Fragen ermittelte ich, daß mein Patient die Mahlzeiten hastig und ungenügend gekaut verschlang und außerdem noch den größten Teil des Tages sitzend in gebeugter Haltung arbeitete. Das erklärte seine häufigen Magenkoliken. Die Anweisung, künftig in Ruhe zu essen und gut zu kauen, ergänzt durch ein Arzneimittel mit den Hauptwirkstoffen *Gänsefingerkraut, Kamille* und *Melisse,* brachte ihm rasch Erleichterung.

Zur Soforthilfe bei Magendrücken bewährt sich nach meinen Erfahrungen am besten eine Kräutermischung aus *Enzian*, *Kamille* und *Melisse*, gegen Koliken und Magenschmerzen die Kombination von *Gänsefingerkraut* mit *Kamille* und *Melisse*, bei Bedarf durch *Wermut* ergänzt. Falls diese Zubereitungen nicht rasch helfen, müssen die Ursachen fachmännisch ermittelt werden.

Meine Empfehlungen bei Magenschmerzen:	
Teemischungen (zur Soforthilfe)	
	– Kennziffern 30.1.19 (Magendrücken) oder 30.1.20 (Koliken und Schmerzen).
Alkoholische Zubereitungen	– Kennziffer 30.2.03
Arzneimittel	– Kennziffern 30.5.02, 30.5.04, 30.5.19 oder 30.5.22.

Magenverstimmung

Frau C. ließ mich rufen, weil sie plötzlich unter Leibschmerzen, Übelkeit, Brechreiz und Durchfall litt. Ihr Leib war durch Blähungen aufgetrieben, und ich spürte bei der Untersuchung deutlich die Darmverkrampfungen. Fieber bestand nicht, so daß eine ernstere Infektion von vornherein ausschied. Wahrscheinlich hatte sich meine Patientin den Magen „verdorben".

Diese akute Gesundheitsstörung ist meist harmlos und heilt durch Teefasten in 1–2 Tagen aus. Wenn danach noch keine Besserung eingetreten ist, das Allgemeinbefinden von Anfang an stärker betroffen wird und Fieber besteht, sollten Sie bald den Arzt oder Heilpraktiker konsultieren, ehe eine Erkrankung unnötig verschleppt wird.

Meiner Patientin half der Tee aus *Bohnenkraut*, *Kamille*, *Schafgarbe*, *Thymian* und *Wermut* rasch. Ich verordne diese Kräutermischung als „Standardmittel" bei akuter Magenverstimmung fast immer mit gutem Erfolg. Seine Bestandteile sind in der Volksmedizin seit alters bekannt und in vielen überlieferten Rezepturen enthalten.

Wenn stärkere Blähungen bestehen, ergänze ich noch durch *Kümmel*tinktur, manchmal gebe ich auch ein Arzneimittel aus *Kalmus*.

Meine Empfehlungen bei Magenverstimmung:	
Teemischungen	– Kennziffer 30.1.21.
Alkoholische Zubereitungen	– Kennziffer 30.2.03.
Fertigtees	– Kennziffer 30.4.15.
Arzneimittel	– Kennziffern 30.5.04 oder 30.5.13.

Mundgeruch

(siehe Andere Gesundheitsstörungen, S. 88)

Mundschleimhautentzündung

Die Rötung und Schwellung der Mundschleimhaut, oft verbunden mit Blutungen, ist ein mehrdeutiges Symptom. Häufig betrifft sie auch noch das Zahnfleisch. Unbehandelt entstehen bald Bläschen und/oder Geschwüre, die Halslymphknoten können anschwellen, bei Infektionen tritt häufig Fieber auf.

Vielfach entsteht die Entzündung durch dauernde Reizungen der Mundschleimhaut, zum Beispiel bei schlechten Zähnen, Nikotinmißbrauch oder gewohnheitsmäßig zu heiß eingenommenen Speisen und Getränken. Oft weist die Entzündung aber auch auf Vitaminmangel (vor allem Vitamin C) hin. Schließlich wirken sich Infektionen mit Bakterien und Pilzen, Vergiftungen, Stoffwechsel- und Hormonstörungen durch Mundschleimhautentzündungen aus.

Der Patient selbst kann die Ursachen oft nicht sicher erkennen. Deshalb empfehle ich Ihnen, den Arzt, Zahnarzt oder Heilpraktiker aufzusuchen, wenn Sie häufiger oder länger als einige Tage unter Mundschleimhautentzündung leiden. Die Behandlung richtet sich nach den Ursachen.

Bei Herrn P. stellte ich eine einfache Entzündung durch Rauchen fest, begünstigt durch vitaminarme Ernährung. Deshalb verordnete ich zur Grundtherapie vitamin-A- und -C-reiche Säfte (Karotte, Grapefruit, Zitrone) aus dem Reformhaus.

Zur örtlichen Behandlung empfahl ich meinem Patienten eine Lösung aus *Eichenrinde, Kamille, Salbei* und *Thymian* 8mal täglich zur Mundspülung. Die gerbsäurereiche Eichenrinde wirkt stark entzündungshemmend, Kamille und Salbei kennt die Volksmedizin ebenfalls seit alters zur Heilung von Schleimhautentzündungen, Thymian desinfiziert und verhindert dadurch zusätzliche Infektionen.

In verschiedenen Kräuterrezepturen fand ich auch noch *Brombeeren, Heidelbeeren* und *Tormentill* wegen ihres Gerbsäuregehalts, *Beinwell, Eibisch, Huflattich* und *Malve* wegen ihrer entzündungslindernden Wirkstoffe und den desinfizierenden *Quendel* (wilder Thymian) zur Mundspülung angegeben. Auch mit diesen Kräutern habe ich gute Erfahrungen gesammelt.

Obwohl Herr P. das Rauchen nicht lassen konnte, war seine Entzündung nach ungefähr 10 Tagen geheilt. Zukünftig wird er nach meiner Anweisung täglich 1- bis 2mal vorbeugend eine Mundspülung durchführen, damit der Nikotinmißbrauch nicht zu Rückfällen führt.

> Meine Empfehlungen bei Mundschleimhautentzündungen:
> Arzneimittel – Kennziffern 20.6.05 oder 20.6.08.

Sodbrennen

(siehe Magensäuremangel, Magenübersäuerung, S. 43).

Übergewicht

(siehe Andere Gesundheitsstörungen, S. 89)

Verdauungsstörungen

Unter diesen Sammelbegriff fallen akute und chronische Beschwerden, die sich aus Funktionsschwäche des Verdauungssystems erklären. Symptomatisch sind vor allem Aufstoßen, Brechreiz, Durchfall, Verstopfung (manchmal im Wechsel), Übelkeit und Völlegefühl. Diese Anzeichen können akut auftreten und rasch wieder verschwinden, häufig wiederkehren, dauernd bestehen oder sich schleichend allmählich verschlimmern.

Bei akuten Verdauungsbeschwerden stellt man häufig Ernährungsfehler als Ursache fest, zum Beispiel ungewohnt reichliche Mahlzeiten. Ferner kann Alkoholmißbrauch oder eine akute seelisch-nervöse Störung zur akuten Störung der Verdauung führen. Die häufigen chronischen Verdauungsbeschwerden erklären sich meist aus Erkrankungen von Magen, Darm, Leber, Gallenblase und Bauchspeicheldrüse.

Hinter Verdauungsbeschwerden können einfache, aber auch ernstere Krankheiten stehen. Deshalb dürfen Sie nie versuchen, stärkere oder länger anhaltende Verdauungsstörungen selbst zu behandeln, dabei verschleppen Sie vielleicht eine schwere Erkrankung. Gehen Sie rechtzeitig zum Arzt oder Heilpraktiker, wenn unklare Verdauungsstörungen länger als 3 Tage anhalten, ehe sie vielleicht chronisch werden. Und wenn Sie schon jahrelang unter leichteren Verdauungsbeschwerden leiden, denen Sie bisher wenig Beachtung schenkten, lassen Sie sich jetzt so bald wie möglich untersuchen und behandeln, solange die Symptome noch erträglich sind.

Mein Patient, Herr K., litt erst seit einigen Tagen unter Aufstoßen, Völlegefühl und Übelkeit. Angefangen hatte es nach einem Fest, bei dem er zu viel aß und trank. Zunächst schenkte er den Beschwerden keine Beachtung, jetzt machte er sich aber doch Sorgen, weil die Symptome nicht abklingen wollten.

Die Kräuterheilkunde kennt eine große Zahl verdauungsfördernder Gewürz- und Heilpflanzen, die sich bei akuten Verdauungsbeschwerden gut bewähren. Viele davon erprobte ich im Lauf der Jahre in meiner Praxis mit unterschiedlichem Erfolg. Als Hauptmittel verordne ich auf Grund meiner Erfahrungen heute meist eine Mischung aus *Beifuß, Enzian, Kümmel, Rosmarin, Tausendgüldenkraut* und *Wermut*.

Das genügt fast immer, um die Beschwerden rasch zu beseitigen; bei chronischen Störungen dauert es natürlich länger, und ich muß manchmal noch zusätzliche Heilmittel verordnen. Herr K., dem ich ein fertiges Arzneimittel mit den oben genannten Hauptmitteln, ergänzt durch leichte Diät, verordnet hatte, war nach 7 Tagen kuriert. Vermutlich kam er gerade noch rechtzeitig, ehe die Beschwerden ins langwierigere chronische Stadium übergingen.

Aus meinen Versuchen in der Praxis kann ich Ihnen bei hartnäckigen Verdauungsbeschwerden noch ein altes Hausmittel sehr empfehlen, den frisch ausgepreßten *Zwiebel*saft. Alte Kräuterbücher behaupten von ihm, daß er das Gedärm reinigt und die Verdauung anregt. Neben Knoblauch genoß auch die Zwiebel im alten Ägypten als heilige Pflanze höchstes Ansehen.

Ich ergänze den Zwiebelsaft gerne durch frisch ausgepreßten *Knoblauch*saft, der Leber, Galle und Magen stärkt und auf diese Weise für bessere Verdauung sorgt. Es genügt, täglich 3 Teelöffel Knoblauchsaft und 3 Eßlöffel Zwiebelsaft über längere Zeit einzunehmen, um viele Verdauungsbeschwerden zu bessern oder ihnen wirksam vorzubeugen.

Die Volksmedizin empfiehlt darüber hinaus noch *Alant, Angelika, Anis, Bärenklau, Basilikum, Blasenstrauch, Engelsüß, Fenchel, Fieberklee, Liebstöckel, Meerrettich, Pfefferminze, Odermennig, Quendel, Salbei, Schafgarbe, Silberdistel, Thymian* und *Wegwarte*. Sie können die eine oder andere dieser Pflanzen noch zum Mischtee geben, unbedingt erforderlich sind sie aber nicht. Lorbeer sollten Sie nur als Gewürz vorbeugend gebrauchen, als Heilmittel nur nach Verordnung, denn er wirkt bei unsachgemäßer Anwendung giftig.

Meine Empfehlungen bei Verdauungsstörungen:

Teemischungen	– Kennziffern 30.1.23 oder 30.1.24.
Alkoholische Zubereitungen	– Kennziffern 30.2.01, 30.2.02, 30.2.03, 30.2.04, 30.2.05, 10.2.03 oder 90.2.02.
Fertigtees	– Kennziffern 30.4.03, 30.4.06, 30.4.07, 30.4.09, 30.4.10, 30.4.12, 30.4.13, 30.4.16, 30.4.18, 30.4.19, 30.4.20, 30.4.25 oder 70.4.01.
Arzneimittel	– Kennziffern 30.5.02, 30.5.03, 30.5.10, 30.5.12, 30.5.13, 30.5.22 oder 70.5.03.

(Außerdem alle bei Blähungen, Brechdurchfall, Darmkatarrh und Verstopfung genannten anderen Kräuter und Arzneimittel.)

Verstopfung

Als Frau B. zu mir in die Praxis kam, wirkte sie recht niedergeschlagen und mutlos. Seit Jahren nahm sie nun schon ein angeblich unschädliches pflanzliches Abführmittel ein, jetzt litt sie als Folge unter einer chronischen Reizung des Darms, Koliken und Verstopfung, die durch das Abführmittel nicht mehr beseitigt werden konnten. Die auf den ersten Blick paradoxe Situation, daß Abführmittel bei Mißbrauch zur Stuhlverstopfung führen können, wird hier besonders deutlich. Daneben erzeugen sie aber alle – auch die angeblich unschädlichen pflanzlichen – bei Langzeitgebrauch andere Nebenwirkungen. Deshalb dürfen Abführmittel gleich welcher Art grundsätzlich nie dauernd verwendet werden, eine Regel, gegen die vor allem Frauen oft verstoßen.

Auch bei meiner Patientin setzte ich das ohnehin unwirksam gewordene Abführmittel, das sie in ständig steigender Dosis eingenommen hatte, sofort ab. Statt dessen verordnete ich rohkost-(ballaststoff-)reiche Diät und täglich 30 g Leinsamen, je zur Hälfte mit milchsauren Produkten (wie Joghurt, Buttermilch, Sauermilch) und kochsalzarmen Mineralwässern eingenommen. Weizenkleie quillt bei ausreichender Flüssigkeitszufuhr im Darm zwar ebenso auf, so daß die Stuhlentleerung auf natürliche Weise angeregt wird, wenn aber nach chronischem Abführmittelmißbrauch Darmreizungen bestehen, bevorzuge ich den schleimhaltigen, reizmildernden Leinsamen. Rund 4 Wochen dauerte es bei Frau B., bis diese Behandlung die Stuhlentleerung vollständig normalisierte. Das ist nach jahrelangem Gebrauch von Abführmitteln die Regel. Insbesondere die ersten Tage sind nicht sehr angenehm, müssen aber durchgestanden werden, um endgültig von Abführmitteln loszukommen.

Vorbeugend nimmt Frau B. jetzt regelmäßig im 4- bis 6wöchigen Wechsel 15–20 g Leinsamen oder Diätkleie täglich zu sich und hat den Darm zur pünktlichen Entleerung jeden Morgen etwa um die gleiche Zeit „erzogen". Erfahrungsgemäß ist das sehr nützlich, um Darmträgheit zu vermeiden und Krankheiten vorzubeugen, die als Spätfolgen chronischer Verstopfung entstehen können.

Da chronische Verstopfung heute meist durch ballaststoffarme Ernährung entsteht, rate ich Ihnen, rechtzeitig Leinsamen oder Weizenkleie einzunehmen und auf Abführmittel zu verzichten, ehe Darmschäden eintreten. Wenn Sie bereits längere Zeit Abführmittel einnehmen, hilft Ihnen die beschriebene 4-Wochen-Kur mit Leinsamen am besten. Führen Sie diese Kur aber nur unter Kontrolle des Fachmanns durch, denn nur er kann erkennen, ob behandlungsbedürftige Schäden durch Abführmittel oder Krankheiten des Verdauungssystems, Tumoren, Vergiftungen und Hämorrhoiden als Ursachen chronischer Verstopfung bestehen.

Häufig steht chronische Darmträgheit heute auch mit seelisch-nervösen Darmverkrampfungen in Zusammenhang, meist erkennbar am schafskotartigen Stuhl. Dann helfen Abführmittel nichts, weil sie den Darm noch mehr verkrampfen. Ich verordne in solchen Fällen zusätzlich zu Ballaststoffen noch autogenes Training, *Baldrian-Hopfen*-Kapseln und/oder das krampflösende *Gänsefingerkraut*.

Akute vorübergehende Stuhlverstopfung, die zum Beispiel auf Ernährungsfehler oder Ortsveränderungen (Reisen) zurückzuführen ist, können Sie bei Bedarf auch einmal durch abführende Kräuter behandeln. Greifen Sie aber nicht gleich zu den stärker abführenden Heilpflanzen (wie Faulbaum, Kreuzdorn oder Sennesblätter), die grundsätzlich nur vom Therapeuten verordnet werden sollten. Oft erfüllen auch mild abführende Mittel den gleichen Zweck. Die Volksmedizin empfiehlt seit alters *Ackerwinde*, *Angelika*, *Blasenstrauch*, *Engelsüß*, *Erdrauch*, *Holunder*, *Leinkraut*, *Löwenzahn* und *Tausendgüldenkraut*. Ich habe in der Praxis damit gute Erfahrungen gesammelt und bei begrenzter Einnahmedauer kaum unerwünschte Begleiterscheinungen beobachtet. Die ausreichende Ballaststoffzufuhr können aber auch die milden Kräuter nie ersetzen.

Buchsbaum und *Zaunrübe*, beide wegen ihrer Nebenwirkungen nicht oft gebraucht, verordne ich ausnahmsweise, meist kann man darauf verzichten.

Meine Empfehlungen bei Stuhlverstopfung (vorübergehend, bei Bedarf zusätzlich zu Leinsamen oder Weizenkleie):	
Teemischungen	– Kennziffern 30.1.25 oder 30.1.26.
Fertigtees	– Kennziffern 30.4.01, 30.4.05, 30.4.07, 30.4.08, 30.4.09, 30.4.10, 30.4.22 oder 30.4.24.
Arzneimittel	– Kennziffern 30.5.14, 30.5.17, 30.5.21 oder 30.5.22.

Wurmleiden

In unseren Breiten kommen Wurmleiden relativ selten vor. Das verdanken wir den günstigen hygienischen Verhältnissen, in denen wir leben, denn viele Würmer gelangen mit verunreinigtem Wasser, durch Nahrungsmittel oder Kontakt mit erkrankten Tieren in den Organismus. Die Mehrzahl der Wurmarten lebt im Darm, manche können auch Muskeln, Nerven, Leber, Lungen und andere Organe befallen. Dann besteht unter Umständen Lebensgefahr.

Das Krankheitsbild ist unklar. Achten Sie auf folgende Warnzeichen, die auf Befall des Darms mit Würmern hinweisen können: unerklärliche Nervosität, Afterjucken, Blutarmut, bei Kindern Gedeihstörungen ohne erkennbare andere Gründe. Oft kann man im Stuhl Wurmeier und abgestoßene Glieder der Würmer erkennen.

Klarheit bringt immer nur fachmännische Untersuchung, die Sie nie unnötig verzögern dürfen.

Die Schulmedizin tötet Würmer durch hochgiftige, verschreibungspflichtige Arzneimittel ab, die zu schweren Nebenwirkungen führen können. Ehe Sie sich dazu entschließen, sollten Sie mit Ihrem Arzt eine ungefährliche natürliche Wurmkur besprechen. Gut bewährt es sich bei Darmwürmern, mehrere Wochen lang täglich reichlich rohe geraspelte Karotten mit viel Knoblauch zu verzehren. Dazu nimmt man regelmäßig ein pflanzliches Abführmittel (in diesem Fall für einige Wochen erlaubt) ein, um die Würmer auszutreiben.

Ergänzend verordne ich meinen Patienten noch 2 bis 3 Tassen Tee täglich aus *Alant, Bärlauch, Pfefferminz* und *Quendel*. Häufig werden Darmwürmer durch diese einfachen Maßnahmen ausgetrieben. Achten Sie während der Kur auf den Stuhl; erst wenn der Kopf des Parasiten sichtbar ist, sind Sie geheilt.

Wenn diese biologische Wurmkur nach 4–6 Wochen nicht hilft, kommt ein fertiges Arzneimittel nach Verordnung des Therapeuten (zum Beispiel mit Wurmfarn) in Frage. Wurmbefall innerer Organe muß natürlich von Anfang an massiv durch chemische Arzneimittel oder sogar operativ behandelt werden.

Nehmen Sie Wurmleiden gerade bei Kindern nie auf die leichte Schulter.

> Meine Empfehlungen bei Wurmleiden:
> Teemischungen   – Kennziffer 30.1.27.
> Fertigtees   – Kennziffer 30.4.17

Zuckerkrankheit

(siehe Andere Gesundheitsstörungen, S. 94)

Zwölffingerdarmgeschwür

(siehe Magengeschwür, Zwölffingerdarmgeschwür, S. 41)

Erkrankungen der Ausscheidungsorgane

Wenn ich bei meinen Patienten einen Blasenkatarrh feststelle, meinen viele erleichtert: „Ach, es ist nur die Blase." Und weil ihnen eine Blasenentzündung so harmlos vorkommt, halten sie meine Verordnung leider oft nicht strikt ein. Das kann zu verhängnisvollen Folgekrankheiten der Nieren führen, aber auch die chronische Reizblase ist schlimm genug.

Nehmen Sie jede Erkrankung im Bereich der Ausscheidungsorgane ernst genug, um den Arzt oder Heilpraktiker aufzusuchen, damit sie rasch und vollständig ausgeheilt wird. Bedenken Sie, daß viele Patienten, die lebenslang von der künstlichen Niere abhängig sind oder auf eine Nierentransplantation warten, ursprünglich auch einmal dachten „es ist ja nur die Blase."

Die Naturapotheke enthält ein reichhaltiges Sortiment an desinfizierenden, entzündungshemmenden und harntreibenden Kräutern. Ob sie ausreichen oder durch andere Arzneimittel ergänzt werden müssen, entscheidet im Einzelfall immer der Fachmann.

Auf Grund jahrelanger Untersuchungen verordne ich bei Blasen-Nieren-Leiden bevorzugt *Bärentraube, Goldrute, Hauhechel, Löwenzahn* und *Zinnkraut*. In den meisten Fällen bevorzuge ich Arzneimittel aus diesen Kräutern mit stets gleichbleibendem Wirkstoffgehalt (im Gegensatz zum schwankenden Wirkstoffgehalt des Tees). Das kann bei Krankheiten von entscheidender Bedeutung sein.

Blasenkatarrh

Die Entzündung der Harnblase betrifft Frauen häufiger, da ihre im Winter oft zu leichte Kleidung Erkältungen begünstigt und die kurze Harnröhre das Eindringen von Erregern begünstigt. Neben Bakterien spielen seit einiger Zeit auch Pilzinfektionen eine wichtigere Rolle.

Akute Blasenkatarrhe erkennt auch der Laie am vermehrten Harndrang, Brennen und Schmerzen beim Wasserlassen (vor allem gegen Ende der Entleerung) und trübem bis blutigem Urin. Manchmal kann es auch bei Erwachsenen noch zum Bettnässen kommen. Hinzu treten oft Übelkeit, Kopfschmerzen, Krankheitsgefühl, Appetitmangel und Ringe unter den Augen. Zusätzliche Kreuzschmerzen im Verlauf der Krankheit sind ein Alarmsignal, weil sich die Infektion dann vielleicht ins Nierenbecken oder Nierengewebe fortgesetzt hat, eine unter Umständen lebensgefährliche Komplikation, die sofort fachmännische Hilfe erfordert.

Häufig kümmern sich die Patienten aber wie Frau A. nicht weiter um die erträglichen Beschwerden. Allmählich schwächen sich die Symptome ab – jedoch nicht, weil der Katarrh aus eigener Kraft überwunden wurde, sondern weil er ins chronische Stadium überging. Jetzt besteht bald die Gefahr der Blasenschrumpfung mit erheblichen Harnentleerungsstörungen oder der Reizblase. Außerdem geht die chronische Entzündung bei der geringsten Abkühlung meist ins akute Stadium über. Das hatte Frau A. nun schon mehrfach erlebt und kam deshalb in meine Praxis.

Bei Blasenkatarrhen verordne ich als Hauptmittel meist *Bärentraube* mit *Goldrute*. Beide Heilpflanzen wirken entzündungshemmend und harntreibend, spülen also die Harnorgane gründlich durch. Diese Wirkungen werden bereits in alten Kräuterbüchern hervorgehoben und von der modernen Heilpflanzenforschung bestätigt. In den meisten Fällen gelangt man mit diesen beiden Hauptmitteln der Volksmedizin zum Erfolg, vorausgesetzt, sie werden ausreichend lange eingenommen. Grundsätzlich rate ich meinen Patienten, zur Vermeidung von Rückfällen eine 3-Monats-Kur mit Bärentraube und Goldrute durchzuführen. Leider weiß ich aber aus Erfahrung auch, daß manche die Behandlung nach wenigen Tagen abbrechen, wenn die akuten Beschwerden abgeklungen sind. Dann darf man sich über Rückfälle nicht wundern.

Frau A. hielt meine Verordnung genau ein,

obwohl sie nach 2 Wochen kaum noch Symptome verspürte. Deshalb heilte der chronische Katarrh komplikationslos aus.

Wenn ich die Liste der Kräuter zur Hand nehme, die ich im Lauf der Jahre zum Teil nach alten überlieferten Rezepturen bei Blasenkatarrhen praktisch erprobt habe, weiß ich eigentlich nicht so recht, wo ich anfangen soll, denn es sind sehr viele, die ich neben Bärentraube und Goldrute empfehlen kann. Da Sie aber ohnehin den Arzt oder Heilpraktiker aufsuchen werden, kann ich Ihnen und mir die Qual der Wahl ersparen und die Kräuter alphabetisch auflisten. Ihr Therapeut wird die für Sie richtigen verordnen; auf Grund der Befunde, die ich nicht kenne, kann er das viel besser als ich aus der Ferne.

Desinfizierend und entzündungshemmend wirken vor allem noch *Fichte, Heidelbeere, Heidekraut, Kamille, Leinkraut, Preiselbeere, Rosmarin, Salbei Steinklee* und *Ysop*.

Zur Durchspülung der Harnorgane eignen sich zusätzlich die harntreibenden Heilpflanzen *Bärlauch, Birke, Borretsch, Brennessel, Erdbeere, Fetthenne, Frauenmantel, Gänseblümchen, Hagebutte, Hauhechel, Holunder, Immergrün, Judenkirsche, Klette, Königsfarn, Kornblume, Lorbeer, Löwenzahn, Mädesüss, Mais, Mannstreu, Sauerampfer, Sauerklee, Schlehdorn, Schwertlilie, Seifenkraut, Silberdistel, Stiefmütterchen, Veilchen, Wegwarte, Zaunrübe* (nicht unbedenklich), *Zinnkraut* und *Zwiebeln*. Einige dieser Kräuter können Sie auch vorbeugend zur Pflege und Stärkung des Ausscheidungssystems anwenden.

Vergessen Sie bei Blasenkatarrhen nicht, daß Sie zumindest in den ersten 10–14 Tagen (besser länger) auf Alkohol, Kaffee, Schwarztee, säurereiche Nahrung (wie Essig, Zitrusfrüchte) und scharfe Gewürze (vor allem Meerettich, Pfeffer, Senf) verzichten müssen, um jede Reizung der Harnwege auszuschalten.

>Meine Empfehlungen bei Blasenkatarrhen:
>Teemischungen – Kennziffern 40.1.01 oder 40.1.02.
>Fertigtees – Kennziffern 40.4.01, 40.4.03, 40.4.06, 40.4.07 oder 40.4.08.
>Arzneimittel – Kennziffern 40.5.01, 40.5.02, 40.5.04, 40.5.05, 40.5.07, 40.5.11 oder 40.5.13.

Nierenleiden

Entzündungen des Nierenbeckens entstehen aus ähnlichen Ursachen wie Blasenkatarrhe (vor allem Erkältung) oder durch einen verschleppten Blasenkatarrh, der in den Harnleitern aufsteigt. Auf noch nicht genau geklärte Weise kann die Nierenbeckenentzündung aber sogar durch chronische Stuhlverstopfung entstehen.

Warnzeichen sind Kreuzschmerzen, Schüttelfrost, gefolgt von Fieber, trüber Harn und allgemeines Krankheitsgefühl. Unbehandelt geht die Entzündung ins gefährliche chronische Stadium über, wobei sich die Symptome abschwächen, oder befällt die restlichen Nierenabschnitte.

Auch meine Patientin, Frau V., litt zunächst unter Blasenkatarrh und symptomarmer Nierenentzündung, die auf die Nieren übergriff. Sie fühlte sich chronisch müde und abgespannt, litt unter unklaren Kopf-, Glieder- und Rückenschmerzen, Appetitmangel, Atemnot und Herzbeschwerden. Das Gesicht war geschwollen, der Urin trüb, manchmal blutig, die Körpertemperatur nur mäßig erhöht (manchmal besteht auch hohes Fieber) und der Blutdruck zu hoch.

Die Ursachen einer solchen Nierenentzündung sind nicht immer so eindeutig wie bei meiner Patientin. Nicht selten sind umfangreiche diagnostische Maßnahmen erforderlich, um chronische, selbst symptomarme Krankheitsherde an Zahnwurzeln, Mandeln, Nasennebenhöhlen oder anderen Körperregionen zu erkennen, die durch Fernwirkung die Nieren schädigen. Auch nach Infektionen, insbesondere Grippe, Masern, Scharlach und Diphtherie, treten als Komplikationen Nierenschäden auf. Schließlich können noch Vergiftungen und Arzneimittelmißbrauch (vor allem das Schmerzmittel Phenazetin) zu Nierenschäden führen.

Bei Frau V. war der Zustand zu bedenklich, als daß ich sie ambulant hätte behandeln können, deshalb veranlaßte ich die Einweisung ins Krankenhaus. Nach der Entlassung übernahm ich dann die Nachbehandlung mit Kräutern. Wegen der Risiken der Nierenbecken-, vor allem aber der Nierenentzündung, reichen Heilkräuter in den meisten Fällen nicht zur Behandlung aus. Es wäre unverantwortlich, bei diesen ernsten Krankheiten auf Antibiotika und andere chemische Arzneimittel zu verzichten. Ergänzend und zur Nachbehandlung empfehlen sich Heilmittel aus der Naturapotheke aber sehr.

Als wichtigste Heilpflanze erwies sich bei Nierenleiden in klinischen Untersuchungen, die ich aus Praxiserfahrung bestätigen kann, die *Goldrute*. Sie genießt in der Kräuterheilkunde seit langem einen guten Ruf, aber erst die wissenschaftliche Heilpflanzenforschung brachte die notwendige Sicherheit bei Nierenleiden. Hervorzuheben ist insbesondere, daß Goldrute die Nierenschäden regenerieren kann. Deshalb rate ich Ihnen, fertige Zubereitungen aus Goldrute mit gleichbleibendem Wirkstoffgehalt unbedingt 2–3 Monate lang zur Nachbehandlung einzunehmen.

Daneben verordne ich bei Nierenleiden noch desinfizierende *Bärentraube* zusammen mit den harntreibenden Kräutern *Hauhechel*, *Löwenzahn* oder *Odermennig*. Besonders Löwenzahn bewährt sich zur Durchspülung der Harnorgane gut. Wegen seiner stark harntreibenden Wirkung bezeichnet ihn die Volksmedizin drastisch auch als „Bettseicher".

Außerdem eignen sich noch *Birke*, *Hagebutte*, *Holunder*, *Liebstöckel*, *Zinnkraut* und *Zwiebeln*, die gleichfalls harntreibend wirken.

Da die Harnausscheidung bei Nierenleiden vermindert ist, kommt der Anregung der Ausscheidung über die Haut durch schweißtreibende Kräuter viel Bedeutung zu; nicht zuletzt kann das vor lebensgefährlicher Harnvergiftung schützen. Schweißtreibend wirken *Borretsch*, *Buchsbaum* (Vorsicht, nicht zur Selbsthilfe), *Edelraute*, *Holunder*, *Mädesüß*, *Mannstreu*, *Meisterwurz*, *Seifenkraut*, *Stiefmütterchen*, *Veilchen* und *Ysop*. Ich bevorzuge meist den altbewährten Holundertee.

Ergänzt wird die Behandlung durch Nierendiät; gut bewährt haben sich vor allem Apfel-Reis-Kuren, die aber stets vom Fachmann verordnet werden müssen. Meist ist zusätzlich die Behandlung des Bluthochdrucks notwendig (s.a. S. 13). Versuchen Sie niemals, Nierenleiden selbst zu kurieren, das kann lebensgefährlich werden. Die folgenden Empfehlungen dürfen deshalb nur als Anregung zur ergänzenden und Nachbehandlung nach Verordnung Ihres Therapeuten verstanden werden.

Meine Empfehlungen bei Nierenleiden:	
Fertigtees	– Kennziffern 40.4.01, 40.4.02, 40.4.03, 40.4.06 oder 40.4.08.
Arzneimittel	– Kennziffern 40.5.01, 40.5.03, 40.5.04, 40.5.05, 40.5.07, 40.5.10, 40.5.12 oder 40.5.13.

Nierengrieß, Nierensteine

Zum Teil sind Nierensteine nicht größer als ein Sand- oder Grießkorn, sie können aber auch das ganze Nierenbecken ausfüllen. Verursacht werden diese Ablagerungen durch Substanzen (wie Harnsäure), die konzentriert im Urin vorkommen und ausgefällt werden. Oft ist das nach Nieren- und Nierenbeckenentzündungen der Fall, die chronische Reizung durch Steine kann aber auch erst zu Entzündungen führen.

Die Krankheit verläuft oft schleichend und macht sich nur durch dumpfe, in den Unterbauch ausstrahlende Kreuzschmerzen, gelegentlich auch Blutbeimengungen im Urin bemerkbar. Das Nierengewebe kann aber chronisch zerstört werden. Zur Kolik kommt es, wenn ein Stein im Harnleiter eingeklemmt wird.

Wegen der drohenden Nierenschäden erfordern Nierengrieß und Nierensteine frühzeitige fachmännische Behandlung. Nehmen Sie unklare Kreuzschmerzen nie auf die leichte Schulter, auch wenn sie erträglich sind, sondern veranlassen Sie bald eine Untersuchung. Auch sand- oder grießartige Beimengungen oder Blut im Urin sind immer Warnzeichen, die so rasch wie möglich vom Arzt oder Heilpraktiker abgeklärt werden müssen.

Nierengrieß und kleine Nierensteinchen können oft durch harntreibende Kräuter auf natürlichem Weg ausgetrieben werden. Wenn der Stein aber erst einmal eine bestimmte Größe überschritten hat, ist das unmöglich. Dann hilft nur Operation oder eine neue Methode, bei der ohne chirurgische Eingriffe die Steine durch Schallwellen, die man durch Wasser leitet, zertrümmert werden; dann können sie als Grieß wieder auf natürlichem Weg ausgeschieden werden. Zwar gibt es auch verschiedene medikamentöse Möglichkeiten zur Auflösung von Nierensteinen, aber sie wirken nur bei bestimmten Steinarten und keineswegs immer. Ich will Ihnen keine Anleitung zum Austreiben von Nierengrieß und Nierensteinchen oder zur Auflösung größerer Steine geben, das wäre unverantwortlich. Diese Behandlung führt stets der Fachmann durch. Durch Kräuter können Sie aber vorbeugend oder nach operativer Entfernung der Steine dafür sorgen, daß sich nicht bald neue bilden. Dazu ist es notwendig, den Urin so dünn wie möglich zu halten, damit seine Bestandteile nicht zu hoch konzentriert werden, um die Harnausscheidung anzuregen.

Zu diesem Zweck empfehle ich meinen Patienten meist *Hagebutten*tee in einer Tagesdosis von 1–1,5 l. Er verdünnt den Urin und regt die Harnausscheidung mild an. Wenn Sie diese Vorbeugung regelmäßig jeden Tag betreiben, werden Sie nach menschlichem Ermessen nie mehr unter Nierensteinen leiden.

Wenn nötig, ergänze ich die Vorsorge durch Kuren mit *Bärentraube*, *Brennessel*, *Goldrute*, *Hauhechel* und *Löwenzahn*. Die Kräuter werden als Teemischung jährlich 2- bis 3mal je 4–6 Wochen lang vorbeugend in einer Tagesdosis von 2–3 Tassen eingenommen. (Ihr Therapeut kann diese Teemischung auch zum Austreiben von Nierengrieß und Nierensteinchen verwenden, Selbstbehandlung ist jedoch nicht erlaubt.)

Bei akuter Nierensteinkolik, die zu den schlimmsten Schmerzen führt, die ein Mensch erleiden kann, empfehle ich zur Soforthilfe 1–2 Tassen krampflösenden *Gänsefingerkraut*tee, heiße Auflagen auf die Nierengegend oder ein heißes *Kamillen*sitzbad. Das lindert den Schmerz, bis der Arzt eintrifft.

Sinngemäß gilt alles, was hier gesagt wurde, auch für Steine in der Harnblase.

Meine Empfehlungen bei Nierensteinleiden:
Teemischungen – Kennziffer 30.1.03.
Arzneimittel – Kennziffern 40.5.05, 40.5.07, 40.5.08, 40.5.09 oder 50.5.04.

Reizblase

Meine Patientin, Frau C., kam recht niedergeschlagen in die Praxis. Seit über 2 Jahren litt die junge Frau nun unter krampfartigen Schmerzen in der Blase und Harnröhre mit häufigem Harndrang, wobei nur kleine Urinmengen entleert wurden. Organische Ursachen stellte der Facharzt nicht fest.

Angefangen hatte alles mit einer verschleppten, inzwischen aber ausgeheilten Blasenentzündung. Eine Schrumpfung der Blase mit krampfhaft-nervöser Überreizung war nicht nachweisbar und auch für andere häufige Ursachen, wie Wechseljahre, hormonelle Störungen, Nerven-, Rückenmarks- oder Gehirnkrankheiten, lagen keine Befunde vor. Deshalb mußte ich von einer seelisch-nervösen Krampfblase ausgehen, die erfahrungsgemäß nur schwer geheilt werden kann.

Auch wenn Sie glauben, daß bei Ihnen alles gleichfalls „nur nervös" ist, verzichten Sie nicht auf eine gründliche Untersuchung, denn nur der Fachmann kann die Ursachen sicher erkennen. Verschleppen Sie die Reizblase nie, je früher die Therapie beginnt, desto günstiger sind die Aussichten auf baldige Ausheilung der quälenden Krankheit. Ich verordnete meiner Patientin ein Arzneimittel aus krampflösendem *Gänsefingerkraut* mit *Baldrian* und *Johanniskraut* zur Linderung der seelisch-nervösen Ursachen, *Goldrute* und *Odermennig* speziell für die Blase, ergänzt durch *Arnika*, *Frauenmantel* und *Hirtentäschel*. Damit erziele ich oft selbst nach jahrelanger Erkrankung noch gute Erfolge in relativ kurzer Zeit, weil diese Kräutermischung die Harnwege und ihre nervöse Versorgung umfassend beeinflußt. Im Gegensatz zur bloßen schmerzlindernden, seelisch ausgleichenden chemischen Therapie bewirkt die Kräuterkombination, daß auch die Ursachen der Reizblase beseitigt, nicht nur Symptome unterdrückt werden. Zum Teil sind die Heilpflanzen seit alters bekannt und werden in vielen Rezepturen gerade Frauen empfohlen, die häufiger als Männer unter Reizblase leiden.

Stärkere chemische Medikamente kommen allenfalls vorübergehend einmal nach Verordnung in Frage, wenn Kräuter nicht rasch genug helfen. Bei Frau C. ist inzwischen völlige Heilung erzielt, obwohl Schmerzmittel und Psychopharmaka vorher nur vorübergehend geholfen hatten.

Meine Empfehlungen bei Reizblase:	
Teemischungen –	Kennziffer 40.1.01.
Fertigtees –	Kennziffern 40.4.01 oder 40.4.04.
Arzneimittel –	Kennziffern 40.5.01 oder 40.5.14.

Krankheiten des rheumatischen Formenkreises

Mit Rheuma verbinden viele Menschen die Vorstellung vom Alter. Das trifft nicht immer zu, wir kennen rheumatische Erkrankungen bereits bei Kindern, und von den 6 Millionen schwer Rheumakranken in der Bundesrepublik Deutschland ist die Hälfte jünger als 35 Jahre. Insgesamt gibt es in der Bundesrepublik 20 Millionen Rheumatiker, von den zahlreichen vorübergehenden rheumatischen Erscheinungen nach falscher Bewegung oder Verkühlung, die fast jeder kennt, einmal ganz abgesehen. Weltweit leiden 4 % der Erdbevölkerung unter Rheuma – mehr als unter Herz-, Krebs-, Zuckerkrankheit und Tuberkulose insgesamt leiden. Rheuma ist die teuerste und verbreitetste organische Krankheit überhaupt.

Schon der Neandertaler und der Höhlenbär litten in grauer Vorzeit unter Rheuma. In der antiken Medizin untersuchte man die Krankheit erstmals genauer und glaubte, daß sie durch im Körper umherfließende Krankheitserreger entsteht.

Genau genommen gibt es *den* Rheumatismus nicht, die Bezeichnung steht vielmehr für etwa 400 Krankheitsbilder, die Gelenke, Muskeln, Sehnen, Nerven und innere Organe betreffen können. Da Rheuma in den Industrienationen prozentual häufiger als in anderen Staaten auftritt, geht man davon aus, daß Fehler der Lebensweise und Ernährung bei der Entstehung eine wichtige Rolle spielen; nach neuerem Wissen tragen sogar seelische Ursachen mit zum Rheuma bei.

Deshalb beschränkt sich meine Therapie nicht auf innerlich und äußerlich anzuwendende Kräuter, sondern wird ergänzt durch Reform falscher Lebens- und Ernährungsgewohnheiten zur umfassenden Heilung des Rheumas. Innerlich bevorzuge ich entschlackende Heilkräuter, wie *Brennesseln*, *Löwenzahn*, *Stiefmütterchen* und *Veilchen*, von außen ergänzt durch die durchblutungsfördernden Hauptmittel *Arnika*, *Johanniskraut* und *Pfefferminze*.

Gelenkabnutzung

Für ihr hohes Alter war Frau H. noch recht gesund und aktiv, behindert wurde sie aber durch Knie-Hüft-Schmerzen mit eingeschränkter Beweglichkeit. Vor allem morgens fiel es ihr schwer, in Gang zu kommen. In den letzten Monaten hatten die Beschwerden schleichend zugenommen, Schwellungen und Knirschen der Gelenke waren hinzugekommen.

Solche Beschwerden sind typisch für Gelenkabnutzung, die bevorzugt – aber nicht nur – im Alter auftritt. Neben altersbedingten Stoffwechselstörungen der Gelenke spielen dabei Fehl- und Überbelastungen und Entzündungen oder Verletzungen einzelner Gelenke im Lauf des Lebens eine wichtige Rolle. Meine Patientin hatte ihre Knie- und Hüftgelenke berufsbedingt stärker belastet, stets bewegungsarm gelebt, durch falsche Ernährung Übergewicht zugelegt und mehrfach unter Gelenkentzündungen gelitten.

Fehlstellungen des Gelenks, zum Beispiel X- oder O-Beine, lagen nicht vor, sonst wäre die Gelenkabnutzung vermutlich viel früher eingetreten. Da in der Familie von Frau H. häufiger Arthrosen vorkamen, konnte ich zusätzlich von anlagebedingter Minderwertigkeit des Gelenkknorpels ausgehen. Arthrosevorbeugung ist durch ausreichend Bewegung und Vermeiden aller übermäßigen Gelenkbelastungen möglich. Auch wenn eine Arthrose bereits besteht, darf man trotz der Beschwerden nicht auf Bewegungsübungen nach Anweisung des Fachmanns verzichten, sonst „rosten" die Gelenke weiter ein.

Ich verordnete Frau H. Heilgymnastik, kombiniert mit Massagen und rohkostreicher, fleischloser Ernährung zur Grundbehandlung. Äußerlich verschrieb ich eine Salbe aus *Arnika, Lavendel, Pfefferminze* und *Rosmarin,* verstärkt durch schmerzlindernde Salizylsäure und stark durchblutungsfördernde Nikotinsäure.

Durch diese Behandlung können Sie die Arthroseschmerzen meist deutlich lindern, aber begnügen Sie sich nicht damit, denn Beseitigung von Symptomen bedeutet noch lange keine Heilung.

Deshalb erhielt meine Patientin innerlich zusätzlich einen Tee aus *Brennessel, Eisenkraut, Löwenzahn* und *Veilchen,* ergänzt durch *Mädesüß* und *Schlüsselblume.* Diese Kräuter schätzt die Volksmedizin seit langem zur Behandlung von Gelenkerkrankungen. Die Wirkung erklärt sich hauptsächlich aus der gründlichen Entgiftung und Entschlackung. Die Brennessel wirkt zusätzlich direkt auf den gestörten Gelenkstoffwechsel. Früher gebrauchte man sie zu einer „Roßkur", indem man kranke Gelenke mit Brennesselzweigen schlug. Dabei wurden die Wirkstoffe über die Haut aufgenommen. Ein solches Mittel kann man dem heutigen Menschen kaum noch zumuten. Daher gebrauche ich Brennesseln innerlich und erlebe immer wieder, wie sie auch in dieser Zubereitungsform bei Arthrosen gut wirkt.

Natürlich konnte ich Frau H. nicht heilen, denn die einmal vorhandenen Gelenkschäden sind kaum noch völlig zu beseitigen. Gebessert wurden ihre Beschwerden im Verlauf der Langzeitbehandlung aber deutlich.

Ich rate Ihnen, beim Verdacht auf Gelenkabnutzung nicht so lange wie Frau H. zu warten, ehe Sie den Therapeuten aufsuchen. Je früher die Behandlung beginnt, desto günstiger sind die Heilungsaussichten.

Meine Empfehlungen bei Gelenkabnutzung:

Teemischungen	– Kennziffern 50.1.01.
Fertigtees	– Kennziffern 50.4.01, 50.4.02, 50.4.03, 50.4.04 oder 50.4.05
Arzneimittel (innerlich)	– Kennziffern 40.5.15, 50.5.05 oder 90.5.14.
Arzneimittel (äußerlich)	– Kennziffern 10.6.11, 10.6.12, 50.6.01, 50.6.03, 50.6.04, 50.6.05, 50.6.06, 50.6.07, 50.6.08 oder 50.6.09.

Gelenkentzündung

Die Entzündung von Gelenken darf wegen möglicher Folgeschäden an Herz und Nieren und der drohenden Gelenkabnutzung nie vernachlässigt werden. Sie sollten bald den Arzt oder Heilpraktiker aufsuchen, wenn Sie unter schmerzhafter Schwellung und Rötung mit Hitzegefühl, manchmal zusätzlich Fieber, zu leiden haben. Die Entzündung kann akut beginnen und unbehandelt chronisch werden oder von Anfang an chronisch verlaufen.

Bei Herrn W. betraf die Entzündung gleichzeitig mehrere Gelenke und begann akut, ging aber bald ins chronische Stadium über, weil er sich selbst nur durch schmerzlindernde Salben behandelte. Die Erkrankung stand bei ihm mit rheumatischen Faktoren in Zusammenhang.

Nicht selten treten Gelenkentzündungen auch als Folge chronischer symptomarmer Krankheitsherde an Mandeln, Nasennebenhöhlen oder Zahnwurzeln auf oder entstehen als Komplikationen anderer Infektionen (wie Knochenmarkentzündung, Gelenktuberkulose, Grippe, Masern, Scharlach). Durch Infektion kann es auch nach Gelenkverletzung zur Entzündung kommen.

Ich verordnete Herrn W. äußerlich ein Gel mit den schon bei Gelenkabnutzung genannten schmerz-, entzündungslindernden und durchblutungsfördernden Wirkstoffen. Innerlich verschrieb ich ein Arzneimittel mit *Brennessel, Hauhechel, Schlüsselblume, Stiefmütterchen* und *Veilchen*, ergänzt durch Tropfen mit *Pestwurz*, die sich durch stark schmerzlindernde Wirkung auszeichnet. Antibiotika, auf die man nicht immer verzichten kann, waren überflüssig, weil Herr W. rasch auf die Behandlung ansprach. Nach 3 Wochen war er geheilt.

Neben den in der Volksmedizin seit alters bewährten genannten Hauptmitteln verordne ich bei Bedarf ergänzend noch *Bärlauch, Birke, Ehrenpreis, Eisenkraut, Heidekraut, Mädesüß, Mais, Seifenkraut,* in schweren Fällen die nicht unbedenklichen Kräuter *Buchsbaum* oder *Zaunrübe* (ungeeignet zur Selbsthilfe). Ihr Therapeut wird aus diesen bewährten Heilmitteln die für Sie am besten geeigneten auswählen. Fertige Arzneimittel gebe ich wegen des stets gleichbleibenden Wirkstoffgehalts gerade bei stärkeren rheumatischen Beschwerden am liebsten.

Meine Empfehlungen bei Gelenkentzündungen:

Teemischungen	Kennziffer 50.1.02.
Fertigtees	– Kennziffern 50.4.01, 50.4.02, 50.4.03, 50.4.04 oder 50.4.05.
Arzneimittel (innerlich)	– Kennziffern 50.5.01, 50.5.02, 50.5.03, 50.5.04, oder 50.5.05.
Arzneimittel (äußerlich)	– Kennziffern 10.6.11, 10.6.12, 50.6.01, 50.6.03, 50.6.04, 50.6.05, 50.6.06, 50.6.07, 50.6.08 oder 50.6.09.

Gicht

Niemand wünscht sich natürlich die Zeiten zurück, in denen man sich höchstens einmal in der Woche Fleisch leisten konnte, von Alkohol und Bohnenkaffee ganz zu schweigen. Gicht hätte mein Patient, Herr F., in solchen schlechten Zeiten freilich auch dann nicht bekommen, wenn sein Vater oder Großvater ihm die Veranlagung dazu mitgegeben hätte. Die Erbanlagen allein genügen nämlich im allgemeinen nicht, um diese Krankheit auszulösen. Erst „Luxusernährung" mit reichlich Fleisch, Alkohol, Kaffee und Schokolade läßt die Stoffwechselstörung akut auftreten. Sie betrifft bevorzugt Männer wie Herrn F. mit familiärer Vorbelastung durch den Vater, die meist auch noch übergewichtig sind. Dabei ist die Gicht keineswegs eine Krankheit alter Männer, wie oft angenommen wird, meist tritt der erste Anfall schon bald nach dem 30. Lebensjahr auf.

Auch mein Patient erlitt seinen ersten Gichtanfall mit 32 – und dieser Anfall hatte es in sich. Aus scheinbar voller Gesundheit traten plötzlich in der Nacht höllische Schmerzen am Großzehengelenk auf. Die Haut darüber rötete sich, und das Gewebe schwoll an, sogar Fieber kam dazu. Herr F. hatte das früher schon bei seinem Vater miterlebt und wußte gleich, daß es jetzt auch ihn „erwischt" hatte. Er tat das einzig Richtige zur Soforthilfe, indem er das Gelenk etwa 2 Minuten lang unter fließendes kaltes Wasser hielt, dadurch ließ der Schmerz rasch nach. Geschlafen hat er in dieser Nacht trotzdem nicht mehr gut. Deshalb suchte er am nächsten Tag auch seinen Hausarzt auf, der ihm ein Arzneimittel mit dem Gift der Herbstzeitlosen und Diät verordnete.

Leider zog Herr F. keine Konsequenzen aus diesem Warnzeichen, sondern lebte bald wieder so „gut" wie früher. Der nächste Gichtanfall ließ deshalb nicht lange auf sich warten – und wieder dachte Herr F. nach Besserung nicht daran, seine falsche Lebensweise und Ernährung tiefgreifend umzustellen.

Im Lauf der Zeit traten die Anfälle in immer kürzeren Abständen auf, später kamen durch Harnsäureeinlagerungen in Haut und Knorpelgewebe noch erbsengroße Gichtknoten am Ohr und an den Fingergelenken hinzu, die an manchen Stellen zu schwer heilenden Geschwüren aufbrachen. Als Herr F. zu mir in die Praxis kam, war er ziemlich am Ende.

Alle diese Beschwerden hätte er sich ersparen können. Spätestens der erste Gichtanfall war ein Signal für die Umstellung der Ernährung auf fleischarme, rohkostreiche Kost, Verzicht auf Alkohol, Bohnenkaffee und Schokolade und schonenden Abbau des Übergewichts. Aber auch dieser erste Anfall war nicht nötig, denn Herr F. wußte von seiner erblichen Vorbelastung durch den Vater und hätte vorbeugen können.

In dem fortgeschrittenen Stadium, in dem er zu mir in die Sprechstunde kam, war natürlich eine Langzeitbehandlung erforderlich. Neben Diät zur Grundtherapie verordnete ich ein fertiges Kräuterarzneimittel mit den harntreibenden, entschlackenden Heilpflanzen *Birke*, *Brennessel*, *Hauhechel*, *Löwenzahn* und *Veilchen*. Mit diesen Hauptmitteln habe ich bei Gicht immer gute Erfahrungen gesammelt, denn sie schwemmen die Harnsäure aus den Geweben aus, die sich infolge der anlagebedingten Störung des Harnsäurestoffwechsels dort eingelagert hat. In der Volksmedizin schätzt man sie deshalb seit langem zur Gichtbehandlung. Bei Bedarf ergänze ich noch durch *Ehrenpreis*, *Habichtskraut*, *Hagebutte*, *Schafgarbe* oder *Schlüsselblume*.

Herr F. war noch rechtzeitig gekommen, Kräuter und Diät besserten die Beschwerden allmählich, und seit über 2 Jahren trat jetzt kein akuter Gichtanfall mehr ein.

Er führt vorbeugend immer noch 4mal jährlich für je 1 Monat eine gründliche Kur mit dem von mir verordneten entschlackenden Kräutermittel durch und achtet auch darauf, daß sich kein Übergewicht mehr aufbaut. Deshalb sind seine Chancen günstig, keinen Rückfall mehr zu erleiden, die Verkrümmung der Gelenke bis zur Gebrauchsunfähigkeit zu vermeiden und keine Harnsäuresteine in den Nieren zu bekommen, die als Komplikationen der Gicht gefürchtet sind.

Meine Empfehlungen bei Gicht:	
Teemischungen	– Kennziffer 50.1.03.
Fertigtees	– Kennziffern 50.4.01, 50.4.02, 50.4.03, 50.4.04 oder 50.4.05.
Arzneimittel (innerlich)	– Kennziffern 40.5.04, 50.5.02, 50.5.03, 50.5.04 oder 90.5.14.
Arzneimittel (äußerlich)	– Kennziffern 50.6.05, 50.6.06, 50.6.07, 50.6.08 oder 50.6.09.

Hexenschuß – Kreuzschmerz

Mit dem Wort Hexenschuß, das wohl im abergläubischen Mittelalter entstand, trifft der Volksmund den Nagel auf den Kopf. Der Schmerz schießt plötzlich in den unteren Rücken ein, zwingt oft zu kuriosen Schonhaltungen und verschlimmert sich bei jeder Bewegung, ja sogar beim Lachen, Niesen oder Husten. Nach einigen Tagen der Schonung ist er gewöhnlich überstanden, kann aber unter Umständen in immer kürzeren Abständen wiederkehren.

Auch bei Frau P. erkannte ich schon an der Haltung, daß sie unter Hexenschuß litt. Ich verordnete ihr eine schmerzlindernde durchblutungsfördernde Salbe mit *Arnika, Johanniskraut, Lavendel, Pfefferminze* und *Rosmarin* und Rotlichtbestrahlungen zur Durchwärmung. Damit war ihr zunächst bald geholfen.

Man darf sich aber nicht mit Schmerzlinderung zufriedengeben, sondern muß nach den Ursachen suchen, um Rückfälle durch gezielte Weiterbehandlung zu vermeiden. Bei Frau P. bestand ein Bandscheibenschaden, der Hexenschuß war auf der Grundlage dieser Schädigung durch eine ungeschickte Bewegung ausgelöst worden. Gegen solche Schäden an der unteren Wirbelsäule, unter denen viele Menschen leiden, sind Kräuter machtlos. Daher setzte ich die Behandlung nach dem Abklingen des Hexenschusses mit anderen biologischen Heilmitteln fort, auf die hier nicht mehr weiter eingegangen werden kann.

Schmerzen im Kreuz müssen nicht immer so dramatisch wie bei Frau P. als Hexenschuß auftreten, sondern können sich auch allmählich entwickeln, häufig wiederkehren oder chronisch bestehen. Dann erklären sie sich meist aus rheumatischer Ursache, durch Zugluft ins Kreuz, falsche Körperhaltungen, Überanstrengungen, zu schwache Bauchdecken mit zuviel Fett (Hängebauch bei Übergewicht), bei Frauen auch Unterleibserkrankungen oder Schwangerschaft.

Der Patient kann die Ursachen nicht sicher unterscheiden, deshalb sollte bei häufigen oder chronischen Kreuzschmerzen unbedingt bald der Fachmann aufgesucht werden, der je nach Ursachen eine gezielte Behandlung einleitet. Zur Soforthilfe eignen sich die beim Hexenschuß genannten Heilpflanzen.

Ergänzend kann man fertige Kräuterzubereitungen auch innerlich anwenden.

Meine Empfehlungen bei Hexenschuß und Kreuzschmerzen:
Fertigtees	– Kennziffer 50.4.05.
Arzneimittel (innerlich)	– Kennziffern 50.5.01 oder 50.5.05.
Arzneimittel (äußerlich)	– Kennziffern 10.6.06, 50.6.03, 50.6.04, 50.6.08 oder 50.6.09.

Rheumatismus

Rheuma gehört zu den ältesten und häufigsten Krankheiten überhaupt. Aus Knochenfunden wissen wir, daß in grauer Vorzeit schon der Höhlenbär und unser „Ahn", der Neandertaler, unter Gelenkrheuma zu leiden hatten.

Eigentlich gibt es *das* Rheuma überhaupt nicht, sondern nur Erkrankungen des rheumatischen Formenkreises, der insgesamt etwa 400 verschiedene Krankheitsbilder umfaßt. Ich kann sie hier unmöglich alle beschreiben, sondern beschränke mich auf die häufigsten 3 Grundformen: akuter Gelenkrheumatismus – von Anfang an chronisch verlaufendes Gelenkrheuma – Weichteilrheuma.

Frau T. klagte über starke Schmerzen in mehreren Gelenken, die plötzlich begonnen hatten. Außerdem bestand ein blasser Hautausschlag und hohes Fieber. Sie litt eindeutig unter akutem Gelenkrheuma, das meist als Spätfolge von Infektionskrankheiten oder durch chronische Entzündungsherde an Zahnwurzeln, Mandeln oder Nebenhöhlen der Nase entsteht.

Versuchen Sie nie, akutes Gelenkrheuma selbst zu behandeln, das könnte zu ernsten Schäden an Herz oder Nieren führen. Ihr Therapeut wird wegen der heftigen Schmerzen zunächst stark wirksame, schmerzlindernde biologische oder chemische Arzneimittel verordnen, ergänzt durch Rheumasalben mit entzündungshemmender und durchblutungsfördernder Wirkung. Manchmal müssen auch Antibiotika gegen Krankheitserreger eingenommen werden. Kräuter allein helfen im akuten Stadium nicht ausreichend, sondern können die anderen Heilmittel nur ergänzen und nach Besserung Rückfälle verhüten. Die Kräutertherapie entspricht der bei akuter Gelenkentzündung.

Eine andere Patientin, Frau M., kam erst recht spät zu mir in die Praxis, weil ihre Gelenkschmerzen allmählich zunahmen. Begonnen hatte es mit erträglichen Schmerzen in mehreren Gelenken, die sie durch rezeptfreie Schmerztabletten selbst bekämpfte. Allmählich nahmen Schwellungen und Schmerzen aber trotzdem zu, und die Gelenke begannen, sich allmählich zu versteifen. Das sind typische Symptome des von Anfang an chronischen Gelenkrheumas. Ohne Behandlung führt diese Form zur Verkrümmung und Versteifung vor allem kleiner Gelenke bis hin zur Gebrauchsunfähigkeit.

Die Ursachen dieser heimtückischen Krankheit, die oft viel zu lange auf die leichte Schulter genommen wird, kennen wir noch nicht sicher. Man vermutet Störungen des Gelenkstoffwechsels, die wiederum mit beschwerdearmen chronischen Infektionskrankheiten oder Abwehrstoffen, die der Körper gegen eigenes Gewebe bildet, in Zusammenhang stehen.

Nur durch frühzeitige Behandlung kann die Versteifung der Gelenke verhindert werden. Dazu eignen sich die weiter vorne bei der Gelenkabnutzung genannten Heilpflanzen, die im Einzelfall aber nach Verordnung des Therapeuten durch andere Heilmittel ergänzt werden müssen. Unzulängliche Selbsthilfe erhöht das Risiko der vorzeitigen Gelenkabnutzung, die übrigens auch bei akutem Gelenkrheuma drohen kann.

Während Sie also bei allen Formen des Gelenkrheumas vorsorglich stets den Arzt oder Heilpraktiker aufsuchen sollten, genügt bei Weichteilrheuma oft auch die Selbsthilfe.

Unter Weichteilrheuma litt auch mein Patient, Herr Q. Die Krankheit betrifft Sehnen, Muskeln, Schleimbeutel und andere Weichteile des Körpers und entsteht meist durch Überanstrengung oder örtliche Abkühlung (Zugluft), die zur schmerzhaften Muskelverspannung führt. Herr Q. saß in einem Großraumbüro mit Klimaanlage so ungünstig, daß der Luftstrom zur Abkühlung der Schulter-Nacken-Region führte. Diese Ursache seiner chronischen Muskelschmerzen fanden wir im Gespräch gemeinsam heraus. Ich riet meinem Patienten, den Schreibtisch so umzustellen, daß er aus dem Luftstrom herauskam.

Zur Behandlung verordnete ich eine Rheumasalbe mit den altbewährten Hauptwirkstoffen *Arnika*, *Lavendel*, *Pfefferminze* und *Rosmarin*. Dadurch und dank der neuen Sitzposition im Büro besserten sich die Beschwerden bald, und es kam zu keinem Rückfall mehr. Herr Q. hatte allerdings Glück, denn chronischer Weichteilrheumatismus kann auch zu bleibenden Gewebsverhärtungen mit chronischen Beschwerden führen.

Außer den Heilpflanzen, die ich Herrn Q. äußerlich verordnete, gibt es noch andere, in der Volksmedizin seit alters bei Muskelrheuma bewährte Kräuter. Dazu gehören *Johanniskraut*öl, Salben mit *Fichtennadeln*, *Föhre* oder *Melisse*, warme Auflagen mit *Brennessel*- oder *Salomonsiegel*tee, kalte *Meerrettich*auflagen und täglich 1 Teil- oder Vollbad mit Fichtennadeln, Lavendel oder Rosmarin (am besten als fertiger Badezusatz aus dem Reformhaus).

Meine Empfehlungen bei Rheumatismus:	
Kräuteröle	– Kennziffern 50.3.01, 50.3.02, 50.3.03 oder 60.3.01.
Fertigtees	– Kennziffern 40.4.08, 50.4.01, 50.4.02, 50.4.03, 50.4.04 oder 50.4.05.
Arzneimittel (innerlich)	– Kennziffern 40.5.04, 40.5.12, 50.5.01, 50.5.02, 50.5.03 oder 50.5.04.
Arzneimittel (äußerlich)	– Kennziffern 10.6.06, 10.6.11, 10.6.12, 50.6.02, 50.6.05, 50.6.06, 50.6.07, 50.6.08 oder 50.6.09.
(Siehe auch Gelenkabnutzung, Gelenkentzündung und Gicht.)	

Verrenkung – Verstauchung

(siehe Andere Gesundheitsstörungen, S. 90)

Hautkrankheiten und Hautverletzungen

Haben Sie sich schon einmal Gedanken über die vielfältigen Aufgaben Ihrer Haut gemacht, oder betrachten Sie die Körperhülle auch nur als einen „Sack", der das Körperinnere gegen die Umwelt abgrenzt und keiner besonderen Pflege bedarf? Die Haut ist unser größtes Organ und erfüllt zahlreiche, zum Teil lebenswichtige Funktionen, denken Sie nur an die Regulierung der Körpertemperatur. Deshalb benötigt sie auch tägliche Pflege, damit sie alle Aufgaben erfüllen und Krankheitsfaktoren widerstehen kann. Das beginnt mit der täglichen Reinigung, bei der vielen Menschen folgenschwere Fehler unterlaufen. Die üblichen Seifen zerstören auf lange Zeit den natürlichen Säureschutzmantel der Haut, der zur Abwehr von Krankheitserregern notwendig ist, und entziehen der Haut meist zuviel Fett. Deshalb sollten Sie neutrale, überfettete Seifen verwenden, zum Beispiel Keratin-, Speik- oder Tölzerseife. Noch besser eignen sich seifenfreie Waschlösungen mit rückfettenden Wirkstoffen, die dem Säure-(pH)wert der Haut entsprechen. Bei gesunder Haut können Sie die Nachteile der Seifenreinigung auch ausgleichen, indem Sie nach dem Waschen mit Essigwasser (1/3 Essig, 2/3 Wasser) nachwaschen und danach ein gutes Hautöl einklopfen. Wenn Sie unter unreiner, fettiger, zu trockener oder kranker Haut leiden, sind die Waschlösungen unentbehrlich.

Nach der Hautreinigung, die je nach Bedarf mehrmals am Tag durchgeführt wird, dürfen Sie die Hautpflege mit natürlichen Mitteln nicht vergessen.

Bei normalem Hauttyp empfehle ich Waschungen mit *Kamillen*, die Hautinfektionen vorbeugen, dem durchblutungsfördernden *Rosmarin* und *Zinnkraut*, das durch seinen Kieselsäuregehalt die Hautfunktionen fördert. Aus alten Kräuterbüchern habe ich aus diesen 3 Kräutern einen Tee zusammengestellt, der mit 1–2 Eßlöffeln Essig vermischt nach jeder Hautreinigung aufgetragen werden sollte (Rezept: Kennziffer 60.1.01). Er ist preiswerter als fertige Hautpflegemittel, mindestens ebenso gut wirksam und gut hautverträglich.

Für meine Patienten mit trockener, schuppiger, leicht reizbarer Haut empfehle ich nach alten Kräuterfolianten eine Teemischung aus *Holunder*, *Kamillen*, *Klette* und *Petersilie* zur täglichen Waschung (Rezept: Kennziffer 60.1.02). Regelmäßig angewendet, kann dieser Tee, ergänzt durch 2- bis 3wöchentliche Waschungen mit frischer Vollmilch oder Molke und anschließender Gesichtsmaske mit Honig oder granoVita Bienensalbe aus dem Reformhaus, die Haut allmählich regenerieren. Waschungen mit Milch soll übrigens nach alter Überlieferung auch Kleopatra ihre sagenhafte Schönheit zu verdanken gehabt haben.

Wenn Ihre Haut fettig wirkt, große Poren aufweist und zu Unreinheiten neigt, empfehle ich 3mal wöchentlich Gesichtsdämpfe mit *Kamille* (s. S. 151) und tägliche Waschungen mit der schon für normale Haut genannten Kräuterrezeptur (Kennziffer 60.1.01). Nach dem Gesichtsdampf, der die durch Talg verstopften Poren öffnet und Unreinheiten vorbeugt, tupfen Sie die Haut mit frisch ausgepreßtem Zitronensaft ab. Je nach Jahreszeit können Sie auch Gesichtsmasken mit Erdbeer-, Gurken-, Kartoffel- oder Möhrenscheiben durchführen.

Wenn die Haut stark zu Unreinheiten neigt, greifen Sie auf ein Rezept der alten Römer zurück und legen Sie 2mal wöchentlich Wirsingkohlblätter als Gesichtsmaske auf. Die Blätter (möglichst aus biologischem Anbau) werden angewärmt, die Adern mit einem Wellholz leicht gequetscht, dann legt man sie in mehreren Schichten auf und befestigt durch einen Verband. Die Anwendung dauert 1–2 Stunden und entzieht der Haut oft eine übelriechende Flüssigkeit; die damit ausgeschiedenen Schlacken und Giftstoffe sind gewöhnlich für die Hautunreinheiten verantwortlich.

Hüten Sie sich aber davor, die Haut zu stark entfetten zu wollen, sie reagiert darauf nur mit verstärkter Talgproduktion.

Wenn Sie zum Mischhauttyp mit zu fetten und zu

trockenen Hautzonen gehören, pflegen Sie die Haut abwechselnd mit den bei trockener und fettiger Haut genannten natürlichen Mitteln. Gut bewährt sich auch mein *Klettenwurzel*öl (Rezeptur 60.3.02), das zusätzlich *Brennesseln* und *Rosmarin* enthält. Damit können Sie auch täglich den Haarboden massieren, damit die Haare kräftiger wachsen. Die Volksmedizin schätzt die Klettenwurzel seit alters zur Haut- und Haarpflege.

In Reformhäusern, Drogerien und Apotheken erhalten Sie heute Naturkosmetika in großer Auswahl; sie vereinfachen die biologische Hautpflege. Übrigens: Kosmetik im Sinne von Hautpflege geht nicht nur Frauen an, auch Männer sollten sie regelmäßig zur Gesundheitsvorsorge betreiben.

Wenn die Haut trotz richtiger Reinigung und Pflege doch einmal erkrankt, empfehle ich als Hauptmittel äußerlich *Kamille* und *Zinnkraut*. Damit ist es aber meist nicht getan, denn als Ausscheidungs- und Entgiftungsorgan wird die Haut von zahlreichen inneren Faktoren beeinflußt. Deshalb eignen sich innerlich blutreinigende, gründlich entschlackende Heilpflanzen, vor allem *Brennesseln, Erdrauch, Hauhechel, Löwenzahn* und *Veilchen*.

Abszeß

Zunächst schenkte Herr D. der kleinen Hautverletzung keine Beachtung, die er sich bei der Arbeit zugezogen hatte. Erst als sich nach einigen Tagen eine derbe, umschriebene, gerötete Schwellung mit mäßigem, klopfendem Schmerz einstellte, bekam er es mit der Angst zu tun und kam zu mir in die Praxis. Zum Glück hatte er sich keine ernste Wundinfektion zugezogen, sondern einen einfachen Abszeß. Unter Fieber, das in ernsteren Fällen hinzukommen kann, litt er nicht.

Ziel der Abszeßbehandlung ist es, die Eiterung zu erweichen, damit sie sich nach außen entleert. Wenn das nicht bald gelingt, droht der Eiter ins Körperinnere durchzubrechen. Dem kann bei Bedarf durch einen kleinen chirurgischen Eingriff unter örtlicher Betäubung vorgebeugt werden.

Bei meinem Patienten war das nicht erforderlich. Durch feuchtheiße Auflagen, die er 6mal täglich mit *Kamillen*tee getränkt anlegte, wurde der Abszeß erweicht, und der Eiter entleerte sich.

Zusätzlich zur äußerlichen Therapie verordnete ich Herrn D. eine Teemischung aus *Brennessel*, *Stiefmütterchen* und *Veilchen* innerlich zur Anregung der Entgiftung. Dieser gut bewährte Tee empfiehlt sich auch dann, wenn Abszesse durch Verschleppung von Erregern aus anderen Körpergebieten auf dem Blutweg häufiger auftreten. Dann muß aber unbedingt auch der chronische, meist beschwerdearme Krankheitsherd, von dem die Abszesse ausgehen, fachmännisch behandelt werden.

Abszessen, die sich aus kleinen Hautrissen und Hautverletzungen entwickeln, kann man durch sorgfältige Desinfektion auch der kleinsten Verletzung vorbeugen; dazu gibt es rezeptfrei geeignete Mittel, die in keiner Hausapotheke fehlen dürfen. Manchmal treten Abszesse auch als beschwerdearme Schwellungen zwischen den Rippen oder in der Becken-Leisten-Gegend auf. Sie haben sich dann aus anderen Krankheitsherden abgesenkt (Senkungsabszeß); örtliche Behandlung hilft dann wenig, es besteht sogar Verdacht auf Tuberkulose, so daß rasch der Arzt aufgesucht werden muß.

Noch ein Wort zu den Zugsalben, die bei Abszessen oft gebraucht werden. Sie erweichen die Haut und erleichtern den Abfluß des Eiters, unter Umständen begünstigen sie aber auch die Ausbreitung der Eiterung. Deshalb sollten Sie solche Salben nur nach Verordnung Ihres Therapeuten verwenden.

> Meine Empfehlungen bei Abszessen:
> Teemischungen – Kennziffer 60.1.03.
> Arzneimittel – Kennziffern 60.6.05 oder
> (äußerlich) 60.6.07.

Afterjucken

(siehe Krankheiten der Verdauungsorgane, S. 33)

Akne

Die Hautfinne beginnt ausgerechnet mit der Pubertät, in einer Zeit also, in der die körperlichen Veränderungen der Geschlechtsreife und der Übertritt in die Entwicklungsphase des Jugendlichen ohnehin schon genug Probleme aufwerfen. Ein Hautarzt meinte einmal dazu: „An Akne stirbt zwar niemand, aber sie kann ein ganzes Leben vernichten." Das bezieht sich auf die seelischen Reaktionen des jungen Menschen auf die kosmetisch sehr störenden Hautveränderungen, die bei fast jedem Pubertierenden individuell unterschiedlich stark und lange auftreten.

Die Ursachen der Akne sind noch nicht in allen Teilen aufgeklärt. Fest steht, daß die hormonellen Veränderungen während der Pubertät zur übermäßigen Talgproduktion der Haut viel beitragen. Hinzu kommen oft Darmträgheit, zu fette, scharf gewürzte Ernährung, Stoffwechselstörungen und seelische Faktoren.

Auch meine Patientin, Tina K., gerade 14 Jahre alt geworden, litt seelisch sehr unter den Talgstauungen in den Poren, die sich durch Staub und Schmutz schwarz verfärbten (s. a. Mitesser, S. 70) und oft durch Infektion mit Bakterien in entzündliche Knötchen und eitrige Pusteln vor allem im Gesicht, im oberen Teil der Brust und des Rückens und an den Armen übergingen. Es half ihr wenig, daß Pubertätsakne immer ausheilt, denn unbehandelt kann sie bis über das 30. Lebensjahr hinaus andauern.

Die Behandlung der Akne ist meist langwierig und muß äußerlich und innerlich durchgeführt werden. Unverzichtbar zur Grundbehandlung ist eine Diät, wie ich sie auch Tina verordnete. Sie vermeidet alle Süßigkeiten, insbesondere Schokolade, scharfe Gewürze und zu schwere, fette Speisen, denn die Erfahrung lehrt, daß dadurch die Akne gefördert wird. Auch auf Nikotin, das als Gefäßgift die Hautdurchblutung verschlechtert, muß strikt verzichtet werden. Die Ernährung soll viel rohes Gemüse und Obst enthalten, zusätzlich sorgen täglich 10–20 g Leinsamen oder Diätweizenkleie aus dem Reformhaus, mit reichlich Flüssigkeit eingenommen, für regelmäßige Darmentleerung.

Zur Hautreinigung verordnete ich meiner Patientin die seifenfreie Waschlösung Sebamed, die den natürlichen Säureschutzmantel der Haut stabilisiert und mild entfettend wirkt.

Nach alten Kräuterbüchern, ergänzt durch praktische Erfahrungen, habe ich zur täglichen Behandlung ein Hautwasser entwickelt, das nach jeder Hautreinigung, mindestens morgens und abends, mit einem Wattebausch oder Zellstofftupfer aufgetragen wird. Es besteht aus *Kamille, Rosmarin, Salbei, Thymian* und *Zinnkraut*, ergänzt durch Schwefel-Kampfer-Lösung aus der Apotheke (Rezept: Kennziffer 60.1.04). Bei regelmäßiger Anwendung beugt dieses Hautwasser Pickeln, Mitessern und Pusteln vor.

Zusätzlich verordnete ich Tina wöchentlich 4mal Gesichtsdämpfe mit einem Mischtee aus *Kamille, Salbei, Thymian* und *Zinnkraut* und einen Komedonenquetscher aus der Apotheke, mit dem sie nach dem Gesichtsdampf die erweichten Mitesser ausquetschte; das beugt neuen Vereiterungen der Talgdrüsen vor. Bestehende Eiterpusteln können nach dem Gesichtsdampf vorsichtig zwischen den mit Zellstofftupfern geschützten Zeigefingern ausgequetscht werden, wobei aber kein Eiter auf die gesunde Haut gelangen darf, sonst wird die Infektion verschleppt. An harten, entzündlichen, aber nicht eiternden Knötchen drückt man nie herum. Nach dem Gesichtsdampf trägt man das Schwefel-Kräuter-Hautwasser auf.

Zur Entgiftung von innen empfahl ich meiner Patientin einen Tee aus *Brennesseln, Erdrauch, Hauhechel, Löwenzahn* und *Veilchen*. Diese Kräuter sind seit alters wegen ihrer gründlichen blutreinigenden Wirkung in der Volksmedizin bekannt, und ich erziele damit immer wieder gute Behandlungsergebnisse. Auch *Bärlauch, Brunnenkresse, Erdbeere, Habichtskraut, Holunder, Klette, Ochsenzunge, Schlehdorn, Stiefmütterchen, Teufelszwirn, Wasserdost* oder *Wegwarte* eignen sich noch zu diesem Zweck, erreichen allerdings nicht immer die tiefgreifend entschlakkende Wirkung der genannten Hauptmittel.

Die hier beschriebene Langzeitbehandlung reicht meist, um Akne allmählich zu bessern und schließlich auszuheilen. Auch bei Tina K. wirkte die Therapie bald, und nach ewa 1/2 Jahr konnte ich sie als geheilt entlassen. Ab und zu treten zwar noch kleine Mitesser und Pickel auf, aber kein Vergleich mehr zu den großen Pusteln und Knoten vor der Behandlung.

In schwereren Fällen kann man manchmal vorübergehend nicht auf chemische Arzneimittel verzichten, um den Patienten rasch und deutlich zu helfen, auf längere Sicht wirkt die Heilkraft der genannten Kräuter aber meist zuverlässiger.

Meine Empfehlungen bei Pubertätsakne:	
Teemischung (als Gesichtswasser)	– Kennziffer 60.1.04.
Gesichtsdampf	– Kennziffer 60.1.05.
Teemischungen (innerlich)	– Kennziffern 60.1.06 oder 60.1.07.
Arzneimittel (innerlich)	– Kennziffer 60.5.02.
Arzneimittel (äußerlich)	– Kennziffern 60.6.02 oder 60.6.03.

Akneartige Krankheitsbilder, die ohne Zusammenhang mit der Pubertät entstehen und überall am Körper auftreten, erfordern unbedingt fachmännische Behandlung je nach Ursachen. Zu ihrer Entstehung tragen vor allem chronische, beschwerdearme Entzündungsherde an Zähnen, Mandeln oder Nasennebenhöhlen, Arzneimittel (vor allem Brom und Jod), manche Leber-, Darm- und Nierenleiden oder der häufige Kontakt mit Petroleum, bestimmtem Staub oder Teer bei.

Die Grundbehandlung entspricht zwar der bei einfacher Pubertätsakne, die Ursachen müssen aber gezielt nach Verordnung des Therapeuten zusätzlich beseitigt werden.

Außerdem kennen wir noch die Streßakne, die sich aus seelisch-nervösen Ursachen erklärt. Sie wird am besten durch die später bei Nervosität genannten Mittel behandelt, wenn der Arzt oder Heilpraktiker nichts anderes verordnet. Auch in diesen Fällen empfiehlt sich zur Grundbehandlung die beschriebene Aknetherapie von außen und innen.

Ausschlag

Mein Patient, Herr M., litt unter einem örtlich begrenzten Ausschlag auf dem oberen Rücken, dessen Ursachen nicht genau festzustellen waren. Vermutlich bestand eine allergische Reaktion. Eiterungen und Fieber, wie sie bei Infektionen auftreten, lagen nicht vor, und es gab auch keinen Hinweis auf eine Reizung der Haut durch Chemikalien oder Licht oder eine Allgemeininfektion (wie Masern, Scharlach, Röteln, Windpocken), die sich durch Hautausschlag bemerkbar macht. Herr M. klagte vor allem über Juckreiz, der obere Rücken war mit geröteten, zum Teil schuppenden Bläschen bedeckt.

Bei solchen Ausschlägen verordne ich zur Grundbehandlung immer innerlich entgiftende Heilkräuter wie bei Akne. Hinzu kommen Waschungen mit *Kamille*, *Malve*, *Thymian* und *Zinnkraut*, bei stärkerem Juckreiz ergänzt durch *Eichenrinde* oder *Tormentill*. Vor allem Eichenrinde, Malve und Tormentill empfiehlt die traditionelle Kräuterheilkunde seit langem zur Linderung juckender Hautausschläge.

Nach meinen praktischen Erfahrungen verschaffen diese Kräuterteewaschungen, die je nach Stärke der Beschwerden täglich 4- bis 8mal durchgeführt werden, bei den meisten örtlichen Ausschlägen dem Patienten rasch Linderung und heilen einfache Ausschläge innerhalb weniger Tage. Ausgedehntere Hautveränderungen und Eiterungen, die mit Fieber einhergehen, erfordern im Einzelfall zunächst allerdings auch einmal stark wirksame, vom Therapeuten verordnete Medikamente, um Komplikationen und häßliche Vernarbungen zu vermeiden. Kräuterwaschungen und -tees zur innerlichen Entgiftung unterstützen dann diese Behandlung.

Beim Herrn M. reichten meine Kräuterrezepturen aus, und innerhalb von 2 Wochen war sein Ausschlag verschwunden.

Meine Empfehlungen bei örtlichen nicht eiternden Ausschlägen ohne Fieber:	
Teemischungen (äußerlich)	Kennziffern 60.1.08 oder (bei stärkerem Juckreiz) 60.1.09.
Arzneimittel (innerlich)	Kennziffern 60.5.01, 60.5.02 oder 90.5.10.
Arzneimittel (äußerlich)	Kennziffern 60.6.03 oder 60.6.06.

Bluterguß

Frau I., eine junge, überschlanke und sehr nervöse Frau, klagte über häufige ausgedehnte Blutergüsse, die schon durch leichtes Anstoßen auftraten und nur langsam heilten. Fast ständig bestanden irgendwo am Körper blaue, zum Teil recht schmerzhafte Flecke.

So häufig wie bei dieser Patientin kommen Blutergüsse gewöhnlich nicht vor. Normalerweise entstehen sie durch stumpfe Verletzungen ohne offene Wunde, Blutgerinnungsstörungen, Vitamin- und Mineralstoffmangel oder bei Arterienverkalkung, die zur Brüchigkeit der Gefäße führt. Da nichts davon bei Frau I. zutraf, mußte ich bei ihr Bindegewebsschwäche als Ursache annehmen, die gerade bei Fauen häufig den blauen Flecken zugrundeliegt.

Mit *Zinnkraut* steht uns bei Bindegewebsschwäche eine gut wirksame Heilpflanze zur Verfügung, die reichlich Kieselsäure, den Urbaustein aller lebenden Substanz, enthält. Das wußten schon die alten Ärzte, und deshalb taucht das Zinnkraut in alten Kräuterbüchern unter anderem gegen Blutergüsse, Verletzungen und allgemeine Gewebsschwäche auf. Allerdings dauert es einige Zeit, ehe die Kieselsäure wirkt.

Zur Soforthilfe verordnete ich Frau I. daher Einreibungen mit *Arnika*tinktur 4mal täglich. Dadurch wird die örtliche Durchblutung angeregt und der Blutfarbstoff unter grünlicher, später gelblicher Verfärbung schneller abgebaut. Manchmal unterstütze ich die Wirkung noch durch Enzymsalben. (Mehr über die Enzyme erfahren Sie in meinem Buch „Enzyme – Vitalstoffe für die Gesundheit", Falken-Verlag, das Sie in jeder Buchhandlung erhalten.)

Auch Auflagen, die in *Arnika*-, *Lavendel*-, *Melisse*- oder *Tormentill*tee getaucht und alle 2 Stunden erneuert werden, bewähren sich bei Blutergüssen gut. Außerdem gibt es zahlreiche Kräutersalben rezeptfrei in Apotheken.

Wenn Sie ohne äußeren Grund häufiger unter Blutergüssen leiden, sollten Sie bald den Therapeuten aufsuchen, ehe vielleicht eine ernstere Krankheit unnötig verschleppt wird.

Meine Empfehlungen bei Blutergüssen:	
Kräuteröl	Kennziffer 60.3.01.
Arzneimittel (äußerlich)	Kennziffern 10.6.03, 10.6.04, 50.6.05 oder 50.6.06.

Ekzeme

Frau V. hatte trotz ihrer Jugend schon einen langen Leidensweg hinter sich, als sie in meine Praxis kam. Begonnen hatte alles um das 9. Lebensjahr herum mit Heuschnupfen. Nach einigen Jahren kam Bronchialasthma hinzu, und jetzt klagte sie über die typische juckende Hautrötung eines akuten Ekzems. Bläschen, Flechten, Krusten oder Schuppen, die meist erst nach einiger Zeit entstehen, konnte ich bei ihr noch nicht feststellen.

Zunächst verordnete ich meiner Patientin ein striktes Seifenverbot und empfahl statt dessen eine Waschlösung zur Hautreinigung. Seifenverzicht ist eine Grundvoraussetzung der erfolgreichen Ekzembehandlung, wer sich daran nicht hält, wird schwerlich dauernde Heilung erzielen.

Zur örtlichen Behandlung des Ekzems stellte ich eine Kräuterrezeptur aus *Eichenrinde*, *Kamille*, *Tormentill*, *Wiesenknopf* und *Zinnkraut* nach traditioneller Überlieferung zusammen. Sie wird morgens und abends mit einem Zellstofftupfer lauwarm auf die befallenen Hautpartien aufgetragen. Am Tag wendete Frau V. noch eine fertige Kräuterlotion aus der Apotheke an, um die Wirkung zu verstärken.

Gerade bei Ekzemen, die meist mit inneren Krankheitsfaktoren in Zusammenhang stehen, kann auf zusätzliche innere Entgiftung nicht verzichtet werden. Dazu bevorzuge ich einen nach alten Kräuterrezepten der Volksmedizin selbst zusammengestellten Tee aus *Brennesseln*, *Löwenzahn*, *Stiefmütterchen* und *Veilchen*, alle bestens zur gründlichen Entschlackung bewährt. Nach ungefähr 3 Wochen war Frau V. ihr Ekzem los, und ich ging daran, Bronchialasthma und Heuschnupfen (s. dazu Erkrankungen der Lungen und Atemwege) gezielt zu behandeln. Der bei Ekzemen häufige Rückfall durch geringste Reizung der scheinbar abgeheilten Hautzonen trat nicht auf, inzwischen hat meine Patientin auch ihre anderen allergischen Beschwerden wenigstens zum Teil überwunden. Wir hoffen gemeinsam, daß sie in einigen Monaten vollkommen gesund sein wird.

Meine Empfehlungen bei Ekzemen:	
Hautwasser	– Kennziffer 60.1.10.
Teemischungen (innerlich)	– Kennziffer 60.1.11.
Arzneimittel (innerlich)	– Kennziffern 60.5.02 oder 60.5.03.
Arzneimittel (äußerlich)	– Kennziffern 20.6.08, 60.6.03 oder 60.6.06.

Furunkel – Karbunkel

Seit einiger Zeit erlebe ich in meiner Praxis häufiger, wie schädlich sich übertriebene Reinlichkeit auf die Gesundheit der Haut auswirkt, weil immer mehr chemische Desinfektionsmittel und ähnliche Mittel zur Körperreinigung verwendet werden. Die Haut wird dadurch in ihrer natürlichen Abwehrkraft geschwächt und kann Bakterien oder Hautpilze nicht mehr in Schach halten. Sie dringen entlang des Haars in die Haut vor, eine harte, gerötete Schwellung mit einem Eiterpunkt auf dem Gipfel entsteht. Wenn das an mehreren Stellen der Haut zugleich geschieht oder sich monatelang immer an der gleichen Stelle wiederholt, spricht man von Furunkulose.

Manchmal sitzen auch mehrere Furunkel dicht beieinander und bilden einen Karbunkel mit großflächiger, sehr schmerzhafter Schwellung, auf der mehrere Eiterpunkte sitzen. Fieber kann hinzukommen, nicht selten schwellen die benachbarten Lymphknoten an.

Als Komplikation kann in seltenen Fällen eine Blutvergiftung entstehen, Furunkel an Nase und Oberlippe brechen manchmal in die Blutbahn zum Gehirn durch und verursachen Hirnhautentzündung. Wegen dieser Risiken darf man Furunkel nie auf die leichte Schulter nehmen.

Bei Herrn G. war es nicht übertriebene Reinlichkeit, die zum Furunkel führte, sondern sein berufsbedingter ständiger Kontakt mit Öl und Benzin. Außerdem war er zuckerkrank, was die Anfälligkeit erhöht.

Ich verordnete täglich 6–8 Waschungen der betroffenen Hautpartie abwechselnd mit *Kamillen-*, *Malven-* und *Zinnkraut*tee. Zusätzlich empfahl ich ihm, den Furunkel zwischen den Waschungen mit frisch ausgepreßtem *Knoblauch*saft zu betupfen. Der Knoblauch wird in alten Kräuterbüchern wegen seiner guten Wirkung bei Hauteiterungen gelobt und war bis zum 2. Weltkrieg auch bei uns noch als natürliches Antibiotikum gebräuchlich. Außerdem verordnete ich Höhensonnenbestrahlungen und innerlich einen Tee aus *Königskerze*, *Stiefmütterchen* und *Veilchen*, ergänzt durch Hefeflocken aus dem Reformhaus und rohkostreiche Ernährung.

Der Furunkel ging bald zurück und kehrte an dieser Stelle nicht mehr wieder. Ich fürchte aber, daß mein Patient wegen des unvermeidlichen Kontakts mit Öl und Benzin an einer anderen Körperstelle doch bald wieder unter einem Furunkel leiden wird. Vorsorglich nimmt er weiterhin Hefeflocken und viel Rohkost ein.

Bei größeren Furunkeln – vor allem jenen an der Oberlippe und Nase –, Furunkulose oder Karbunkeln sollten Sie rasch den Fachmann aufsuchen und nie versuchen, die Krankheit selbst zu behandeln, das könnte zu den genannten ernsten Komplikationen führen, denen man manchmal nur durch Antibiotika oder pilztötende chemische Arzneimittel sicher genug vorbeugen kann.

> Meine Empfehlungen bei Furunkeln:
> Teemischung
> (innerlich)   – Kennziffer 60.1.11.
> Arzneimittel   – Kennziffern 60.6.05 oder
> (äußerlich)   60.6.07.

Fußschweiß, zu starker

Der chronische Schweißfuß ist ein verbreitetes Übel, das heute auch oft mit synthetischen Strümpfen und Schuhen in Zusammenhang steht. Deshalb rate ich jedem, der darunter leidet, nur Strümpfe aus naturreiner, nicht chemisch behandelter Wolle zu tragen, die täglich gewechselt werden, und Schuhe aus Leder zu bevorzugen sowie zu Hause und im Büro bei jeder passenden Gelegenheit barfuß zu laufen oder offene Sandalen zu tragen, damit der Schweiß besser abdünsten kann. Das empfahl ich zur Grundbehandlung auch Herrn W. – und ich tröstete ihn damit, daß vermehrtes Schwitzen immer noch besser ist als zu wenig, denn mit dem Schweiß werden Schlacken und Giftstoffe aus dem Körper entfernt. Ganz harmlos ist der Schweißfuß freilich auch nicht, denn die dauernd feuchte Haut kann sich entzünden, bildet einen günstigen Nährboden für Fußpilz, und manchmal entwickelt sich ein Schweißekzem. Bei Herrn W. waren solche Komplikationen noch nicht vorhanden.

Da übermäßiger Fußschweiß auch durch Infektionskrankheiten, chronische Entzündungsherde vor allem an Mandeln, Zahnwurzeln und in den Nasennebenhöhlen, Blutarmut oder Überfunktion der Schilddrüsen hervorgerufen wird, nahm ich eine gründliche Untersuchung vor, die aber ohne Befund blieb. Lediglich eine Übererregbarkeit des Nervensystems konnte ich feststellen, die zusammen mit synthetischen Socken den Schweißfuß erklärte.

Ich verordnete Herrn W. eine seifenfreie, auf den Säure(pH-)wert gesunder Haut eingestellte Waschlösung zum Waschen der Füße, die Schweißgeruch, Entzündungen und Pilzinfektionen auf natürliche Weise vorbeugt und die Tätigkeit der Schweißdrüsen allmählich normalisiert. Unterstützt wurde diese Behandlung durch 2 kalte Fußbäder täglich mit *Eichenrinde*, einem alten Hausmittel gegen Schweißfuß. Bei längerer Anwendung bewirkt die gerbende Eichenrinde eine Regulierung der Schweißdrüsenfunktionen und beugt Hautentzündungen vor. Ähnlich wirkt auch *Tormentill*wurzel, die anstelle von Eichenrinde als Badezusatz verwendet werden kann.

Wenn nervöse Ursachen eine Rolle spielen, wie es bei Herrn W. der Fall war, kommen zusätzlich innerlich die bei Nervosität genannten Kräuter zur Anwendung, ergänzt durch *Holunder*, *Salbei* oder *Schafgarbe*. Mein Patient erhielt *Baldriantinktur* und Salbeidragees zur Stabilisierung des Nervensystems.

Heute, ungefähr 2 Monate nach Beginn der Behandlung, hat sich die übermäßige Schweißbildung bei Herrn W. schon weitgehend normalisiert. Vorbeugend verwendet er aber die Waschlösung weiter und nimmt noch einige Zeit täglich 4 Salbeidragees ein.

Wenn Sie unter hartnäckigem Fußschweiß leiden, der sich durch die hier genannte Behandlung nicht bald bessert, suchen Sie am besten Ihren Therapeuten auf, damit die Ursachen erkannt und gezielt behandelt werden. Sprays, Puder und Einlegesohlen (sogenannte Geruchsfresser) bessern immer nur das Symptom, die Ursachen werden kaum beeinflußt. Es hat also wenig Sinn, sich damit dauernd zu behelfen.

> Meine Empfehlungen bei Fußschweiß:
> Teemischungen – Kennziffern 70.1.07,
> (innerlich) 70.1.08 oder 70.1.09.
> Alkoholische
> Zubereitungen – Kennziffer 90.2.02.
> Zur äußerlichen Behandlung 2mal täglich kalte Fußbäder entweder mit Eichenrinde oder Tormentillwurzel.

Geschwüre

Entzündungen der Haut, Infektionen, Durchblutungsstörungen, wie Arterienverkalkung und Krampfadern, oder Geschwülste können zum oberflächlichen oder kraterförmig in die Tiefe reichenden örtlichen Gewebszerfall führen. Zum Teil sind solche Geschwüre mit erheblichen Schmerzen verbunden.

Versuchen Sie nicht, ein Geschwür selbst zu behandeln, das gelingt nur, wenn die Ursachen beseitigt werden, und die kann meist nur der Therapeut erkennen. Frau P. zum Beispiel quälte sich monatelang mit einem Hautdefekt herum, der auf Salben, die ihr eine Nachbarin „verordnete", nicht ansprach. Erst als die Schmerzen unerträglich wurden, kam sie in meine Praxis. Jetzt konnte ich ihr auch nicht mehr helfen, sondern mußte ihr zur sofortigen operativen Behandlung raten, weil das Geschwür schon auf den Knochen durchgefressen war.

Zur äußerlichen Behandlung weniger schwerer Fälle verordne ich bevorzugt *Beinwell*. Er gilt seit alters als vorzügliches Heilmittel bei Wunden, Geschwüren, Verletzungen und Knochenbrüchen, weil er den natürlichen Heilungsprozeß beschleunigt. Meist wird er als Salbe fertig angewendet, nach Anweisung des Therapeuten kann man aber auch den Tee zu Auflagen oder Waschungen verwenden.

Alte Kräuterbücher nennen noch eine Reihe anderer Heilpflanzen, die bei Geschwüren auch nach meinen Erfahrungen gut wirksam sind, aber keine erreicht den Beinwell. Zu nennen sind unter anderem noch *Blutweiderich, Eichenrinde, Fieberklee, Glaskraut, Hopfen* (bei Entzündungen wegen seiner antibiotischen Wirkstoffe besonders gut geeignet), *Huflattich, Johanniskraut, Kamille, Klette, Königskerze, Malve, Pestwurz, Ringelblume, Rosmarin, Schafgarbe, Spitzwegerich, Stiefmütterchen, Storchschnabel, Taubnessel, Thymian, Tormentill* und *Wundklee*. Manchmal verordne ich neben Beinwell noch die eine oder andere dieser Drogen, um die Wirkung zu verstärken, in der Regel genügt aber Beinwell zur Heilung. Wenn er versagt, dann bleibt oft – wie bei Frau P. – nur noch der chirurgische Eingriff.

Wenn Ihr Therapeut zustimmt, können Sie einen Tee aus Beinwell und anderen Kräutern zu Waschungen oder Auflagen anwenden, grundsätzlich bevorzuge ich aber fertige Kräutersalben, bei denen die Infektionsgefahr geringer ist und die auch stets gleichbleibende Wirkstoffmengen enthalten. Das kann für die Heilung sehr wichtig sein.

> Meine Empfehlungen bei Geschwüren:
> Teemischung – Kennziffer 60.1.12.
> (äußerlich mit Erlaubnis des Therapeuten)
> Arzneimittel – Kennziffern 20.6.08 oder
> (äußerlich) 50.6.02.

Hautentzündung

Herr N. kam in meine Sprechstunde mit einer schuppenden, leicht brennenden Hautrötung am Hals und auf der oberen Brust. Zum Teil waren die entzündlichen Knötchen vereitert, Fieber bestand aber nicht, und auch das Allgemeinbefinden wurde nicht stärker in Mitleidenschaft gezogen. Da die Entzündung aber schon längere Zeit andauerte, fürchtete Herr N., er könnte unter Hautkrebs leiden. Diese Angst konnte ich ihm gleich nehmen, denn es dauert Jahre bis Jahrzehnte, ehe eine chronische Hautentzündung krebsig entartet. Trotzdem sollte man sie natürlich nicht durch unsachgemäße Selbstbehandlung verschleppen.

Es gibt verschiedene Ursachen einer Hautentzündung. Oft spielen Infektionen mit Bakterien, Viren und Pilzen oder äußere Reize, wie Chemikalien, Reibung, Hitze oder Kälte, eine Rolle, nicht selten allergische Hautreaktionen oder chronische Verdauungs- und Stoffwechselstörungen. Bei meinem Patienten stellte ich als Ursache eine chronische, berufsbedingte örtliche Hautreizung fest.

Äußerlich verwende ich bei Hautentzündungen oft eine Mischung aus entzündungshemmenden, gerbenden und keimtötenden Heilkräutern. Als Hauptmittel empfiehlt sich dabei die *Kamille*, von der wir seit alters die entzündungshemmende Wirkung kennen. Schon in mittelalterlichen Büchern über „Wundt-Arzneyen" wird sie zur Waschung empfohlen, die moderne Heilpflanzenforschung bestätigt diese gute Kamillenwirkung. Der Mischtee, den ich für Herrn N. zur äußerlichen Anwendung zusammenstellte, enthielt neben Kamille noch *Eichenrinde, Blutweiderich, Wundklee, Zinnkraut, Heidelbeerblätter, Beinwell, Heidekraut, Klettenwurzel, Salbei* und *Spitzwegerich*. Einige dieser Kräuter wirken vor allem durch ihren Gerbstoffgehalt entzündungshemmend, andere fördern die komplikationslose Vernarbung der Hautentzündung. Als Zusatz zu dieser Teemischung verordnete ich noch Schwefel-Diasporal-Lösung (s. u. Akne).

Mit dieser Mixtur wusch Herr N. 6mal täglich die entzündeten Hautpartien. Zur Reinigung verwendete er anstelle von Seife eine auf den Säure-(pH)wert der Haut eingestellte Waschlösung.

Alte Kräuterbücher geben noch verschiedene andere Heilpflanzen zur Behandlung von Hautentzündungen an, wie *Föhre, Hauswurz, Immergrün, Johanniskraut*öl *Königskerze, Labkraut, Malve, Pestwurz, Rosmarin, Schafgarbe, Stiefmütterchen* und *Wiesenknopf*.

Einige davon habe ich zwar zu Versuchszwecken erprobt, in der täglichen Praxis verwende ich sie aber nur selten, weil sie im Vergleich zu der genannten Teemischung keine Vorteile bieten.

Natürlich mußte Herr N. innerlich zusätzlich einen blutreinigenden Tee einnehmen, um die inneren Krankheitsursachen zu beseitigen.

Kräutertherapie genügt nicht bei allen Hautentzündungen, manchmal müssen anfangs antibiotische Salben angewendet werden, um bakterielle Infektionen rasch zu bessern, Komplikationen und entstellende Vernarbungen zu vermeiden. Suchen Sie deshalb bei ausgedehnteren, unklaren oder häufig wiederkehrenden Hautentzündungen immer Ihren Therapeuten auf.

Herr N. sprach auf meine Kräuterrezeptur gut an, die Entzündung heilte komplikationslos ab.

Meine Empfehlungen bei Hautentzündungen:	
Teemischung (äußerlich)	– Kennziffer 60.1.13.
Teemischungen (innerlich)	– Kennziffern 60.1.06 oder 60.1.07.
Arzneimittel (äußerlich)	– Kennziffern 60.6.01, 60.6.04, 60.6.05, 60.6.06, oder 60.6.07.
Arzneimittel (innerlich)	– Kennziffern 60.5.02, 60.5.04 oder 90.5.10.

Hautwolf

Gewöhnlich hielt Herr St. nicht viel von Wanderungen und Radtouren am Wochenende, manchmal ließ er sich von seiner Familie dazu überreden – und dann tat der untrainierte Mann oft des Guten zuviel. Als er zu mir in die Praxis kam, klagte er nach einer Tageswanderung über Wundgefühl und Brennen in der Leisten-, Damm- und Aftergegend. Die Untersuchung zeigte rote Flecke, Bläschen und offene wunde Stellen in dieser Region, typische Symptome des Hautwolfs. Zum Glück war noch keine Infektion mit Bakterien oder Hautpilzen hinzugekommen.

Ich verordnete meinem Patienten täglich 8 Waschungen der kranken Haut, abwechselnd mit *Eichenrinden-, Kamillen-* und *Zinnkraut*tee. Dadurch heilten die wunden Stellen bald ab. Für die Zukunft empfahl ich ihm, vor jeder Wanderung oder Radtour die After-, Damm- und Leisten-gegend mit einer Waschlösung zu reinigen und dann Hautpuder aufzutragen, aber keines der üblichen Deos zu verwenden. Diese Vorsichtsmaßnahmen verhindern Hautwolf meist zuverlässig.

Normalerweise genügen Kräuterwaschungen bei Hautwolf, wenn sich die wunden Stellen aber infiziert haben, muß der Therapeut geeignete Puder und Salben verordnen.

> Mein Empfehlungen bei Hautwolf (auch vorbeugend):
> Arzneimittel – Kennziffern 60.6.01,
> (äußerlich) 60.6.02 oder 60.6.03.

Insektenstiche

Insektenstiche sind zwar sehr lästig, weil der Körper darauf mit juckenden oder brennenden, manchmal schmerzenden roten Schwellungen reagiert, meist aber harmlos. Unter Umständen tritt bei Allergikern ein lebensgefährlicher Schock mit Blässe, Atemnot, fliegendem Puls, Schweißausbruch und Erbrechen auf, der unverzüglich fachmännisch behandelt werden muß. Auch Insektenstiche im Bereich der Atemwege erfordern sofortige Behandlung innerhalb weniger Minuten, ehe die Schwellung zum Erstickungstod führt. Manchmal kommt es erst nach Tagen zu Verhärtungen und Schmerzen der Einstichstelle; das deutet auf eine Infektion hin und muß gleichfalls rasch fachmännisch behandelt werden.

Gegen harmlose, juckende Insektenstiche empfiehlt die Volksmedizin seit langem die Auflage frischer *Meerrettich*- oder *Zwiebel*scheiben oder feuchtkalte, in *Hauswurz*-, *Petersilie*- oder *Thymian*tee getauchte Auflagen, um den Juckreiz zu lindern, die Rückbildung der Schwellung zu beschleunigen und Infektionen der Einstichstelle vorzubeugen. Ich habe damit persönlich gute Erfahrungen gesammelt.

> Meine Empfehlungen bei Insektenstichen:
> Arzneimittel – Kennziffern 60.6.02 oder
> (äußerlich) 60.6.03.

Mitesser

Die schwarzen Punkte in den Hautporen entstehen durch übermäßige Produktion von Hauttalg, der sich in den Poren staut und durch Staub und Schmutz schwärzlich verfärbt wird. Aus den Mitessern können Entzündungen und Eiterungen (s. u. Akne) entstehen. Durch rechtzeitiges Ausdrükken der Mitesser kann man sie oft verhindern. Meinem Patienten, Herrn W., der häufig unter Mitessern litt, empfahl ich wöchentlich 3 Gesichtsdämpfe mit *Kamille*. Dadurch werden die verhärteten Talgstauungen erweicht und können mit dem Komedonenquetscher aus der Apotheke ausgedrückt werden. Anschließend trug er das bei Akne genannte Hautwasser aus *Kamille*, *Salbei*, *Rosmarin*, *Zinnkraut* und Schwefel-Diasporal-Lösung auf, das Entzündungen vorbeugt und die Talgproduktion allmählich normalisiert.

> Meine Empfehlungen bei Mitessern:
> Kamillen-Gesichtsdämpfe und alle anderen bei Akne genannten Heilmethoden.

Nagelbettentzündung, Nagelbetteiterung

Die gerötete Schwellung am rechten Mittelfingernagelfalz meines Patienten, Herrn A., war zwar schmerzhaft, das für Eiterungen (Umlauf) typische schmerzende Klopfen trat aber noch nicht auf. Meist entwickelt sich eine Eiterung erst, wenn die einfache Entzündung nicht rechtzeitig behandelt wird.

Begonnen hatte es mit einem kleinen, nicht desinfizierten Hautriß. Solche Risse entstehen auch bei falscher Nagelpflege und bei zu trockener Haut. Bei Herrn A. infizierte sich der Riß, und es kam zur Entzündung.

Nehmen Sie solche Entzündungen nicht leicht, auch wenn sie nicht sonderlich schmerzen. Eiterungen können nämlich in die Tiefe fortschreiten und Sehnen, Knochen, Lymphgefäße und Lymphknoten erfassen, schlimmstenfalls in die Blutbahn durchbrechen und eine allgemeine, auch heute noch lebensbedrohliche Blutvergiftung hervorrufen.

Meinem Patienten verordnete ich Auflagen, die in *Kamille-Zinnkraut*-Tee (pro Tasse kochendes Wasser je 1 Eßlöffel Kamille und Zinnkraut) getaucht und alle 2 Stunden erneuert werden. Das genügt meist bei einfachen Entzündungen und half auch Herrn A. schnell.

Wenn die Schwellung aber bereits schmerzhaft klopft oder gar schon eine gelbliche Verfärbung erkennbar ist, muß der Fachmann aufgesucht werden. Er kann stärker wirksame Antibiotikasalben verordnen oder die „reife" Eiterung durch einen kleinen Schnitt entleeren.

> Meine Empfehlungen bei einfachen Nagelbettentzündungen:
> Arzneimittel
> (äußerlich) – Kennziffer 60.6.05.

Nesselausschlag

Frau Sch. wirkte sehr unruhig, als sie mir im Sprechzimmer gegenübersaß. Das verstand ich bald, als sie mir den typischen geröteten, linienförmig entlang eines Nerven angeordneten Nesselausschlag zeigte, denn er juckt sehr heftig. Manchmal betrifft die Nesselsucht auch größere Hautpartien oder den ganzen Körper und wird dann oft von stärkeren Hautschwellungen begleitet, unter Umständen droht auch Erstickung durch Schwellungen im Rachen. Auch mäßiges „Nesselfieber" kann hinzukommen.

Es gibt zahlreiche Auslöser eines solchen Ausschlags, grundsätzlich kann er praktisch durch jedes Nahrungs- und Genußmittel hervorgerufen werden. Bei meiner Patientin waren es die Erdbeeren, die sie verzehrt hatte, andere häufige Auslöser sind Hummer, Krebs, andere Meerestiere und Milcheiweiß. Der Körper kann darauf überempfindlich reagieren, setzt das Gewebshormon Histamin frei, und dieses verursacht dann den Ausschlag.

Heilpflanzen lindern nur die Symptome des Nesselausschlags, die eigentlichen Ursachen können sie nicht zufriedenstellend beseitigen. Deshalb verordnete ich Frau Sch. neben Waschungen mit *Zinnkraut*tee noch individuell ausgewählte homöopathische Arzneimittel. Der Juckreiz ließ dank der Zinnkrautwaschungen rasch nach, aber es dauerte einige Wochen, ehe auch die Ursachen des Ausschlags erstmals spürbar beeinflußt wurden.

Wenn Sie unter Nesselausschlag akut leiden, können Sie sich mit Zinnkrautwaschungen oder einem der unten genannten Arzneimittel meist rasch helfen. Leichte Ausschläge verschwinden in der Regel schnell wieder. Begnügen Sie sich aber nicht damit, sondern suchen Sie bald Ihren Therapeuten auf, der die Ursachen gezielt behandeln wird. Bei größeren Schwellungen ist sofort fachmännische Hilfe erforderlich.

> Meine Empfehlungen bei Nesselsucht:
> Arzneimittel
> (innerlich) – Kennziffer 60.5.02.
> Arzneimittel – Kennziffern 60.6.02 oder
> (äußerlich) 60.6.03.

Prellung – Quetschung

Nach einem Sturz, bei dem sie an eine Kante stieß, litt Frau E. unter einem schmerzhaften Bluterguß, der für Prellungen dieser Art charakteristisch ist. Da eine Ruhigstellung der geprellten Körperzone unmöglich war, verordnete ich meiner Patientin nur täglich 6 kalte Auflagen, die in eine Teemischung aus *Arnika, Beinwell, Melisse, Pfefferminze, Ringelblume, Roßkastanie* und *Tormentill* getaucht wurden. Diese Heilkräuter kannte schon die mittelalterliche „Wundt-Arzney" bei stumpfen Verletzungen; sie lindern den Schmerz,

Hautkrankheiten und Hautverletzungen

fördern die Durchblutung und beschleunigen so die Heilung. Auch bei Frau E. heilte die Prellung dank dieser einfachen Behandlung rasch und komplikationslos. Anstelle des Tees können Sie auch ähnlich zusammengesetzte fertige Kräutersalben verwenden.

Quetschungen entstehen durch schiebende und schräg drückende Gewalteinwirkung, die sich durch die gleichen Beschwerden bemerkbar macht; unter Umständen entsteht dabei eine offene Quetschwunde. Die Behandlung entspricht der von Prellungen, bei Bedarf muß zusätzlich die Wunde versorgt werden (s. Wunden).

Bei Prellungen und Quetschungen an den Gliedmaßen stellt man das betroffene Glied ruhig. Größere Prellungen und Quetschungen muß immer der Fachmann behandeln.

> Meine Empfehlungen bei Prellungen und Quetschungen:
> Teemischung (äußerlich) – Kennziffer 60.1.14.
> Kräuteröle (äußerlich) – Kennziffern 50.3.01, 50.3.02, 50.3.03 oder 60.3.01.
> Arzneimittel (äußerlich) – Kennziffern 10.6.03, 10.6.04, 10.6.06, 10.6.11, 10.6.12, 50.6.05, 50.6.06 oder 60.6.01.

Schwitzen, nervöses

(siehe Nervosität, Nervenkrankheiten und seelische Störungen, S. 82)

Sommersprossen

Frau C. litt seelisch stark unter den kleinen, gelblichbraunen Hautflecken, die vor allem nach Sonneneinwirkung deutlich sichtbar werden. Im Winter verblassen sie, kehren im nächsten Jahr aber unweigerlich zurück. Mit zunehmendem Alter tritt meist deutliche Besserung ein, aber so lange wollte meine Patientin nicht warten.

Allzu große Hoffnungen konnte ich ihr freilich nicht machen, denn es gibt kein unfehlbar wirkendes Mittel gegen die harmlosen Sommersprossen. Selbst chemische Bleichmittel, die wegen möglicher Nebenwirkungen nur nach ärztlicher Verordnung verwendet werden sollten, helfen keineswegs immer. Ich riet der jungen Frau zu regelmäßigen Waschungen mit *Hauswurz*tee, dem Zitronensaft zugefügt wird. Dieses alte Hausmittel besserte die Sommersprossen tatsächlich, konnte sie aber nicht ganz beseitigen.

Zukünftig wird Frau C. vorsorglich pralle Sonne meiden, die Haut durch ein gutes Lichtschutzmittel im Sommer schützen und besonders störende Sommersprossen kosmetisch abdecken.

Die Veranlagung zu Sommersprossen wird vererbt, besonders häufig treten sie bei rothaarigen Menschen mit heller Haut auf.

> Meine Empfehlungen bei Sommersprossen:
> Täglich 2–4 Waschungen der betroffenen Hautpartien mit Hauswurztee, dem der Saft einer Zitrone beigefügt wird.

Sonnenbrand

Sonnenbäder und künstliche UV-Bestrahlungen nützen unserer Gesundheit – aber nur bei vernünftiger Dosierung. Wer für die begehrte Urlaubsbräune stundenlang bewegungslos in praller Sonne brät, riskiert Hautverbrennungen 1. Grades, denn nichts weiter ist der Sonnenbrand. Die gerötete Haut schält sich, und die Unvernunft muß mit Schmerzen bezahlt werden. In schweren Fällen, wie sie vor allem über Eis, Schnee und Wasser auftreten (Gletscherbrand), treten sogar Verbrennungen 2. Grades mit Brandblasen und Eiterungen auf. Schlimmstenfalls führt Sonnenbrand zum lebensgefährlichen Schock mit jagendem Puls, Blutdruckabfall, Schweißausbruch, Zittern und heftigen Kopfschmerzen. Als Spätfolge droht Hautkrebs.

Zum Sonnenbrand kommt es nicht, wenn man sich rechtzeitig im Frühjahr an die Sonnenstrahlen gewöhnt, beim Sonnenbaden ein gutes Lichtschutzmittel aufträgt und nicht stundenlang in greller Sonne schmort, sondern bei Sport und Spiel häufig zwischen Licht und Schatten abwechselt.

Leichter Sonnenbrand kann durch sanfte Einreibung mit *Johanniskraut-* oder *Pfefferminz*öl gelindert werden. Pfarrer Kneipp schätzte vor allem das Johanniskraut als „Hautbalsam" sehr. Ausgedehnten Sonnenbrand und Gletscherbrand behandelt besser von Anfang an der Fachmann, um Komplikationen zu vermeiden, der Schock muß so rasch wie möglich ärztlich behandelt werden.

Meine Empfehlungen bei Sonnenbrand:
Kräuteröle   – Kennziffer 60.3.01;
Arzneimittel   – Kennziffer 60.6.02.

Talgfluß

Wie Herr K. leiden viele junge Menschen während und nach der Pubertät unter übermäßiger Hauttalgproduktion, denn hormonelle Veränderungen in dieser Zeit tragen viel dazu bei. Auch in den Wechseljahren, einer anderen Zeit „hormoneller Krisen", tritt Talgfluß häufiger auf. In jedem Alter, unabhängig von den Hormonen, kann Talgfluß bei Stoffwechselstörungen und Hirnkrankheiten (Parkinsonsche Krankheit) entstehen, manchmal lassen sich die Ursachen überhaupt nicht sicher ermitteln.

Fettige, unreine Haut, Mitesser, Ausschläge und fettige Schuppen kennzeichneten auch bei Herrn K. die Überfunktion der Talgdrüsen. Ich verordnete ihm zur täglichen Hautreinigung eine seifenfreie Waschlösung, die regulierend auf die Talgproduktion wirkt, ergänzt durch das bei Akne genannte Gesichtswasser aus *Kamille, Rosmarin, Salbei, Zinnkraut* und Diasporal-Lösung (Schwefel normalisiert die Talgproduktion sehr gut).

Innerhalb einiger Monate erzielte ich dadurch bleibende Besserung, die jetzt weiter stabilisiert wird. Vollständige Ausheilung ist auch bei Langzeittherapie nicht immer zu erreichen.

Talgfluß aus unklaren Ursachen muß immer gründlich untersucht und je nach Befund fachmännisch behandelt werden.

Meine Empfehlungen bei Talgfluß:
Teemischung   – Kennziffer 60.1.04;
(äußerlich)   außerdem alle anderen
                 bei Akne genannten Maßnahmen.

Verbrennungen

Wir unterscheiden 3 Grade der Verbrennung wie folgt: 1. Grad mit schmerzhafter Hautrötung; 2. Grad mit zusätzlichen Brandblasen (die übrigens wegen der Infektionsgefahr niemals aufgestochen werden dürfen); 3. Grad mit verkohltem, abgestorbenem Gewebe.

Nur kleine Verbrennungen 1. Grads dürfen Sie selbst behandeln, in allen anderen Fällen wird sofort der Arzt aufgesucht oder der Notarzt gerufen.

Vergessen Sie alle alten „Hausmittel" – wie Aufstäuben von Mehl oder Aufstreichen von Butter –, sie taugen nichts, oft machen sie alles nur noch schlimmer.

Es gibt nur eine sinnvolle Soforthilfe: Halten Sie die verbrannte Hautpartie so lange unter fließendes kaltes Wasser, bis der Schmerz nachläßt; das beugt erfahrungsgemäß auch späteren Komplikationen vor.

Wenn eine kleine Brandwunde überhaupt eine Behandlung erfordert, empfehle ich Ihnen Einreibungen mit *Johanniskraut*öl. Pfarrer Kneipp, der zahlreiche Heilkräuter selbst ausprobierte, schätzte es als „Hautbalsam" auch bei Verbrennungen sehr. Alte Kräuterbücher empfehlen noch Auflegen mit *Hauswurz-, Holunder*tee und frischen *Zwiebel*scheiben oder Einreibungen mit *Klettenwurzel*öl. Nach meinen Erfahrungen übertrifft aber keine dieser Heilpflanzen bei Verbrennungen die Wirkung des Johanniskrauts. Es ist auch Bestandteil fertiger Brandsalben.

> Meine Empfehlungen bei kleinen Verbrennungen 1. Grades:
> Kräuteröl – Kennziffer 60.3.01.
> Arzneimittel – Kennziffer 60.6.02.

Warzen

Halten Sie es bitte nicht für ein Ammenmärchen, wenn ich Ihnen verrate, daß meine Patientin, Frau U., ihre Warzen durch einfaches „Besprechen" heilte. Es gibt genügend sichere Erfahrungen dieser Art. Die Wissenschaft redet natürlich nicht mehr vom Besprechen, sondern bezeichnet das als Autosuggestionstherapie (Selbstbeeinflussung), kann aber auch nicht erklären, wie das bei Warzen wirkt.

Die Ursachen der gutartigen, linsen- bis münzgroßen, flachen oder stärker erhabenen, glatten, höckrigen oder stacheligen Hautwucherungen, die meist an Händen und Füßen, im Alter bevorzugt an Gesicht, Brust und Rücken auftreten, sind ebenfalls noch nicht alle bekannt. Virusinfektionen spielen sicher eine Rolle, manchmal auch Störungen der Talgdrüsen und hormonelle Veränderungen, zuweilen handelt es sich um Alterserscheinungen, oder man muß (weil nichts anderes feststellbar ist) von seelisch-nervösen Faktoren ausgehen (dann hilft „Besprechen" am besten). Ebenso unsicher ist der Erfolg der Behandlung. Bei Kindern genügt oft etwas Geduld, denn viele ihrer Warzen verschwinden mit der Pubertät von selbst.

Der Therapeut kann Warzen bestrahlen, verätzen oder vereisen, aber diese Maßnahmen sind umstritten und nur bei störenden, anders nicht zu beeinflussenden Warzen angezeigt.

Die Volksmedizin empfiehlt, Morgenspeichel auf die Warzen zu tupfen, auch eine gut wirksame Behandlung, die aber noch nicht erklärt werden kann.

Ich habe in meiner Praxis gute Erfahrungen mit dem frischen weißen Milchsaft des *Löwenzahns* gesammelt, der mehrmals täglich über längere Zeit aufgetragen wird. Dieses alte Hausmittel hilft bei Langzeittherapie recht zuverlässig (aber auch nicht immer). Gute Erfolge erzielte ich auch durch Auflagen, die in *Eisenkraut-*, *Hauswurz-* oder *Ringelblumen*tee getaucht und 3- bis 4mal täglich nach 2 Stunden erneuert werden. Ergänzend gebe ich innerlich meist ein fertiges Kräutermittel.

> Meine Empfehlungen bei Warzen:
> Arzneimittel
> (innerlich) – Kennziffer 60.5.05.
> Äußerlich die anderen genannten Maßnahmen, bei Bedarf zusätzlich Morgenspeichel und/oder Autosuggestionstherapie.

Wunden

Hautverletzungen entstehen durch äußere Gewalteinwirkung. Symptomatisch sind sickernde oder spritzende Blutungen und Schmerzen. Ich will hier aber nicht auf große, stark blutende Wunden eingehen, deren sofortige Versorgung Sie im Erste-Hilfe-Kurs erlernen können, denn sie müssen stets vom Arzt oder Chirurgen behandelt werden. Ich beschränke mich auf die Selbsthilfe bei kleinen Gelegenheitswunden, die sich wohl jeder ab und zu einmal zuzieht.

Zunächst lassen Sie solche Wunden am besten ausbluten, denn dadurch werden viele Keime und Schmutzteilchen ausgeschwemmt. Meist kommt die Blutung rasch von selbst zum Stillstand. Wenn das nicht der Fall ist, hilft ein Tee mit *Blutweiderich*, *Tormentill*, *Storchenschnabel* oder *Wundklee*. Allerdings sollten Sie in einem solchen Fall die Blutgerinnung möglichst bald untersuchen lassen. Die genannten blutstillenden Kräuter sind seit alters bekannt und stillen nach meinen Erfahrungen jede kleine Blutung schnell. Es empfiehlt sich, einen solchen Tee immer in der Hausapotheke vorrätig zu halten.

Anschließend wird die Wunde desinfiziert, um Infektionen zu vermeiden. Dazu verwendet man heute kein Jod mehr, sondern Desinfektionsmittel, wie Merfen Orange; es gehört gleichfalls in jede Hausapotheke.

Viele Wunden heilen ohne weitere Behandlung unter einem Wundschnellverband. Beschleunigen können Sie die Heilung durch Salben mit Kräutern (Tee empfehle ich wegen der Infektionsgefahr nicht), Tinkturen und anderen Zubereitungsformen. In erster Linie eignen sich *Arnika, Johanniskraut, Kamille, Malve, Pestwurz, Quendel, Ringelblume, Thymian* und *Zinnkraut*, die schon in einem alten „Lehrbuch der Wundt-Arzney" aus dem Jahr 1582 empfohlen werden. Sie sind in vielen fertigen Kräutermitteln zur Wundbehandlung enthalten, zum Teil ergänzt durch *Beinwell, Glaskraut, Gundermann, Hopfen* (er wirkt antibiotisch), *Klette, Königskerze, Odermennig, Rosmarin, Schafgarbe, Spitzwegerich* oder *Tausendgüldenkraut*. Die „Qual der Wahl" unter den vielen geeigneten Kräutern stellt sich bei der Selbsthilfe nicht, weil fertige Heilmittel gebraucht werden sollen.

Auch bei kleineren Wunden können Komplikationen eintreten, die unverzüglich fachmännisch behandelt werden müssen.

Meine Empfehlungen zur Förderung der Wundheilung:
Arzneimittel – Kennziffern 10.6.01,
(äußerlich) 20.6.08, 60.6.01, 60.6.04, 60.6.05 oder 60.6.07.

Nervosität, Nervenkrankheiten und seelische Störungen

Die Zahl nervöser, ängstlicher, depressiver und auf andere Weise seelisch gestörter Menschen steigt in den letzten Jahren stetig an. Oft führen solche seelisch-nervösen Krankheiten auch zu körperlichen Erkankungen.

Entsprechend diesem Trend wurden in letzter Zeit immer mehr Arzneimittel mit Wirkung auf Seelenleben und nervöse Funktionen entwickelt. Sie können allerdings nur Symptome zudecken, die Ursachen aber nicht beseitigen. Inzwischen wissen wir, daß sie der Verarbeitung seelischer Konflikte und Spannungen sogar im Weg stehen und bei längerem Gebrauch zur suchtartigen Abhängigkeit führen können. Deshalb kommen sie nur bei ernsteren seelisch-geistigen Störungen, die anders nicht beeinflußt werden können, zur Langzeitbehandlung in Frage.

Die verbreiteten leichten Angstzustände, depressiven Verstimmungen und nervösen Beschwerden rechtfertigen die Anwendung nicht, denn dafür stehen uns verschiedene Heilkräuter zur Verfügung. Sie sind frei von unerwünschten Nebenwirkungen und regen die seelischen Selbstheilungskräfte an, so daß auch die Ursachen seelisch-nervöser Beschwerden aus eigener Kraft überwunden werden können.

Zu den wichtigsten, seit alters bekannten Kräutern für Nerven und Seelenleben gehören *Baldrian, Hopfen, Johanniskraut* und *Melisse*.

Angstzustände

Jeder von uns erlebt ab und zu wohl einmal Angst, sie gehört ganz selbstverständlich zum täglichen Leben und muß verarbeitet werden, denn erst der Versuch der Verdrängung führt zu krankhaften Störungen. Dabei geht die Lebensfreude und Eigeninitiative verloren, Atemnot, Verkrampfungen, Enge in der Brust und Herz- oder Verdauungsbeschwerden kommen hinzu. Solche übermäßigen Angstzustände entstehen zuweilen auch durch zu starken Streß, bei Depressionen und als Folge körperlicher Krankheiten, vor allem Herzleiden.

Mein Patient, Herr W., ein junger, gehemmter Mensch, litt unter stärkeren Angstzuständen, die sich vor allem auf das Herz auswirkten und die er vergebens zu verdrängen versuchte. In solchen Fällen habe ich in der Praxis gute Erfahrungen mit einem fertigen *Baldrian-Hopfen*-Mittel gesammelt, ergänzt durch ein Kräuterarzneimittel aus *Herzgespann* und *Weißdorn* gegen die nervösen Herzbeschwerden. Die Volksmedizin schätzt diese Kräuter seit langem, kaum ein alter Kräuterfoliant, in dem sie nicht angegeben werden. Zusätzlich mußte ich bei Herrn W. noch gezielte Psychotherapie durch Gespräche und autogenes Training durchführen. Die Kräutermittel unterstützt diese beiden gegen die Ursachen gerichteten Maßnahmen sehr gut.

Wenn Ängste von Depressionen begleitet werden, verordne ich zusätzlich das dort genannte *Johanniskraut*. Zur allgemeinen Beruhigung eignet sich auch noch die *Melisse*, wenn Verkrampfungen im Vordergrund stehen, ergänze ich durch *Gänsefingerkraut*, das Pfarrer Kneipp sehr schätzte.

Wenn alle diese Kräuter nicht zufriedenstellend wirken, greife ich auf das in alten Folianten als „hetzhafftig und keck machend" beschriebene *Basilikumkraut* zurück. Es hilft nicht immer gegen Angst, manchmal aber verblüffend gut. Die moderne Arzneipflanzenforschung hat diesem Anwendungsgebiet der vor allem als Gewürz bekannten Heilpflanze bisher viel zu wenig Beachtung geschenkt, so daß wir noch nicht wissen, wie die angstmildernde Wirkung entsteht.

Auch Heilkräuter beseitigen Angst natürlich nicht vollständig, helfen den Betroffenen aber, damit zu leben, ohne davon überwältigt zu werden. Das gelang mir auch bei Herrn W., der heute ein gut angepaßtes, weitgehend angstfreies Leben führt. Wenn Ängste erst einmal das Leben eines Menschen beherrschen, darf natürlich nie auf eine fachmännische Psychotherapie verzichtet werden.

> Meine Empfehlungen bei Angstzuständen:
> Teemischungen – Kennziffern 70.1.01 oder 70.1.02.
> Fertigtees – Kennziffern 70.4.02 oder 70.4.04.
> Arzneimittel – Kennziffern 70.5.02, 70.5.03, 70.5.11, 70.5.15, 70.5.16 oder 90.5.13.
> (Siehe auch Depressionen, Herzbeschwerden und Nervosität.)

Depressionen

Vermutlich haben Sie das auch schon erlebt: Sie wachen auf und fühlen sich schon beim Aufstehen bedrückt, melancholisch und lustlos. Erst gegen Abend weicht dieser Zustand, und am Tag danach ist die depressive Verstimmung wie weggeblasen. Solche depressiven Zustände, deren Ursachen wir nicht genau kennen, erleben fast alle Menschen zwischendurch; sie sind bedeutungslos und erfordern keine Behandlung.

Auch vor Depressionen als Reaktion auf negative äußere Umstände – wie Mißerfolge, Kränkungen, Dauerstreß oder Todesfälle – ist niemand sicher. Sie können länger anhalten und verschwinden erst vollständig, wenn der auslösende Faktor seelisch verarbeitet wurde.

Aber das alles läßt sich nicht mit der tiefen Depression des seelisch oder geistig Kranken vergleichen. Er sieht nur noch schwarz und leidet unter Angst, Schuldgefühlen und Schlafstörungen, nimmt keinen Anteil mehr am Leben, kann aber seine Depressionen manchmal auch hinter übersteigerter Aktivität oder zahlreichen unklaren körperlichen Beschwerden verbergen und denkt oft an Selbstmord.

Solche schweren Depressionen sprechen auf Heilkräuter natürlich nicht ausreichend an, sondern erfordern fachmännische medikamentöse und psychotherapeutische Behandlung, bei akuter Selbstgefährdung auch Einweisung in eine Klinik. Die Ursachen sind nicht genau geklärt, neben Neurosen spielen vererbte Anlagen, Hirnstoffwechselstörungen, hormonelle Veränderungen, Verkalkung der Hirnblutgefäße im Alter, Blutarmut und andere organische oder seelische Faktoren eine Rolle.

Selbstbehandlung ist nur bei leichteren depressiven Reaktionen auf äußere Einflüsse möglich, unter denen auch mein Patient, Herr K., zu leiden hatte. Nach einer Kränkung am Arbeitsplatz hatte er sich in Schwermut, Pessimismus und leichte Angst zurückgezogen, litt unter Schlafstörungen, Appetitmangel und Verdauungsbeschwerden ohne organische Ursachen.

In solchen Fällen verordne ich bevorzugt *Johanniskraut*tropfen oder -dragees (sie enthalten zusätzlich „Nervenvitamine" der B-Gruppe). In der Regel hellen sie die Stimmung in 10–14 Tagen deutlich auf, danach stabilisiert sich die Wirkung weiter. Zwar sprach Herr K. auf diese Therapie auch an, aber nicht ganz zufriedenstellend. Deshalb gab ich nach 2 Wochen noch einen leicht anregenden, nicht aufputschenden Tee aus *Angelika*, *Beifuß*, *Quendel*, *Rosmarin* und *Salbei*. Jetzt überwand mein Patient rasch seine Depression vollends.

Wenn Depressionen mit Erregung einhergehen, verordne ich zur Beruhigung neben Johanniskraut oft den altbewährten *Baldrian* mit *Hopfen*, manchmal nach alten Rezepten auch *Klatschmohn*, *Labkraut*, *Melisse*, *Seerose* oder *Weißdorn*. Stehen Ängste im Vordergrund der Verstimmung, bewährt sich zusätzlich *Basilikum* gut. Ganz allgemein kann Johanniskraut bei Depressionen noch durch *Lorbeer* oder *Thymian* ergänzt werden, meist komme ich jedoch ohne diese Kräuter aus.

Meine Empfehlungen bei Depressionen:
Teemischungen – Kennziffern 70.1.03, 70.1.04 oder 70.1.05.
Alkoholische Zubereitungen – 70.2.01.
Fertigtees – Kennziffern 70.4.02 oder 70.4.03.
Arzneimittel – Kennziffern 10.5.09, 70.5.03 oder 70.5.06.

Ischias

Als Herr O. in meine Praxis hinkte, litt er unter höllischen Schmerzen, die von der Hüfte hinten am linken Bein bis in den Fuß ausstrahlten. Sie waren plötzlich aufgetreten und dauerten jetzt schon 3 Tage. Die Diagnose Ischias war eindeutig, denn Herr O. brachte gleich einen Röntgenbefund von früher mit, wonach seine Lendenbandscheiben abgenutzt waren. Ein Bandscheibenvorfall, der zu Lähmungen führen kann und oft sofort operiert werden muß, lag nicht vor.

Abgenutzte Bandscheiben sind die häufigsten Ursachen der Ischiasschmerzen, manchmal bestehen aber auch Entzündungen der Nervenwurzeln des Ischiasnerven, die der unteren Lendenwirbelsäule entspringen. Nicht immer verläuft die Krankheit so dramatisch wie bei Herrn O., sie kann auch schleichend beginnen, die Schmerzen nehmen dann allmählich zu oder kehren oft zurück.

Die Volksmedizin empfiehlt zur Soforthilfe Einreibungen mit *Johanniskraut*- und *Pfefferminz*öl am unteren Rücken oder heiße Auflagen mit *Lavendel* und *Meerrettich*. Ich empfehle Ihnen zur Soforthilfe Rheumasalben mit diesen Kräutern, die einfacher anzuwenden sind. Der Schmerz wird dadurch gelindert, die Ursache aber nicht beseitigt. Die weitere Behandlung liegt daher immer beim Fachmann.

Herrn O. half ich durch Elektroakupunktur, zusätzlich verordnete ich das kieselsäurereiche *Zinnkraut*, um die Bandscheiben zu regenerieren. Außerdem erhielt er jeden 3. Tag Spritzen mit einem homöopathischen Mittel. Inzwischen ist Herr O. wieder gesund, ein Rückfall trat nicht mehr auf.

Wenn Entzündungen am Ischiasnerven vorliegen, verordne ich die bei Nervenschmerzen genannten Kräuter:

Nervosität, Nervenkrankheiten und seelische Störungen

> Meine Empfehlungen bei Ischias:
> Fertigtees – Kennziffer 50.4.02.
> Arzneimittel – Kennziffern 50.5.01 oder
> (innerlich)   50.5.04.
> Arzneimittel – Kennziffern 50.6.03,
> (äußerlich)   50.6.04, 50.6.08 oder
>   50.6.09.

Kopfschmerzen

Fast jeder von uns kennt kurze Anfälle von Kopfschmerzen, die meist aus seelisch-nervösen Ursachen (Streß, Aufregungen), bei Wetterveränderungen oder durch Alkohol- und Nikotinmißbrauch (Kater) auftreten. Sie sind harmlos und verschwinden von selbst oder durch einfache Hausmittel.

Nicht selten weisen Kopfschmerzen als Symptom aber auf andere Krankheiten hin, wie Hirngefäßverkalkung, Erkältung, Grippe, andere Infektionen, Bluthochdruck, Nebenhöhlen- oder Zahnerkrankungen. Auch rheumatische oder Abnutzungserkrankungen der Halswirbelsäule und Schultern, Entzündungen der Schläfenarterie (vor allem bei Rauchern), anfallsweise Erhöhung des Augeninnendrucks (grüner Star) und manche Gehirnkrankheiten gehen mit Kopfschmerzen einher.

In solchen Fällen nützt es nichts, den Schmerz durch chemische Mittel zu beseitigen, erst wenn der Therapeut die Ursachen diagnostiziert hat, kann eine dauerhaft wirksame Behandlung eingeleitet werden.

Deshalb sollten Sie häufige, schleichend zunehmende oder chronische Kopfschmerzen nicht unnötig durch Selbsthilfe verschleppen. Wenn Verdacht auf ernstere Infektions-, Gehirn-, Augenkrankheiten oder Schläfenarterienentzündung besteht, suchen Sie so schnell wie möglich den Arzt auf.

Frau B. litt oft unter Kopfschmerzen, organische Ursachen waren trotz gründlicher Untersuchung nicht nachzuweisen. Offenbar standen bei ihr seelisch-nervöse Faktoren im Hintergrund, die zur Verkrampfung der Hirngefäße führten.

Zur Soforthilfe verordnete ich kühle Auflagen auf die Stirn, die in *Rosmarin*tee getaucht wurden. Das erwies sich als wenig wirksam, obwohl Rosmarin seit alters gegen Kopfschmerzen empfohlen wird. Auch *Arnika*- oder *Melissen*tinktur, *Lavendel*- und *Pfefferminz*öl, auf Stirn, Nacken und hinter die Ohren aufgetragen, wirkten nicht zufriedenstellend. Ich ergänzte die Behandlung von innen durch *Baldrian*, später gab ich *Johanniskraut* und *Melisse* dazu, schließlich versuchte ich es mit *Salbei*, *Pfefferminze* und *Ringelblume*. Alles brachte zwar Besserung, reichte aber nicht. Schon wollte Frau B. wieder zu chemischen Schmerzmitteln greifen, die vor allem bei längerem Gebrauch Nieren und Leber schädigen können, da fiel mir der *Kümmel* ein. Alte Kräuterbücher sagen ihm nach, daß er vom „blödt haupt befreyet". Also empfahl ich Frau B. einen in Kümmeltee getauchten Stirnwickel. Das half ihr schlagartig.

Überzeugen Sie sich selbst einmal von diesem alten Rezept, wenn Kopfschmerzen Sie plagen, ehe Sie zur Schmerztablette greifen. Natürlich können Sie aber auch die anderen Kräuter, die ich Frau B. vorher verodnete, zur Selbsthilfe gebrauchen, normalerweise wirken sie alle recht zuverlässig.

> Meine Empfehlungen bei Kopfschmerzen:
> Teemischung – Kennziffer 70.1.06.
> Arzneimittel – Kennziffern 70.5.01,
> (innerlich)   70.5.04, 70.5.06 oder
>   90.5.15
> Arzneimittel – Kennziffer 10.6.02.
> (äußerlich)

Migräne

Die anfallsweise auftretenden, sehr heftigen, meist einseitigen Migräneschmerzen in Stirn, Schläfe und Augenhöhle treten keineswegs nur bei „hysterischen Frauenzimmern" auf, wie ältere Medizinbücher behaupten, sondern auch bei Männern und Kindern. Frau L. beschrieb mir, wie bei ihr der typische Anfall verläuft: Zunächst fühlt sie sich müde, gereizt, und es flimmert vor den Augen, dann bricht der Schmerz über sie herein, das Gesicht wird blaß oder gerötet, Übelkeit, Brechreiz und Lichtscheu kommen hinzu. Unbehandelt dauert der Anfall Stunden bis Tage, wobei der Schmerz von einer auf die andere Kopfhälfte überwechseln kann.

Während des Anfalls braucht Frau L. völlige Ruhe und zieht sich ins abgedunkelte Schlafzimmer zurück. Etwas Erleichterung bringt ihr starker schwarzer Kaffee mit Zitronensaft, oft muß sie aber nach einiger Zeit doch zu starken Schmerzmitteln greifen, weil sie den rasenden Kopfschmerz nicht mehr aushält.

Heilkräuter allein genügen bei Migräne in der Regel nicht, tragen bei längerer Anwendung aber zur Verkürzung des Anfalls bei und verlängern die anfallsfreien Zeiten. Gut bewährt sich zu diesem Zweck eine Teemischung aus *Baldrian, Fenchel, Kamille, Melisse* und *Pfefferminze*, die ich nach alten Rezepturen zusammengestellt habe, bei Bedarf ergänzt durch *Majoran*. Bei regelmäßiger Einnahme über Monate hinweg tritt oft eine gute Wirkung ein, ohne daß die Migräne deshalb schon geheilt wäre. Im akuten Anfall trinkt man 2-3 Tassen der Teemischung kurz hintereinander, hält Bettruhe ein und legt die bei Kopfschmerzen beschriebene *Kümmel*auflage auf die Stirn. Das half Frau L. so gut, daß sie überhaupt keine Schmerzmittel mehr benötigte.

Ergänzt werden diese Maßnahmen durch fachmännische Behandlung der Ursachen. Bei Frau L. bestanden neben vererbter Anlage hormonelle und seelisch-nervöse Ursachen. Dagegen verordnete ich homöopathische Heilmittel, die nach Monaten zur Heilung führten. Oft spielen auch Hirngefäßkrämpfe, allergische Erkrankungen, Innenohrkrankheiten oder Abnutzungsschäden an der Halswirbelsäule bei Migräne eine Rolle, manchmal kann auch der Fachmann die genauen Ursachen nicht sicher ermitteln.

> Meine Empfehlungen zur ergänzenden Migränetherapie:
> Teemischung – Kennziffer 70.1.06.
> Arzneimittel – Kennziffern 10.5.09,
> (innerlich) 50.5.04, 70.5.01, 70.5.06,
> 90.5.04 oder 90.5.15.
> Arzneimittel – Kennziffer 10.6.02.
> (äußerlich)

Nervenentzündungen – Nervenschmerzen

Herr M. litt unter an- und abschwellenden, schneidenden Schmerzen im Arm mit Kribbeln, Taubheitsgefühl und leichter Lähmung. Die gleichen Schmerzzustände ohne Lähmung führten auch Frau T. in meine Praxis.

Bei aller Ähnlichkeit der Symptome bestanden hier doch 2 verschiedene Krankheitsbilder. Bei Herrn M., der zuckerkrank war und sich falsch ernährte (Vitamin-B-Mangel), lag eine Nervenentzündung vor, die man bei Diabetikern häufiger beobachtet. Frau T. dagegen litt unter nicht-entzündlichen Nervenschmerzen, verursacht durch Blutarmut und hormonelle Veränderungen der Wechseljahre.

Nur der Therapeut kann die beiden Krankheiten und ihre Ursachen sicher unterscheiden. Wegen der quälenden Schmerzen wird er wohl immer bald aufgesucht und leitet dann die gezielte Behandlung ein. Kräuter können sie unterstützen, genügen allein aber nicht zur Heilung.

Nervenentzündungen treten auch noch bei Infektionskrankheiten, Allergien, Alkoholmißbrauch, Bleivergiftung oder örtlichen Nervenschmerzen durch Druck oder Verletzung auf, die nicht entzündlichen Nervenschmerzen können auf die gleichen Ursachen zurückzuführen sein, aber auch Gicht und Überanstrengungen spielen zum Teil eine Rolle. Bevorzugt betreffen Nervenschmerzen das Gesicht.

Beiden Patienten verordnete ich äußerlich Einreibungen mit *Pfefferminz*öl, innerlich ergänzt durch *Baldrian*kapseln. Diese beiden Kräuter schätzt die Erfahrungsmedizin in solchen Fällen seit langem. Gute Erfahrungen sammelte ich auch mit *Johanniskraut*öl, frischen *Meerrettich*scheiben, Auflagen mit *Angelika, Fenchel, Majoran* oder *Melisse*, innerlich *Beifuß, Holunder, Melisse* und *Schafgarbe*. Auch diese Heilkräuter tauchen zum Teil schon in mittelalterlichen Kräuterbüchern unter anderem gegen Nervenschmerzen auf.

Stärkere Schmerzen behandle ich gerne durch *Mistel*extrakt in homöopathischer Zubereitung, der eingespritzt wird. Die Homöopathie kennt außerdem eine Reihe anderer Arzneimittel, die neben den Kräutern gebraucht werden müssen. Meine beiden Patienten sind heute wieder völlig beschwerdefrei.

Meine Empfehlungen bei Nervenentzündungen/-schmerzen:	
Fertigtee	– Kennziffer 50.4.04.
Arzneimittel (innerlich)	– Kennziffern 50.5.04, 70.5.01 oder 70.5.13.
Arzneimittel (äußerlich)	– Kennziffer 20.6.03.

Nervosität – Nervenschwäche

Man merkte Frau G. nicht sofort an, wie ihre Nerven „vibrierten", im Lauf des Lebens hatte sie sich zu beherrschen gelernt. Sie hielt diese Selbstbeherrschung aber nur kurz durch und brach in Tränen aus, als wir auf Kindheit und Jugend zu sprechen kamen. Schon als Kind kannte ihre Umgebung sie nur als das „Nervenbündel", später wurde daraus die „Nervensäge", und jetzt drohte ihre Ehe an der Nervosität zu zerbrechen.

Frau G. war der Typ des übersensiblen, schöpferischen Menschen mit schwächlich-schlankem Körperbau, dem der Volksmund eine „dünne Haut" bescheinigt. Ihre angeborene Nervenschwäche wurde durch ungünstige Kindheit und Jugend verstärkt, später kamen seelische Konflikte hinzu, jetzt war sie mit ihrer Kraft am Ende. Ihre Erregbarkeit, Gereiztheit und Unruhe nahmen immer mehr zu, sie war überempfindlich, bei jeder Kleinigkeit aufgeregt, schlief schlecht, litt unter nervösen Kopfschmerzen, Herzbeschwerden und häufigen Koliken, war aber organisch völlig gesund.

Nervosität entsteht oft aus solchen Ursachen, die eigentlich nicht als krankhaft anzusehen und deshalb auch schwer zu beeinflussen sind. Manchmal tritt das bunte Krankheitsbild auch zu Beginn körperlicher und seelischer Krankheiten oder danach in der Genesungszeit auf. Schließlich kennen wir Nervosität durch hormonelle Veränderungen (Pubertät, Wechseljahre), Überanstrengungen (nervöse Erschöpfung), Dauerstreß, Neurosen und Genußmittelmißbrauch. Da der Patient die zahlreichen Ursachen selbst nicht sicher unterscheiden kann, sollte vorsorglich immer eine gründliche Untersuchung erfolgen.

Alte Kräuterbücher empfehlen bei Nervenschwäche als Hauptmittel den *Baldrian*, mit dem ich ausgezeichnete Erfahrungen sammelte; auch die moderne Pflanzenforschung bestätigt die gute Wirkung dieser Droge. Wenn nötig ergänze ich Baldrian durch *Hopfen* (die Kombination gibt es als fertiges Arzneimittel), bei seelischen Ursachen verstärkt durch *Basilikum* oder *Johanniskraut*. Bei regelmäßiger Einnahme wirken diese Kräuter meist bald zufriedenstellend.

Je nachdem, welche Beschwerden im Einzelfall im Vordergrund stehen, ergänze ich die Therapie noch durch andere Kräuter. Nervöse Koliken und Verkrampfungen sprechen gut auf das von Pfarrer Kneipp geschätzte *Gänsefingerkraut* oder *Huflattich, Mannestreu, Schafgarbe* und *Steinklee* an. Zur allgemeinen stärkeren Beruhigung und Abschirmung gegen negative äußere Einflüsse eignet sich zusätzlich *Bärenklau, Kamille, Klatschmohn, Labkraut, Ringelblume, Seerose* oder *Weißdorn*. Bei nervöser Erschöpfung verordne ich nach alten Rezepten gerne *Angelika, Beifuß, Quendel, Rosmarin, Salbei* oder *Thymian*. In schweren Fällen bewähren sich *Mistel*injektionen ausgezeichnet, manchmal hilft die *Küchenschelle*, die wegen ihrer erheblichen Risiken aber vom Fachmann verordnet werden muß. Zum entspannenden, warmen Vollbad, das 2- bis 3mal ergänzend pro Woche durchgeführt wird, eignen sich *Baldrian, Fichtennadeln, Kalmus* und *Melisse*. Das Bad wird abends durchgeführt und fördert dann auch den Schlaf. Bei nervöser Erschöpfung bewährt sich das *Rosmarin*bad am Morgen gut.

Meiner Patientin half die Kräutertherapie, ergänzt durch Gespräche und das immer empfehlenswerte autogene Training. Ein Rest Nervosität wird ihr bleiben, aber damit kann man gut leben.

Meine Empfehlungen bei Nervosität:
Teemischungen – Kennziffern 70.1.07, 70.1.08 oder 70.1.09.
Alkoholische Zubereitungen – Kennziffern 70.2.01 oder 90.2.02.
Fertigtees – Kennziffern 70.4.01, 70.4.02, 70.4.03 oder 70.4.04.
Arzneimittel (innerlich) – Kennziffern 70.5.02 bis 70.5.05, 70.5.07 bis 70.5.16 oder 90.5.13.
Arzneimittel (äußerlich ergänzend) – Kennziffern 10.6.02.
(Die hier genannten Mittel wirken bei Nervosität annähernd gleich, es spielt deshalb keine so große Rolle, welche Sie auswählen; im Zweifel fragen Sie den Apotheker oder Ihren Therapeuten.)

Schlafstörungen

Nervosität, innere Spannungen, Konflikte und Sorgen, Angstzustände und Depressionen sind die häufigsten Ursachen gelegentlicher, häufiger oder chronischer Schlafstörungen. Auch Dauerstreß, Lärm, Bewegungsmangel, Genußmittelmißbrauch, zu spätes Abendessen, schlechte Betten oder falsche Schlafgewohnheiten rauben vielen Menschen den Schlaf. Schließlich gibt es einige Krankheiten, die von Schlafstörungen begleitet werden, vor allem Fieber, Schmerzen, Kreislaufstörungen, Arterienverkalkung und Erkrankungen oder Verletzungen des Gehirns.

Wenn Sie schlecht schlafen, sorgen Sie zunächst durch Veränderung falscher Gewohnheiten, mehr Bewegung an der frischen Luft und richtiger Ausstattung von Schlafzimmer und Bett für optimale Voraussetzungen. Das kann schon zur Beseitigung der Schwierigkeiten genügen.

Mein Patient, Herr Z., änderte zwar nach meinen Empfehlungen auch manche Gewohnheit, aber bei ihm genügte das nicht. Streß und geschäftliche Sorgen behinderten seinen Schlaf. Als Folge litt er bereits unter Gereiztheit, Leistungsschwäche, Aufmerksamkeits-, Konzentrationsstörungen und nervösen Herz-Kreislauf- und Verdauungsbeschwerden. Schlaftabletten hatte er zum Glück nicht dauernd eingenommen, denn sie erzeugen zahlreiche Nebenwirkungen und oft suchtartige Abhängigkeit, eignen sich also nie zum Langzeitgebrauch.

Ich verordnete meinem Patienten *Baldrian-Hopfen*-Kapseln, ergänzt durch *Weißdorn* für Herz und Kreislauf. Nach einigen Tagen trat bereits erste Besserung ein, im weiteren Verlauf der Behandlung stellte sich der normale Schlaf-Wach-Rhythmus vollends ein – und gut ausgeschlafen konnte Herr Z. jetzt auch Streß und Sorgen besser bewältigen.

Baldrian und Hopfen, seit alters in der Volksmedizin geschätzt, helfen fast immer, wenn der Patient etwas Geduld mitbringt. Manchmal ergänze ich sie noch durch andere bei Nervosität genannte Kräuter, vor allem *Angelika, Anis, Fen-*

chel und *Lavendel* (letzterer auch als Badezusatz.
Vertrauen Sie bei Schlafstörungen ruhig der Heilkraft unschädlicher, altbewährter Kräuter – und wenn Sie damit keinen Erfolg erzielen, ist es höchste Zeit zur gründlichen Untersuchung.

> Meine Empfehlungen bei Schlafstörungen:
> Teemischungen – Kennziffern 70.1.07, 70.1.08 oder 70.1.09.
> Fertigtees – Kennziffern 70.4.01, 70.4.02, 70.4.03 oder 70.4.04.
> Arzneimittel – Kennziffern 70.5.02, 70.5.04, 70.5.07 bis 70.5.12, 70.5.14, 70.5.15, 70.5.16 oder 90.5.13.
> (Auch hier gilt wie bei Nervosität, daß die Mittel annähernd gleich wirken.)

Schwitzen, nervöses

Streß, Konflikte und Ängste führten dazu, daß Frau U. ständig unter innerer Hochspannung stand – und der war ihr zeitlebens schwaches „Nervenkostüm" nicht gewachsen. Es reagierte darauf mit Anregung der Schweißdrüsen. Schon kleine Aufregungen badeten meine Patientin förmlich in Schweiß, besonders unangenehm war ihr das an den Händen.
Neben solchen seelisch-nervösen Ursachen können auch Schilddrüsenüberfunktionen, chronische beschwerdearme Krankheitsherde (vor allem Zahnwurzeln, Mandeln und Nasennebenhöhlen) oder örtliche Nervenleiden zum nervösen Schwitzen führen. Nachtschweiß tritt manchmal als Warnzeichen von Lungenkrankheiten auf und muß sofort untersucht werden.
Salbei ist ein wahrer Balsam für das überreizte, aus dem Gleichgewicht geratene vegetative Nervensystem, das für nervöse Schweißausbrüche verantwortlich ist. In alten Kräuterbüchern liest man bei den Heilanzeigen dieser „edelst Teutsch wurtz" zwar noch nichts von nervösem Schwitzen, wahrscheinlich litten unsere Vorfahren darunter aber auch seltener als der hektische, reizüberflutete heutige Mensch. Hieronymus Bock lobt Salbei in seinem „New Kräuterbuch" von 1539 dafür als „staudte, deren es unter den gewechß kaum eine zweite mehr gibt". In gewisser Weise trifft das beim nervösen Schwitzen zu, denn Baldrian und andere, bei Nervosität genannte Kräuter helfen nicht so gut.
Dank Salbei hatte meine Patientin nach etwa 1/4 Jahr ihr nervöses Schwitzen los. Ich hatte ihr zusätzlich zur inneren Behandlung noch Handbäder mit *Eichenrinde* verordnet, die mit zur Normalisierung der Schweißdrüsenfunktionen beitragen.

> Meine Empfehlungen bei nervösem Schwitzen:
> Alkoholische Zubereitung – Kennziffer 90.2.02.
> Fertigtees – Kennziffern 70.04.01, 70.4.02, 70.4.03 oder 70.4.04.
> Arzneimittel – alle bei Nervosität genannten.

Erkrankungen der Augen

Das Augenlicht ist zu wichtig, als daß es durch Selbstbehandlung von Augenkrankheiten aufs Spiel gesetzt werden dürfte. Grundsätzlich gehören solche Erkrankungen immer in fachmännische Therapie, lediglich bei überanstrengten Augen und leichten Bindehautkatarrhen können Sie sich gefahrlos selbst helfen.
Als Hauptmittel empfehle ich *Augentrost*, nach alten Kräuterbüchern für „schönheyt und trost weher Augen nütz". Kinder dürfen Augentrost nie verwenden.

Augenüberanstrengung

Frau E. war eine sparsame Hausfrau, aber auch eine leidenschaftliche Leseratte, die noch stundenlang im Bett schmökerte. Dagegen gibt es nichts einzuwenden, aber meine Patientin beging 2 Fehler – sie trug oft ihre Lesebrille nicht und las bei einer schwachen Funzel, die auch die schärfsten Augen bald verdorben hätte. Deshalb litt sie oft unter Augendruck und Augenbrennen, den Warnzeichen einer Überanstrengung.
Auch zu grelle Beleuchtung, sehr feine Arbeiten, zu langes Lesen und verschiedene Augenkrankheiten führen zu solchen Symptomen. In unklaren Fällen muß bald der Arzt konsultiert werden.
Ich „verordnete" meiner Patientin eine stärkere Glühbirne und das Tragen der Brille beim Lesen. Das half, aber wegen ihrer Leseleidenschaft kam es ab und zu doch noch zur Überanstrengung. Da der Augenarzt keine krankhaften Augenveränderungen feststellte, riet ich Frau E., in solchen Fällen feuchtkalte Kompressen mit *Augentrost*tee für 10–30 Minuten auf die geschlossenen Lider zu legen oder ein kaltes Augenbad durchzuführen. Das brachte ihr jedesmal bald Erleichterung.
Neben Augentrost eignen sich auch *Baldrian, Fenchel, Holunder, Kamille, Kornblume, Spitzwegerich, Steinklee* und *Wegwarte* gut für kalte Kompressen oder Augenbäder. Kinder dürfen den Augentrost nie anwenden, für sie empfehle ich als Hauptmittel Fencheltee.

> Meine Empfehlungen bei überanstrengten Augen:
> Kalte Auflagen– Kennziffer 80.1.01;
> Kalte Bäder– Kennziffer 80.1.02.

Bindehautentzündung

Sie wachen morgens mit gelblich verklebten, manchmal auch geschwollenen Lidern auf, es juckt und brennt in den Augen, als wäre Sand hineingeraten, die Tränen fließen, und Sie können nicht ins Helle schauen – dann haben Sie sich eine Bindehautentzündung zugezogen.
Verursacht wird sie durch Staub, Rauch, Fremdkörper, Verätzungen, Zugluft, ungenügend geschützte Augen beim Sonnenbad oder der UV-Bestrahlung, allergische Reaktionen (vor allem Heuschnupfen), Infektionen der Augen selbst oder allgemeine Infektionskrankheiten (vor allem Grippe und Masern).
Zur Soforthilfe empfehle ich Ihnen in einfachen Fällen die bei Augenüberanstrengung genannten Kräuter für Auflagen und Augenbäder. Wenn die Entzündung dadurch nicht innerhalb von 3–4 Tagen vollständig heilt, müssen Sie den Fachmann aufsuchen, um das Augenlicht nicht zu gefährden. Bestehen von Anfang an stärkere Beschwerden, Verätzungen, Infektionen oder Fremdkörper im Auge, ist Selbsthilfe überhaupt nicht möglich.
Die meisten Bindehautentzündungen sind harmlos und heilen durch Kräutertee bald vollständig aus.

Andere Gesundheitsstörungen

Manche Gesundheitsstörungen lassen sich nicht eindeutig einem Organsystem zuordnen. Diese Erkrankungen fassen wir im folgenden Kapitel zusammen.

Blutarmut

Sie gilt weltweit als häufigste Mangelkrankheit und betrifft vor allem Frauen im gebärfähigen Alter (Monatsblutung). Schwangere, stillende Mütter, Kinder und Jugendliche (erhöhter Eisenbedarf), häufig auch alte Menschen (Eisenverwertungsstörungen und Mangelernährung). Weitere Ursachen der Blutarmut sind akute stärkere oder chronische leichtere Blutungen, Krankheiten der Verdauungsorgane und die verbreitete falsche Zivilisationskost.

Meine Patientin, Frau R., klagte über typische Warnzeichen der Blutarmut: chronische Müdigkeit, Leistungsschwäche, Kopfschmerzen, Schwindel, anfallsweise Schmerzen hinter dem Brustbein und in der Herzgegend, chronisch kalte Hände und Füße, spröde Haare und brüchige Nägel. Diese unklaren Beschwerden können, müssen aber nicht unbedingt auf Blutarmut hinweisen, Klarheit bringt erst die fachmännische Blutuntersuchung. Sie bestätigte bei Frau R. meinen Verdacht auf Anämie.

Kräuter allein können Blutarmut meist nicht heilen, sondern eignen sich vor allem zur Vorbeugung und ergänzenden Behandlung. Ich verordnete meiner Patientin ein Arzneimittel mit Eisen und verschiedenen Heilpflanzen zur Anregung der Blutbildung. Fertigen Arzneimitteln gebe ich bei der Vorbeugung und Therapie der Blutarmut den Vorzug, denn sie enthalten im Vergleich zum Tee gleichbleibende (standardisierte) Wirkstoffmengen; das kann für die Heilung ausschlaggebend sein. Neben Eisen enthalten solche Medikamente oft noch die blutbildenden Elemente Kobalt und Kupfer.

Alte Kräuterbücher empfehlen anämischen Frauen vor allem *Brennesseln* und *Löwenzahn*. (Aus dem Tierreich wissen wir, daß blutarme Kühe instinktiv Löwenzahn verzehren.) Ergänzt werden diese beiden Heilpflanzen durch *Angelika, Eisenkraut, Huflattich, Sauerampfer* und *Schafgarbe*, bei Blutarmut durch Verdauungsstörungen durch *Eichenrinde, Enzian, Tausendgüldenkraut, Tormentill* oder *Wermut*.

Vorbeugend empfiehlt es sich, diese Kräuter 2- bis 3mal jährlich je 4–8 Wochen lang einzunehmen, zur Therapie der Blutarmut werden sie – immer zusammen mit Eisen – mindestens 3 Monate lang angewendet, damit sich auch die Eisendepots des Körpers wieder auffüllen.

Nach 1/4 Jahr wies die Blutuntersuchung bei meiner Patientin keinen Mangel mehr auf, die Beschwerden waren verschwunden. In schweren Fällen kann die Therapie erheblich länger dauern, manchmal müssen Eisen, Vitamin B$_{12}$ Kobalt, Kupfer und Leberpräparate auch eingespritzt werden.

> Meine Empfehlungen bei Blutarmut (vorbeugend zur Selbsthilfe, sonst nur nach fachmännischer Verordnung):
> Arzneimittel – Kennziffern 90.5.05, 90.5.06 oder 90.5.07.
> Alkoholische Zubereitungen – Kennziffern 10.2.01 oder 30.2.02.

Erkältung – Grippe

Beide Krankheiten entstehen durch Viren, die der Körper normalerweise aus eigener Kraft abwehrt. Erst wenn Zugluft, Durchnässung oder Krankheiten anderer Organe die Abwehr akut oder chronisch schwächen, kommt es zum Ausbruch der Infektion.

Die Beschwerden bei Grippe und Erkältung ähneln einander oft. Im Vordergrund stehen Schnupfen, Halsschmerzen, Heiserkeit, Husten und Kopfschmerzen, bei Erkältungen mäßiges, bei Grippe oft hohes Fieber. Das Allgemeinbefinden kann bei Grippe stark angegriffen sein, insbesondere Muskel-, Gelenk- und Gliederschmerzen kommen oft hinzu.

Als Sonderformen kennen wir die „Darmgrippe" mit Erbrechen, Durchfall und Übelkeit, die „Kopfgrippe" mit starken Kopfschmerzen, Benommenheit, Schwindel und Brechreiz und die „toxische Grippe" mit hohem Fieber, stark beeinträchtigtem Allgemeinbefinden und starken Kopf- und Gliederschmerzen.

Oft führt die echte Grippe zu Komplikationen an Lungen, Herz, Nieren oder Gehirn, aber auch bei komplikationslosem Verlauf bleibt nach der Heilung meist wochenlang allgemeine Schwäche, Nervosität, Depression, Schwindel und Blutdruckstörung zurück.

Als ernste, manchmal lebensgefährliche Krankheit muß Grippe immer fachmännisch behandelt werden. Wenn aber das Allgemeinbefinden von vornherein stark mitgenommen wird, Komplikationen hinzutreten oder nach 5–6 Tagen noch keine deutliche Besserung eingetreten ist, sollte auch bei Erkältung der Therapeut hinzugezogen werden, das gilt vor allem für vorher schon kränkelnde, geschwächte und alte Menschen, bei denen bereits eine einfache Erkältung häufig zu Komplikationen führt.

Zur Behandlung der verschiedenen Symptome schlagen Sie bitte bei den entsprechenden Stichworten weiter vorne nach. Hier interessiert die Vorbeugung und Basistherapie von Erkältung und Grippe durch Anregung der körpereigenen Abwehr. Sie ist immer notwendig, um die Ursachen zu beseitigen.

Den Weg zur täglichen Abhärtung wies uns Pfarrer Kneipp mit seiner „Ordnungstherapie". Sie besteht aus vollwertiger Ernährung, ausreichend Bewegung an der frischen Luft, abhärtenden Wasseranwendungen (vor allem Wassertreten), vernünftiger allgemeiner Lebensführung mit ausreichend Schlaf und Erholung und nicht zuletzt aus abwehrsteigernden Heilkräutern. Wer diese 5 Punkte beherzigt, bleibt wohl nicht lebenslang vor Erkältung verschont, erkrankt aber viel seltener daran und wird auch aus eigener Kraft rascher damit fertig.

Das erlebte auch mein Patient, Herr A., der jedes Jahr 4- bis 5mal erkältet war, weil Mangelernährung und falsche Lebensweise seine Abwehr stark schwächten. Ich verordnete ihm schon im Sommer 1mal täglich Wassertreten, rohkost- (vor allem vitamin-C-)reiche Ernährung, täglich 2mal je 5 Minuten Gymnastik unter offenem Fenster, 3mal wöchentlich 1/2 Stunde Sport im Freien und regelmäßig *Holunder*- und *Hagebutten*tee zur Steigerung der Abwehr.

Im 1. Jahr reichte das nicht ganz aus. Eines Tages kam er mit Frösteln, Kribbeln in der Nase und Kratzen im Hals zu mir in die Praxis. Ich schickte ihn mit der Anweisung nach Hause, sofort 2 Tassen Holundertee zu trinken, dann ein warmes Vollbad bis zum Schweißausbruch zu nehmen und anschließend die ganze Nacht im vorgewärmten Bett nachzudünsten.

Die Schwitzpackung half prompt, am nächsten Morgen war die Erkältung wie weggeblasen. Das alte Hausmittel bewährt sich ausgezeichnet, wenn eine Erkältung oder Grippe im Anzug ist. Rechtzeitig angewendet, sind die Beschwerden nach einigen Stunden verschwunden, gelingt das nicht mehr, wird wenigstens der weitere Verlauf der Infektion gemildert und abgekürzt. Die Schwitzpackung finden wir schon in alten Kräuterbüchern, durch wissenschaftliche Untersuchungen wurde ihre Wirkung in den letzten Jahren bestätigt. Sie strengt allerdings ziemlich an, deshalb müssen schwächliche und herz-kreislauf-geschädigte Menschen darauf verzichten.

Bei der nächsten Erkältung kam die Schwitzpackung für Herrn A. zu spät, es „erwischte" ihn richtig. Auch in solchen Fällen verordne ich als Hauptmittel den altbewährten Holunder, der in alten Kräuterbüchern oft genannt wird und auch in den Märchen und Sagen unserer Vorfahren eine wichtige Rolle spielte. Zur Ergänzung gebe ich oft *Berberitze*, *Fieberklee*, *Salbei* und *Thymian* zum Mischtee; gut eignen sich auch noch *Angelika*, *Fenchel* (vor allem für Kinder), *Hagebutte*, *Lavendel*, *Meisterwurz*, *Stiefmütterchen* und der etwas in Vergessenheit geratene *Ysop*. In schwereren Fällen rege ich die Körperabwehr durch Sonnenhut (Echinacea) an, der in diesem Buch nicht besprochen wird. Fertige Echinacea-Spezialitäten erhalten Sie rezeptfrei in Apotheken, der Therapeut kann sie auch einspritzen.

Da Herr A. leichtes Fieber hatte, hielt er Bettruhe ein (wichtig zur Vorbeugung von Komplikationen). Seine Frau versorgte ihn reichlich mit frisch ausgepreßten Obstsäften und leichter, rohkostreicher Ernährung. So überstand er die Erkältung gut. Im 2. Jahr, als wir die abhärtende Behandlung fortsetzten, trat überhaupt keine Infektion mehr auf.

Meine Empfehlungen zur Selbsthilfe bei Erkältungen:	
Teemischungen	– Kennziffern 90.1.01 oder 90.1.02.
Alkoholische Zubereitungen	– Kennziffern 90.2.01 oder 90.2.02.
Fertigtees	– Kennziffer 90.4.05.
Arzneimittel (innerlich)	– Kennziffern 90.5.02, 90.5.11 oder 90.5.15.
Arzneimittel (äußerlich ergänzend)	– Kennziffern 10.6.02, 20.6.01, 20.6.03 oder 50.6.09.

Fieber

Wußten Sie, daß Fieber bei Infektionen nicht bekämpft werden soll, weil es als lebenswichtiger Abwehrmechanismus die Erreger schädigt? Erst wenn es zu hoch steigt, zu lange dauert oder den Organismus zu stark belastet, sollte es behandelt werden – aber dann ruft man ja ohnehin den Therapeuten, der das besser beurteilen kann. Nutzlos und daher von vornherein behandlungsbedürftig ist Fieber durch Hirnverletzungen oder Schilddrüsenüberfunktionen, die ebenfalls fachmännische Behandlung erfordern.

Herr J. suchte mich noch in der Praxis auf, obwohl seine Körpertemperatur auf über 39 Grad gestiegen war. Ich ließ ihn schleunigst mit der Taxe nach Hause bringen, denn bei Fieber muß wegen der Kreislaufbelastung stets Bettruhe eingehalten werden. Meine Verordnung, die ich ihm mit auf den Weg gab, bestand aus kalten, mild fiebersenkenden Wadenwickeln, 4 Tassen *Holunder*tee am Tag und Saftfasten mit vitaminreichen Obstsäften (Dosis je nach Durst). Als ich am nächsten Tag zum Hausbesuch kam, ging es Herrn J. schon deutlich besser, 2 Tage danach war er wieder völlig hergestellt.

Wadenwickel und Holundertee genügen oft, um fieberhafte leichte Infektionen rasch zu bessern. Alte Rezepte nennen bei Fieber noch *Berberitze* und *Fieberklee;* auch damit habe ich gute Erfahrungen gesammelt. Das Fieber wird durch Heilpflanzen nicht unterdrückt, sondern nur abgeschwächt, behält also seine wichtige Abwehrfunktion.

Oft geht dem Fieber Schüttelfrost voraus; dann rate ich Ihnen zur Schwitzpackung (s. Erkältung), die manche Infektion noch im Keim ersticken kann.

Meine Empfehlungen bei Fieber:	
Teemischungen	– Kennziffern 90.1.01 oder 90.1.02.

Frühjahrsmüdigkeit – Blutreinigungskur

Ausgerechnet im Frühjahr, wenn die Natur zu neuem Leben erwacht, beginnt bei vielen Menschen das große Gähnen. Falsche Ernährung und Bewegungsmangel in der kühlen Jahreszeit führen dazu, weil Vitaminmangelzustände entstehen und Stoffwechselschlacken sich einlagern. Das wirkt sich auch auf Stimmung und Abwehrkräfte aus, Depressionen treten auf, und die Anfälligkeit für Infektionskrankheiten nimmt zu.

Jetzt ist es Zeit zur blutreinigenden Frühjahrskur, die 4-6 Wochen dauert. Während dieser Zeit sollten Sie Fleisch, Wurstwaren, Süßigkeiten und Genußmittel so sparsam wie möglich verwenden (oder ganz darauf verzichten), damit möglichst wenig neue Stoffwechselschlacken anfallen. Überschwemmen Sie den Organismus mit Rohkost und frischen Obst- und Gemüsesäften, damit die Mangelzustände bald wieder ausgeglichen werden. Zur gründlichen Entschlackung, die diese Maßnahmen ergänzt, empfehlen alte Kräuterbücher vor allem *Brennesseln, Brunnenkresse* und *Löwenzahn*. Alle 3 zeichnen sich durch ihren Gehalt an Vitalstoffen und ihre entschlackende, harntreibende Wirkung aus. Der Brunnenkresse sagt die Volksmedizin sogar nach, daß sie „das Hirn reiniget und alle unnatürliche Geschwulst heilet" (Geschwulst kann man dabei wohl im Sinne von Schlackenablagerungen verstehen). Den Löwenzahn kennt der Volksmund wegen seiner harntreibenden Wirkung als „Bettseicher".

Ich empfehle meinen Patienten die fertigen Säfte aus dem Reformhaus, am besten jedes Kraut etwa 2 Wochen lang. Der Saft wird mit der doppelten Menge Wasser oder Mineralwasser verdünnt eingenommen.

Selbstverständlich können Sie auch entschlackende Teemischungen anwenden, die ich nach alten Rezepturen und eigenen Erfahrungen aus den Hauptmitteln *Birke, Brennessel, Brunnenkresse, Gänseblümchen, Hauhechel, Klette, Löwenzahn* oder *Stiefmütterchen*, ergänzt durch *Bärlauch, Borretsch, Erdrauch, Glaskraut, Habichtskraut, Hagebutte, Himbeere, Holunder, Ochsenzunge, Sauerampfer, Schlehdorn, Seifenkraut, Teufelszwirn* oder *Wasserdost*, in der Apotheke zusammenstellen lassen. Auch die Teemischungen sollten 4–6 Wochen lang getrunken werden.

Wenn die Frühjahrskur Ihre Beschwerden nicht bald bessert, veranlassen Sie eine Generaluntersuchung, denn zuweilen verbirgt sich hinter dem Symptombild der Frühjahrsmüdigkeit auch Blutarmut oder ein Magengeschwür.

> Meine Empfehlungen zur blutreinigenden Frühjahrskur:
> Teemischungen – Kennziffern 90.1.03 oder 90.1.04.
> Fertigtees – Kennziffern 30.4.01, 30.4.08, 90.4.02 oder 90.4.03.
> Arzneimittel – Kennziffern 40.5.06, 40.5.15 oder 90.5.14.

Fußschwellungen

Frau St., als Verkäuferin den ganzen Tag auf den Beinen, litt seit einiger Zeit ab nachmittags unter Knöchelschwellungen, manchmal schwoll auch der ganze Fuß an. Solche Schwellungen deuten oft auf Blutstau in den Beinen hin, die sich aus langem Stehen und/oder Krampfadern erklären, gelegentlich auch eine Herzkrankheit anzeigen.

Die Untersuchung ergab bei meiner Patientin Venenschwäche, aus der sich später Krampfadern entwickeln können. Ich verordnete ihr eine Salbe mit den altbewährten durchblutungsfördernden Heilpflanzen *Rosmarin* und *Roßkastanie*, jeden Morgen ein Rosmarinfußbad und innerlich ein Arzneimittel mit Roßkastanie. Außerdem wies ich sie an, täglich 2mal 5 Minuten Gymnastik zum Ausgleich für das lange Stehen zu betreiben und die Beine bei jeder passenden Gelegenheit hochzulegen, damit sich die Venen entleeren. Das half Frau St. prompt.

Herzkrankheiten als Ursache geschwollener Füße müssen unbedingt fachmännisch behandelt werden.

> Meine Empfehlungen bei Fußschwellungen:
> Fertigtees – Kennziffern 40.4.02 oder 40.4.07, außerdem alle bei Krampfadern genannten anderen Maßnahmen.

Koliken

Immer, wenn sich Frau N. aufregte oder ärgerte, erlitt sie kurz danach anfallsweise schmerzhafte Verkrampfungen im Bauch, die nach einer Weile von selbst wieder verschwanden. Solche seelisch-nervösen Koliken, die oft noch von nervösem Luftschlucken begleitet werden, stehen an Schmerzen nicht einer organisch verursachten Magen-, Darm-, Gallenstein- oder Nierenkolik nach. Besonders schlimm sind aber die Koliken, die bei einer Bauchspeicheldrüsenkrankheit auftreten.

Organisch war Frau N. gesund, so daß ich die Behandlung auf die Vorbeugung neuer Koliken beschränken konnte. Dazu empfiehlt Pfarrer Kneipp, der Altmeister moderner Pflanzenheilkunde, der unzählige Kräuter am eigenen Leib ausprobiert hat, als Hauptmittel das *Gänsefingerkraut*. Es lindert meist auch schwere, organisch verursachte Koliken zuverlässig (was freilich den Arzt oder Heilpraktiker nicht überflüssig macht). Bei seelisch-nervösen Krampfzuständen kombiniere ich das Kraut mit *Baldrian*, bei Magen-Darm-Koliken mit *Kamille* und *Kümmel*. Neben diesen Hauptmitteln, die unbedingt als Teemischung oder Arzneimittel gegen Koliken gebraucht werden sollten, sammelte ich in der Praxis auch gute Erfahrungen mit *Anis, Lavendel, Mannstreu, Melisse, Pfefferminze, Rosmarin, Salbei, Schafgarbe, Steinklee* und *Weißdorn*, aber wohlgemerkt, immer ergänzend zu den Hauptmitteln verabreicht.

Unterstützt wird die Wirkung durch warme Leibauflagen. Gewöhnlich helfen sie gut, bei der lebensgefährlichen Bauchfellentzündung (sofort ins Krankenhaus!) verschlimmern sie aber die Beschwerden.

> Meine Empfehlungen zur Soforthilfe bei Koliken:
> Teemischung – Kennziffer 90.1.05.
> Arzneimittel – Kennziffern 30.5.02, 30.5.04, 30.5.19, 30.5.22, 90.5.03 oder 90.5.04.

Mundgeruch

„Jetzt putze ich mir doch täglich mehrmals die Zähne", klagte Herr R. in komischer Verzweiflung, „und bin trotzdem ein Dritter." (Irgendwo hatte er gelesen, daß jeder Dritte unter Mundgeruch leidet.)

Zunächst erklärte ich ihm, daß Mundgeruch zwar oft, aber nicht immer durch mangelnde Mund- und Zahnhygiene, Zahn- und Zahnfleischentzündungen entsteht, sondern viele Ursachen hat. Mandel-, Rachen-, Nasen- und Nebenhöhlenentzündungen führen ebenfalls oft dazu, außerdem Speiseröhren-, Magen-, Lebererkrankungen, Lungenleiden, Stoffwechselstörungen (auch Zuckerkrankheit), Harnvergiftung und die lebensgefährliche Diphtherie. Die gründliche Untersuchung ergab dann, daß Herr R. unter chronischer Rachen-Kehlkopf-Entzündung litt, die er bisher trotz leichter Beschwerden vernachlässigt hatte. (Über die Behandlung solcher Entzündungen berichtete ich im Kapitel über Erkrankungen der Lungen und Atemwege.)

Gewöhnlich genügt regelmäßige Zahn-Mund-Pflege, um Mundgeruch vorzubeugen. Wenn es dennoch einmal dazu kommt, empfehle ich Spülungen der Mundhöhle mit *Beinwell, Eibisch, Kamille, Malve, Pfefferminze, Quendel, Salbei, Schwertlilie, Thymian* oder *Wermut*. Alte Kräuterbücher betonen vor allem die gute Wirkung von Pfefferminze und Salbei. Vorbeugend wendet man die Spülungen 1- bis 2mal täglich, bei bestehendem Mundgeruch 4- bis 8mal an.

Sie müssen übrigens nicht erst die Reaktionen der Umwelt abwarten, um zu erkennen, ob Sie „ein Dritter" sind. Legen Sie einfach die Hände vor Mund und Nase zusammen, und atmen Sie in den Hohlraum, dann können Sie das selbst prüfen.

> Meine Empfehlungen bei Mundgeruch:
> Teemischung – Kennziffer 90.1.06;
> Fertigtee – Kennziffer 30.4.16.

Nasenbluten

Seit über 8 Jahren litt Frau D. unter chronisch verstopfter, trockener Nase. In letzter Zeit kam oft Nasenbluten hinzu. Das erschien ihr denn doch zu bedenklich, und sie entschloß sich zur längst fälligen Behandlung.

Chronische Nasenkatarrhe sind nur eine mögliche Ursache des Nasenblutens. Oft entsteht es als harmlose Folge beim Nasenbohren oder durch zu heftiges Schneuzen, manchmal als Warnzeichen von Polypen oder Nasentumoren. Bei älteren Menschen ist an Arterienverkalkung, Bluthochdruck oder einen verhinderten Schlaganfall zu denken, gelegentlich bestehen Leber-, Nierenleiden oder Gerinnungsstörungen. Häufiges Nasenbluten muß also immer fachmännisch untersucht werden.

Zur Soforthilfe beugen Sie den Kopf leicht nach vorne, legen ein naßkaltes Tuch in den Nacken und pressen den Nasenflügel mit dem Finger gegen die Scheidewand. Wenn das nicht genügt, schnupfen Sie lauwarmen *Beinwell-*, *Eichenrinden-*, *Quendel-* oder *Tormentill*tee auf. Diese Kräuter wirken zusammenziehend und blutstillend. Wenn auch das nicht hilft, muß der Arzt aufgesucht werden.

Meine Empfehlungen bei Nasenbluten:
Teemischung – Kennziffer 90.1.12.
(zum Aufschnupfen)

Regelbeschwerden der Frau

Viele meiner Patientinnen leiden kurz vor und/oder während der Monatsblutung als Folge hormoneller Veränderungen unter allgemeinem Unbehagen, leichten ziehenden Rücken- und Unterleibsschmerzen und Kopfschmerzen. Diese Beschwerden werden schon in alten Medizinbüchern beschrieben und sind meist harmlos. Sie können durch Kräuter gemildert werden.

In den alten Rezepturen tauchen immer wieder *Frauenmantel*, *Gänsefingerkraut* und *Kamille* als Hauptmittel auf. Sie helfen meist gut und erlauben den Verzicht auf Schmerztabletten, die viele Frauen einnehmen. Daneben empfiehlt die Volksmedizin das *Alpenveilchen*, das aber nicht ungefährlich ist und nur nach fachmännischer Verordnung eingenommen werden darf.

Zur Ergänzung der Hauptmittel eignen sich viele andere Kräuter. Gute Erfahrungen machte ich mit *Beifuß*, *Johanniskraut* und *Melisse* bei nervösen Frauen, deren Regelbeschwerden zum Teil durch seelisch-nervöse Ursachen entstehen. Ferner bewähren sich *Dill*, *Eisenkraut*, *Enzian*, *Fenchel*, *Kreuzkraut*, *Liebstöckel*, *Majoran*, *Petersilie*, *Pfefferminze*, *Rosmarin*, *Salbei*, *Schafgarbe*, *Studentenröschen*, *Taubnessel*, *Venushaar*, *Wermut* und *Ysop* im Einzelfall gut. Zinnkraut kann zusätzlich äußerlich zum Sitzbad gebraucht werden.

Meine Empfehlungen bei einfachen Regelbeschwerden:
Teemischungen – Kennziffern 90.1.07, 90.1.08 oder 90.1.09.
Fertigtees – Kennziffer 90.4.07.
Arzneimittel – Kennziffern 60.5.06, 90.5.04 oder 90.5.16.

Alle stärkeren Regelbeschwerden und Veränderungen der normalen Monatsblutung deuten auf organische oder seelisch-nervöse Erkrankungen hin, die nur der Facharzt sicher erkennen und behandeln kann. Mit seiner Erlaubnis wendet man die oben genannten Kräutermittel in solchen Fällen ergänzend an.

Übergewicht

Vielleicht erwarten Sie nun eine Anleitung zum Abnehmen ohne Veränderung der Ernährung? Dann muß ich Sie enttäuschen, das geht nicht. Wer überflüssige Pfunde abbauen will, kommt an der kalorienreduzierten Ernährung nicht vorbei. Kaufen Sie sich einfach einmal ein Buch dazu, Sie werden staunen, wie wohlschmeckend gesunde Reduktionskost sein kann. Vergessen Sie nach

beendeter Schlankheitskur aber nicht, wie leicht Übergewicht wieder entsteht, wenn Sie die bisherige Kost nicht radikal auf gesunde, vollwertige und kalorienknappe Ernährung umstellen.
Heilpflanzen unterstützen die Schlankheitskur vor allem durch Anregung des Stoffwechsels und der Verdauung. Ich kann Ihnen zu diesem Zweck vor allem *Brunnenkresse*, *Erdrauch* und *Fenchel* empfehlen, mit denen ich bei meinen Patienten gute Erfahrungen sammelte. Ob Sie Tee oder fertige Arzneimittel einnehmen, bleibt Ihrem Geschmack überlassen.

> Meine Empfehlungen bei Übergewicht:
> Fertigtees – Kennziffern 30.4.02 oder 30.4.14.
> Arzneimittel – Kennziffern 30.5.14 oder 30.5.17.

Das gesunde Körpergewicht errechnet sich nach der Faustregel Körpergröße in cm minus 100 = Normalgewicht in kg. Von behandlungsbedürftigem Übergewicht spricht man aber erst, wenn dieses Normalgewicht um 10 % und mehr überschritten wird. Das bis vor kurzem noch empfohlene Idealgewicht, das bei Männern um 10 %, bei Frauen um 15 % unter dem Normalgewicht lag, gilt heute als überholt und ist keineswegs lebensverlängernd, wie angenommen wurde. Nach neuen Erkenntnissen scheint eher ein Gewicht, das um 2–4 kg über dem Normalgewicht liegt, am gesündesten.
Nehmen Sie Übergewicht nicht leicht, es gilt als wichtiger Risikofaktor vieler Krankheiten, insbesondere auch der verbreiteten Herz-Kreislauf-Erkrankungen. Lassen Sie sich aber auch auf keine einseitige Schlankheitsdiät ein, unter Umständen schadet sie der Gesundheit noch mehr. Wenn Sie glauben, daß bei Ihnen die „Drüsen" am Übergewicht schuld sind, lassen Sie sich vorsorglich ruhig gründlich untersuchen, manchmal hängt Übergewicht wirklich mit behandlungsbedürftigen Krankheiten zusammen, die eine Schlankheitskur nicht beseitigen kann. Allerdings trifft das nur für 2–3 % aller Übergewichtigen zu.

Verrenkung – Verstauchung

Ein unbedachter Schritt, bei dem man sich den Knöchel „vertritt", oder ein Sturz können böse Folgen haben. Manchmal muß man froh sein, wenn man mit einer Verrenkung oder Verstauchung noch glimpflich davonkommt. Trotzdem, auch mit diesen beiden Verletzungen ist nicht zu spaßen, daß zeigt das Beispiel meiner Patientin K. Wochenlang verschleppte sie eine Fußverrenkung, erst dann kam sie zu mir und erwartete ein „Wunder". Ihr konnte ich nicht mehr helfen, sondern mußte sie zum Unfallchirurgen überweisen. Verrenkungen entstehen meist bei Stürzen, wenn sich die Knochenenden in der Gelenkkapsel verschieben und die Kapsel überdehnt wird oder reißt. Das führt zur abnormen Gelenkstellung, eingeschränkten Beweglichkeit, schmerzhaften Schwellung und einem Bluterguß. Die gleichen Symptome kennzeichnen auch die Verstauchung, bei der das Gelenk übermäßig gedehnt, gebeugt oder gestreckt wird und Kapsel und Bänder einreißen.
Zur Soforthilfe trägt man *Arnika*tinktur, *Johanniskraut-*, *Lavendel-* oder *Pfefferminz*öl auf. Auch kalte Auflagen mit Arnika-, Lavendel oder Rosmarintee und schmerzlindernde Rheumasalben aus Kräutern leisten gute Dienste. Danach wird das betroffene Glied durch Verband oder Metallgitterschiene ruhiggestellt. Wenn diese Behandlung nicht bald hilft, sollte zur Vermeidung von Komplikationen der Arzt aufgesucht werden. Versuchen Sie niemals, eine Verrenkung selbst einzurenken.

> Meine Empfehlungen zur Soforthilfe bei Verrenkung/Verstauchung:
> Kräuteröle – Kennziffern 50.3.01, 50.3.02, 50.3.03 oder 60.3.01.
> Arzneimittel (äußerlich) – Kennziffern 10.6.06, 10.6.11, 10.6.12, 50.6.05 oder 50.6.06.

Wadenkrampf

Verkrampfungen der Wadenmuskulatur sind schmerzhaft, manchmal lebensgefährlich, man denke an den durch Überanstrengung und/oder Abkühlung verursachten Wadenkrampf beim Schwimmen. Zu den häufigsten Ursachen solcher Krämpfe gehören nervös oder organisch (Arterienverkalkung) verursachte Durchblutungsstörungen der Beine. Oft besteht auch Mangel an Magnesium, seltener an Kalzium. Schließlich können manche Nervenkrankheiten, starke Flüssigkeitsverluste durch Schwitzen, Erbrechen oder Durchfall und hohes Fieber zum Wadenkrampf führen. Oft tritt er nachts im Bett oder beim Gehen („Raucherbein") auf.

Zur Soforthilfe, die vor allem für Schwimmer wichtig ist, drückt man die Fußspitze soweit wie möglich nach oben. Dadurch wird am Muskel Gegenzug ausgeübt, der den Krampf meist löst. Damit ist es aber nicht getan, wenn Wadenkrämpfe häufiger auftreten, muß der Therapeut bald konsultiert werden.

Bei Herrn M., einem hochbetagten Herrn in den 80ern, der vor allem morgens unter Wadenkrämpfen litt, stellte ich eine Gefäßverkalkung fest. Dagegen verordnete ich neben den bei Arterienverkalkung (s. S. 11) genannten Maßnahmen warme *Rosmarin*-Unterschenkelbäder am Morgen, die allmählich die Durchblutung verbesserten. Innerlich erhielt er noch *Roßkastanien*extrakt. Diese kombinierte Behandlung besserte die Krampfneigung, die schon lange bestehende Arterienverkalkung konnte freilich nicht beseitigt werden.

Ganz allgemein bewährt sich bei Wadenkrämpfen das seit alters empfohlene, von Pfarrer Kneipp hochgelobte *Gänsefingerkraut*. Wenn nötig, ergänzt man durch Magnesium, das auch hilft, wenn kein Mangel daran besteht. Gegen Fieberkrämpfe empfehle ich stündlich erneuerte Wadenwickel.

> Meine Empfehlung bei Wadenkrämpfen:
> Arzneimittel – Kennziffer 10.5.18.

Wechseljahre

Die hormonellen Veränderungen der Wechseljahre führten bei Frau D. zu Blutwallungen, Schwindel und anderen Kreislaufstörungen, Herzbeschwerden, Bluthochdruck, nervösen Schweißausbrüchen, Angstzuständen und depressiven Verstimmungen. Diese Beschwerden sind typisch für das weibliche Klimakterium, müssen aber keineswegs bei jeder Frau so ausgeprägt auftreten; oft hängt das Ausmaß der Beschwerden entscheidend von der seelischen Einstellung zu den Wechseljahren ab.

Das gilt auch für Männer, deren Keimdrüsenfunktionen viel langsamer nachlassen, so daß sie meist weniger unter dem Klimakterium leiden. Aber auch Herr F., erfolgreicher Geschäftsmann Anfang 50, klagte über Kreislaufstörungen und Blutandrang zum Kopf, sein Blutdruck war zu hoch, er neigte zur Gereiztheit, inneren Unruhe und depressiven Verstimmung. Diese „Midlife-Crisis" des Mannes, die ungefähr jeden 5. stärker betrifft, steht vor allem mit seelischen Faktoren (Angst vor dem Alter) in Zusammenhang und kann zu Kurzschlußreaktionen führen.

Ich führe mit allen Patienten, die unter klimakterischen Beschwerden leiden, psychotherapeutische Gespräche, oft unterstützt durch autogenes Training, um die fast immer vorhandenen seelischen Ursachen zu beeinflussen und eine positive innere Einstellung zum Klimakterium zu entwickeln. Darüber hinaus greife ich auf altbewährte Kräuter zurück, die von der Volksmedizin bei Beschwerden dieser Art empfohlen werden. Dazu gehören *Baldrian*, *Eisenkraut*, *Frauenmantel*, *Hopfen*, *Rosmarin*, *Salbei*, *Schafgarbe* und *Taubnessel*. Hauptmittel sind Baldrian und Hopfen.

Wenn seelische Ursachen im Vordergrund stehen, verwende ich *Johanniskraut*, in schweren Fällen *Borretsch*, von dem der Tübinger Mediziner Leonhart Fuchs in seiner 1542 in Basel erschienenen „Historia stirpium" unter anderem angibt: „Die blümlin von der Burretsch in wein gelegt machen frölich."

Heilkräuter, Gesprächspsychotherapie und autogenes Training halfen auch meinen beiden Patienten bald, über die Krise der Wechseljahre hinwegzukommen.

> Meine Empfehlungen bei Beschwerden der Wechseljahre:
> Teemischung – Kennziffer 90.1.10.
> Arzneimittel – Kennziffern 10.5.07, 10.5.09, 70.5.06, 70.5.10, 70.5.12, 70.5.16 oder 90.5.12.
> Bei Frauen kann zusätzlich noch jeden 2. Tag ein Sitzbad mit Zinnkraut angezeigt sein.

Stärkere und unklare Beschwerden der Wechseljahre müssen immer fachmännisch untersucht werden.

Wetterfühligkeit

Manchmal wünschte sich Frau H., daß es „überhaupt kein Wetter gäbe", denn sie spürte jede Veränderung Stunden bis Tage vorher. Am meisten litt sie unter Abgespanntheit, Kopfschmerzen, chronischer Gereiztheit mit Schlafstörungen und Depressionen, leichter Atembeklemmung und Herz-Kreislauf-Beschwerden.

Solche Beschwerden kennen viele Menschen. Nicht selten beginnen bei Wetterfühligen auch alte Narben wieder zu schmerzen, Gicht- und Rheumabeschwerden flammen auf, die Muskulatur und innere Organe neigen zu Verkrampfungen und Koliken, schlimmstenfalls kommt es zu Herzanfällen und Gefäßverschlüssen (Embolien). Mit Sicherheit besteht auch ein Zusammenhang zwischen Wetterveränderungen und Selbstmordversuchen. Wie ernst der Einfluß des Wetters zu nehmen ist, beweist schließlich die Tatsache, daß viele Krankenhäuser ständig mit meteorologischen Instituten in Verbindung stehen und bei bestimmten Wetterlagen alle nicht dringenden Operationen verschieben, weil das Wetter auch das Operationsrisiko erhöht.

Stärkere Wetterbeschwerden treten fast immer nur bei nervösen, schwächlichen, chronisch kranken und älteren Menschen auf, gesunde, stabile Naturen werden vom Wetter nicht oder nur wenig beeinflußt. Deshalb sollten Sie häufiger oder stark auftretende Wetterfühligkeit durch gründliche Untersuchung klären und je nach Ursachen gezielt behandeln lassen. Zur Grundbehandlung empfehle ich Stabilisierung des Nervensystems und allgemeine Abhärtung gegenüber äußeren Einflüssen. Das war auch bei Frau H. nützlich, deren Wetterempfindlichkeit sich aus ihrer schwächlich-nervösen Konstitution erklärte.

Ich verordnete täglich 2mal 5 Minuten Gymnastik unter offenem Fenster, jeden Abend Wassertreten, 3mal wöchentlich 1 Stunde Bewegung im Freien und autogenes Training. Außerdem verschrieb ich einen Kräutertee aus *Baldrian, Gänsefingerkraut, Johanniskraut, Melisse* und *Rosmarin*. Auch mit *Hopfen* habe ich bei manchen Menschen schon gute Erfolge erzielt, bei starken Beschwerden spritze ich *Mistel* in homöopathischer Zubereitung. Ganz konnte ich die Wetterfühligkeit dadurch zwar nicht beseitigen, Frau H. leidet jetzt aber weniger unter Wetterveränderungen und Tiefdruckgebieten.

> Meine Empfehlungen bei Wetterfühligkeit:
> Teemischung – Kennziffer 90.1.11;
> Arzneimittel – Kennziffer 10.5.13.

Zahnfleischerkrankungen

Viele Krankheiten des Zahnfleischs lassen sich durch regelmäßige Zahn-Mund-Pflege, vollwertige Ernährung mit reichlich Rohkost und jährliche Kontrolluntersuchungen beim Zahnarzt vermeiden. Allerdings schützt das nicht immer vor Entzündungen, Blutungen und Schwund des Zahnfleischs, denn diese Erkrankungen entstehen aus verschiedenen Ursachen.

Zahnfleischentzündungen erklären sich oft aus Zahnstein, Zahnfleischschwund (der umgekehrt durch Zahnfleischentzündung beschleunigt wird), schlecht sitzenden Zahnplomben und

Zahnprothesen, dauernder Reizung durch schadhafte Zähne oder Rauchen, örtlichen Verbrennungen, Verätzungen und Infektionen. Ferner führen Mangelkrankheiten (Vitamin C), Allergien, Vergiftungen, Hormonveränderungen in Pubertät, Schwangerschaft und Wechseljahren, verschiedene Stoffwechsel-, Blut- und Nervenleiden zur Entzündung des Zahnfleischs, die manchmal auf die Mundhöhle übergreift.

Herr J. litt schon lange unter schmerzhafter Schwellung und Rötung des Zahnfleischs, gelegentlich traten auch Blutungen auf (vor allem nach dem Zähneputzen). Ich erkannte, daß die chronische Entzündung schon zum schleichenden Zahnfleischschwund geführt hatte. Sie können das auch selbst am scheinbar „Längerwerden" der Zahnhälse feststellen, von denen das Zahnfleisch immer weiter zurückweicht.

Die Ursachen waren bei Herrn J. leicht zu erkennen: Seine innen schwarz verfärbten Zähne wiesen ihn als starken Raucher aus, außerdem bestand Zahnstein. Ich überwies den Mann deshalb zum Zahnarzt, der für solche Fälle zuständig ist, und gab ihm ein Teerezept zur unterstützenden täglichen Mundspülung mit, das aus *Blutweiderich, Brombeerblättern, Eichenrinde, Kalmus, Kamille, Salbei, Tormentill, Wiesenknopf* und *Zinnkraut* zusammengesetzt war.

Diese Kräuter, seit alters in der Volksmedizin gut bewährt, zeichnen sich durch entzündungshemmende und blutstillende Wirkung aus und können das Zahnfleisch allmählich wieder regenerieren. Ohne Entfernung des Zahnsteins und Verzicht auf Nikotin wird bei Herrn J. aber kaum bleibende Besserung möglich sein.

Zur Blutstillung eignet sich auch noch die Mundspülung mit *Wundklee* gut, Entzündungen des Zahnfleischs sprechen auf *Berberitze, Himbeerblätter, Spitzwegerich* und *Ysop* ebenfalls gut an. Bei Zahnfleischschwund empfehle ich meinen Patienten ergänzend Zahnfleischmassagen oder Spülungen mit *Salbei* oder *Zinnkraut*. In einem alten Kräuterbuch fand ich den Rat, vorbeugend das Zahnfleisch mit *Fenchel*tee zu massieren. Überzeugen Sie sich selbst, es hilft wirklich.

Alle diese Maßnahmen machen die fachmännische Untersuchung bei Zahnfleischkrankheiten niemals überflüssig.

> Meine Empfehlungen zur Vorbeugung und ergänzenden Behandlung bei Zahnfleischbluten, -entzündung und -schwund:
> Teemischung – Kennziffer 90.1.12.
> Arzneimittel – Kennziffern 20.6.05 oder 20.6.08.

Zahnschmerzen

Gegen Karies, die häufigste Ursache der Zahnschmerzen, ist die „Naturapotheke" machtlos. Nur der Zahnarzt kann den kranken Zahn noch retten oder rechtzeitig ziehen, ehe ernstere Komplikationen entstehen. Deshalb sollten Sie ihn bald aufsuchen, wenn Temperatur- (warm/kalt) und Geschmacksreize (süß/sauer) zu leichten kurzen Zahnschmerzen führen. Dann ist erst der Zahnschmelz angegriffen, und der Zahn kann plombiert werden.

Treten die Schmerzen spontan auf, besteht bereits eine oberflächliche Entzündung des Zahnmarks; jetzt ist es höchste Zeit, zum Zahnarzt zu gehen, ehe dauernde Zahnschmerzen auf eine totale Entzündung des Zahnmarks hinweisen und der Zahn oft nicht mehr erhalten werden kann. Ist der kranke Zahn gar berührungsempfindlich geworden, liegt eine Wurzelentzündung vor. Daraus kann Eiter durch den Kiefer durchbrechen und die „dicke Backe" erzeugen. Chronische Wurzelentzündungen verlaufen oft symptomarm, wirken aber als Krankheitsherd störend auf das Nervensystem und können innere Organe (Herz, Nieren) und Gelenke schwer schädigen.

Manchmal entstehen Zahnschmerzen auch aus rheumatischer Ursache, zum Beispiel nach Zugluft, das ergibt aber erst sicher die zahnärztliche Untersuchung.

Am besten beugen Sie Karies durch vollwertige Ernährung, Verzicht auf Süßigkeiten, Zähneputzen nach jeder Mahlzeit und regelmäßige zahnärztliche Kontrolluntersuchungen vor. Wenn es trotzdem zu Zahnschmerzen kommt, sollten Sie nicht gleich zur Schmerztablette greifen. In den Kräuterbüchern unserer Vorfahren, die auch schon oft Zahnschmerzen hatten, werden zur Schmerzlinderung Mundspülungen mit *Eichenrinde, Gundermann, Kalmus, Kamille, Majoran, Melisse, Petersilie, Pfefferminze, Roßkastanie* oder *Salbei* empfohlen.

Und ich fand noch ein Rezept gegen Zahnschmerzen – den *Knoblauch*. In seinem „Puch der Natur" von 1482 schreibt Konrad von Megenberg: „Wer Knoblauch roestet und pindet in auf die adern pei der faust, daz benimpt den zenden iren smerzen." So umständlich brauchen Sie nicht zu verfahren. Schneiden Sie einfach 1–2 Knoblauchzehen längs durch, und legen Sie die Hälften so nahe wie möglich zu dem schmerzenden Zahn oder hinter das Ohr. Die reizende Wirkung lindert den Schmerz für einige Zeit. Allerdings gilt auch für die Heilkräuter, daß sie Karies nicht beseitigen, deshalb dürfen Sie trotz Schmerzlinderung den Besuch beim Zahnarzt nicht aufschieben.

> Meine Empfehlung zur Soforthilfe bei Zahnschmerzen:
> Teemischung – Kennziffer 90.1.13.

Zuckerkrankheit

Die Veranlagung zur Zuckerkrankheit wird vererbt. So war es auch bei Herrn P., dessen Eltern und Großeltern schon darunter litten. „Schicksal", meinte er, als ich ihn darauf ansprach – aber das stimmt nicht. Die Anlage allein muß noch keine Zuckerkrankheit hervorrufen, oft entwickelt sie sich erst, wenn die heute übliche falsche, kalorienreiche Ernährung die Bauchspeicheldrüse erschöpft hat, so daß sie nicht mehr genug Insulin zur Regulierung des Blutzuckerspiegels produziert. Deshalb leiden Übergewichtige auch häufiger darunter.

Bei Herrn P. begann es vor ungefähr 5 Jahren mit Hautjucken, Anfälligkeit für Furunkel und Hautpilzkrankheiten, vermehrter, von Brennen und Jucken in der Harnröhre begleiteter Harnausscheidung, abnormem Durst und auffälliger Abmagerung trotz ausreichender Ernährung. Außerdem wurde er anfälliger für Erkältungen und litt manchmal unter fruchtartigem (Azeton) Mundgeruch. Zunächst holte er sich in der Apotheke ein Teststäbchen zur Harnzuckeruntersuchung, wie es jedes Jahr im Rahmen einer Früherkennungsaktion im Herbst ausgegeben wird. Es verfärbte sich, und damit war für Herrn P. alles klar. Sein Arzt bestimmte allerdings noch den Blutzuckerwert, denn die Harnuntersuchung ist zu unsicher; das bestätigte die Diagnose.

Manche Diabetesformen können allein durch individuell vom Arzt verordnete Diät, Abbau von Übergewicht und ausreichend Bewegung behandelt werden, in anderen Fällen wird diese immer erforderliche Grundbehandlung durch Tabletten ergänzt.

Herr P. allerdings mußte sich von nun an täglich Insulin einspritzen.

Ich konnte ihm nur ergänzend einen Kräutertee aus *Brombeer-* und *Heidelbeer*blättern, *Frauenmantel, Immergrün, Odermennig, Salbei* und *Tausendgüldenkraut* verschreiben. Er hilft, den Insulinbedarf gering zu halten. Das ist wichtig, weil im Lauf der Zeit die Insulinverträglichkeit sich verschlechtern kann. Je weniger Insulin man täglich benötigt, desto länger wird es problemlos vertragen.

Neben diesem Tee eignet sich auch noch *Knoblauch-* oder *Zwiebel*saft gut zur ergänzenden Behandlung der Zuckerkrankheit. Alle diese Mittel dürfen aber niemals ohne Zustimmung des Fachmanns angewendet werden, sonst könnte der Stoffwechsel gefährlich „entgleisen".

> Meine Empfehlungen bei Zuckerkrankheit:
> Teemischung – Kennziffer 90.1.14.
> Fertigtees – Kennziffern 90.4.01 oder 90.4.04.
> Arzneimittel – Kennziffern 90.5.01, 90.5.08 oder 90.5.09.

Der Kräutergarten der Natur

In den letzten Jahren hat sich der Mensch immer weiter von der Natur entfernt. Allmählich werden die Folgen dieser Entwicklung deutlicher. Die zunehmende Umweltverschmutzung bedroht unsere Gesundheit immer stärker, Seen und Flüsse werden zu toten Kloaken, von der Aufheizung der Erdatmosphäre befürchten Fachleute in absehbarer Zeit ein Abschmelzen der Polkappen mit verheerenden Überschwemmungen. Die natürlichen Energie- und Rohstoffreserven werden zum Teil durch den jahrzehntelangen Raubbau schon sehr knapp, was auch mit zur augenblicklichen Wirtschaftskrise beitrug, und wenn das galoppierende Waldsterben nicht rasch und wirksam bekämpft wird, drohen Teile Europas, die heute noch dicht bewaldet sind, zur Steppe zu werden. Das sind nur einige der Auswüchse, zu denen die Entfremdung des Menschen von seiner natürlichen Umwelt führte.

Seit technisch oder chemisch fast alles machbar geworden ist – und oft auch gemacht wird, ohne die Konsequenzen zu bedenken –, nehmen die Bewohner der Industriestaaten auch die Wunder der Natur nicht mehr wahr. Zu diesen Wundern gehört nicht zuletzt der Kräutergarten der Natur mit seinen unzähligen Arznei-, Heil- und Gewürzpflanzen, durch den wir nun gehen wollen.

Freilich dürfen wir keine medizinischen „Wunder" von den heilsamen Kräutern erwarten, aber es grenzt schon ans Wunderbare, welche Heilkräfte in ihnen schlummern, die wir leider noch allzuoft neben den chemischen Arzneimitteln vernachlässigen. Zwar ist nicht gegen jede Krankheit ein Kraut gewachsen, aber es gibt doch nur wenige Erkrankungen, die durch alleinige oder ergänzende Kräutertherapie nicht wenigstens gebessert werden könnten.

Am einfachsten und bequemsten nutzt man die Kräuter, wenn man die fertigen Arzneimittel daraus gebraucht, die auch der Arzt oder Heilpraktiker häufig verordnet. Sie enthalten einen stets gleichbleibenden Wirkstoffgehalt, was bei manchen Erkrankungen sehr wichtig ist. Die meisten dieser Kräuterarzneien erhält man rezeptfrei in Apotheken. Allerdings gibt es noch lange nicht alle wichtigen Kräuter heute schon wieder als Arzneimittel-Spezialität. Aber jeder Apotheker kann auf Bestellung von verschiedenen Heilpflanzen mit Hilfe bestimmter Apparate rasch eine Tinktur, Salbe oder andere fertige Zubereitung herstellen. Wenn eine Heilpflanze nicht so bekannt und gebräuchlich ist und deshalb von der schulmedizinisch (allopathisch) orientierten Apotheke schwer oder nicht beschafft werden kann, sucht man am besten eine homöopathische Apotheke auf (gibt es in fast jedem größeren Ort). Dort wird man oft auch ausgefallene Kräuter in fertiger Zubereitung als homöopathische Urtinktur erhalten, denn in der Homöopathie werden auch viele seltener gebrauchte Drogen noch häufig verwendet. Die Urtinktur besteht zu gleichen Teilen aus Pflanzenteilen oder -saft und 90 bis 95%igem reinen Alkohol.

Neben fertigen Arzneimitteln aus Heilpflanzen erhält man in der Apotheke auch verschiedene Teemischungen, die zum Teil tassenfertig im Aufgußbeutel angeboten werden. Man kann solche Teemischungen vom Apotheker aber auch nach eigenen Rezepturen herstellen lassen. Bei den verschiedenen Erkrankungen im 1. Teil dieses Buchs werden viele geeignete Mischtee-Rezepturen angegeben, die sich als „Rezept" zur Vorlage in der Apotheke eignen. Wer die Mühe nicht scheut, kann sich die einzelnen Bestandteile eines Mischtees im Fachgeschäft kaufen und ihn selbst mischen.

Eine weitere wichtige Quelle für den Bezug von Heilkräutern sind die Kräuterhäuser, die in den letzten Jahren vielerorts entstanden. Sie führen eine große Auswahl auch weniger bekannter Heilpflanzen oder können sie zumindest meist rasch besorgen. Zum Teil versenden Kräuterhäuser auf Bestellung einzelne Drogen oder Teemischungen. Ein Blick ins Branchenverzeichnis des Telefonbuchs, in den Inseratenteil der Tageszeitung oder in biomedizinisch orientierte Gesundheitszeitschriften, die man meist im Reformhaus erhält, genügt oft, um ein Kräuterhaus zu finden, bei dem man seine Bestellung aufgeben kann.

Wer einen eigenen Garten besitzt, kann dort eine ganze Reihe einheimischer Heilpflanzen selbst anbauen. Aber auch ein Blumenkasten auf dem Balkon oder auf der Fensterbank genügt, um wenigstens einige Kräuter selbst zu ziehen. Mehr dazu im nächsten Kapitel.

Schließlich findet man viele Heilpflanzen in der freien Natur, die man sammeln und zur Gesundheitsvorsorge oder gegen Krankheiten anwenden kann. Ganz unbedenklich ist das Kräutersammeln heute allerdings nicht mehr. Was man beim Sammeln alles beachten sollte, werden wir später noch erklären.

Natürlich ist die Behandlung mit Heilkräutern nicht immer so bequem und einfach wie die Einnahme einer Pille. Dafür drohen von ihnen bei richtiger Anwendung aber auch keine unerwünschten Nebenwirkungen. Gerade bei leichteren Erkrankungen, wenn die möglichen Nebenwirkungen eines chemischen Arzneimittels oft in keinem vertretbaren Verhältnis zur Schwere der Krankheit stehen können, sollte man diese Unbequemlichkeiten deshalb in Kauf nehmen.

Kräuteranbau im Garten, auf dem Balkon und auf der Fensterbank

Im Grunde sind alle Heilkräuter Wildpflanzen. Zwar gibt es von manchen auch Zierarten, man denke an verschiedene Blumen, die im Garten angebaut werden, zu Heilzwecken eignen sich diese aber oft nicht. Eine Reihe von Heilpflanzen wird sogar als Unkräuter betrachtet und ausgerottet – ein nicht immer erfolgreicher Versuch, denn sie erweisen sich manchmal als sehr widerstandsfähig. Erst durch chemische Unkrautvernichtungsmittel kann man ihnen endgültig den Garaus machen – aber genau solche Giftstoffe will der Hobbygärtner in seinem Biogarten ja meist aus gutem Grund vermeiden.

Da man nicht alle gewünschten Heil- und Würzkräuter in einem verwilderten Garten antreffen wird, ergänzt man die Kräuterecke dann durch Aussaat oder Auspflanzung solcher Heilpflanzen. Manche von ihnen kann man auch verwenden, um Gemüsebeete einzufassen. Dabei erzielt man dann oft noch den Nebeneffekt, daß Schädlinge und Krankheitserreger fernbleiben, weil sie vielleicht den Geruch der Kräuter nicht „vertragen". Das gilt zum Beispiel für die folgenden Heilpflanzen:

Pflanze	wirksam gegen
Basilikum	Fliegen und Mücken
Dill	Kohlweißling
Knoblauch	Bakterien, Pilze und viele Schädlinge
Meerrettich	Kartoffelkäfer
Pfefferminze	Ameisen, Erdflöhe und Kohlweißling
Salbei	Möhrenfliege
Taubnessel	Kartoffelkäfer

Verschiedene Heilkräuter kann man auch als Tee zubereiten und auf die Blätter der Gemüsepflanzen spritzen, um auf diese Weise Schädlinge fernzuhalten.

Andere Kräuter dienen im Biogarten als Bodenverbesserer. Sie gedeihen selbst auf den schlechtesten Böden noch und bringen mit ihrem Wurzelwerk Nährstoffe aus den tieferen Bodenschichten herauf, eine Art kosten- und müheloser „Düngung". Typische Nährstoffpumpen sind Klette, Kreuzkraut und der Löwenzahn.

Es lohnt sich also auch aus diesem Grund, Unkräuter im Garten zu belassen und nur dafür zu sorgen, daß sie nicht überhandnehmen. Sie sind anspruchslos und nehmen den anderen Kulturen keine Nahrung weg, sondern fördern eher deren Gesundheit und Gedeihen. Im biologischen Gartenbau kommt man deshalb ohne Heilkräuter nicht aus, ganz abgesehen von dem Vorteil, daß man von Frühjahr bis Herbst immer frische Kräuter ernten kann und sich für den Winter ausreichenden Vorrat aus eigenem Anbau schafft.

Nicht alle Kräuter eignen sich zum Anbau im Garten, manche würden dort nur verkümmern. Die weiter unten genannten gedeihen aber praktisch in jedem Garten. Pflege benötigen sie meist nicht, und auch an den Standort stellen die wenigsten besondere Ansprüche. Selbstverständlich wird man sie auch nicht mit chemischem Dünger versorgen. Wenn überhaupt gedüngt wird, verwendet man dazu nur Kompost, Gesteins-, Horn- und Knochenmehl, also natürlichen Dünger, wie er auch für die anderen Pflanzen im Biogarten geeignet ist. Man muß aber sparsam damit umgehen, die meisten der anspruchslosen Kräuter vertragen keine kräftige Düngung.

Manche Wildkräuter, wie Brennessel und Löwenzahn, wachsen als „Unkräuter" von ganz allein im Garten. Eine Reihe anderer – vor allem Würzkräuter – kann man als kleine Pflänzchen in der Gärtnerei kaufen oder selbst aus Saatgut ziehen. Schließlich kann man einige Heilpflanzen an ihrem Standort in der freien Natur ausgraben und in den Garten umsetzen (Vorsicht, keine geschützten Pflanzen nehmen) oder in der Blütezeit ihren Samen sammeln und damit im Garten dann selbst die Pflänzchen heranziehen.

Angelika: Sie wird entweder im September/Oktober oder spätestens Anfang März ausgesät. Später vereinzelt man die Pflänzchen auf 50 cm Abstand. Die Kultur der anspruchslosen Pflanze ist einfach. Während man zu Heilzwecken nur die Wurzel Die Kultur der anspruchslosen Pflanze ist einfach. Während man zu Heilzwecken nur die Wurzel verwendet, kann man den ausgewachsenen Stamm als vitaminreiche Süßspeise zubereiten.

Anis: Diese lichthungrige Heilpflanze braucht einen sonnigen Standort und gedeiht in unseren Breiten nicht immer ganz zufriedenstellend, trotzdem kann man die Kultur im Garten versuchen. Ausgesät wird aber erst im Mai nach den Eisheiligen im Reihenabstand von etwa 30 cm. Später vereinzelt man auf 20 cm Abstand innerhalb der Reihe.

Basilikum: Er sollte in keinem Garten fehlen, denn neben seiner Bedeutung als Heil- und Würzkraut hält er auch manches Ungeziefer von anderen Kulturen fern. Mit der Anzucht aus Samen beginnt man Ende Februar in Töpfen oder Kistchen am Fensterbrett, nach den Eisheiligen pflanzt man dann ins Freilandbeet im Reihenabstand von 25 cm und Pflanzenabstand in der Reihe von 20 cm. Statt dessen kann man Basilikum auch einzeln als Ungezieferschutz zwischen Gemüsekulturen pflanzen. Besonders gut gedeiht er mit Tomaten.

Beifuß: Er bevorzugt trockene, kalkhaltige Böden, im übrigen stellt die Würzpflanze aber keine Ansprüche. Die Aussaat erfolgt im März oder April ins Frühbeet, Mitte Mai vereinzelt man dann im Abstand von 50 cm ins Freilandbeet. Man kann auch vom Gärtner Pflänzchen kaufen und diese Mitte Mai gleich ins Freilandbeet setzen.

Bohnenkraut: Wer Busch- oder Stangenbohnen in seinem Garten anbaut, sollte dazwischen oder als Beeteinfassung auch Bohnenkraut pflanzen. Es bevorzugt lockeren Boden und einen warmen Standort, ansonsten stellt es keine Ansprüche. Die Anzucht aus Samen erfolgt Ende März, Anfang

April in Kistchen oder Töpfen auf der Fensterbank; die Samen dürfen nur wenig mit Erde bedeckt werden. Nach den Eisheiligen setzt man die Pflänzchen ins Freie, wobei der Reihenabstand 25 cm und der Pflanzenabstand 15 cm beträgt. Man kann die Pflänzchen auch Mitte Mai beim Gärtner kaufen und gleich ins Freilandbeet bringen.

Borretsch: Er gedeiht am besten zusammen mit Erdbeeren oder Tomaten. Die Kultur gelingt immer, denn das anspruchslose Gurkenkraut wächst auch auf mageren Böden. Als „Langsamkeimer" wird Borretsch am besten schon im September oder Oktober, spätestens aber Anfang März ausgesät und ab Mitte Mai auf 40 cm vereinzelt. Statt dessen kann man ab Februar im Haus aus Samen die Pflänzchen heranziehen und Mitte Mai ins Freilandbeet bringen oder gleich junge Pflänzchen beim Gärtner kaufen.

Brennessel: Man läßt sie einfach in einer Gartenecke als „Unkraut" wild wachsen und verwendet die jungen Blätter zu Salaten oder für Saft. Den Vorrat für den Winter kann man im September trocknen.

Brunnenkresse: Die vitaminreiche Pflanze, die sich sehr gut zur Frühjahrskur eignet, kann man das ganze Jahr über in Töpfen oder Kistchen im Haus ziehen. Im Garten sät man sie ab Mitte März breitwürfig aus, eine Vereinzelung ist nicht erforderlich. Es empfiehlt sich, 2 oder 3 kleine „Beete" mit Kresse anzulegen. Vom einen wird der laufende Bedarf geerntet, auf dem anderen wachsen die jungen Pflänzchen heran, und im 3. sät man den Samen aus. Auf diese Weise erhält man von Frühjahr bis Herbst immer genügend Kresse. Sie bevorzugt feuchte Böden.

Dill: Er gedeiht gut mit Kohl und Karotten und hält den schädlichen Kohlweißling fern. Im März sät man erstmals im Reihenabstand von 30 cm ins Freie, die 2. Aussaat erfolgt Ende Mai. Auf diese Weise kann man bis in den Spätsommer hinein Dill ernten. Eine Vereinzelung der Pflanzen ist nicht erforderlich. Dill sollte immer in die Nähe oder zwischen Kohlgewächse gesät werden.

Fenchel: Seine Kultur ist in unseren Breiten nicht immer befriedigend, denn er braucht warme Böden und mildes Klima; außerdem benötigt er lehmige, humusreiche Erde, häufige biologische Düngung und reichlich Wasser. Mit den meisten anderen Pflanzen verträgt er sich schlecht, nur in der Nähe von Feldsalat, Gurken oder Salbei wächst er gut. Im März sät man in Töpfe oder Kistchen, die bis nach den Eisheiligen im Haus auf der sonnigen Fensterbank bleiben, dann verpflanzt man sie ins Freilandbeet im Reihenabstand von 50 cm und Pflanzenabstand innerhalb der Reihe von 30 cm. Die unteren Teile des Stamms werden während des Wachstums mehrmals gehäufelt. Der frostempfindliche Fenchel wird am besten im September ausgegraben und überwintert im Keller, wobei der Wurzelballen in feuchtem Torf eingeschlagen werden sollte. Zumindest muß man im September die Blattseite um etwa die Hälfte kürzen und die Erde mit Laub und Stroh um die Wurzel herum abdecken. Samen erntet man erst ab dem 2. Jahr, im 1. Jahr nur Blätter und Knollen.

Knoblauch: Diese für die Gesundheit ebenso wie für den biologischen Garten (schützt vor vielen Pflanzenkrankheiten und Schädlingen) sehr wichtige Heilpflanze sollte in jedem Garten angebaut werden. Sie benötigt warme, flach gelockerte, nährstoffreiche Böden. Ende März, Anfang April teilt man Knoblauchknollen dann in einzelne Zehen und steckt sie im Reihenabstand von 25 cm und Pflanzabstand von 10–15 cm oberflächlich in den Boden. Knoblauch verträgt sich nicht mit Bohnen und Erbsen.

Kresse: siehe Brunnenkresse.

Kümmel: Er wird Ende Mai, Anfang Juni oder (für das kommende Jahr) im September im Reihenabstand von 45 cm gesät. Der Samen darf nur oberflächlich mit Erde bedeckt sein. Die Pflänzchen werden später in der Reihe auf 15 cm Abstand vereinzelt. Kümmel bevorzugt kalk- und stickstoffhaltige Böden.

Lavendel: Anfang März sät man Lavendel in Töpfchen und behält sie bis nach den Eisheiligen im Haus. Dann pflanzt man im Reihenabstand von 40 cm und Pflanzenabstand von 25 cm ins Freilandbeet. Zum Teil erhält man auch in Gärtnereien junge Pflänzchen, die ab Mitte Mai angepflanzt werden. Die Pflanze bevorzugt magere, im Winter nicht zu feuchte, sonnige Standorte. Jedes Frühjahr schneidet man sie stark zurück, dann wächst sie wieder dicht nach.

Liebstöckel: Davon genügen 1–2 Pflänzchen, die man im April beim Gärtner kauft und an geeigneter Stelle im Garten einpflanzt. Sie können 10 und mehr Jahre alt und oft mannshoch werden. Ältere, zu große Stöcke werden durch Teilung verkleinert und vermehrt. Liebstöckel ist anspruchslos und winterhart, der Standort sollte nicht zu sonnig und ausreichend feucht sein.

Löwenzahn: Wie die Brennessel kommt er wild im Garten vor, denn die gefiederten Samen werden vom Wind verbreitet. Man muß bei Bedarf nur seine Ausbreitung im Garten bremsen, eine besondere Pflege ist nicht erforderlich.

Majoran: Er braucht nicht zu magere, aber trockene, leichte und warme Böden an sonnigem Standort. Im März sät man ihn in Blumenkistchen auf dem sonnigen Fensterbrett, nach den Eisheiligen werden dann jeweils 3–4 Pflänzchen in Büscheln zusammen ins Freilandbeet gepflanzt. Auch beim Gärtner kann man Mitte Mai die Pflänzchen kaufen und gleich auspflanzen.

Meerrettich: Am besten gedeiht er auf Lehmboden. Man kann im April die Pflänzchen beim Gärtner kaufen oder schon Ende März bis Anfang April 25–30 cm lange Teile der Seitenwurzeln schräg in die Erde stecken, so daß sie 7–8 cm hoch mit Erde bedeckt sind. Im Sommer nimmt man die Wurzeln 2- bis 3mal heraus und reibt mit einem Tuch die feinen Haarwurzeln ab, dann erhält man bis zum Spätherbst eine glatte, etwa 3 cm dicke und 30–40 cm lange Meerrettichstange ohne Seitentriebe. Bei der Ernte sollte man die Wurzel vollständig entfernen, sonst beginnt sie im nächsten Frühjahr wie Unkraut wild zu wuchern. Meerrettich verträgt sich gut mit Kartoffeln und schützt diese vor Befall mit Kartoffelkäfern.

Melisse: Sie wird am besten im März oder Anfang April im Reihenabstand von 25 cm ausgesät und später innerhalb der Reihe auf 15 cm Pflanzenabstand vereinzelt. Man kann aber auch in der Gärtnerei junge Pflänzchen kaufen und sie Ende April ins Freilandbeet setzen. Der Standort soll geschützt, der Boden humusreich und nicht zu trocken sein. Nach etwa 4 Jahren teilt man den Stock, damit er wieder kräftiger nachwächst.

Petersilie: Das vitaminreiche Gewürz- und Heilkraut darf im Garten nicht fehlen. Man sät im März in lehmige, ausreichend feuchte Erde im Reihenabstand von 30 cm und erntet, sobald die Petersilie etwa 10 cm Höhe erreicht hat. Es empfiehlt sich, immer 2 kleine „Beete" mit Petersilie anzulegen; vom einen erntet man den laufenden Bedarf, auf dem anderen wächst junge Petersilie nach. Auch für den Balkon oder die Fensterbank eignet sich die Petersilie sehr gut. Ohnehin sollte man auch Freilandpetersilie im Herbst in Töpfe oder Kistchen umpflanzen, die man ans helle Fenster stellt, dann kann man den ganzen Winter über frische Petersilie ernten.

Pfefferminze: Sie wird Mitte März in Töpfe oder Kistchen gesät und Ende April oder im Mai im Abstand von 25–30 cm ausgepflanzt. Die Kultur ist sehr einfach, weil die anspruchslose Pfefferminze fast von selbst wächst.

Rosmarin: Er braucht einen sonnigen, trockenen, geschützten Standort in kalkreicher Erde. Zur Anzucht verwendet man Stecklinge, die man in der Gärtnerei erhält. Sie können im April in einem Blumenkasten oder Kübel angepflanzt werden, in dem man sie nach den Eisheiligen ins Freie stellt. Im Herbst sollte man Rosmarin rechtzeitig vor den ersten Nachtfrösten wieder ins Haus holen. Er gedeiht aber auch das ganze Jahr über gut auf dem Balkon oder der Fensterbank.

Salbei: Man kann ihn ab Ende März im Reihenabstand von 45–50 cm aussäen und später auf 40 cm Abstand in der Reihe vereinzeln. Einfacher und schneller geht es durch Stecklinge aus der Gärtnerei oder Teilung eines ausgewachsenen Stocks. Im Spätherbst kann man den Salbei stark zurückschneiden oder wenigstens durch Reisig vor Frostschäden schützen. Etwa alle 3 Jahre wird er umgepflanzt und geteilt, damit er wieder besser gedeiht. Salbei bevorzugt sonnige Standorte mit leichtem Boden.

Thymian: Er ist sehr anspruchslos, gedeiht aber am besten auf sonnigem, trockenem Sandboden. Auch für den Blumenkasten am Fenster oder auf dem Balkon kann Thymian empfohlen werden. Im kleinen Garten mit wenig Platz eignet er sich gut als Beeteinfassung. Die Anzucht in Töpfen und Kistchen im Haus beginnt im März, Mitte Mai pflanzt man sie dann im Abstand von 25 cm aus. Bei der Anzucht soll der Samen nur dünn mit Erde bedeckt werden. In Gärtnereien erhält man im Mai auch junge Pflänzchen.

Ysop: Diese früher häufig angebaute, inzwischen etwas vernachlässigte Pflanze verdient es, wieder in unseren Gärten kultiviert zu werden. Sie bevorzugt sonnige Standorte mit leichten, trockenen Böden. Mitte bis Ende März sät man sie im Reihenabstand von 40 cm, später vereinzelt man auf 20 cm Abstand in der Reihe.

Zwiebel: Sie gedeiht am besten auf trockenen, kalkarmen, lockeren Böden, die auch während des Wachstums zwischendurch immer wieder einmal gelockert werden sollten. Wer Zwiebeln aus Samen ziehen will, sollte sie Anfang Februar im Haus anzüchten und Mitte März im Reihenabstand von 25 cm in einer Tiefe von 2–3 cm stecken. Statt dessen kann man gleich Steckzwiebeln beim Gärtner kaufen und Mitte März stecken. Winterzwiebeln für das nächste Jahr werden Mitte bis Ende September gesteckt. Gut bewährt es sich, Karotten und Zwiebeln auf dem gleichen Beet anzubauen, denn sie schützen sich gegenseitig vor der Karotten- und Zwiebelfliege.

Schon im Garten kann man nicht alle Kräuter anbauen, noch mehr Beschränkungen gelten dann, wenn man Heil- und Gewürzpflanzen auf dem Balkon oder auf der Fensterbank ziehen möchte. Als Wildpflanzen fühlen sie sich hier nicht so wohl wie in der freien Natur, außerdem erreichen manche eine Größe, die eine Kultur im Blumentopf oder -kasten überhaupt nicht zuläßt. Daran muß man denken, ehe man mit dem Anbau beginnt.

Gut eignen sich für den Anbau im Haus auf der Fensterbank oder dem Balkon vor allem *Basilikum, Dill, Majoran, Petersilie, Rosmarin, Salbei* und *Thymian*. Sie werden entweder aus Samen selbst gezogen oder als kleine Pflänzchen beim Gärtner gekauft.

Mit der Aussat oder Pflanzung braucht man sich nicht genau an die Angaben zu halten, die weiter vorne für den Kräuteranbau im Garten gemacht wurden, denn im Haus ist es ja immer warm genug. Allerdings sollte man daran denken, daß junge Pflänzchen auch ausreichend Licht benötigen. Daher wartet man mit der Aussaat besser doch bis Februar, wenn die Tage wieder deutlich länger werden. Beim Gärtner erhält man junge Pflänzchen zum richtigen Pflanztermin.

Man kann die Natur aber auch überlisten und zu jeder Zeit im Haus mit der Kultur beginnen, indem man die Pflänzchen unter pflanzengeeigneten Speziallampen (Fachgeschäft für Gartenbedarf) zieht. Das empfiehlt sich auch dann, wenn an der Fensterbank kein Platz mehr ist und man die Kisten und Töpfe in eine dunkle Ecke stellen muß. Die Speziallampen sollen in etwa 30 cm Höhe über den Pflanzen angebracht werden; am besten wählt man Kräuter mit annähernd gleicher Wuchshöhe.

Normalerweise stellt man die Töpfe und Kisten aber aufs Fensterbrett, nach den Eisheiligen bis in den Herbst hinein auf den Balkon. Lichthungrige Pflanzen sollten ganz vorne aufgestellt werden, die anderen begnügen sich auch noch mit der 2. oder 3. Reihe. Schutz vor Zugluft ist für Topfpflanzen oft wichtig, daran sollte man bei der Wahl des Standorts denken, das gilt vor allem für den Kräutergarten auf dem Balkon. Pralle Sonne schadet den meisten Heilpflanzen, erfahrungsgemäß gedeihen sie am besten auf der Ost- und Westseite. Wenn sie dort aus baulichen Gründen nicht aufgestellt werden können, muß man bei Südlage wenigstens durch Jalousien und Markisen für ausreichend Sonnenschutz sorgen. An der Nordseite wird man meist keine rechte Freude am Wachstum der Kräuter haben, sofern man keine Speziallampen anbringt. Sonnenhungrige Kräuter vertragen bei ausreichendem Schutz vor praller Mittagssonne auch Südost- und Südwestlagen.

Für die eingangs genannten Kräuter benötigt man gute Gartenerde oder die auch für Zimmerpflanzen angebotene Einheitserde. Die Kultur erfolgt in Töpfen und Kisten aus Tonziegel oder Holz, Plastikgefäße eignen sich nicht so gut. Am Topf- oder Kastenboden müssen genügend Abflußlöcher vorhanden sein, damit Gieß- und Regenwasser abfließen kann und die Wurzeln nicht faulen. Bei Bedarf kann man die Löcher auch selbst bohren. Bei Topfkultur genügt 1 Abflußloch, im Blumenkasten bohrt man in Abständen von 20 cm die Abflußlöcher. Sie werden vor dem Einfüllen der Erde mit Tonscherben oder einer 2–3 cm hohen Kiesschicht bedeckt, damit die Erde nicht ausgeschwemmt wird, überschüssiges Wasser aber ablaufen kann.

Nach diesen Vorbereitungen füllt man Töpfe und Kisten zur Hälfte mit Erde. Nun werden die Pflänzchen hineingesetzt. Dabei muß man beachten, daß ihnen genügend Lebensraum bleibt. Im Blumenkasten wird man in der Mitte 1 oder 2 größere, seitlich davon jeweils noch 1–2 kleine Pflanzen setzen. Überhängende Pflanzen gehören immer an die seitlichen Ränder des Kastens, damit sie sich frei entfalten können. Anschließend füllt man ausreichend Erde nach, so daß am oberen Kastenrand noch etwa 2–3 cm frei bleiben. Jetzt werden die Pflanzen angedrückt und gut angegossen.

Wenn man die Kräuter aus Samen zieht, entfällt natürlich das Pflanzen. Der Topf oder Kasten wird gleich bis 2 oder 3 cm unterhalb des oberen Rands mit Erde gefüllt, dann sät man den Samen hinein, bedeckt leicht mit Erde und gießt an. Später muß man bei Bedarf die Pflänzchen aus einem Topf oder Kasten auf andere vereinzeln.

Die Kräuterkultur erfordert auch im Haus oder auf dem Balkon nur wenig Mühe. Ab und zu düngt man ein wenig mit Hornmehl und anderen natürlichen Düngemitteln, aber nie zu reichlich, sonst verlieren die Pflanzen an Aroma. An heißen Tagen sollte man die Kräuter häufig besprühen, denn sie brauchen meist höhere Luftfeuchtigkeit als Zimmerpflanzen.

Das ist dann schon der ganze Arbeitsaufwand für den Kräutergarten im Haus – eine kleine Mühe, wenn man bedenkt, welchen Nutzen man für die Gesundheit daraus zieht. Außerdem holt man sich damit ein Stück Natur ins Haus und erlebt viel Freude, wenn die Kulturen prächtig gedeihen. Das kann – ebenso wie der Kräutergarten im Freien – zum Hobby werden.

Aussaat- und Pflanztabelle für den Kräuteranbau

Pflanze	Anzucht im Haus	Auspflanzung im Freilandbeet	Aussaat ins Freilandbeet	Anpflanzung im Freilandbeet (Stecklinge, Pflänzchen, Zwiebeln)
Angelika			September – Oktober/ Anfang März	
Anis			Mitte Mai	
Basilikum	Ende Februar	Mitte Mai		Mitte Mai
Beifuß			März–April	Mitte Mai
Bohnenkraut	Ende März – Anfang April	Mitte Mai		Mitte Mai

Aussaat- und Pflanztabelle für den Kräuteranbau

Pflanze	Anzucht im Haus	Auspflanzung im Freilandbeet	Aussaat ins Freilandbeet	Anpflanzung im Freilandbeet (Stecklinge, Pflänzchen, Zwiebeln)
Borretsch	Februar	Mitte Mai	September – Oktober / Anfang März	Mitte Mai
Brunnenkresse			Mitte März – Anfang Oktober	
Dill			1. Aussaat März, 2. Aussaat Mai	
Fenchel	März	Mitte – Ende Mai		
Knoblauch				Ende März – Anfang April
Kresse	(siehe Brunnenkresse)			
Kümmel			Ende Mai – Anfang Juni / September (für das nächste Jahr)	
Lavendel	Anfang März	Mitte Mai		Mitte Mai
Liebstöckel				April
Majoran	März	Mitte Mai		Mitte Mai
Meerrettich				Ende März – April
Melisse			März – Anfang April	Ende April
Petersilie			März – Juni	
Pfefferminze	Mitte März	Ende April – Mai		
Rosmarin	April	Mitte Mai (man verwendet dazu Stecklinge)		
Salbei			Ende März	Ende März
Tymian	März	Mitte Mai		
Ysop			Mitte – Ende März	
Zwiebeln	Anfang Februar	Mitte März		Mitte März; Winterzwiebeln für das nächste Jahr Mitte – Ende September

Was Sie beim Sammeln beachten sollten

Das Sammeln von Heilkräutern kann uns der Natur wieder ein wenig näherbringen und zum gesunden Hobby werden, aber auch einmal tödlich enden, wenn man eine falsche, giftige Heilpflanze gesammelt hat oder kurz vorher ein naher Acker mit giftigen Pflanzenschutzmitteln besprüht wurde. Hinzu kommt die allgemeine Umweltverschmutzung, die auch vor den Wildkräutern nicht haltmacht und ihren Wert für die Gesundheit ebenfalls ins Gegenteil verkehren kann. Grundsätzlich wird man deshalb Heilpflanzen bevorzugen, die man entweder selbst im Garten, auf dem Balkon oder der Fensterbank gezogen hat oder fertig im Fachgeschäft kaufte.

Wer auf das Sammeln von Kräutern nicht ganz verzichten will, muß die folgenden Grundregeln beachten, damit er Gefahren vermeiden kann:

1. Nur solche Kräuter sammeln, die man mit Sicherheit kennt; alle anderen Pflanzen – insbesondere jene, bei denen die äußere Ähnlichkeit leicht zur Verwechslung mit Giftpflanzen führen kann – kauft man besser fertig.
2. Nur ganz gesunde, frische Heilpflanzen fernab von Straßen (Autoabgase), Äckern und Wiesen (Dünge- und Spritzmittel) sammeln; dabei sollte man auch die Umgebung der Sammelstelle beachten und auf Kräuter verzichten, die in der Nähe von Fabriken und Industrieanlagen wachsen.
3. Ungeeignet sind angeschimmelte, schon verwelkte oder von Schädlingen angefressene Pflanzenteile.
4. Keine Pflanzen oder Teile von Pflanzen sammeln, die unter Naturschutz stehen (strafbar!)
5. Keine Pflanzen mutwillig zerstören oder den Bestand einer Pflanze an einer Sammelstelle ganz ausrotten; das heißt, man nimmt von einer Sammelstelle immer nur so viele Pflanzen einer Art, daß sie sich wieder vermehren kann, und erntet immer nur einen Teil der zu Heilzwecken geeigneten Pflanzenteile von einer Pflanze, damit sie nicht eingeht. Die gebräuchlichen Pflanzenteile geben wir in der Tabelle der Sammelzeiten und später bei den einzelnen Pflanzen an; in der Regel sind diese Pflanzenteile *offizinell* (das Wort leitet sich von Offizin, dem Abgabe- und Anfertigungsraum in der Apotheke ab), denn sie weisen den höchsten Wirkstoffgehalt auf.
6. Die Jahreszeiten, zu denen man die verschiedenen Pflanzenteile sammelt, ergeben sich aus der Tabelle der Sammelzeiten; sie sollten eingehalten werden, denn der Wirkstoffgehalt unterliegt im Jahresverlauf erheblichen Schwankungen, und man sammelt nur in den Monaten mit dem höchsten Gehalt an Inhaltsstoffen in den verschiedenen Pflanzenteilen.
7. Gesammelt wird nur bei trockenem Wetter, weil tau- und nebelfeuchte oder regennasse Pflanzenteile im allgemeinen einen geringeren Wirkstoffgehalt aufweisen und rasch schimmeln. Blüten sollten am späten Vormittag gesammelt werden, sobald der Tau abgetrocknet ist, die übrigen Pflanzenteile am frühen Nachmittag. Lediglich die Wurzeln werden früh am Morgen gesammelt, weil sie dann – ehe Licht und Wärme die Lebensprozesse in den oberirdischen Pflanzenteilen anregen – noch den höchsten Gehalt an Inhaltsstoffen aufweisen.
8. Zum Transport der Pflanzenteile von der Sammelstelle nach Hause verwendet man luftdurchlässige Behälter, am besten Leinensäckchen oder einen Korb, niemals luftundurchlässige Plastikbeutel.

Wer diese wenigen Grundregeln beachtet, kann Wildkräuter gefahrlos selbst sammeln. Unerfahrene Anfänger sollten zunächst möglichst zusammen mit einem erfahrenen Fachmann zum Sammeln gehen. Manche Volkshochschulen veranstalten Kräuterexkursionen, ergänzt durch Theorie über Lagerung, Zubereitung und Anwendung der Heilpflanzen. Wo das noch nicht der Fall ist, genügt vielleicht schon eine kurze Anregung an die Schule, um entsprechende Kurse ins Programm aufzunehmen, Interessenten dafür finden sich bestimmt genug. Auch auf dem Wochenmarkt, wo heute Sammler oft ihre Kräuter anbieten, oder im Kräuterhaus kann man Kontakte zu erfahrenen Sammlern herstellen.

Tabelle der Sammelzeiten wildwachsender Kräuter

Pflanze	offizinelle Teile	Sammelzeiten
Ackerwinde	Blätter	Juli – August
	Wurzeln	September
Alant	Wurzeln	März – April
Alpenveilchen	(nur nach Verordnung in fertiger Zubereitung)	
Angelika	Wurzeln	September – Oktober
Anis	Früchte	Juli – September
Arnika	Blüten und Wurzeln	(nicht selbst sammeln – geschützt!)
Augentrost	blühendes Kraut	Juli – September
Baldrian	Wurzeln	September – Oktober
Bärenklau	Blätter	Juni – September
	Wurzeln	September – Oktober
Bärentraube	Blätter	grundsätzlich das ganze Jahr, vor allem von April – Mai und September – Oktober
Bärlauch	ganze Pflanze	April – August
Basilikum	Blätter	das ganze Jahr
	blühendes Kraut	Juli – September
Beifuß	ganze Pflanze	Juni – Oktober
	Wurzeln	September – Oktober
Beinwell	Wurzeln	Oktober – November und März – April
	Blätter (selten)	das ganze Jahr
Berberitze	Beeren	September
	Wurzeln	März – April und September – Oktober
Birke	Blätter	September
	Knospen	Anfang März
	Rinde	März – Mai
	Saft (aus dem Stamm)	März – April (nicht selbst sammeln)
Blasenstrauch	Blätter und Beeren	Juli – September
Blutweiderich	Blütentriebe	Juli – August
Bohnenkraut	blühendes Kraut	August – September
Borretsch	Blätter und blühendes Kraut	Juli – August
Brennessel	junge Blätter und blühendes Kraut	März – Oktober
	Wurzeln	September – Oktober

Tabelle der Sammelzeiten wildwachsender Kräuter

Pflanze	offizinelle Teile	Sammelzeiten
Brombeere	Blätter	April – Juni
	Früchte (Beeren)	Juli – September
Brunnenkresse	Blätter und junge Triebe (stets frisch verwenden)	April – August
Buchsbaum	Blätter	September – Oktober
	Rinde	April – Mai und September – Oktober
Dill	Früchte	Juni – September
Edelraute	Blütentriebe	(nicht selbst sammeln – geschützt!)
Ehrenpreis	blühendes Kraut	Juli – August
Eibisch	Blätter und Blüten	Mai – August
	Wurzeln	März, besser Oktober
Eiche	Blätter (selten)	Juni – August
	Eicheln	Oktober
	Rinde junger Zweige	März – Mai
Eisenkraut	blühendes Kraut	Juni – August
Engelsüß	Wurzeln	Juli – Oktober
Enzian	Wurzeln	(nicht selbst sammeln – geschützt!)
Erdbeeren (wild)	Beeren	Juni – Juli
	Blätter	April – Mai
	Wurzeln	Juli – September
Erdrauch	blühendes Kraut	Mai – September
Erika	Blätter und Blütentriebe	April – Mai
Fenchel	Früchte	August – September
Fetthenne	Kraut	April – Oktober
Fichte	Nadeln, Zapfen und junge Sprossen	April – Mai
Fieberklee	Blätter	Mai – Oktober
	Wurzeln	Oktober – November
Föhre	Knospen	März – April
	Nadeln	April – Oktober
Frauenmantel	blühendes Kraut	Mai – August
Gänseblümchen	Kraut (kurz vor der vollen Blüte)	März – September
Gänsefingerkraut	Kraut und Wurzeln	Mai – Juli
Glaskraut	Blätter	April – September
Goldrute	oberer Teil der blühenden Pflanze	Juli – September
Gundermann	Blätter	Juni – September
	Blütentriebe	April – Juni
Habichtskraut	ganze Pflanze	Juni – September
Hagebutte	Früchte (Hagebutten)	September – Oktober
(Heckenrose)	Knospen	Mai – Juni

Der Kräutergarten der Natur

Tabelle der Sammelzeiten wildwachsender Kräuter (Fortsetzung)

Pflanze	offizinelle Teile	Sammelzeiten
Hauhechel	Wurzeln	März – April und September – Oktober
Hauswurz	junge Blätter	August – September
Heidekraut	blühende Triebe mit den Blättern	Juni – Oktober
Heidelbeere	Blätter	Juni – September
	Früchte	Juli – September
Herzgespann	Kraut	Juni – September
Himbeere	Blätter	Mai – Juli
	Früchte (Beeren)	Juli – September
Hirtentäschel	blühendes Kraut	Mai – September
Holunder	Beeren	September – November,
	Blätter	Juni – September
	Blüten	Juni – Juli (kurz vor dem vollen Erblühen)
	Rinde und Wurzeln	April – Oktober
Hopfen	weibliche Hopfenzapfen	September – Oktober
Huflattich	Blätter	Mai – August
	Blüten	März – April
Immergrün	Blätter	April – Mai und September – Oktober
	Wurzeln	September – Oktober
Johanniskraut	Blüten	Ende Juni – August
Judenkirsche	Blätter	Juni – September
	Früchte	Juli – Oktober
	Stiele	Juni – September
Kalmus	Wurzeln	März – April und September – Oktober
Kamille	Blütenköpfchen	Ende Mai – Anfang August
Klatschmohn	Blütenblätter	Juni – August
	Samenkapseln ohne Samen	Juli – September
Klette	Blätter	April – Juni
	Wurzeln	März – April und Sept. – Okt.
Knoblauch	Zwiebeln	September – Oktober
Knöterich	Wurzeln	Juli – Oktober
Königsfarn	Wurzeln	(nicht selbst sammeln – geschützt!)
Königskerze	Blätter	Juni – September
	Blüten	Juni – September (kurz vor dem Öffnen)
Kornblume	Blüten und blühende Triebe	Juni – August
Kreuzblume	Wurzeln	September – Oktober

Tabelle der Sammelzeiten wildwachsender Kräuter

Pflanze	offizinelle Teile	Sammelzeiten
Kreuzkraut	Kraut	Mai – Juli
Küchenschelle	(nie selbst sammeln; nur in fertiger Zubereitung nach Verordnung anwenden)	
Kümmel	Früchte	Juni – August
Labkraut	Blütentriebe	Mai – Juni (kurz vor dem vollen Erblühen)
Lavendel	Blüten	Juli – September
Leinkraut	Blütentriebe	Juni – September
Lerchensporn	Wurzeln	März – April oder Oktober
Liebstöckel	Kraut	April – Mai
	Wurzeln (selten)	September – Oktober
Lorbeer	Blätter	März – Oktober
Löwenzahn	Blätter	März – Mai
	Wurzeln	April und September – Oktober
Lungenkraut	Kraut	April – Juni (kurz vor dem vollen Erblühen)
Mädesüß	Blütentriebe	Juni – August
	Wurzeln	September – Oktober
Mais	Blütengriffel die „Haare" der weiblichen Blüte	Juni – Juli
Majoran	blühendes Kraut	Ende Juli – September
Malve	Blätter	Juni – September
	Blüten	Juni (kurz vor dem vollen Erblühen)
	Wurzeln	September – Oktober
Mannstreu	Wurzeln	Juli – Oktober
Meerrettich	Wurzeln	Juli – September
Meerträubel	(nie selbst sammeln; nur in fertiger Zubereitung nach Verordnung einnehmen)	
Meisterwurz	Wurzeln	März – Mai und September – Oktober
Melisse	Blätter	August – Oktober
	blühende Triebe	Juni – Juli
Mistel	Kraut	März – April und November
Ochsenzunge	Blätter und blühende Triebe	April – Mai
Odermennig	Kraut	Mai – September
Pestwurz	Blätter	Juli – September
	Blüten und blühendes Kraut	April – Mai (kurz vor dem vollen Erblühen)
	Wurzeln	März – April

Tabelle der Sammelzeiten wildwachsender Kräuter (Fortsetzung)

Pflanze	offizinelle Teile	Sammelzeiten
Petersilie	Kraut	April – Mai (zum Würzen das ganze Jahr)
	Samen	September
	Wurzeln	Juni – Oktober
Pfefferminze	Blätter	Mai – August
Preiselbeere	Beeren	Juli – September
	Blätter	September
Quendel	blühendes Kraut	Mai – September
Ringelblume	Blüten und blühendes Kraut	Juni – September
Roßkastanie	Blüten	Mai – Juni
	Fruchtschalen	September
	Kastanien	September – Oktober
	Rinde junger Äste	März – Mai
Rosmarin	Blätter und Blütentriebe	April – Juli
Salbei	Blätter und Blütentriebe	Mai – September
Salomonsiegel	Wurzeln	September – November
Sauerampfer	Blätter	Mai – August
	Wurzeln (seltener)	September – Oktober
Sauerklee	Blätter	April – September
Schafgarbe	blühendes Kraut	Mai – Oktober
Schlehdorn	Beeren	Oktober – November (nach dem ersten Nachtfrost)
	Blätter	April – Mai und September – Oktober
	Blüten	Ende März – Anfang Mai
	Rinde	April – Mai und September – Oktober
Schlüsselblume	Blätter, Blüten und Wurzeln	März – Mai
Schwertlilie	Wurzeln (mindestens 3 Jahre alt)	Juni – Oktober
Seerose	junge Wurzeln	(nie selbst sammeln – geschützt!)
Seifenkraut	Blätter	Juni – Juli
	Wurzeln	September – Oktober
Silberdistel	Wurzeln	März – April und Oktober
Spitzwegerich	Blätter	April – September
Steinklee	blühendes Kraut	Mai – Oktober
Siefmütterchen	blühendes Kraut	Mai – Oktober
Storchschnabel	ganze Pflanze	Mai – August (vor dem vollen Erblühen)
Studentenröschen	ganze Pflanze	Juni – September
Taubnessel	Blüten und blühendes Kraut	Mai – August

Pflanze	offizinelle Teile	Sammelzeiten
Tausendgüldenkraut	blühendes Kraut	Juni – Oktober
Teufelszwirn	ganze Pflanze	Juni – September
Thymian	blühendes Kraut	Juni – September
Tormentill	Wurzeln	Mai – August
Veilchen	Blätter, Blüten und Kraut	Juli – Oktober
	Wurzeln	März – April und Oktober
Venushaar	Kraut	Juni – Oktober
Wasserdost	Blätter	Juni – September
	Wurzeln	September – November
Wegwarte	Blätter	Juni – September
	Wurzeln	März – Mai und Oktober
Weißdorn	Beeren	September – Oktober
	Blätter	April – Juni
	Blüten	Mai – Juni
Wermut	Blätter und blühendes Kraut	Juni – September
Wiesenknopf	ganze Pflanze	Juni – Oktober
Wolfstrapp	(nie selbst sammeln; nur in fertiger Zubereitung nach Verordnung anwenden)	
Wundklee	Blüten	Mai – Juli (vor dem vollen Erblühen)
	Kraut	März – Mai
Wurmfarn	Wurzeln	(nie selbst sammeln)
Ysop	Blütenrispen	Juli – August
Zaunrübe	Wurzeln	(nie selbst sammeln)
Zinnkraut (Ackerschachtelhalm)	grüne Sommertriebe	Mai – August
Zwiebeln	Zwiebel	Juli – September

Lagerung und Haltbarkeit der Kräuter

Alle Heilkräuter, die man nicht sofort frisch gebrauchen kann (wie es die Regel ist), müssen zur Lagerung vorbereitet werden. Das geschieht im allgemeinen durch Trocknen der Pflanzenteile gleich nach dem Sammeln. Getrocknet wird nie in der prallen Sonne, sondern an einem schattigen, mäßig warmen und zugluftarmen Ort, zum Beispiel auf einem regengeschützten Balkon, unter dem Dach oder auf Horden im trockenen, kühlen Keller. Die Art des Trocknens hängt mit davon ab, welche Pflanzenteile getrocknet werden.

Zum Trocknen des ganzen Krauts spült man die Heilpflanzenteile zunächst kurz mit klarem kaltem Wasser ab, schüttelt das Wasser aus und läßt dann noch einige Zeit in einem Sieb abtropfen. Dann bündelt man jeweils einige Stiele zusammen und hängt sie kopfüber auf (zum Beispiel an Nägel in den Dachsparren). Knoblauch und Zwiebeln werden nicht abgewaschen, sondern gleich zu „Zöpfen" geflochten, die man aufhängt.

Wenn man nur *Blätter, Blüten, Rinden-* oder *Wurzelteile* zu trocknen hat, empfiehlt sich die Trocknung auf einer Horde im Keller oder auf dem Dachboden. Eine solche Horde kann man fertig kaufen oder selbst basteln. Man benötigt dazu dünne Dachlatten, die man zu einem viereckigen Holzrahmen zusammenfügt und mit feinmaschigem Gitterdraht oder Gewebe (Zellstoff, Leinen und ähnliches) bespannt. An den Ecken des Rahmens befestigt man einen 4 cm hohen Holzblock, dann kann man die Horden übereinanderstapeln. Alle 3–4 Tage sollten die Pflanzenteile gewendet werden, damit sie von allen Seiten gut trocknen.

Der Trockenvorgang dauert nach diesen beiden Methoden etwa 2 Wochen. Viel schneller geht es, wenn man die gewaschenen und abgetropften Pflanzenteile auf einem Backblech verteilt und im schwach beheizten Ofen (etwa 50 Grad) bei offener Backofentür trocknet. Auch bei dieser Methode sollen die Käuter ab und zu gewendet werden. Man kontrolliert selbst, wann die Pflanzenteile vollständig getrocknet sind, indem man von Zeit zu Zeit ein Teil zwischen den Fingern zerbröselt.

Es empfiehlt sich, immer nur gleiche Pflanzen zusammen auf einer Horde oder einem Backblech zu trocknen, sonst vermischt sich ihr Aroma. Außerdem kann man die verschiedenen Pflanzen nach dem Trockenvorgang oft nicht mehr genau unterscheiden. Deshalb sollte man sie gleich zu Anfang mit Namensschildchen kennzeichnen, dann geraten sie nicht durcheinander.

Nach dem Trocknen zerkleinert man die Pflanzen und füllt sie in luftdicht verschließbare Gläser. Am besten eignen sich lichtgeschützte braune oder grüne Glasbehälter, klares Normalglas ist wegen der Lichteinwirkung weniger zu empfehlen, es sei denn, man lagert die Behälter an einem dunklen Ort.

Man kann die zerkleinerten getrockneten Kräuter auch im Mörser pulverisieren und dann in Gläser umfüllen.

Sehr wichtig ist immer, daß die Kräuter wirklich vollständig durchgetrocknet sind, sonst kann es rasch zur Schimmelbildung und chemischen Zersetzung kommen.

Eine erst seit kurzem empfohlene, ganz andere und schonendere Form der Kräuterkonservierung wollen wir noch nennen, das Einfrieren. Dazu gibt es die folgenden beiden Methoden:

Einfrieren in der Eiswürfelschale des Kühlschranks

Es eignet sich für kleine Kräuterportionen (vor allem Salat- und Suppenkräuter); die Eiswürfelschale wird etwa zur Hälfte mit den zerkleinerten frischen Kräutern gefüllt, dann gibt man ausreichend Wasser dazu und friert das Ganze im Tiefkühlfach des Kühlschranks oder in der Gefriertruhe ein. Aufbewahrt werden die Kräuterwürfel in Gefrierbeuteln im Tiefkühlfach des Kühlschranks oder in der Gefriertruhe.

Einfrieren in der Gefriertruhe

Die zerkleinerten frischen Pflanzenteile werden auf Aluminium- oder Gefrierfolie in dünner Schicht rasch eingefroren; dann füllt man sie in kleine Plastikgefrierdosen oder Gefrierbeutel und bewahrt sie in der Gefriertruhe auf.

Auch beim Einfrieren sollte man nie verschiedene Pflanzenarten vermischen, sondern die Drogen einzeln einfrieren und dann sofort die Gefäße und Beutel beschriften, damit nichts durcheinandergerät.

Manche Kräuter können zwar bis zu 2 Jahren ohne nennenswerte Wirkungseinbußen gelagert werden, andere nur 6–12 Monate. Grundsätzlich legt man sich immer nur einen Vorrat für maximal 9–12 Monate zu, am besten nur für 6 Monate, damit man wirklich immer voll wirksame Heilpflanzen zur Verfügung hat. Das gilt für getrocknete wie für eingefrorene Pflanzenteile. Wenn dieser Vorrat nicht ausreicht, kann man bei Bedarf im Fachgeschäft zusätzlich Kräuter besorgen.

Die Gläser, Gefrierbeutel oder Dosen sollten entweder mit dem Datum der Einlagerung oder dem Verfalldatum (Tag der Einlagerung plus 12 Monate gekennzeichnet werden. Was man in dieser Zeit nicht verbraucht, wird nach spätestens 12 Monaten ausgesondert und durch neue konservierte Kräuter ersetzt. Darauf kommen wir später bei der Kräuter-Hausapotheke nochmals zu sprechen.

Was Sie über die Zubereitung wissen müssen

Es ist nicht gleichgültig, in welcher Form man Heilpflanzen zuführt; manchmal kann die richtige Form der Zubereitung über den Erfolg einer Kräuterbehandlung entscheiden.

Das beginnt bereits bei der Frage, ob man einen **Tee** aus einer einzigen Heilpflanze oder aus mehreren zusammenstellt. Teemischungen bieten den Vorteil, daß ihre Bestandteile meist die Erkrankung von mehreren Seiten her angehen, also verschiedene Ursachen gleichzeitig beeinflussen. Im Einzelfall kann aber auch eine einzige Droge ausreichen, um Krankheiten zu bessern. Auf Grund seines Fachwissens kann das immer nur der Therapeut entscheiden. Im 1. Teil dieses Buches geben wir bei den meisten Krankheiten geeignete Mischteerezepturen als Beispiel an.

Wer selbst einen Mischtee zusammenstellen will, sollte das nach den folgenden 4 Grundbestandteilen tun:

1. Grundbestandteil: das oder die Hauptmittel, welche die Richtung der Teewirkung bestimmen, zum Beispiel auf Atemwege, Herz-Kreislauf- oder Verdauungssyssytem.
2. Grundbestandteil: das oder die Ergänzungsmittel, welche die Hauptmittel in der gleichen Wirkungsrichtung unterstützen.
3. Grundbestandteil: zusätzliche Kräuter, die den Geschmack beeinflussen, aber möglichst ebenfalls in der gleichen Richtung wie das Hauptmittel unterstützend wirken.
4. Grundbestandteil: das oder die Füllmittel, die gleichfalls in der Richtung des 1. Grundbestandteils wirken können und sollen.

Der Einzeltee kann auf 3, der Mischtee auf 4 verschiedene Arten wie folgt zubereitet werden:

- *Abkochung* (Dekokt): Dazu setzt man die Drogen mit der entsprechenden Menge Wasser kalt an, bringt zum Kochen und läßt noch 5-10 Minuten sieden. Statt dessen kann man auch gleich mit kochendem Wasser aufbrühen und die gleiche Zeit weitersieden lassen. Holzige Wurzeln und Rinden müssen zum Teil bis zu 30 Minuten kochen.
- *Aufguß* (Infus): Dabei werden die Drogen mit der entsprechenden Menge Wasser überbrüht und müssen noch 10 Minuten ziehen.
- *Kaltauszug* (Mazerat): Die Drogen werden mit der entsprechenden Menge kaltem Wasser übergossen und sollen 6–8, manchmal auch 12-24 Stunden ziehen. Zum Trinken kann man den kalten Tee anwärmen.
- *Kombinationsverfahren* (Mazerations-Teildekokt/-Teilinfus): Diese Zubereitungsform kommt dann in Frage, wenn eine Teemischung Drogen enthält, die nicht erhitzt werden sollen, und andere, die erhitzt werden müssen, um ihre Wirk-

stoffe abzugeben. Zunächst setzt man dazu eine für 2 Tassen ausreichende Dosis der Kräutermischung 6–8 Stunden kalt mit 1 Tasse Wasser an, seiht dann ab und bereitet aus dem Rückstand im Sieb mit einer weiteren Tasse Wasser entweder die Abkochung oder den Aufguß. Die beiden Tees werden miteinander vermischt.

Tee bereitet man immer in Porzellan-, Steingut- oder Glasgefäßen zu, mit Metallen soll er nie in Berührung kommen. Während des Kochens oder Ziehens muß das Gefäß zugedeckt bleiben, damit keine Inhaltsstoffe entweichen können.
Zu den einzelnen Teemischungen, die im 1. Teil dieses Buches genannt werden, und zu den einzelnen Kräutern im Abc bewährter Heilkräuter geben wir jeweils an, wie der Tee am besten zubereitet werden soll.
Heiltees sind zwar die einfachste und bekannteste, aber nicht immer wirksamste Form der Kräuterzubereitung. Es gibt noch eine ganze Reihe anderer Zubereitungsarten, die man zum Teil nur in fertiger Form gebrauchen kann.
Badezusätze: Dazu bereitet man eine größere Menge Kräutertee als Abkochung oder Aufguß aus einer oder mehreren Drogen zu und mischt ihn unter das warme Badewasser. Die genaue Dosierung der einzelnen, als Badezusatz geeigneten Kräuter geben wir später im Kapitel über das Kräuterbad (s. S. 202) an. Es gibt auch verschiedene fertige Kräuterbadezusätze.
Extrakte: Sie sollten immer in fertiger Zubereitung gebraucht werden, denn ihre Herstellung im Haushalt ist zu umständlich. Gewöhnlich gewinnt man Extrakte aus frischen oder getrockneten Pflanzen oder Säften, deren Wirkstoffe mit Alkohol (Weingeist), seltener Äther oder Wasser, herausgelöst wurden. Der Fachmann bereitet den Extrakt normalerweise so zu, daß 1 g Extrakt genau 1 g der Heilpflanze entspricht.
Öle: Sie können auch zu Hause angesetzt werden, besonders gut eignen sich dazu Johanniskraut, Lavendel, Pfefferminze und Rosmarin. Meist werden die Öle äußerlich zu Einreibungen verwendet, zum inneren Gebrauch eignen sich besser die fertigen Essenzen (ätherische Öle), die auf andere Weise vom Fachmann aus aromatischen Pflanzen gewonnen werden.
Zur Zubereitung der äußerlich anzuwendenden Kräuteröle gibt man 1 Teil getrocknete Droge auf 5 Teile Pflanzenöl (am besten vitamin-E-reiches Leinsamen-, Soja- oder Weizenkeimöl, das verhindert ein vorzeitiges Ranzigwerden) in eine ausreichend große Flasche, verschließt diese luftdurchlässig mit einem Leinenlappen und lagert 4–6 Wochen an einem kühlen, dunklen Ort. Nach dem Abseihen kann man das Öl sofort verwenden.
Pflaster: Diese äußerlich anzuwendenden Kräuterzubereitungen kann man selbst nicht herstellen. Die Pflastermasse besteht meist aus Fetten, Harzen, Ölen und Wachs als Trägersubstanz, in die dann die Kräuterwirkstoffe eingearbeitet werden. Pflastermasse und Wirkstoffe werden auf Stoff aufgetragen und dann als Pflaster aufgelegt. Für den Hausgebrauch eignet sich statt dessen der Umschlag (Kataplasma) mit frischen zerkleinerten und zerquetschten Kräutern.
Pulver: Getrocknete Heilpflanzen kann man zur Aufbewahrung in einem Mörser fein zu Pulver zerstoßen. Es wird am besten in Flüssigkeit aufgenommen. Besser ist es allerdings, Pulver in fertiger Zubereitung beim Fachmann zu kaufen.
Saft: Säfte aus Kräutern erhält man fertig in haltbarer Form im Fachgeschäft. Für den gelegentlichen Hausgebrauch kann man Saft auch selbst herstellen, er ist allerdings nicht so lange wie fertig gekaufter haltbar und muß immer im Kühlschrank aufbewahrt werden. Nach Möglichkeit stellt man ihn portionsweise immer frisch oder höchstens für 1–2 Tage auf Vorrat her. Die frischen Pflanzenteile werden dazu stark zerkleinert in ein Gefäß gegeben und zu Brei zerstoßen. Diesen preßt man dann durch ein Leintuch aus, das oben immer fester zusammengedreht wird, bis der ganze Saft ausgetreten ist. Einfacher geht die Saftherstellung mit der Saftpresse oder Saftzentrifuge. Zum Auspressen von Knoblauchzehen gibt es eine spezielle Knoblauchpresse.
Salbe: Sie besteht aus der Grundmasse, die meist Fette, Harze und Wachse enthält, und den darin

eingearbeiteten Kräuterwirkstoffen. Grundsätzlich kauft man Salben immer fertig, die Herstellung im Haushalt ist zu umständlich.

Sirup: Die dickflüssige Lösung kann man auch im Haushalt herstellen. Sie besteht aus 150–200 g Zucker oder Honig auf 100 g Wasser. Dieser Mischung wird dann Kräutertee oder –saft zugefügt. Zur Sirupherstellung eignen sich vor allem Eibisch, Pfefferminze und Zwiebeln, es gibt aber auch verschiedene fertige Sirupe mit anderen Kräutern. Sie werden bevorzugt bei Erkrankungen der Atemwege eingenommen.

Tinktur: Meist stellt man Tinkturen mit Alkohol her, es gibt aber auch Zubereitungen mit Äther, Essig, Wasser und Wein. Zum Teil kann man sie im Haushalt selbst herstellen, in der Apotheke geht das mit Hilfe spezieller Apparate innerhalb weniger Minuten.

Für die meisten Tinkturen benötigt man 1 l 70%igen Alkohol, Weingeist oder 40%igen Branntwein und 200–250 g Kräuter. Sie werden in eine dickwandige Flasche gefüllt, mit Alkohol übergossen, dann stellt man die dicht verkorkte Flasche mindestens 10 Tage, besser 3–4 Wochen an einen nicht zu hellen Ort. In dieser Zeit schüttelt man den Inhalt täglich einmal durch. Nach Ablauf der Lagerzeit wird die Tinktur gefiltert und in eine dunkle Flasche umgefüllt, die nochmals einige Tage stehenbleibt. Am besten filtert man danach nochmals ab und kann die Tinktur nun sofort gebrauchen, besser lagert man aber erneut für einige Wochen kühl und dunkel, das verbessert Geschmack und Wirkung. Tinkturen sind lange haltbar und werden innerlich tropfenweise verdünnt, manchmal auch äußerlich angewendet. Von diesen Tinkturen unterscheidet man die homöopathischen Urtinkturen, die zu gleichen Teilen aus Kräutersaft und 90%igem Alkohol oder frischen zerkleinerten Pflanzenteilen und 95%igem Alkohol bestehen. Ihre Zubereitung überläßt man besser dem Fachmann in der Apotheke.

Auch der *Kräuteressig* gehört zu den Tinkturen. Er wird nicht medizinisch, sondern zum Würzen verwendet. Man benötigt dazu Apfel-, Branntwein-, Rotwein- oder Weißweinessig in haushaltsüblicher Form und frisch geerntete Gewürzkräuter. Die Kräuter werden gewaschen, leicht zerquetscht und in die Essigflasche gegeben; auf 1 Flasche kommen je nach Geschmack 3–6 Kräuterzweige. Die dicht verschlossene Flasche soll 2–3 Wochen lagern. Danach seiht man die Kräuter ab. Gut eignen sich *Basilikum, Bohnenkraut, Dill, Knoblauch, Majoran, Petersilie, Pfefferminze, Salbei* und *Thymian*. Man kann verschiedene Kräuter, die einander geschmacklich abrunden, zum Essig verwenden, ihn aber auch nur aus einer einzigen Würzpflanze herstellen.

Wein: Dazu benötigt man guten Wein, und zwar am besten Rotwein für alle Kräuter, die auf die Verdauungsorgane wirken (deren stopfende, gerbende Wirkung wird durch Rotwein verstärkt), ansonsten Weißwein. Auf eine 0,7-l-Flasche Wein benötigt man 10–20 g getrocknete Droge. Sie soll 8–10 Tage ziehen, dann filtert man ab und kann den Wein sofort gebrauchen. Insbesondere Heilkräuter für das Verdauungssystem – etwa Wermut – werden häufig als Wein verabreicht. Im Fachhandel erhält man auch verschiedene fertige Kräuterweine.

Aus manchen Früchten – zum Beispiel Brombeeren, Heidelbeeren oder Holunder – kann man auch selbst durch Gärung Wein herstellen. Dazu benötigt man allerdings einen Glasballon, Gäraufsatz, verschiedene Meßgeräte und andere Apparaturen, die gewöhnlich nicht im Haushalt vorhanden sind. Die Anschaffung lohnt sich nur, wenn genügend Früchte aus dem Garten zur Verfügung stehen, sonst kauft man solche Weine besser fertig. Wir wollen deshalb auch nicht weiter auf die kompliziertere Herstellung eingehen.

Heilkräuter als Gewürze: Eine ganze Reihe von Kräutern kann man auch als Gewürze verwenden, um die Speisen geschmacklich abzurunden und das gesundheitsschädliche Kochsalz teilweise einzusparen. Sie werden immer sparsam verwendet, damit der Eigengeschmack der Speisen abgerundet, aber nicht überdeckt wird. Die folgende Tabelle gibt einige Beispiele dazu an.

Der Kräutergarten der Natur

Abgesehen von ihrer Bedeutung als Gewürze regen diese und andere Kräuter auch die Verdauung an und beugen bei regelmäßigem Gebrauch Verdauungsstörungen vor. Im weiteren Sinn gehört deshalb auch das Würzen mit Heilkräutern zu den medizinischen Anwendungen.

Die richtige Dosierung und Anwendung
Wie alle Heilmittel können auch Kräuter nur dann wirken, wenn sie richtig dosiert und angewendet werden. Gerade bei natürlichen Medikamenten kommt es meist auf die ausreichend lange Anwendung an. Sie wirken nämlich oft nicht schlagartig, vergleichbar einem chemischen Arzneimittel, das die Symptome unterdrückt, aber tiefgreifender. Gewöhnlich wird man sich also nie damit begnügen, die Symptome zu beseitigen, sondern die Heilpflanzen noch einige Zeit weiter einnehmen, bis mit Sicherheit kein Rückfall mehr zu befürchten ist.

Die Dosierung richtet sich vor allem nach dem Einzelfall. Im Durchschnitt nimmt man täglich 3–4 Tassen Tee ein, die mit 1 Teelöffel Droge pro Tasse zubereitet werden. Das darf aber nur als allgemeiner Anhaltspunkt verstanden werden. Genauere Angaben zur Dosierung finden Sie im 1. Teil bei den Krankheiten und im Abc bewährter Heilkräuter bei den einzelnen Pflanzen. Dort wird auch angegeben, wie die anderen Zubereitungsformen dosiert werden sollen.

Zur Anwendung gilt beim Tee, daß er meist schluckweise warm eingenommen werden soll. Am besten bereitet man ihn immer portionsweise frisch zu. Es ist aber auch möglich, gleich den Tagesbedarf am Morgen aufzubrühen und in einer Thermoskanne aufzubewahren. Andere Zubereitungsformen werden tropfenweise durch den Mund aufgenommen und sollten einige Zeit (1/2 – 1 Minute) in der Mundhöhle bleiben, das ermöglicht die Aufnahme eines Teils ihrer Wirkstoffe schon durch die Mundschleimhaut. Schließlich gibt es noch Kräuterzubereitungen zum Gurgeln, Inhalieren oder zur äußerlichen Anwendung. Auch darüber gibt das Abc bewährter Heilkräuter Auskunft.

Pflanze	geeignet zu
Basilikum	Bratwürsten, eingelegten Gurken, gekochten Fischspeisen, Tomaten und vielen italienischen Gerichten
Beifuß	Aal grün, verschiedenen Braten (vor allem Gans), Hammelfleisch
Bohnenkraut	Bohnen in jeder Form, Bratkartoffeln, Erbsen und verschiedenen Fischgerichten
Borretsch	Gurken in jeder Form, Kopfsalat
Brunnenkresse	Braten, gebratenem Fisch, Rohkost, Salaten und Suppen
Dill	Aal grün und anderen Fischgerichten, Meerestieren (wie Krabben, Krebse, Langusten), Rindfleisch
Fenchelkraut	Fisch, eingelegten Gurken, verschiedenen Saucen, Suppen und Fischgerichten, Hammel
Lavendel	Fischgerichten und Braten (vor allem Hammel)
Liebstöckel	Fisch, Fleisch, Gemüse, Kräuterbutter und Suppen (sehr sparsam verwenden)
Lorbeer	Kartoffeln, Rotkohl, Sauerbraten, Wild, auch eingelegten Heringen und verschiedenen Marinaden
Majoran	Enten-, Gansbraten, Hülsenfrüchten, Kartoffelsuppe
Melisse	Geflügel und Wild, Salaten, Soßen, Suppen, Tomaten, Remouladen
Petersilie	Gemüsen, Kräuterbutter, Salaten, Soßen, Suppen, zum Garnieren vieler Speisen
Pfefferminze	Gemüsen, Hammel, Rohkost, Suppen, manchen Getränken
Rosmarin	Geflügel, Gulasch, Kräuteressig, Lamm, Mischpilzen, Tomaten, Wild
Salbei	Aal, Fischsuppen, Kaninchenbraten, Kräuteromelett, Lamm, Leber, Schaschlik
Sauerampfer	Gemüsesuppen, grüner Sauce, Kopfsalat, Spinat, weißen Bohnen
Thymian	Aal, Frikadellen, Muscheln, Quark, Schweinebraten, Tomaten
Wermut	Hammel, Schweinebraten, Salaten
Ysop	Bohnen, Kartoffelsuppe, Leberknödeln, Rohkost und Tomaten

Das Abc bewährter Heilkräuter

Ackerwinde

Beschreibung: Windengewächse sind auf der ganzen Erde heimisch und erreichen in den Tropen zum Teil eine Sproßlänge von 30–300 m; die bei uns als Unkraut verbreitete Ackerwinde wird nur 1–3 m lang. In Spiralen klammert sie sich an eine Unterlage, zum Beispiel Getreidehalme, Sträucher oder Bäume. Sie trägt längliche, gestielte Blätter und blüht von Juni bis Oktober rötlich-weiß.

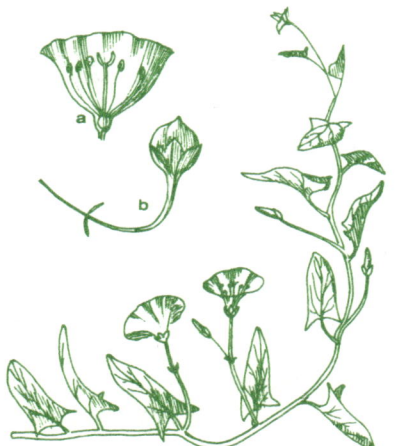

a) Durchschnitt einer Blüte
b) Frucht

Standorte: Als Unkraut wächst sie auf Feldern, an Hecken und Wegen.
Offizinelle Teile: Zu Heilzwecken verwendet man Blätter und Wurzeln.
Sammelzeit: Blätter von Juli bis August, Wurzeln im September.
Heilanzeigen: Die Ackerwinde wirkt abführend und regt die Produktion und den Abfluß der Galle an. Deshalb wird sie bei Darmträgheit, Stuhlverstopfung und Verdauungsstörungen als Folge ungenügender Gallenproduktion, Leberschwäche und Gallenblasenentzündungen verabreicht.
Zubereitung und Anwendung: Bei unsachgemäßem Gebrauch kann die Ackerwinde den Dünndarm reizen, deshalb sollte man grundsätzlich immer fertige Zubereitungen nach Verordnung einnehmen.
Bei akuter Verstopfung ist auch einmal der Tee aus selbst gesammelten oder im Kräuterhaus gekauften Blättern oder Wurzelteilen erlaubt. Er wird als Aufguß mit 2 g getrockneter Droge auf 1 Tasse Wasser zubereitet und muß 15 Minuten ziehen. Die Tagesdosis beträgt 2–3 Tassen vor den Mahlzeiten und darf nie über längere Zeit eingenommen werden.
Bei Leber-Gallen-Leiden nimmt man fertige Spezialitäten, die zum Teil noch andere Wirkstoffe enthalten, nach fachmännischer Verordnung ein.

Alant

Beschreibung: Das »Helenenkraut«, wie man den Alant volkstümlich auch nennt, wird bis zu 1,5 m hoch. Der aufrechte, kräftige Stengel verzweigt sich oben und trägt eiförmige, gesägte Blätter. Von Juli bis August blüht das Kraut mit schönen gelben Blütenkörbchen, die denen der Arnika ähneln.

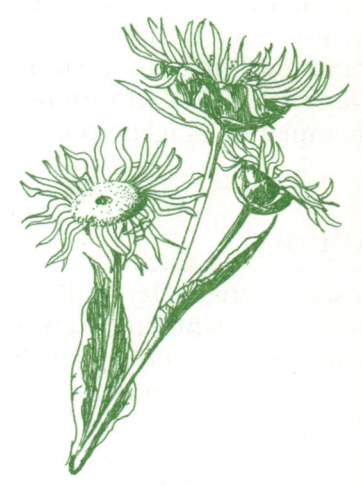

Standorte: Alant wächst bevorzugt auf feuchten Wiesen und an Uferböschungen.
Offizinelle Teile: In der Medizin gebraucht man den kräftigen Wurzelstock.
Sammelzeit: Die Wurzeln werden im März und April ausgegraben.
Heilanzeigen: Auf Grund seines Gehalts an Bitterstoffen wirkt der Alant ausgezeichnet auf die Funktionen der Verdauungsorgane. Der Appetit wird angeregt, die Verdauung bessert sich, weil die Bitterstoffe die Verdauungssäfte »locken«. Ein Versuch mit

Atlant lohnt sich auch bei Wurmleiden.
Ganz allgemein regt Atlant die körpereigene Abwehr an und beugt durch seine verdauungsfördernde Wirkung Mangelkrankheiten vor. Bei Katarrhen und Infektionen des Verdauungskanals kann er wegen seiner leicht antiseptischen Wirkung zusätzlich neben anderen Kräutern verwendet werden.
Zubereitung und Anwendung: Die Atlantwurzel wird nur in Form fertiger Arzneimittel, meist kombiniert mit anderen Heilpflanzen, nach Verordnung des Therapeuten eingenommen.

Andorn

Beschreibung: Der weiße Dorant wird 30–50 cm hoch. Sein in Bodennähe verästelter Stengel trägt ovale, runzlig-weiche Blätter und von Juli bis September kleine weiße Blüten. Er strömt einen süßlichen Geruch aus, schmeckt aber bitter.
Standorte: Andorn wächst vorwiegend an Wegrändern und auf sandigem Boden.
Offizinelle Teile: Zu Heilzwecken verwendet man das Kraut.
Sammelzeit: Andornkraut sammelt man im Juli und August.
Heilanzeigen: Zu den anerkannten Anwendungsgebieten gehören Leber-Gallenblasen-Leiden und Katarrhe der Atemwege; äußerlich verwendet man die Droge zu Waschungen bei Hautausschlägen.
Zubereitung und Anwendung: Zur innerlichen Anwendung stellt man den Andorntee mit 1 Teelöffel Kraut pro Tasse kochendes Wasser her und läßt ihn vor dem Abseihen mindestens 15 Minuten ziehen. Die Tagesdosis beträgt 2–3 Tassen. Man süßt den bitteren Tee mit Honig, was bei Katarrhen der Atemwege die Wirkung verbessert. Bei Leberleiden hat sich die Kombination von Andorn mit Löwenzahn zu gleichen Teilen bewährt. Zu Waschungen bereitet man den Tee mit 1 Eßlöffel Kraut auf 1/4 l kochendes Wasser zu und wendet ihn 3- bis 6mal täglich an.

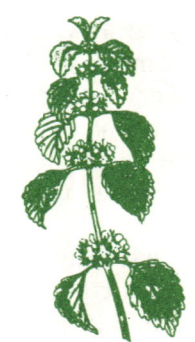

Angelika

Beschreibung: Die *Engel-* oder *Heiliggeistwurz,* der nach einer frommen Legende ein Erzengel Macht über böse Geister und Dämonen verliehen hat, ist in ganz Europa heimisch und wird zu Heilzwecken oft auch gewerbsmäßig angebaut. Im 1. Jahr ihres Wachstums erscheint nur das stengellose Kraut mit den fast meterlangen Blättern. Erst im 2. Jahr erhebt sich der dicke Hohlstengel, der 1–2 m hoch wird. Er trägt grünlichweiße, gezähnte Blätter und im Hochsommer die grünlichgelben Blütendolden.

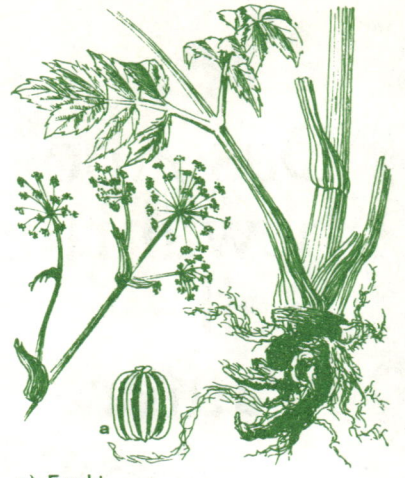

a) Frucht

Standorte: Angelika wächst auf feuchten Wiesen, an Uferböschungen und im Mittelgebirge.
Offizinelle Teile: Gesammelt werden die kräftigen Wurzeln.
Sammelzeit: Von September bis in den Oktober hinein gräbt man die Wurzeln aus. Vorsicht – beim Sammeln besteht Verwechslungsgefahr mit dem giftigen Schierling.
Anbau im Garten: Angelika kann man auch im Garten anbauen. Der Samen wird von September bis Oktober oder spätestens Anfang März ins Freilandbeet ausgesät.
Heilanzeigen: Die Engelwurz ist aus der modernen Pflanzenheilkunde nicht mehr wegzudenken. Ihre Hauptwirkung entfaltet sie im Bereich der Atmungs- und Verdauungsorgane. Sie wird innerlich oder äußerlich angewendet.
Innerlich gebraucht man Angelika bei folgenden Erkrankungen:
● Krankheiten der Verdauungsorgane, wie Appetitmangel, Blähungen, Magensäuremangel, Verdauungsstörungen (-schwäche) und Verstopfung.

- Krankheiten der Atmungsorgane, und zwar Bronchialasthma, Bronchialkatarrh, Bronchitis, Halsschmerzen, Heiserkeit, Husten, Erkältung und Grippe.
- Ferner bei Blutarmut (ergänzend), Depressionen mit allgemeiner Verlangsamung, Hämorrhoiden, zur Anregung bei nervöser Schwäche, bei Schlafstörungen und rheumatischen Zahnschmerzen.

Äußerlich eignen sich Öle, Salben und Tinkturen zur Einreibung bei Nervenentzündungen und Nervenschmerzen. Außerdem ist Angelika oft Bestandteil von Gels und Salben gegen gichtige und rheumatische Beschwerden.

Überdosiert kann Angelika bei innerer Anwendung die Funktionen von Herz und Atmung schädigen. Herzkranke dürfen die Droge grundsätzlich nur nach Verordnung des Therapeuten anwenden, um Nebenwirkungen zu vermeiden. Bei Allergikern kann es während der Therapie zur Überempfindlichkeit gegen Sonnenlicht und UV-Bestrahlungen kommen, sie sollten deshalb für die Dauer der Behandlung Sonnenbäder und Bestrahlungen unterlassen.

Zubereitung und Anwendung: Der Tee wird mit 1 Teelöffel Wurzel auf 1 Tasse Wasser als Abkochung, Aufguß oder Kaltauszug (8–10 Stunden ziehen lassen) zubereitet, Tagesdosis 2–3 Tassen nach den Mahlzeiten.
Bei Verdauungsbeschwerden bewährt sich auch der Wein sehr gut, der mit 20 g Wurzeln auf 0,7 l Weißwein hergestellt wird; die Tagesdosis beträgt 3mal 1 Eßlöffel nach jeder Mahlzeit.
Tinktur stellt man mit 200 g Angelikawurzel auf 1 l 70%igen Alkohol her. Innerlich gibt man davon 20–30 Tropfen 3mal täglich vor den Mahlzeiten, äußerlich verwendet man sie zur Einreibung 3- bis 4mal täglich.
Öle, Gels und Salben zum äußerlichen Gebrauch werden fertig im Fachgeschäft gekauft und nach Gebrauchsanweisung verwendet.

Anis

Beschreibung: Im Volksmund kennt man Anis auch als *Brotsamen*, *runden Fenchel* und *süßen Kümmel*. Die seit alters bekannte Heil- und Gewürzpflanze, die vor allem zu manchen Backwaren verwendet wird, erreicht bis zu 50 cm Höhe. Der runde, gerillte Stengel trägt unten kaum gefiederte, nach oben zu schmalere, tiefer eingeschnittene, petersilienähnliche Blätter. Im Mai und Juni blüht Anis mit angenehm riechenden weißen Dolden.

Standorte: Wild kommt Anis vor allem auf sonnigen Feldern und Wiesen vor, häufig wird die Heilpflanze aber angebaut.

Offizinelle Teile: Als Gewürz und zu Heilzwecken verwendet man die braunen, eiförmigen Früchte. Der Fachmann gewinnt daraus das Anisöl.

Sammelzeit: Sie dauert von Juli bis September.

Anbau im Garten: Anissamen wird Mitte Mai nach den Eisheiligen ins Freilandbeet im Garten ausgesät.

Heilanzeigen: Die Heilpflanze ist als Bestandteil vieler Arzneimittel gegen Verdauungsbeschwerden bekannt und verbessert gleichzeitig deren Geschmack. Hauptsächlich gibt man sie bei allgemeiner Verdauungsschwäche, Appetitlosigkeit und zur Krampflösung bei Koliken. Backwaren mit Aniszusatz werden besser vertragen. Ferner eignet sich der Samen bei Heiserkeit und Husten als ergänzend wirksames und geschmacksverbesserndes Mittel. Schließlich kann man Anis versuchsweise auch gegen Schlafstörungen einnehmen, am besten kombiniert mit anderen schlaffördernden Kräutern (wie Baldrian, Hopfen). In Überdosis führt der Samen nach kurzer Erregungsphase zum Tiefschlaf mit Muskellähmung.

Die Volksmedizin empfiehlt Anis äußerlich noch gegen Krätzmilben und Läuse; allerdings gibt es in solchen Fällen bessere Mittel, man sollte die Anwendung des-

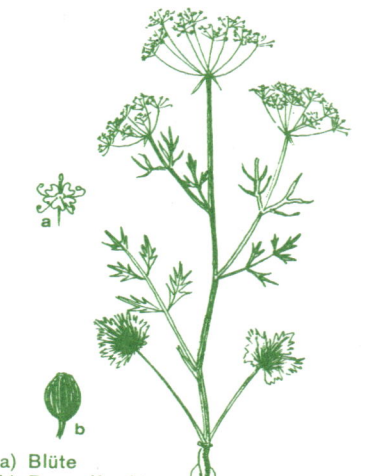
a) Blüte
b) Doppelfrucht

halb vorher mit dem Therapeuten besprechen.
Zubereitung und Anwendung: Einfachste Form der Zubereitung ist die Abkochung mit 1 Teelöffel Anis auf 1 Tasse Wasser, bei Verdauungsbeschwerden besser auf 1 Tasse Milch. Die Tagesdosis beträgt 3 Tassen nach den Hauptmahlzeiten. Besser bewährt sich oft das vom Fachmann aus den Samen gewonnene Anisöl, das man fertig in der Apotheke erhält. Es wird tropfenweise nach Gebrauchsanweisung in heißem Wasser eingenommen.

Arnika

Beschreibung: Die Heilpflanze, auch als *Bergwohlverleih* bekannt, steht unter Naturschutz und darf deshalb nie selbst gesammelt werden. Aus einer bodennahen Blattrosette, die der des Spitzwegerichs ähnelt, erhebt sich der 30–60 cm hohe Stengel. Von Juni bis August trägt er eine große, sonnengelbe, würzig duftende Blüte. Manchmal sprießen etwa auf halber Höhe noch 2 Blätter aus dem Stiel, in deren Achseln dann 2 weitere Blütenknospen erscheinen. Im Herbst treibt die Wurzel waagrechte Nebenwurzeln, aus denen im Frühjahr neue Pflanzen hervorgehen.
Standorte: Arnika wächst vor allem auf Wiesen, Almen und Waldlichtungen, im Alpenraum bis in 2000 m Höhe.
Offizinelle Teile: In der Medizin gebraucht man Blüten und Wurzeln.

Sammelzeit: Die geschützte Pflanze darf man nicht sammeln.
Heilanzeigen: Diese wichtige Droge aus dem Kräutergarten der Natur wird vor allem äußerlich verwendet und zeichnet sich dabei durch ihre entzündungshemmende, schmerzlindernde und durchblutungsfördernde Wirkung aus. Anwendungsge-

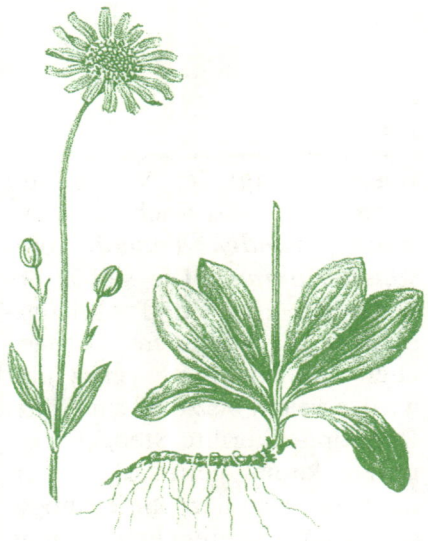

biete sind Verletzungen, wie Bluterguß, Prellung, Quetschung, Verrenkung und Verstauchung, Wunden, Gelenkabnutzung und -entzündung, Gicht, Hexenschuß und Kreuzschmerzen. Auch gegen Kopfschmerzen kann Arnika äußerlich zur Einreibung der Stirn und/oder des Nackens genutzt werden.
Innerlich wendet man Arnika nur mit Vorsicht an, denn überdosiert wirkt sie stark auf Herz, Kreislauf, Atmung, Verdauungssystem und zentrales Nervensystem; bei extremer Überdosierung kann es zum tödlichen Herz-Atem-Stillstand kommen. Deshalb sollte man die innere Anwendung vorher mit dem Therapeuten besprechen.
Angezeigt ist Arnika bei Arterienverkalkung, zu niedrigem Blutdruck, Herzschwäche, chronisch kalten Füßen, Kreislaufstörungen, versuchsweise auch bei Reizblase. Nervöse und magenempfindliche Menschen verzichten besser auf die innere Anwendung.
Zubereitung und Anwendung: Innerlich gibt man den Aufguß mit 1/2 Teelöffel pro Tasse (Tagesdosis 2 Tassen) oder die fertige Tinktur nach Gebrauchsanweisung (meist 2- bis 3mal 10 Tropfen in etwas Wasser). Salben und Öle zum äußerlichen Gebrauch werden immer in fertiger Zubereitung angewendet. Die Tinktur zur Einreibung kann man auch selbst mit 200 g Blüten auf 1 l 70%igen Alkohol herstellen (nie innerlich verwenden); sie wird vor Gebrauch im Verhältnis 1 : 2 – 1 : 6 mit Wasser verdünnt und 3- bis 4mal täglich gebraucht.

Augentrost

Beschreibung: Das kleine, oft kaum handlange Pflänzchen trägt stiellose, scharf gesägte, rundliche Blätter. Von Juni bis September blüht es mit großen, meist weißen, innen gelblichen Rachenblüten.

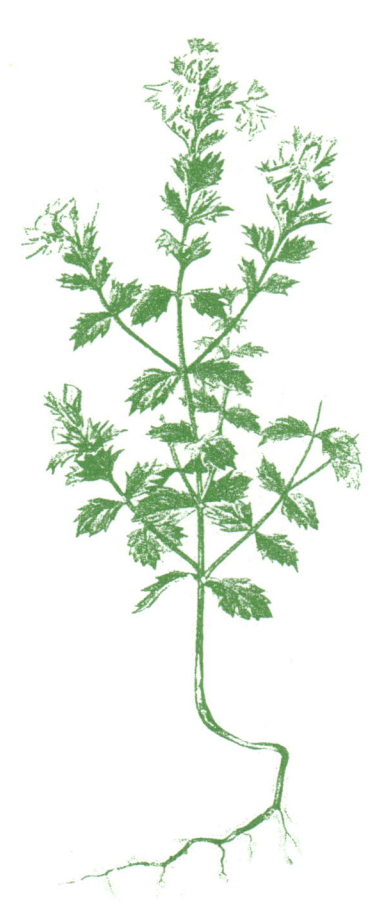

auf die Lider bei Überanstrengung der Augen und Bindehautentzündungen. Weitere Anwendungsgebiete sind Nasenspülungen bei Schnupfen und Heuschnupfen und Gurgeln beim Rachenkatarrh. Innerlich gebraucht man die Droge besser nicht. Für Kinder ist sie in jeder Zubereitungsform ungeeignet.

Zubereitung und Anwendung: Augentrost wird als Aufguß oder Abkochung mit 2 Teelöffeln auf 1/4 l Wasser zubereitet und soll noch 30 Minuten ziehen. Danach seiht man sehr sorgfältig ab; bei Anwendung am Auge empfiehlt es sich, den Tee durch eine Filtertüte, wie sie auch zur Kaffeezubereitung verwendet wird, zu gießen, damit wirklich kein Rückstand ins Auge gelangt. Augenbäder und -auflagen wendet man 3- bis 4mal täglich kalt (warm nur nach Verordnung) an. Nasenspülungen und Gurgelwasser werden kalt oder lauwarm 4- bis 8mal am Tag verabreicht. Die technische Durchführung dieser Anwendungen wird in den Kapiteln Kräuterbad (S. 202) und andere Rezepturen (S. 204) beschrieben.

Standorte: Das Kraut gedeiht bevorzugt auf mageren Wiesen, Abhängen und Böschungen, oft bis hinauf ins Gebirge.
Offizinelle Teile: Gesammelt wird das blühende Kraut.
Sammelzeit: Sie dauert von Juli bis September.
Heilanzeigen: Schon der Name deutet an, daß die entzündungshemmende Heilpflanze vor allem äußerlich an den Augen angewendet wird, insbesondere zum Augenbad oder zu Auflagen

Baldrian

Beschreibung: Die bekannte Heilpflanze, im Volksmund auch als *Katzenkraut* bekannt, weil ihr Geruch Katzen in einen Zustand der Erregung und Euphorie versetzt, wird zu medizinischen Zwecken meist gewerbsmäßig angebaut. Sie erreicht 70–150 cm Höhe und trägt gefiederte Blätter. Ab Juni bis in den September hinein schmückt sich die Staude mit hellroten Blüten, die an den Enden der Stengel zu Doldenrispen angeordnet sind.
Standorte: Der Baldrian kommt vor allem auf feuchten Wiesen und Gräben, an Bächen und in feuchten Wäldern bis hinauf ins Mittelgebirge vor.
Offizinelle Teile: Zu Heilzwekken verwendet man die mindestens 2jährige Wurzel.
Sammelzeit: Gesammelt wird im September und Oktober.
Heilanzeigen: Baldrian gehört zu den Heilpflanzen, deren Wirkung inzwischen von der wissenschaftlichen Pflanzenheilkunde sehr gründlich untersucht und immer wieder bestätigt wurde. Seine Hauptwirkstoffe beeinflussen zum Teil das vegetative Nervensystem. Daraus erklärt sich seine vielfältige Wirkung bei allen Erkrankungen, die mit seelisch-nervösen Ursachen in Zusammenhang stehen, wie nervöses Schwitzen und Fußschweiß, Nervosität, Schlafstörungen (auch mit Angstzuständen und depressiven Verstimmungen), ergänzend bei Magen- und Zwölffingerdarmgeschwüren, die fast immer mit seelisch-nervösen Faktoren in Zusammenhang stehen, Dickdarmkatarrhen mit seelischen Ursachen und krampfartiger nervöser Verstopfung.
Allgemein kann die Droge allein oder ergänzend bei Blähungen, Brechdurchfall, Darmkrämpfen, Koliken, Erbrechen, Magenschleimhautentzündungen und Magenübersäuerung verabreicht werden.
Im Bereich des Herz-Kreislauf-

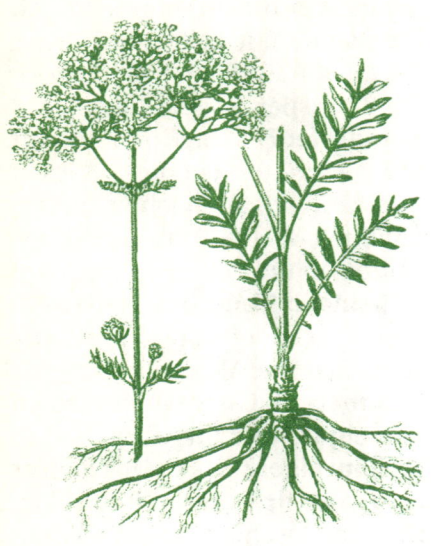

Systems eignet sich Baldrian bei seelisch-nervösem Bluthochdruck und nervösen Herzbeschwerden.

Schließlich wird er innerlich noch bei Kopfschmerzen, Migräne, Nervenentzündungen, Nervenschmerzen, Reizblase, Wetterfühligkeit und Beschwerden während der Wechseljahre empfohlen.

Äußerlich verwendet man Baldriantee zu Auflagen und Augenbädern gegen überanstrengte Augen und Entzündungen der Bindehaut.

Zubereitung und Anwendung: Baldrian wirkt am besten in Form der Tinktur. Man kann sie entweder fertig kaufen oder mit 20 g Wurzelteilen auf 100 ml 70%igen Alkohol selbst herstellen. Die Tinktur wird unverdünnt mit 2- 3mal täglich 20–30 Tropfen verabreicht; bei Schlafstörungen sollte man die letzte Dosis abends 1/2 Stunde vor dem Einschlafen einnehmen und kann bei Bedarf auf 50 Tropfen erhöhen. Am besten gibt man Baldriantinktur auf Zucker oder in warmem Tee.

Baldriantee bereitet man mit 2 Teelöffeln Wurzelteilen auf 1/4 l Wasser als Kaltauszug zu, der mindestens 12, besser 24 Stunden ziehen soll. Davon gibt man morgens und abends je 1 Tasse, bei Schlafstörungen am Abend bis zu 2 Tassen. Der Aufguß aus 1 Teelöffel pro Tasse wirkt schwächer und wird mit 3mal 1 Tasse verabreicht, bei Schlafstörungen abends auch bis zu 2 Tassen.

Pulver kann man in fertiger Zubereitung anwenden oder selbst herstellen, indem man getrocknete Wurzelteile im Mörser zerstößt; die Tagesdosis von 3mal 2 g, abends bei Bedarf zum besseren Einschlafen auch bis zu 4 g, wird am besten im warmen Tee eingenommen.

Gegen Nervosität und seelisch-nervöse Organbeschwerden bewährt es sich, die innere Behandlung durch 2–3 Baldrianbäder wöchentlich zu ergänzen. Dazu gibt man 250 ml Tinktur oder den Aufguß aus 100 g Wurzeln auf 1 l Wasser ins Vollbad, bei Teilbädern entsprechend weniger.

In der Apotheke erhält man zahlreiche fertige Baldrianspezialitäten, die zum Teil noch durch andere beruhigende Kräuter ergänzt werden. Sie sind zu empfehlen, weil sie einen standardisierten, stets gleichbleibenden Anteil an Wirkstoffen enthalten.

Äußerlich gebraucht man den Kaltauszug mit 1–2 Teelöffeln Baldrianwurzel auf 1/4 l Wasser, der 12–16 Stunden ziehen sollte, 3mal täglich zum Augenbad oder bis zu 6mal täglich für Augenkompressen. Es empfiehlt sich meist, Baldrian zu diesem Zweck im Wechsel mit Augentrost anzuwenden.

Bärenklau

Beschreibung: Wir kennen den Bärenklau auch unter der volkstümlichen Bezeichnung *Herkuleskraut*. Der kräftige Stengel trägt große, zum Teil ähnlich wie beim Löwenzahn tief eingeschnittene Blätter und blüht im Sommer mit weißlichen Blütenschirmen.

Standorte: Er bevorzugt feuchte, nährstoffreiche Wiesen und Hügel.

Offizinelle Teile: Gesammelt werden Blätter und Wurzeln.

Sammelzeit: Die Blätter werden von Juni bis September, die Wurzeln von Ende September bis Oktober geerntet.

Heilanzeigen: Die Heilpflanze ist heute zu Unrecht etwas in Vergessenheit geraten, denn sie

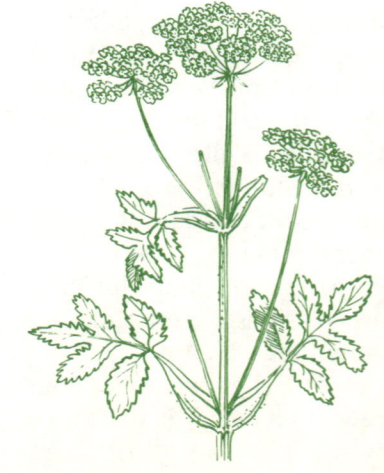

eignet sich sehr gut zur ergänzenden Behandlung von Nervosität, Schlafstörungen und deren Folgen für die Funktionen innerer Organe sowie beim nervösen Schwitzen. Außerdem konnte die moderne Heilpflanzenkunde nachweisen, daß der Bärenklau Verdauungsstörungen günstig beeinflußt. Bei allen Anwendungsgebieten wird er am besten zusätzlich neben anderen Hauptmitteln verwendet.

Die Volksmedizin sagt Bärenklau auch eine Wirkung bei Potenzstörungen nach – ein Versuch lohnt sich in solchen Fällen.

Zubereitung und Anwendung: Die Wurzeln werden als Abkochung mit 1 Teelöffel pro Tasse zubereitet, Tagesdosis 2–3 Tassen. Aus den Blättern stellt man besser mit 1 Teelöffel pro Tasse den Aufguß her und nimmt täglich 3 Tassen ein.

Gut bewährt sich auch die Tinktur, die man selbst mit 250 g Wurzel auf 1 l 70%igen Alkohol herstellt und mit 2- bis 3mal 15 Tropfen täglich verabreicht.

Bärentraube

Beschreibung: Die Heilpflanze gehört zu den Heidekrautgewächsen und ist das ganze Jahr über grün. Ihre kriechenden Stengel tragen lederartige, eiförmige Blätter, die unten hellgrün, an den Oberseiten dunkelgrün sind. Von April bis Juni blüht sie mit weißen oder fleischfarbenen, fünfzipfeligen, zu Trauben angeordneten Blüten, aus denen die erbsengroßen, purpurfarbenen, mehligen Beeren hervorgehen.

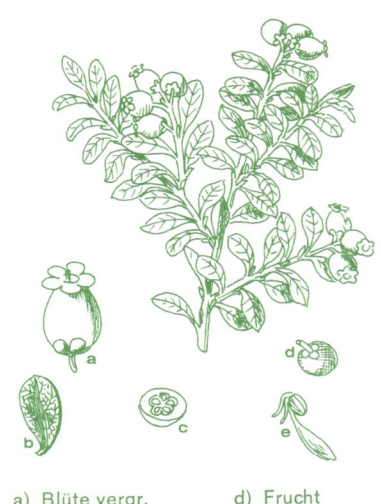

a) Blüte vergr.
b) Blatt
c) halbierte Frucht
d) Frucht
e) Staubblatt

Standorte: Die Bärentraube kommt in der Heide, auf sandigen Böden am Waldrand und in Bergwäldern bis hinauf in die Alpen vor.

Offizinelle Teile: Zu Heilzwecken eignen sich die Blätter.

Sammelzeit: Grundsätzlich kann man Bärentraubenblätter das ganze Jahr über sammeln, bevorzugt aber von April bis Mai und September bis Oktober.

Heilanzeigen: Nach wissenschaftlichen Untersuchungen ist die Bärentraube eine unserer wichtigsten keimhemmenden und keimabtötenden Heilpflanzen. Ihre antiseptischen Wirkstoffe werden erst im Urin wirksam. Außerdem wirkt sie zusammenziehend auf die Schleimhäute, also entzündungslindernd im Bereich der Harnwege.

Wichtigste Anwendungsgebiete sind deshalb Blasenkatarrhe und (ergänzend) Entzündungen des Nierenbeckens und der Nieren. Wegen des Gerbsäuregehalts kann Bärentraube auch bei Brechdurchfall, Durchfall und Darmkatarrhen angewendet werden. Die harntreibende Wirkung empfiehlt sie schließlich noch bei Nierengrieß und Nierensteinen.

Zubereitung und Anwendung: Am besten gebraucht man fertige Arzneimittel mit stets gleichbleibendem Wirkstoffgehalt nach Gebrauchsanweisung. Tee wird als Kaltauszug mit 1/2 Teelöffel auf 1 Tasse Wasser 10 Stunden kalt angesetzt. Die Abkochung mit der gleichen Dosis, die 5–6 Stunden kalt ziehen und dann kurz aufkochen muß, ist weniger gut bekömmlich (Magenreizung). Die Tagesdosis beträgt 2–3 Tassen Tee.

Bei längerer Anwendung drohen immer Reizungen der Magenschleimhaut, deshalb sollte man zwischendurch möglichst andere Heilkräuter verwenden. Die Behandlung muß stets vom Therapeuten überwacht werden, der bei Bedarf neben Bärentraube auch noch stärker wirksame Arzneimittel verordnen wird.

Bärlauch

Beschreibung: Diese Heilpflanze wird etwa 20–25 cm hoch. Man erkennt sie eindeutig an ihren weißen Blüten, die von April bis Juni förmliche Beete auf dem Waldboden bilden, und dem deutlichen Knoblauchgeruch, der noch auf weitere Entfernung wahrnehmbar ist. In der Volksmedizin kennt man Bärlauch

auch unter dem Namen *Waldknoblauch*.
Standorte: Die Pflanze kommt in Kolonien vor allem in feuchten, schattigen Wäldern und an schattigen Hängen bis in Mittelgebirgslagen vor.
Offizinelle Teile: Verwendet wird die ganze Pflanze.
Sammelzeit: Man sammelt das Kraut von April bis August.
Heilanzeigen: Der Bärlauch enthält ähnliche Wirkstoffe wie sein berühmter Verwandter, der Knoblauch. In erster Linie wird er gegen Bluthochdruck und Wurmleiden verabreicht, wegen der harntreibenden und keimtötenden Wirkung manchmal auch bei Blasenkatarrhen. Die blutreinigende, entschlackende Wirkung nutzt man bei Frühjahrsmüdigkeit, Hautentzündungen, Akne, Ausschlägen, Gelenkentzündungen und Gelenkrheuma zur ergänzenden Therapie. Das Kraut wird immer nur innerlich angewendet.
Zubereitung und Anwendung: Den Tee bereitet man als Aufguß mit 1 Teelöffel pro Tasse zu, Tagesdosis 4–6 Tassen. Statt dessen kann man auch die Tinktur aus 100 g zerkleinerter Droge auf 1/2 l 70%igen Alkohol verwenden, Tagesdosis je 10 Tropfen nach jeder Hauptmahlzeit.

Basilikum

Beschreibung: Diese Heil- und Gewürzpflanze kam einst aus Vorderindien zu uns, heute ist sie auch in unseren Breiten heimisch geworden. Am vierkantigen, behaarten, buschig verzweigten Stengel trägt sie gezähnte, fleischige Blätter. Vom Sommer bis in den Herbst hinein blüht sie gelblichweiß oder rötlich.
Standorte: Basilikum wird als Gewürzkraut angebaut.
Offizinelle Teile: Zu Heilzwecken und als Gewürz verwendet man die Blätter und das blühende Kraut.
Sammelzeit: Blätter erntet man das ganze Jahr über, das blühende Kraut von Juli bis September.
Anbau im Garten/Haus: Basilikum wird Ende Februar im Haus in Kistchen oder Töpfe gesät und Mitte Mai ausgepflanzt oder nach den Eisheiligen beim Gärtner gekauft und angepflanzt. Das Kraut hält Fliegen und Mücken von anderen Kulturen fern. Man kann Basilikum auch auf der Fensterbank oder auf dem Balkon kultivieren.
Heilanzeigen: Basilikum wird vorwiegend als Gewürz verwendet und beugt Verdauungsstörungen vor. Als Heilmittel kommt es auch bei Appetitlosigkeit, Magensäuremangel und Verdauungsschwäche in Frage. Weniger bekannt ist, daß uns im Basilikum ein ausgezeichnetes Mittel zur Stärkung der Nerven mit direkter Wirkung auf Gehirn und Rückenmark zur Verfügung steht. Deshalb bewährt sich die Droge auch gut bei Nervosität, nervösem Schwitzen, Angstzuständen, Depressionen mit Angst und Schlafstörungen.
Äußerlich verwendet man Basilikum zur Inhalation und Nasenspülung bei chronischem Schnupfen.
Zubereitung und Anwendung: Als Gewürz gebraucht man das getrocknete Kraut oder den damit hergestellten Kräuteressig. Zu Heilzwecken eignet sich der Aufguß mit 1 Teelöffel auf 1 Tasse, der am besten mit je 1 Tasse nach jeder Hauptmahlzeit verabreicht wird.
Die Tinktur kann man mit 250 g auf 1 l 70%igen Alkohol selbst herstellen und nimmt davon 3- bis 5mal täglich je 1/2 Teelöffel voll ein.
Extrakte und ätherisches Öl bereitet man nicht selbst zu, sondern kauft sie fertig im Fachgeschäft und wendet nach Gebrauchsanweisung an.
Als Nasenspülung bereitet man den Aufguß mit 1 Eßlöffel auf 1/4 l Wasser zu und wendet 4mal täglich an, ergänzt durch 1 Inhalation täglich oder jeden 2. Tag, zu der man 1/4 l Aufguß auf 1 l kochendes Wasser in den Dampftopf oder Inhalationsapparat gibt.

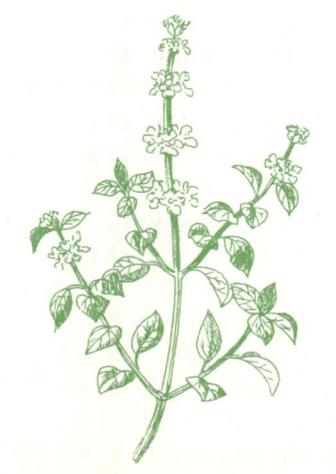

Beifuß

Beschreibung: Im Volksmund kennt man den Beifuß auch unter dem Namen *wilder Wermut*. Der Busch erreicht 50 bis 170 cm Höhe und trägt an den oft rötlichen Stengeln oben grüne, unten weißlich-filzige Blätter. Von Juli bis August blüht er mit gelblichen oder rötlichbraunen, filzigen Korbblüten, die aromatisch duften.
Standorte: Beifuß wird zum Teil angebaut, kommt aber auch wild vor allem auf und an Äckern, auf Ödland und Schutthalden vor.
Offizinelle Teile: Als Gewürz und in der Medizin verwendet man die ganze Pflanze oder die Wurzeln.
Sammelzeit: Die ganze Pflanze sammelt man von Juni bis Oktober, die Wurzeln von September bis Oktober.
Anbau im Garten: Beifuß wird oft als Gewürz im Garten angebaut. Die Aussaat erfolgt von März bis April ins Freiland, Mitte Mai kann man beim Gärtner gekaufte Pflänzchen setzen.
Heilanzeigen: Als Gewürz gebraucht man Beifuß zur besseren Verdauung schwerer, fetter Speisen. Medizinisch wird das Kraut vor allem bei Appetitlosigkeit, Brechdurchfall, Erbrechen, Magensäuremangel und allgemeinen Verdauungsbeschwerden angewendet. Außerdem schätzt man seine anregende, ausgleichende Wirkung bei Nervosität und seelisch-nervösen Schwächezuständen, die Stimmungslage wird bei Depressionen mit allgemeiner Verlangsamung gut aufgehellt, bei Nervenentzündungen und Nervenschmerzen bessern sich die Symptome. Seit alters kennt man auch die Anregung der Menstruation durch Beifuß.
Zubereitung und Anwendung: Zur Vorbeugung von Verdauungsbeschwerden gibt man Beifuß als Gewürz zu verschiedenen Speisen.
Der Tee wird als Abkochung oder Aufguß mit 1 Teelöffel pro Tasse zubereitet, Tagesdosis 3 Tassen nach den Mahlzeiten bei Verdauungsbeschwerden, sonst nur 2 Tassen.
Gegen Verdauungsstörungen bewährt sich auch der Wein aus 15 g Droge auf 0,7 l Weißwein, von dem man täglich 3 Likörgläser nach den Mahlzeiten einnimmt.
Bei seelisch-nervösen Störungen und Regelbeschwerden eignet sich die Tinktur manchmal besser. Sie wird mit 100 g Droge auf 0,5 l 70%igen Alkohol zubereitet und mit 3mal 5–8 Tropfen täglich verabreicht.
Schwangere dürfen Beifuß in keiner Form einnehmen.

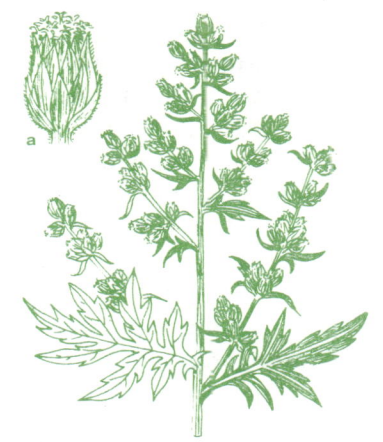

a) Blütenköpfchen

Beinwell

Beschreibung: Das haarige Borretschgewächs wird 50–100 cm hoch und trägt schmale, zugespitzte Blätter. Von Mai bis September sprießen aus den Blattachseln die traubenförmig überhängenden, glockenförmigen weißen, rötlichen oder violetten Blüten.
Standorte: Der Beinwell bevorzugt feuchte Wiesen, Böschungen, Gräben, feuchte Wald- und Sumpfränder.
Offizinelle Teile: Zu Heilzwecken gebraucht man meist die Wurzeln, seltener die Blätter.
Sammelzeit: Man sammelt die Wurzeln im März und April oder von Oktober bis November, die Blätter das ganze Jahr über.
Heilanzeigen: In der Volksmedizin schätzt man Beinwell seit langem wegen seiner heilenden Wirkung bei Wunden, Geschwüren, Prellungen und Quetschungen.

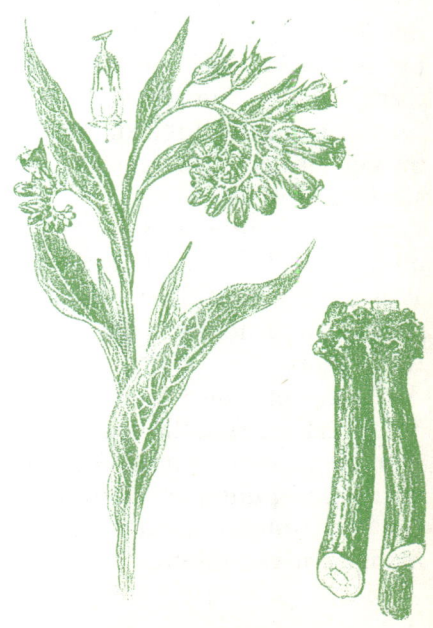

Dazu wird er äußerlich zu Waschungen und Auflagen verwendet. Auch Krampfadern werden durch Beinwellauflagen günstig beeinflußt. Gegen Nasenbluten gebraucht man den Tee zur Nasenspülung, bei Mundgeruch und Mundschleimhautentzündungen zur Mundspülung und beim Rachenkatarrh zum Gurgeln. Ein Versuch mit Beinwell kommt auch bei Hautentzündungen und Hämorrhoiden in Frage; in beiden Fällen verwendet man den Tee zu Auflagen und Waschungen.

Innerlich wird Beinwell im allgemeinen nicht angewendet, wenn nicht der Therapeut etwas anderes verordnet hat.

Zubereitung und Anwendung: Man verwendet am besten fertige Salben mit Beinwell gegen Prellungen, Quetschungen, Krampfadern, Geschwüre und Wunden nach Gebrauchsanweisung.

Tinkturen zur äußerlichen Anwendung kann man selbst mit 300 g Droge auf 1 l 50- bis 60%igen Alkohol herstellen oder fertig kaufen. Sie werden tropfenweise angewendet, am besten im Verhältnis 1:2 – 1:3 mit Wasser verdünnt.

Den Tee bereitet man als Abkochung mit 2 Teelöffeln auf 1/4 l Wasser zu und läßt vor der Anwendung noch 15–20 Minuten ziehen.

Auflagen erneuert man 2- bis 3mal täglich, Waschungen führt man bis zu 6mal durch, Gurgeln und Mundspülungen bis zu 8mal. Bei Nasenbluten genügt die einmalige Nasenspülung.

Berberitze

Beschreibung: Der Strauch wird bis zu 2,5 m hoch und trägt lanzettförmige, gezähnte Blätter, die zu Büscheln angeordnet sind; sie werden durch Stacheln geschützt. Im Mai und Juni blüht die Berberitze mit goldgelben Blütentrauben, aus denen im Spätsommer die scharlachroten und sauren Beeren hervorgehen; ihnen verdankt die Berberitze die volkstümlichen Namen *Essig-* oder *Sauerdorn*.

Standorte: Der Strauch kommt an Hecken, Zäunen, Waldrändern und Wegen vor.

Offizinelle Teile: Medizinisch nutzt man Beeren und Wurzeln.

Sammelzeit: Wurzeln gräbt man im März und April oder von September bis Oktober aus, die Beeren sammelt man im September.

Heilanzeigen: Die Wurzeln enthalten entzündungshemmende, gerbende und gallentreibende Wirkstoffe, die Beeren zusätzlich noch einen fiebersenkenden Inhaltsstoff.

Innerlich wendet man die Berberitze vor allem bei Erkältung und Grippe mit Fieber und zur ergänzenden Behandlung oder Vorbeugung von Gallenblasenentzündungen an, äußerlich eignet sie sich gut bei Zahnfleischentzündungen.

Zubereitung und Anwendung: Tinktur und Pulver gebraucht man stets in fertiger Zubereitung nach Anweisung.

Zur Abkochung gibt man 4 g Wurzeln und Beeren auf 1 Tasse Wasser und läßt noch 15 Minuten ziehen, die Tagesdosis beträgt 2 Tassen, wenn der Therapeut keine höhere Dosis verordnet.

Birke

Beschreibung: Wohl jeder kennt diesen stattlichen Baum, dessen weiße Rinde keine Verwechslung zuläßt. Er wird bis zu 30 m hoch, der Stamm erreicht einen Durchmesser bis zu 80 cm. An seinen Ästen erscheinen schon im Vorfrühling die gesägten, fast dreieckigen Blätter. Im März und April blüht er mit braunen, nach unten hängenden Kätzchen, aus denen als Frucht der Zapfen mit den geflügelten Samen hervorgeht.

Standorte: Birken findet man einzeln oder in kleinen Gruppen im Wald, Moor, auf der Heide, in Gärten und Anlagen.

Offizinelle Teile: Medizinisch gebraucht man Blätter, Knospen, Rinde und den durch Anritzen des Stamms gewonnenen Saft.

Sammelzeit: Die Blätter als wirksamste Teile des Baums sammelt man im September, die Knospen Anfang März und die Rinde von März bis Mai. Den Saft, der ab März bis April gewonnen wird, darf nur der Fachmann sammeln, der unerfahrene Laie könnte beim Anritzen des Stamms leicht den Baum schwer schädigen.

Heilanzeigen: Die Drogen zeichnen sich vor allem durch ihre harntreibende, gründlich entschlackende und blutreinigende Wirkung aus. Deshalb empfehlen sie sich besonders zur blutreinigenden Kur gegen Frühjahrs-

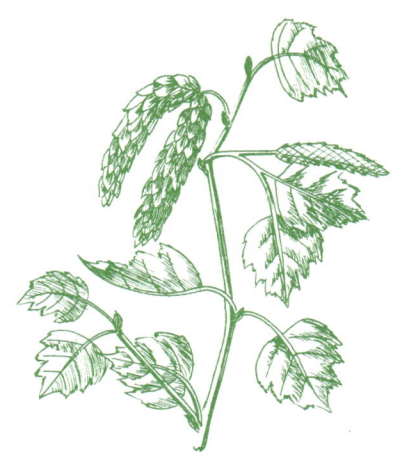

müdigkeit und zur Entschlakkung bei Gicht, Gelenkrheuma und Gelenkentzündungen. Die harntreibende Wirkung nutzt man bei Blasenkatarrhen, Nieren-, Nierenbeckenentzündungen, Nierengrieß und Nierensteinen.
Zubereitung und Anwendung: Birkensaft in fertiger Zubereitung wird löffelweise nach Gebrauchsanweisung zur Frühjahrskur 4–6 Wochen lang eingenommen. Er bewährt sich manchmal auch besonders gut bei bestimmten Nierensteinen.
Die Blätter gebraucht man am besten frisch, mit 1 Eßlöffel pro Tasse als Aufguß zubereitet; der Aufguß muß noch 2 Stunden ziehen, Tagesdosis morgens nüchtern und nachmittags je 1 Tasse kalt oder lauwarm.
Knospentee bereitet man wie Blätteraufguß zu und trinkt täglich 2–3 Tassen nach den Mahlzeiten.
Aus frischer oder getrockneter Birkenrinde bereitet man mit 1 Eßlöffel pro Tasse die Abkochung zu, läßt noch 2 Stunden ziehen und verwendet dann kalt wie den Blättertee.

Grundsätzlich sind die verschiedenen fertigen Zubereitungen aus den Birkendrogen wegen ihrer gleichbleibenden Wirkstoffmengen dem Tee vorzuziehen.

Blasenstrauch

Beschreibung: Er stammt aus Südeuropa, hat sich aber auch an unser rauheres Klima gut gewöhnt. Der Stengel trägt kleine, eirunde Blätter, von Juni bis September erscheinen die dichten gelben Blütchen. Das Kraut wird etwa 40–60 cm hoch.
Standorte: Der Blasenstrauch bevorzugt sonnige Hänge und Hügel und kommt bei uns wild nur im Voralpengebiet vor.
Offizinelle Teile: Die Heilkunde verwendet Blätter und Beeren mit Samen.
Sammelzeit: Ab Juli bis in den September hinein sammelt man die Droge.
Heilanzeigen: Das wenig bekannte Heilkraut eignet sich vor allem als »sanftes« Abführmittel, das nicht so drastisch wie andere abführende Pflanzen wirkt. Zum Dauergebrauch gegen Darmträgheit ist es aber dennoch ungeeignet. Außerdem verbessert der Blasenstrauch ganz allgemein die Verdauungsfunktionen und beseitigt Verdauungsstörungen, besonders wenn sie mit Darmträgheit oder verminderter Gallenproduktion in Zusammenhang stehen.
Zubereitung und Anwendung: Der Tee wird als Aufguß mit 1 Teelöffel pro Tasse zubereitet. Er schmeckt unangenehm und sollte mit Honig gesüßt werden. Die Tagesdosis beträgt 1–2 Tassen, die man am besten schluckweise über den Tag verteilt, bei Stuhlverstopfung nachmittags und/oder abends einnimmt.

Blutweiderich

Beschreibung: Der rote Weiderich, in der Volksmedizin als *Blutkraut* bekannt, erreicht bis zu 1 m Höhe. Sein kantiger Stengel trägt lanzettförmige, im unteren Abschnitt zu Quirlen, weiter oben zu zweit einander gegenüberstehend angeordnete Blätter. Von Juli bis September blüht er mit langen, purpurroten Ähren, denen er seinen Namen verdankt.
Standorte: Die Heilpflanze wächst meist auf feuchten Wiesen, an Ufern, Böschungen und sumpfigen Waldrändern.
Offizinelle Teile: Verwendet werden die Blütentriebe.
Sammelzeit: Man sammelt die Droge im Juli und August.
Heilanzeigen: Der Blutweiderich eignet sich ausgezeichnet zur Blutstillung und Wundheilung, wobei er zugleich auch Schmerzen lindert. Zur Selbsthilfe wird er nur äußerlich angewendet, der Therapeut kann ihn auch bei inneren Blutungen verordnen.
Anwendungsgebiete sind Wunden, Zahnfleischbluten, Krampfaderblutungen und Geschwüre. Wegen der zusammenziehenden, entzündungshemmenden Wirkung kann er außerdem bei Hautentzündungen verabreicht werden.

Zubereitung und Anwendung: Der Tee wird mit 20 g Droge auf 1/4 l Wasser als Aufguß zubereitet und zu Auflagen auf Blutungen, Geschwüre und Wunden 3mal täglich, gegen Hautentzündungen in Form von Auflagen und Waschungen bis zu 6mal täglich, bei Zahnfleischbluten zur Spülung bis zu 8mal am Tag angewendet. Man gebraucht den Tee kalt oder lauwarm.

Bohnenkraut

Beschreibung: Das kleine Heil- und Würzkraut wird bei uns meist angebaut. Es kam aus dem Mittelmeerraum zu uns, hat sich aber inzwischen gut an das rauhere Klima gewöhnt. Seine behaarten, buschigen Stengel werden 20–30 cm hoch und tragen schmale, haarige, dunkelgrüne Blätter. Aus ihren Achseln sprießen von Juli bis in den Oktober hinein die zu Scheinähren angeordneten weißen, rosaroten oder violetten Blüten.

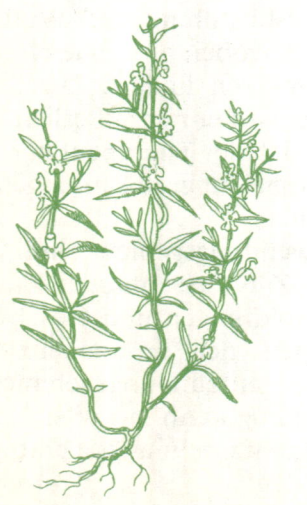

Standorte: Bohnenkraut wird im Garten und auf Feldern kultiviert.
Offizinelle Teile: Als Gewürz und zu Heilzwecken gebraucht man das blühende Kraut.
Sammelzeit: Gesammelt wird von August bis September.
Anbau im Garten: Ende März bis Anfang April sät man Bohnenkraut in Töpfchen oder Kisten im Haus und pflanzt Mitte Mai ins Freie. Ab Mitte Mai kann man auch Pflänzchen vom Gärtner kaufen und gleich ins Freilandbeet setzen.
Heilanzeigen: Als Gewürz wird Bohnenkraut zur Vorbeugung von Verdauungsbeschwerden zu verschiedenen Speisen – vor allem Bohnen und Hülsenfrüchten – und zum Kräuteressig verwendet. Sein volkstümlicher Name *Wurstkraut* deutet darauf hin, daß es auch in manchen Wurstsorten als Gewürz vorkommt.
In der Medizin schätzt man das Kraut zur Behandlung verschiedener Erkrankungen der Verdauungsorgane. Es ist vor allem bei Appetitlosigkeit, Blähungen, Magensäuremangel und Magenverstimmung angezeigt. Da in der Droge ein keimtötendes ätherisches Öl enthalten ist, kann es auch gegen Darmkatarrh, Durchfall und Brechdurchfall verwendet werden.
Die Volksmedizin empfiehlt das Kraut noch als Badezusatz bei Schwächezuständen, eine bisher allerdings nicht sicher nachgewiesene Heilanzeige.
Zubereitung und Anwendung: Man gebraucht das Bohnenkraut getrocknet meist als Gewürz oder als Aufguß mit 1 Teelöffel Kraut pro Tasse. Der Tee muß 15 Minuten ziehen, Tagesdosis 3–4 Tassen vor oder nach den Mahlzeiten.
Tinktur kann man mit 250 g Droge auf 1 l 70%igen Alkohol herstellen und nimmt davon vor oder nach den Mahlzeiten je 1/2 Teelöffel mit Wasser verdünnt ein.
Gut eignet sich auch der Wein, den man mit 50 g Droge auf 0,7 l Rotwein zubereitet; davon trinkt man 3mal 1 Likörglas vor oder nach den Mahlzeiten.
Wer Bohnenkraut einmal als Badezusatz äußerlich anwenden will, bereitet für 1 Vollbad (Teilbäder entsprechend weniger) den Aufguß mit 3 Handvoll Kraut auf 2 l Wasser zu und mischt ihn unter das Badewasser.

Borretsch

Beschreibung: Wir kennen das rauhhaarige, nach Gurken riechende Gewächs auch unter der volkstümlichen Bezeichnung *Gurkenkraut*. Es stammt aus dem Mittelmeerraum und wird bei uns meist angebaut. Der hohle, dicke, pelzig behaarte Stengel erreicht etwa 1/2 m Höhe und trägt breite, lange, mit stacheligen Haaren besetzte Blätter. Von Juni bis August erscheinen die blauen, seltener weißen Blüten.
Standorte: Borretsch wird meist im Garten angebaut, wild kommt er auf fetten, feuchten Böden vor allem in der Nähe von Gärten manchmal vor.

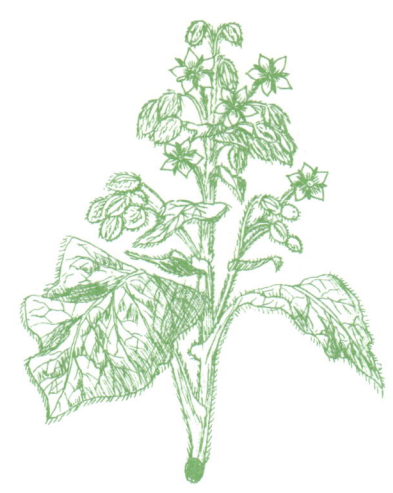

Offizinelle Teile: Als Gewürz und zu Heilzwecken gebraucht man die Blätter und das blühende Kraut.
Sammelzeit: Geerntet wird von Juli bis August.
Anbau im Garten: Die Anzucht aus Samen in Kisten und Töpfen im Haus beginnt im Februar, Mitte Mai pflanzt man dann ins Freiland. Um diese Zeit erhält man auch beim Gärtner junge Pflänzchen, die gleich ins Freie gepflanzt werden. Statt dessen kann man Borretschsamen auch im September oder Oktober spätestens aber Anfang März, gleich ins Freilandbeet säen. Die Pflanze verdient es, in unseren Gärten wieder häufiger kultiviert zu werden.
Heilanzeigen: Borretsch wirkt vor allem harn- und schweißtreibend und entschlackend, übt aber auch eine medizinisch noch nicht ausreichend geklärte Wirkung auf die nervöse Gefäßregulation und das Herz aus. Im Vordergrund der Anwendungsgebiete steht die entschlackende Kur bei Frühjahrsmüdigkeit. Ergänzend neben anderen Heilmitteln wird Borretsch oft bei Blasenkatarrhen angewendet. Die schweißtreibende Wirkung kann bei Nierenleiden die Nieren entlasten, in solchen Fällen muß vorher aber unbedingt der Fachmann befragt werden.
In den Wechseljahren empfiehlt sich der Borretsch vor allem gegen Blutandrang zum Kopf, bessert aber auch die anderen Beschwerden des Klimakteriums zum Teil.
Ein Versuch lohnt sich schließlich noch bei nervösen Herzbeschwerden, wobei man Borretsch am besten zusammen mit Herzgespann und/oder Weißdorn anwendet.
Zubereitung und Anwendung: Als Gewürz eignen sich die getrockneten Pflanzenteile vor allem zu Gurkenspeisen. Zu Heilzwecken bereitet man mit 2–3 g Droge die Abkochung oder den Aufguß zu, Tagesdosis 3–5 Tassen. Außerdem kann man aus frischen zerkleinerten Pflanzenteilen den Saft auspressen und davon 3mal täglich 1 Likörglas voll einnehmen.

Brennessel

Beschreibung: Früher kam die Brennessel als nützliches »Unkraut« fast in jedem Garten vor, heute versucht man leider oft sie auszurotten. Dabei eignet sie sich ausgezeichnet als Heilpflanze bei einer Reihe von Erkrankungen.
Grundsätzlich verwendet man in der Pflanzenheilkunde nur die große, weniger scharf brennende Heilpflanze, die über 1 m hoch wird und grünlichgraue Blätter trägt. Ihre kleine Schwester erreicht nur etwa 60 cm Höhe und trägt grüne Blätter. Bei beiden Arten sind die herzförmigen Blätter gesägt. Auf ihrer Oberfläche sitzen die feinen Brennhaare, die bei Berührung abbrechen und die Haut reizen. Von Mai bis Oktober blühen Brennesseln hellgrün.
Standorte: Das Unkraut ist weit verbreitet; man findet es vor allem wild im Garten, auf Wiesen, Schutthalden, Brachland und an Wegrändern.
Offizinelle Teile: Medizinisch verwendet man junge Blätter, das blühende Kraut, manchmal auch die Wurzeln.
Sammelzeit: Junge Blätter und Kraut sammelt man von März bis Oktober, die Wurzeln von September bis Oktober.

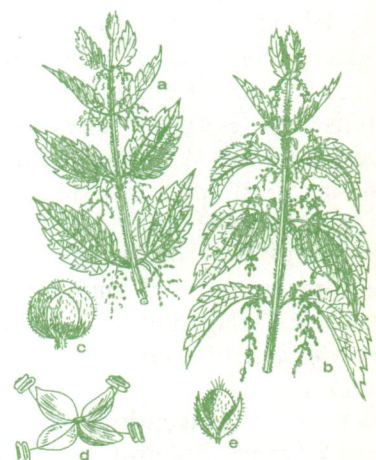

a) Pflanze mit Stempelblüten
b) Pflanze mit Staubblüten
c) Knospe einer Staubblüte
d) Staubblüte
e) Stempelblüte

Anbau im Garten: Man sollte der Großen Bennessel im Garten einfach ein kleines Plätzchen freihalten, wo sie sich ungestört vermehren kann. Wenn sich das Unkraut zu weit ausdehnt, reißt man es mit den Wurzeln vollständig aus, verwendet aber niemals chemische Unkrautvernichtungsmittel dagegen.

Heilanzeigen: Seit alters schätzt die Volksmedizin die Brennessel. Man sagt ihr zahlreiche Heilwirkungen nach, die von der modernen Pfanzenforschung bisher nicht alle bestätigt werden konnten. Das spricht aber nicht unbedingt dagegen, denn das Kraut wurde noch lange nicht ausreichend erforscht.

Ohne Zweifel wirkt die Brennessel stark entschlackend und entgiftend. Diese Wirkung empfiehlt sie bei allen Erkrankungen, die mit Ablagerungen von Gift- und Schlackenstoffen in Zusammenhang stehen, vor allem Frühjahrsmüdigkeit, Gicht und verschiedene Hautleiden, wie Abszeß, Akne, Ausschläge, Ekzeme und Hautentzündungen. Bei Erkrankungen des rheumatischen Formenkreises, wie Gelenk- und Weichteilrheuma, Gelenkabnutzung und Gelenkentzündungen, wendet man Brennesseln innerlich zur Entgiftung und äußerlich ergänzend zu Auflagen und Waschungen der betroffenen Körperpartien an.

Weitere Anwendungsgebiete sind Vorbeugung und ergänzende Behandlung von Blutarmut, Husten mit Verschleimung der Atemwege, Lungenblähung, Hämorrhoiden, Brechdurchfall, Durchfall, Darmkatarrh, Magen- und Zwölffingerdarmgeschwüre, wegen der harntreibenden Wirkung auch Blasenkatarrhe, Nierengrieß und -steine.

Zubereitung und Anwendung: Einfachste und oft auch wirksamste Form der Anwendung ist der Tee. Zum inneren Gebrauch bereitet man ihn mit 1 Eßlöffel Blättern, Kraut und/oder Wurzeln pro Tasse als Aufguß zu und trinkt davon täglich 3–4 Tassen kurmäßig einige Wochen lang.

Äußerlich empfiehlt sich die Abkochung aus 100 g Droge auf 1 l Wasser; sie wird 3- bis 4mal zu Auflagen und bis zu 6mal täglich zu Waschungen angewendet.

Gut bewährt sich zur Frühjahrskur und bei Blutarmut der Saft aus jungen, frischen Blättern. Man kann ihn selbst zubereiten oder fertig im Reformhaus kaufen. Die Tagesdosis beträgt 3 Eßlöffel, die mit der gleichen bis doppelten Menge Wasser verdünnt eingenommen werden.

Aus den jungen Blättern kann man auch Salate und Kräutersuppen herstellen, um die Frühjahrskur zu ergänzen. Am besten schmeckt der Salat in Quark, dem man noch 1 zerquetschte Knoblauchzehe zusetzt.

Sirup bereitet man aus Blättern, Kraut und/oder Wurzeln zu, setzt die gleiche Menge Zucker zu, kocht zu einer dickflüssigen Masse ein und nimmt davon 4 Eßlöffel täglich ein.

Die Tinktur wird mit 200 g Drogen auf 0,7 l 40- bis 50%igen Alkohol (Branntwein) hergestellt und mit 2- bis 3mal je 1/2 Teelöffel in Mineralwasser oder anderen Getränken verabreicht.

Die Volksmedizin kennt bei Rheuma noch eine recht drastische, aber gut wirksame Anwendungsform, bei der die Wirkstoffe örtlich durch die Haut aufgenommen werden. Dazu schneidet man (Handschuhe tragen) ein Büschel junger Brennesselzweige ab und peitscht damit 1- bis 2mal täglich, aber nie länger als 2–3 Tage ununterbrochen, die Haut über den erkrankten Gelenken. Dadurch kommt es zur starken Hautreizung mit vermehrter Durchblutung, die heilungsfördernd wirkt. Allerdings werden sich wohl nur »robustere Naturen« für diese »Roßkur« entscheiden.

Brombeere

Beschreibung: Wir kennen 2 Arten der Brombeere, die am Boden kriechende Ackerbrombeere und den 1–2 m hohen Strauch. Ihre langen Ranken sind mit Stacheln bewehrt und tragen gesägte Blätter. Im Juni und Juli erscheinen die weißen, seltener rosaroten Blüten, aus denen die aus vielen Fruchtkugeln zusammengesetzten, dunkelblauen bis schwarzen, glänzenden Beeren hervorgehen.

Standorte: Die wilde Brombeere wächst von der Ebene bis ins Gebirge hinauf an Hecken, Feldern, Waldrändern und auf Lichtungen.

Offizinelle Teile: Man verwendet Blätter und reife Früchte.

Sammelzeit: Von April bis Juni sammelt man die Blätter, ab Juli bis September die Beeren.

Heilanzeigen: Die Beeren empfehlen sich wegen ihres Gehalts an Vitalstoffen vor allem zur allgemeinen Gesundheitsvorsorge und speziell zur Steigerung der Abwehr gegen Infektionskrankheiten. Dazu verwendet man sie frisch oder als Saft, den man selbst mit einem Entsafter im Haushalt herstellt. Brombeerblätter zeichnen sich durch ihren Gehalt an Gerbstoffen aus, die zusammenziehend und entzündungshemmend wirken. In erster Linie gebraucht man sie äußerlich zur Mundspülung bei Mundschleimhautentzündungen und Zahnfleischbluten. Die Volksmedizin empfiehlt sie auch noch bei Magen-Darm-Katarrhen, Durchfall und Katarrhen der Atemwege, dazu stehen uns aber besser wirksame andere Kräuter zur Verfügung, so daß sie in solchen Fällen allenfalls ergänzend gebraucht werden sollten. Auf Grund ihrer noch nicht vollständig geklärten blutzuckerregulierenden Wirkung kann man Brombeerblätter schließlich auch noch bei Zuckerkrankheit verwenden, allerdings niemals ohne Zustimmung des Therapeuten.

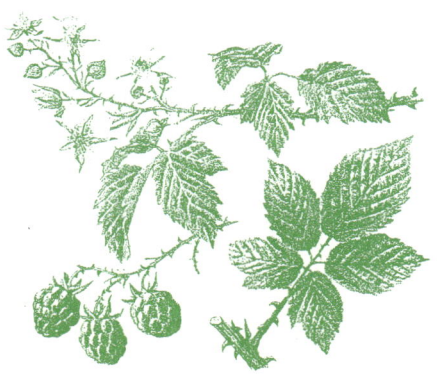

Zubereitung und Anwendung: Beeren werden roh oder als Saft nach Belieben eingenommen.
Die Blätter bereitet man als Aufguß oder Abkochung mit 2 Teelöffeln pro Tasse zu und verwendet dies 5- bis 8mal täglich zu Mundspülungen. In allen anderen Fällen gibt man Brombeerblätter als ergänzenden Bestandteil von Teemischungen.
Zuckerkranke nehmen, wenn der Therapeut nichts anderes verordnet hat, den Aufguß aus 1 Teelöffel Blätter auf 1 Tasse ein, Tagesdosis 2 Tassen.

Brunnenkresse

Beschreibung: Im Volksmund kennt man diese Heilpflanze auch als *Bachkresse, Wasserlauch* und *Wassersenf*. Ihr hohler Stengel wächst zunächst ein Stück waagrecht, dann erhebt er sich 15–25 cm hoch. Die Blättchen sind ei- oder herzförmig, glattrandig und dunkelgrün. Von Mai bis September blüht das Kraut mit kleinen weißen Trauben, aus denen die Schoten mit gelblichem Samen hervorgehen.
Standorte: Die Brunnenkresse gedeiht nur auf feuchten Böden an Bächen, Quellen, Seen und Ufern, manchmal auch unterhalb des Wasserspiegels auf dem Grund klarer Bäche, wo sie ganze »Rasen« bildet. Sie kann aber auch im Garten angebaut werden.
Offizinelle Teile: Man gebraucht Blätter und junge Triebe immer ganz frisch.
Sammelzeit: Sie dauert von April bis August.

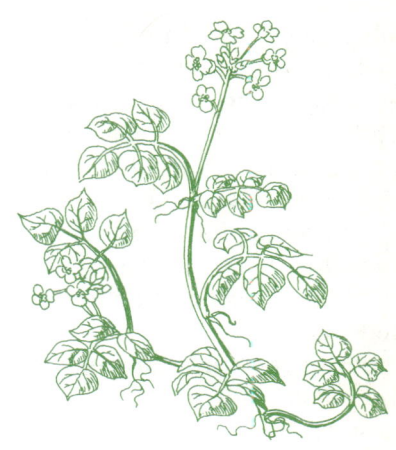

Anbau im Garten/Haus: Die Brunnenkresse – oder auch die verwandte Kresse, die nicht ganz soviel Feuchtigkeit benötigt – wird erstmals Mitte März ins Freilandbeet ausgesät. Am besten legt man 3 kleine Beete an; in eines sät man frisch Kresse ein, auf dem 2. wächst sie schon heran, und vom 3. erntet man die ausgewachsenen Pflänzchen als Gewürz oder zu Heilzwecken. Gesät wird bis Anfang Oktober. Kresse wächst sehr schnell und kann auch im Haus in kleinen Töpfen oder Kisten, notfalls sogar auf einem mit Zellstoff ausgelegten, immer ausreichend feucht gehaltenen Teller, das ganze Jahr über gezogen werden.
Heilanzeigen: Brunnenkresse und auch die Kresse enthalten viele Vitalstoffe, wirken blutreinigend, verdauungsfördernd und stoffwechselanregend. Deshalb eignet sich die frische Droge gut bei Frühjahrsmüdigkeit und zur Entschlackung bei Akne, Hautausschlägen und -entzündungen. Ferner kann man sie gegen Appetitlosigkeit, bei Magensäuremangel, als Ergänzung neben anderen Heilmitteln bei

Gallenblasenentzündungen und Husten (vor allem bei starker Verschleimung gebrauchen. Schwangere dürfen die Brunnenkresse nie verwenden, wegen des Jodgehalts ist auch Vorsicht bei manchen Schilddrüsenerkrankungen und Allergien geboten (man befragt vorher den Therapeuten).

Zubereitung und Anwendung: Einfachste Form der Anwendung ist der Salat, den man zur Frühjahrskur 4–6 Wochen lang 1- bis 2mal täglich verzehrt, aber natürlich auch während der übrigen Jahreszeiten zur gesunden Ernährung verwenden kann. Saft stellt man mit der Fruchtpresse portionsweise frisch her und nimmt täglich 4–6 Eßlöffel davon mit der 3fachen Menge Wasser verdünnt ein. Im Reformhaus erhält man auch haltbaren Saft aus Brunnenkresse. Tee wird als Kaltauszug mit 2 Teelöffeln frischer, leicht zerquetschter Droge auf 1/4 l Wasser zubereitet und muß 8 Stunden ziehen, die Tagesdosis beträgt täglich 3 Tassen. Bei Überdosierung kann es zu leichten Nierenreizungen kommen.

Dill

Beschreibung: Die Heil- und Gewürzpflanze gehört zu den Doldengewächsen und wird meist im Garten angebaut. Die Stengel erreichen 60–110 cm Höhe und tragen schmale, gefiederte Blätter. Ab Mai bis August blüht der Dill mit großen gelben Dolden.
Standorte: Er wird meist kultiviert, die Wildform findet man an sonnigen Plätzen.

Offizinelle Teile: Als Gewürz und Heilmittel verwendet man die reifen Früchte.
Sammelzeit: Man erntet von Juni bis September.
Anbau im Garten/Haus: Dill kann im Haus oder auf dem Balkon von Frühjahr bis in den Herbst hinein in ausreichend großen Kisten und Töpfen gezogen werden. Im Garten sät man erstmals im März, dann nochmals im Mai ins Freilandbeet aus, damit man bis zum Herbst Dillfrüchte ernten kann.

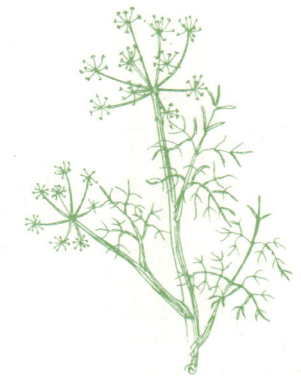

Heilanzeigen: Als Gewürz gebraucht man Dill vor allem zu Fischgerichten und für den Kräuteressig.
Auf Grund seiner verdauungsfördernden Wirkung, die besonders die Magendrüsen anregt, wird er zu Heilzwecken bei Appetitlosigkeit, Blähungen (auch krampflösend) und Magensäuremangel empfohlen.
Die Volksmedizin wendet ihn noch bei Regelbeschwerden der Frau und zur Anregung der Milchbildung stillender Mütter an; zwar sind diese Heilanzeigen bisher nicht wissenschaftlich sicher nachgewiesen, ein Versuch schadet aber nicht.

Zubereitung und Anwendung: Zum Würzen verwendet man den Dillsamen, zu medizinischen Zwecken den Aufguß aus 1 Teelöffel Droge pro Tasse, der 15 Minuten ziehen muß. Die Tagesdosis beträgt 3 Tassen, jeweils vor dem Essen eingenommen. Der verdauungsfördernde Wein mit Dill wird mit 30 g Droge auf 0,7 l Weißwein zubereitet und mit je 1 Likörglas voll vor den Mahlzeiten verabreicht.

Eberesche

Beschreibung: Die Eberesche, umgangssprachlich auch als Vogelbeerbaum bekannt, gehört zur Familie der Rosengewächse. Sie wird 10–15 m hoch. Ihre schmalen, gezähnten Blätter sind unpaarig gefiedert und an der Unterseite flaumig behaart. Im Mai und Juni trägt der Baum weiße, stark duftende Blütentrauben. Daraus gehen die kirschkerngroßen, zinnober- bis karmesinroten Beeren hervor, die von manchen Vögeln gerne

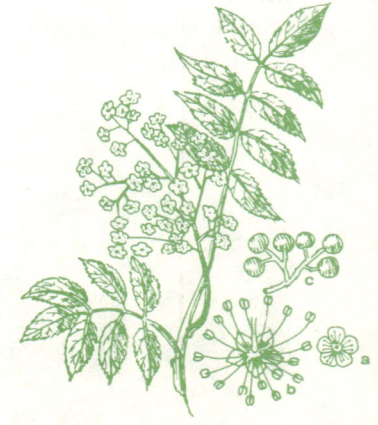

a) Blüte
b) Stempel + Stempelgefäße vergr.
c) Früchte

gefressen werden. Sie enthalten reichlich Vitamin C, außerdem Vitamin-A-Vorstufen, Fruchtsäuren, Gerbstoffe, Pektin, den Zuckerstoff Sorbose und die Giftstoffe Amygdalin und Parasorbinsäure, die beim Kochen zerstört werden.
Standorte: Der Baum wächst an Wegen, Straßen, Waldrändern, in Parks und Gärten, oft in der Nähe von Häusern.
Offizinelle Teile: Man verwendet nur die Vogelbeeren.
Sammelzeit: Beeren sammelt man ab September bis in den November hinein.
Heilanzeigen: Saft aus Vogelbeeren eignet sich wegen des Vitamingehalts und der harntreibenden Wirkung gut zur blutreinigenden Frühjahrskur. Beerentee gibt man ebenfalls zur Entschlackung bei Rheuma, außerdem als mildes Abführmittel bei Stuhlverstopfung, während das Mus aus den Beeren bei Durchfall hilft.
Zubereitung und Dosierung: Saft kauft man fertig im Reformhaus und nimmt ihn nach Gebrauchsanweisung ein. Der Tee wird mit 1 Teelöffel Beeren auf 1/4 l Wasser 10 Stunden kalt angesetzt, Tagesdosis 2 Tassen. Das Mus stellt man in haushaltsüblicher Weise mit 250 g Zucker auf 500 g Beeren her und gibt davon täglich 4–5 Teelöffel gegen Durchfall.
Vorsicht: Überdosierung kann zum Brechdurchfall führen.
Aus Sorbose wird auch fertiger Süßstoff für Zuckerkranke hergestellt.

Edelraute

Beschreibung: An ihrem botanischen Namen Artemisia nitida erkennt man, daß diese Pflanze, die auch als *Gletscher-Edelraute* bezeichnet wird, zu den Beifuß-(Artemisia-)gewächsen gehört. Sie steht unter Naturschutz. Der Stengel trägt schmale, gefiederte, manchmal graugrünliche Blätter und wird etwa 50 cm hoch. Im August und September erscheinen die gelben Blütenköpfchen.
Standorte: Die Edelraute kommt in den Alpen bis in 3000 m Höhe vor.
Offizinelle Teile: Zu Heilzwekken sammelt der Fachmann die Blütenteile.

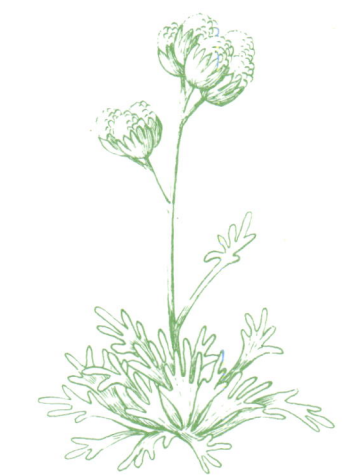

Sammelzeit: Die geschützte Pflanze darf nur mit behördlicher Erlaubnis vom Fachmann gesammelt werden.
Heilanzeigen: Die Droge wirkt vor allem auswurffördernd und desinfizierend auf die Atemwege. Dazu wird sie stets innerlich angewendet. Heilanzeigen sind Heiserkeit, Halsschmerzen, Bronchialkatarrh, Bronchitis und Husten. Ein Versuch empfiehlt sich auch bei Appetitlosigkeit; wegen der schweißtreibenden Wirkung kann der Therapeut die Edelraute schließlich noch zur Entlastung der Nieren verordnen.
Zubereitung und Anwendung: Die Droge wird immer im Fachhandel gekauft und nach Gebrauchsanweisung verabreicht. Den Tee verwendet man meist in einer fertigen Teemischung, einzeln wird er als Abkochung mit 1 Teelöffel pro Tasse zubereitet, Tagesdosis 3 Tassen, mit Honig oder Kandiszucker gesüßt.

Ehrenpreis

Beschreibung: Im Volksmund kennt man die Heilpflanze auch als *Bachbunge* oder *Veronikakraut*. Das kriechende Kraut trägt am behaarten Stengel kurzstielige, gezähnte, elliptische Blätter. Ab Mai bis September erscheinen in den Blattachseln die bläulichweißen, blauen oder rötlichen Rachenblüten.
Standorte: Ehrenpreis findet man vor allem auf warmen, trockenen Böden im Wald, auf Lichtungen, Wiesen und in der Heide.
Offizinelle Teile: Man verwendet das blühende Kraut.
Sammelzeit: Die Droge wird im Juli und August gesammelt.
Heilanzeigen: Ehrenpreis eignet sich gut zur inneren Behandlung von Gelenkentzündungen, Gelenkrheuma und Gicht. Ferner kann man ihn gegen Husten mit Verschleimung und unterstützend bei Leberleiden anwenden.

Das Abc bewährter Heilkräuter

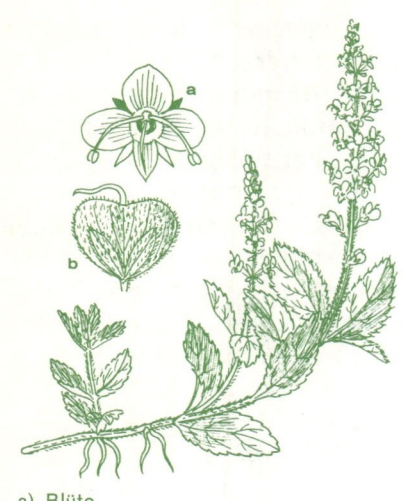

a) Blüte
b) Kapsel

Zubereitung und Anwendung: Frischer Saft aus Ehrenpreis empfiehlt sich vor allem bei Erkrankungen der Gelenke. Er wird stets portionsweise frisch ausgepreßt, die Tagesdosis liegt bei 5 Eßlöffeln, die man über den Tag verteilt in Flüssigkeit einnimmt.
Tee bereitet man als Aufguß mit 1 Teelöffel pro Tasse zu und nimmt täglich 3 Tassen ein, bei Husten am besten gesüßt mit Honig.

Eibisch

Beschreibung: Die *Samtpappel*, wie der Volksmund das Malvengewächs nennt, wird bis zu 2 m hoch. Der filzige Stengel trägt an dicken Stielen graugrüne, filzige, dreilappige Blätter mit gekerbtem Rand. Von Juni bis August blüht er weiß oder rosa.
Standorte: Zu Heilzwecken wird er oft gewerbsmäßig angebaut, wild kommt er auf feuchten, vor allem auch salzhaltigen Böden vor, insbesondere am Ostseestrand.
Offizinelle Teile: Meist verwendet man die Wurzeln, seltener auch Blätter und Blüten.
Sammelzeit: Die schleim- und gerbstoffreiche Wurzel enthält die meisten Wirkstoffe im Oktober, kann aber auch im März ausgegraben werden, Blätter sammelt man ab Mai, Blüten ab Juni bis August.
Heilanzeigen: Der Eibisch ist unser Hauptmittel gegen Erkrankungen der Atemwege von der Mundhöhle bis hinab in die Lungen. Bei Mundgeruch und Mundschleimhautentzündungen gebraucht man ihn nur äußerlich zum Gurgeln und für Mundspülungen, gegen Halsschmerzen, Heiserkeit und Rachenkatarrh verwendet man die Droge zum Gurgeln und innerlich, bei Bronchialasthma, Bronchialkatarrh, Bronchitis, Husten und Lungenblähung nur innerlich.

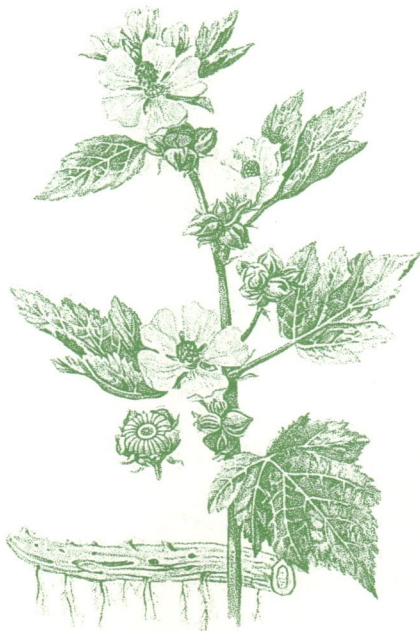

Zubereitung und Anwendung: Eibisch sollte in keiner Teemischung gegen Erkrankungen der Atemwege fehlen. (Verschiedene Rezepturen stellen wir bei den einzelnen Krankheiten im 1. Teil dieses Buchs vor.)
Als Einzeltee bereitet man ihn mit 1 Teelöffel Wurzel oder 2 Teelöffeln Blätter und Blüten pro Tasse als Aufguß zu, die Wurzel kann auch mit der gleichen Dosis pro Tasse 4–6 Stunden als Kaltauszug ziehen. Man süßt mit Honig und nimmt stündlich 1 Eßlöffel Tee oder 4mal täglich 1 Tasse ein.
Eibischsirup stellt man wie folgt her: 10 Teile Wurzel mit 5 Teilen 96%igem Alkohol und 250 Teilen Wasser 3 Stunden kalt ansetzen, abseihen und mit 300 Teilen Honig mischen, Tagesdosis stündlich 1 Eßlöffel.
Als Gurgelwasser und für Mundspülungen gebraucht man die Abkochung aus 2 Eßlöffeln Blätter und Blüten täglich 6- bis 8mal; sie muß vor der Anwendung noch 15–20 Minuten ziehen.

Eiche

Beschreibung: Der mächtige, bis 50 m hohe und 5,5 m dicke Baum stand schon in der Antike in hohem Ansehen als Kult- und Heilmittel. Bei uns kennen wir vor allem zwei Arten, die sich durch die Stiele der Blätter und Früchte unterscheiden: Die bevorzugt zu Heilzwecken gebrauchte Stieleiche trägt die Blätter an kurzen Stielen, die Eicheln sind langstielig, bei der Wintereiche ist es ge-

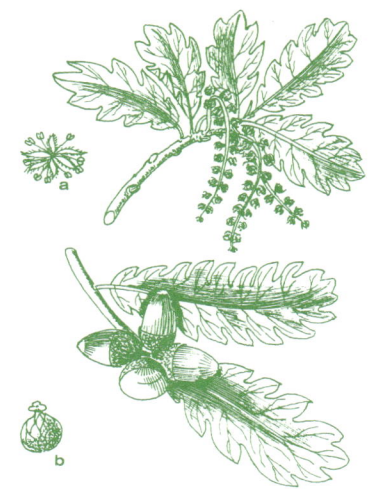

a) Staubblüte
b) Stempelblüte

nau umgekehrt. Die Blätter sind buchtig gelappt.
Standorte: Der »König« der Bäume steht nicht selten für sich allein an Wegen und auf Feldern, häufiger kommt er aber in lichten, feuchten Laubwäldern bis hinauf ins Mittelgebirge vor.
Offizinelle Teile: Zu Heilzwecken verwendet man meist die Rinde junger Zweige, manchmal auch Eicheln und Blätter.
Sammelzeit: Rinde sammelt man von März bis Mai, Blätter von Juni bis August und die Eicheln im Oktober.
Heilanzeigen: Die Drogen zeichnen sich durch ihre stark zusammenziehende, entzündungshemmende Wirkung aus. Daraus ergeben sich die folgenden inneren und äußerlichen Anwendungsgebiete:
Äußerlich als Gurgelwasser, zu Auflagen, Bädern, Spülungen und Waschungen (je nach Erkrankung), bei Zahnschmerzen, Zahnfleischbluten, -entzündungen, Mundschleimhautentzündungen, Nasenbluten, Fußschweiß und nervösem Schwitzen an anderen Körpergebieten, bei chronisch kalten Füßen mit oder ohne Erfrierungen und Frostbeulen, gegen Geschwüre, Hautausschläge, Ekzeme und Hämorrhoiden; in all diesen Fällen gebraucht man bevorzugt die Rinde, seltener den Blättertee.
Innerlich bei Brechdurchfall, Durchfall, Darm- und Dickdarmkatarrh, Magenschleimhautentzündungen und bei Magengeschwüren; auch dazu eignet sich wieder die Rinde am besten.
Eicheln werden innerlich bei Blutarmut (vor allem den durch chronische Magenleiden entstandenen Formen), brüchigen Knochen und versuchsweise bei Bettnässen empfohlen.
Zubereitung und Anwendung: Innerlich wendet man die Abkochung aus Rinde an, die mit 1 Teelöffel pro Tasse zubereitet wird; die Tagesdosis beträgt 3 Tassen zwischen den Mahlzeiten. Bei Durchfall bewährt sich die Abkochung in Rotwein, dessen stopfende Wirkung die der Eichenrinde ergänzt. Blättertee wird in gleicher Weise zubereitet und dosiert, er erreicht aber nicht die gute Wirkung wie Rindentee.
Anstelle des Tees kann man auch im Mörser pulverisierte Rinde mit täglich 3- bis 4mal 1 Teelöffel in Flüssigkeit einnehmen. Eicheln werden mit 1 Eßlöffel zerstoßener Früchte pro Tasse als Aufguß zubereitet, Tagesdosis 2 Tassen. Bettnässer erhalten gegen 14/15 Uhr 1 Tasse »Eichelkaffee«, dann keine weitere Flüssigkeit mehr.
Zu Auflagen, Waschungen, Spülungen und zum Gurgeln bereitet man mit 1 Eßlöffel Rinde und/oder Blättern die Abkochung zu, die 3- bis 6mal täglich angewendet wird.
Zum Vollbad gibt man die Abkochung aus 1 kg Rinde und/oder Blättern auf 2 l Wasser (Teilbäder entsprechend weniger), die unter das warme Badewasser gemischt wird. Je nach Bedarf führt man die Bäder täglich bis 2mal wöchentlich durch.
Bei übermäßigem Fußschweiß empfiehlt sich das Fußbad mit 25 g Eichenrinde am Morgen und/oder Abend.

Eisenkraut

Beschreibung: Das in der Volksmedizin seit langem unter anderem als »Wehenmittel« geschätzte Heilkraut wird 50-80 cm hoch. Es trägt am vierkantigen Stengel die paarweise angeordneten, gezähnten Blätter, deren Nerven und Ränder behaart sind. Ab Juni bis September blüht das Kraut mit kleinen blaßrötlichen oder lila Ähren.
Standorte: Man findet die Heilpflanze auf Brachland, Schutthalden, an Wegen, Zäunen, Mauern und Waldrändern meist in der Nähe menschlicher Siedlungen.
Offizinelle Teile: Gesammelt wird das blühende Kraut.
Sammelzeit: Sie dauert von Juni bis August.
Heilanzeigen: Die Volksmedizin sagt dem Kraut eine Reihe unsicherer Wirkungen nach, die heute nicht mehr von Bedeutung

sind. Es trifft aber zu, wenn Hebammen früher behaupteten, daß Eisenkraut die Geburt erleichtert, denn es enthält tatsächlich eine wehenanregende Substanz. Für die Selbsthilfe bleibt das aber bedeutungslos.

Hauptsächlich nutzt man die leber- und magenanregende, schmerzlindernde, krampflösende und beruhigende Heilpflanze bei Leberleiden, Appetitmangel, Gelenkabnutzung, -entzündung und -rheuma, in den Wechseljahren und bei Regelbeschwerden der Frau. Gegen Blutarmut ergänzt es die übrige Behandlung. Äußerlich als Auflage oder Waschung gebraucht, kann es Warzen beseitigen.

Zubereitung und Anwendung: Bei Appetitmangel gibt man am besten den Wein aus 30 g Droge auf eine 0,7-l-Flasche, Tagesdosis 3 kleine Gläser 1/2 Stunde vor den Mahlzeiten.

Tee wird als Abkochung mit 1 Teelöffel pro Tasse oder als Kaltauszug mit 1 Eßlöffel auf 1/4 l Wasser (10 Stunden ziehen lassen) zubereitet. Tagesdosis 2 bis 3 Tassen.

Zum äußerlichen Gebrauch verwendet man eine Abkochung aus 2 Eßlöffeln Droge auf 1/4 l Wasser, dem 1/3 l Essig zugesetzt wird, und wendet 4- bis 6mal täglich als Auflage oder Waschung an.

Engelsüß

Beschreibung: Wir kennen diese Pflanze auch unter dem Namen *Tüpfelfarn*. Mit ihren langen, gefiederten Blättern erinnert sie tatsächlich an das bekannte Farnkraut. Den Unterschied merkt man aber, wenn man ein Blättchen Kraut kaut, denn es schmeckt ähnlich wie Lakritze; diesem Umstand verdankt das Kraut seinen Namen.

Standorte: Engelsüß bevorzugt feuchte, schattige Stellen in Laub- und Nadelwäldern, vor allem auf der Nordseite bemooster Felsen, wo es sehr reichlich vorkommt.

Offizinelle Teile: Zu Heilzwecken gebraucht man den Wurzelstock.

Sammelzeit: Man sammelt die Droge von Juli bis Oktober.

Heilanzeigen: Die Wurzel eignet sich vor allem als Abführmittel bei akuter Verstopfung, aber niemals zum Langzeitgebrauch. Außerdem regt sie den Gallenfluß an und wirkt lindernd bei Gallenblasenentzündungen und allgemeinen Verdauungsstörungen.

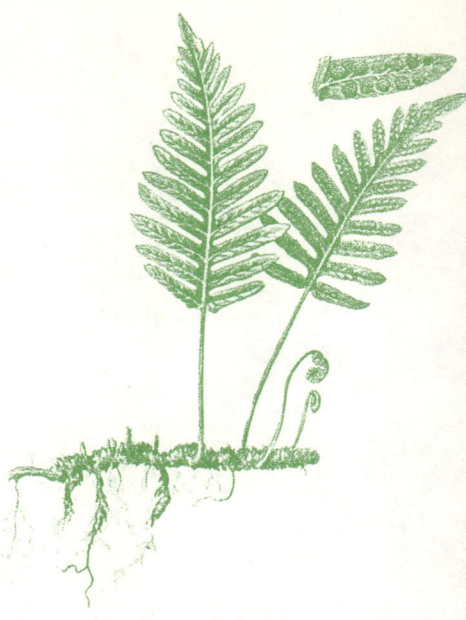

Zubereitung und Anwendung: Man gebraucht die Abkochung mit 1 Teelöffel Wurzel pro Tasse, Tagesdosis 2–3 Tassen. Bei Verstopfung kann man abends 1 bis 2 Tassen einnehmen.

Enzian

Beschreibung: Der Gelbe Enzian, den die Volksmedizin auch als *Bitterwurz* bezeichnet, steht unter Naturschutz, darf also nie gesammelt werden. Schon in der Antike schätzte man ihn sehr. In den ersten 7 Jahren seines Wachstums erkennt man über der Erde nur eine krautartige Blattrosette, erst danach strebt der kräftige Stengel empor zum Licht und erreicht 1–1,5 m Höhe. Seine eiförmigen Blätter sitzen unten an kurzen Stielen, weiter oben stiellos am Stengel. Aus den Blattachseln

sprießen im Juli und August die gelben, zu Trugdolden angeordneten Blüten, die von den Blättern wie durch eine hohle Hand geschützt werden. Am Stengelende bilden 5–6 Blüten den kreisförmigen Abschluß. Die mächtige Wurzel kann 6 kg schwer werden und reicht bis in 1 m Tiefe; sie überdauert oft Jahrzehnte im Boden.
Standorte: Enzian findet man in den süddeutschen Mittelgebirgen und in den Alpen bis in 2500 m Höhe, bevorzugt auf Bergwiesen, Lichtungen und in lichten Wäldern. Oft wird er auch angebaut.
Offizinelle Teile: Man sammelt zu Heilzwecken die Wurzel.
Sammelzeit: Die geschützte Pflanze darf nur der Fachmann sammeln.
Heilanzeigen: Die Enzianwurzel ist eines unserer wichtigsten Heilmittel bei Verdauungsstörungen. Im Vordergrund stehen Appetitlosigkeit, Blähungen, Magendrücken und -schmerzen, Magensäuremangel und allgemeine Verdauungsbeschwerden. Ferner wird die Droge bei Blutarmut als Folge von Magenkrankheiten, zur Vorbeugung von Gallensteinen und bei Entzündungen der Gallenblase empfohlen. Manche Arzneimittel gegen Stirnhöhlenentzündung enthalten ebenfalls Enzian, der die Bildung weißer Blutkörperchen gegen Entzündungen anregt. Schließlich lohnt sich ein Versuch auch noch bei Regelbeschwerden der Frau.
Zubereitung und Anwendung: In der Apotheke erhält man zahlreiche fertige Arzneimittel mit Enzian (Pulver, Sirup, Tinktur), oft ergänzt durch andere Kräuter. Grundsätzlich gibt man diesen den Vorzug vor dem Tee.
Wer nicht darauf verzichten will, bereitet ihn mit 1 Teelöffel auf 1/4 l Wasser als Aufguß oder Kaltauszug (3–4 Stunden ziehen lassen) zu. Die Tagesdosis von 2–3 Tassen nimmt man schluckweise über den Tag verteilt ein. Wein bereitet man mit 30 g Droge je 0,7-l-Flasche zu und nimmt täglich vor jeder Mahlzeit ein Likörglas voll zur Vorbeugung von Verdauungsbeschwerden.
Bei starker Nervosität und Gereiztheit, Neigung zu Kopfschmerzen oder Blutwallungen und manchen schweren Magenleiden ist Enzian nicht angezeigt.

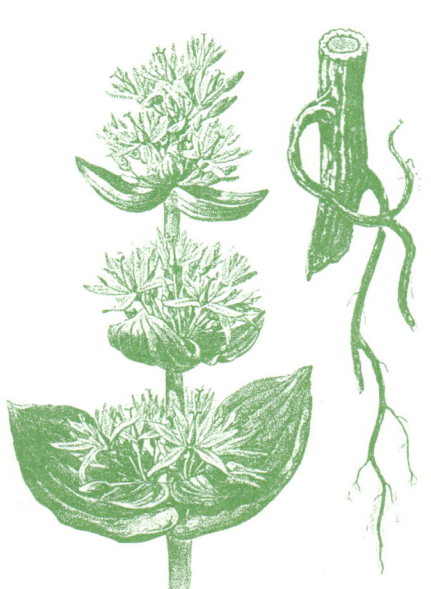

Erdbeere

Beschreibung: Zu Heilzwecken verwendet man nur die Walderdbeere, eine kleine Staude mit gesägten Blättern, die von Mai bis Juli kleine weiße Blüten trägt. Die kleinen roten Walderdbeeren erscheinen im Juni und Juli.

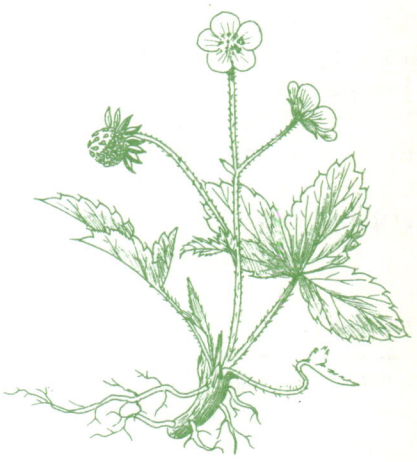

Standorte: Das Pflänzchen bevorzugt lichte Wälder, Lichtungen und sonnige Böschungen.
Offizinelle Teile: Man sammelt Beeren, Blätter und Wurzeln.
Sammelzeit: Blätter werden von April bis Mai, Beeren im Juni und Juli, die Wurzeln von Juli bis September gesammelt.
Heilanzeigen: Die Beeren sind reich an Vitalstoffen und können Mangelerscheinungen vorbeugen, unter denen heute viele Menschen leiden.
Medizinisch nutzt man Beeren, Blätter und Wurzeln vor allem zur gründlichen Entschlackung und Entgiftung bei Akne, Hautausschlägen und Hautentzündungen. Außerdem kann man die stark harntreibenden Blätter und Wurzeln auch bei leichten

Blasenkatarrhen neben anderen Kräutern verabreichen.
Zubereitung und Anwendung: Erdbeeren verwendet man roh und als Saft, den man im Haushalt selbst herstellt. Zur Entschlackung bewährt sich vor allem die Kur über 4–6 Wochen mit täglich 500 g rohen Erdbeeren. Blätter und Wurzeln bereitet man mit 1 Teelöffel pro Tasse als Aufguß zu und trinkt täglich 3–4 Tassen.
Manche Menschen reagieren auf Erdbeeren mit Nesselausschlag und sollten vorbeugend auf die Früchte verzichten.

Erdrauch

Beschreibung: Die unansehnlich graugrüne, als Unkraut weit verbreitete Pflanze trägt am verästelten dünnen Stengel doppeltgefiederte Blätter und blüht von Mai bis September mit rosa- bis dunkelroten, zu Trauben angeordneten Blüten.
Standorte: Erdrauch wächst auf Äckern, Wiesen, im Garten, an Schutthalden und auf alten Mauern.
Offizinelle Teile: Gesammelt wird das blühende Kraut.
Sammelzeit: Man erntet die Pflanze ab Mai bis September.
Heilanzeigen: Der Erdrauch wirkt vor allem stark entgiftend und harntreibend und kommt deshalb zur innerlichen Behandlung von Akne, Hautausschlägen, Hautentzündungen, anderen Hautleiden und bei Frühjahrsmüdigkeit zur Blutreinigung in Frage. Ferner regt er Leber und Gallenblase an, ergänzt die Behandlung der Gallenblasenentzündung und wirkt leicht abführend.
Bei Verstopfung sollte er aber nicht ständig eingenommen werden, sondern nur in akuten Fällen; lediglich bei Hämorrhoiden kann es notwendig werden, Erdrauch in Abständen immer wieder zu verwenden, um den Stuhl weich zu halten.
Noch nicht ausreichend geklärt ist seine Wirkung bei Blutandrang zum Kopf, Bluthochdruck und Herzschwäche. Vermutlich hilft seine krampflösende und kräftigende Wirkung in solchen Fällen ebenso wie die vermehrte Harnausscheidung, die Herz und Kreislauf entlastet.
In höherer Dosis und bei Dauergebrauch kann Erdrauch giftig wirken, deshalb wendet man ihn nur 10–14 Tage lang ununterbrochen an und legt dann eine gleich lange Pause ein.
Zubereitung und Anwendung: Tee wird mit 1 Teelöffel pro Tasse als Aufguß zubereitet oder 10 Stunden lang als Kaltauszug angesetzt, Tagesdosis 2 Tassen, die man am besten schluckweise über den Tag verteilt einnimmt. Zur Frühjahrskur genügt 1 Tasse morgens nüchtern.
Außerdem gibt es verschiedene fertige Arzneimittel mit Erdrauch, die nach Gebrauchsanweisung vor allem bei Leber-Galle-Leiden verabreicht werden.

Erika

Beschreibung: Die wohl allgemein bekannte Pflanze trägt nadelartige, dunkelgrüne Blätter. Sie blüht ab April mit rosa Glokkenblüten.

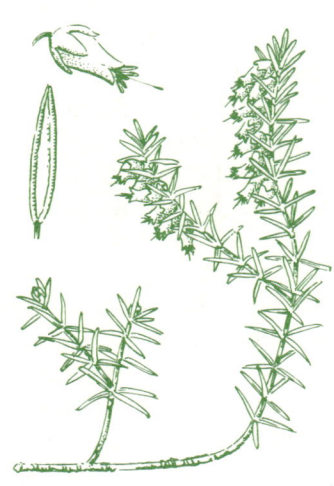

Standorte: Erika findet man bevorzugt in Nadelwäldern und auf kalkreichen Böden im Mittelgebirge, Alpenvorland und in den Alpen bis in etwa 2500 m Höhe.
Offizinelle Teile: Man sammelt die Blätter und Blütentriebe.
Sammelzeit: Sie beginnt im April mit der Blüte und dauert bis Mai.
Heilanzeigen: Die *Schneeheide*, wie man das Pflänzchen volkstümlich auch nennt, bewährt sich gut zur ergänzenden Behandlung aller Entzündungen im Bereich der Atemwege, also Halsschmerzen, Heiserkeit, Bronchialkatarrh, Bronchitis und Husten. Sie wird immer innerlich angewendet.

Zubereitung und Anwendung: Am besten gebraucht man Erika als Bestandteil von Teemischungen, wie sie im 1. Teil beim Bronchialkatarrh genannt werden. Den Einzeltee bereitet man mit 1 Eßlöffel auf 1/4 l Wasser als Abkochung zu und trinkt davon 3–4 Tassen am Tag mit Honig oder Kandis gesüßt.

Fenchel

Beschreibung: Im 1. Jahr seines Wachstums bildet der Fenchel nur Wurzeln und in Bodennähe die schmalen, gefiederten Blätter aus. Ihre Blattscheiden schwellen zwiebelartig an und werden als Gemüse verzehrt. Im Jahr danach erhebt sich dann der Stengel 1–2 m empor. Im Juli und August trägt er hellgelbe Doldenblüten, aus denen die würzig riechenden Früchte hervorgehen.
Standorte: Fenchel wird meist angebaut, wild kommt er auf sonnigen Hügeln und Wiesen vor.
Offizinelle Teile: Als Gewürz und Heilmittel verwendet man die reifen Früchte.
Sammelzeit: Der Samen wird von August bis September gesammelt.
Anbau im Garten: Die Kultur im Garten ist nicht ganz einfach, trotzdem kann man es einmal versuchen und den Samen im März im Haus heranzüchten; Mitte bis Ende Mai werden die Pflänzchen dann ins Freiland gesetzt. Die Blattscheiden ergeben ein wohlschmeckendes Gemüse, die Früchte kann man als Gewürz und zu Heilzwecken verwenden.

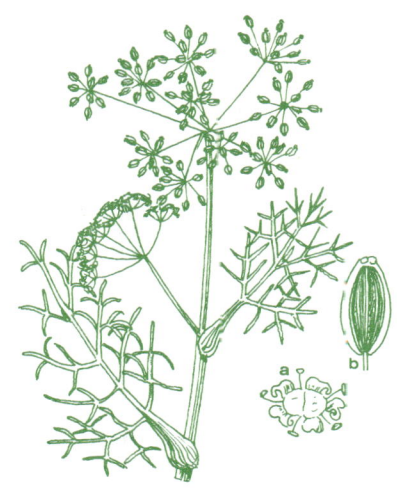

a) Blüte
b) Frucht

Heilanzeigen: Fenchel wirkt vor allem beruhigend, krampflösend, schmerzlindernd und verdauungsfördernd.
Innerlich wendet man ihn bei Appetitlosigkeit, Blähungen und anderen Verdauungsstörungen, Bronchialasthma, Schlafstörungen, Migräne, Regelbeschwerden der Frau und bei Erkältungen oder Grippe an.
Äußerlich empfiehlt er sich zu Auflagen und Augenbädern bei überanstrengten Augen und Bindehautentzündungen, zu Wickeln und Einreibungen bei Nervenentzündungen und Nervenschmerzen, vorbeugend als Schutz vor Zahnfleischschwund zur Massage des Zahnfleischs.
Zubereitung und Anwendung: Zum inneren Gebrauch verwendet man den Aufguß mit 1 Eßlöffel Samen auf 1/4 l Wasser, bei Blähungen auf die gleiche Menge Milch, der mit täglich 3 Tassen am besten nach dem Essen verabreicht wird. Gegen Schlafstörungen kann man abends auch 2 Tassen trinken, bei akuten Asthma- und Migräneanfällen innerhalb von 2 Stunden bis zu 3 Tassen.
Äußerlich gebraucht man den Aufguß mit 1/2 Eßlöffel auf 1/4 l Wasser zu Augenbädern und -auflagen (sorgfältig abseihen), bei Nervenentzündungen und -schmerzen zur Einreibung besser das Fenchelöl aus der Apotheke nach Gebrauchsanweisung. Zahnfleischschwund beugt man durch Massage mit dem auch zum inneren Gebrauch genannten Tee vor.

Fetthenne

Beschreibung: Die Fetthenne wächst meist in kleinen Büscheln. Ihre rötlichen, dünnen Stengel tragen wenige schmale, gelblichgrüne Blättchen. Weiße Blütensterne schmücken das Kraut im Frühling und Sommer.
Standorte: Die Büschel bilden meist größere Gruppen auf sonnigen Wiesen, Hängen, Felsen und Mauern, zuweilen sogar auf Dächern.

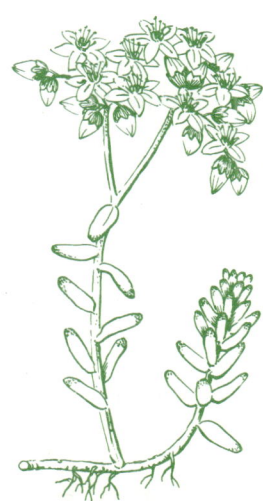

Offizinelle Teile: Man sammelt das Kraut.
Sammelzeit: Sie dauert von April bis Oktober.
Heilanzeigen: Bisher wissen wir von dieser Heilpflanze nur, daß sie harntreibend wirkt und zu hohen Blutdruck senkt. Es empfiehlt sich allerdings, die Fetthenne nur ergänzend in Teemischungen mit anderen Kräutern zu gebrauchen, deren Wirkung schon genauer bekannt ist. In zu hoher Dosierung führt die Droge zu unangenehmen Begleiterscheinungen.
Zubereitung und Anwendung: Man gibt die Fetthenne als Bestandteil von Teemischungen gegen Blasenkatarrh und Bluthochdruck, nicht als Einzeltee. Mischteerezepturen zu diesen beiden Erkrankungen finden Sie im 1. Teil bei den entsprechenden Stichworten. Der Anteil der Fetthenne an einer Teemischung sollte täglich nicht mehr als 5 bis 15 g betragen, um unerwünschte Nebenwirkungen zu vermeiden.

Fichte

Beschreibung: Der kegelförmig gewachsene Baum, auch als *Rottanne* bezeichnet, erreicht bis zu 60 m Höhe, 2 m Stammdurchmesser und ein Alter bis zu 1000 Jahren. Im Gegensatz zur Weißtanne mit flachen Nadeln sind die Fichtennadeln vierkantig. Die Zapfen stehen nicht aufrecht wie Tannenzapfen, sondern hängen im Baumwipfel.
Standorte: Fichten kommen manchmal einzeln, meist aber in Wäldern bis in 2000 m Höhe vor.

Offizinelle Teile: Die Heilkunde verwendet Nadeln, Zapfen und junge Sprossen; außerdem wird vom Fachmann hergestellte gereinigte Fichtenholzkohle (Carbo vegetabilis) gebraucht.
Sammelzeit: Man sammelt die Drogen im April und Mai.
Heilanzeigen: Die Drogen wirken hautreizend, durchblutungsfördernd, harn- und schweißtreibend und lindern Verkrampfungen und Schmerzen. Auch die Atemwege werden durch Fichte günstig beeinflußt und die Funktionen des vegetativen Nervensystems harmonisiert.
Äußerlich empfehlen sich Bäder, Auflagen und Einreibungen bei Weichteilrheuma, das Bad am Abend außerdem bei Schlafstörungen.
Innerlich wird Fichte bei Nervosität, Halsschmerzen, Heiserkeit, Husten, Bronchialkatarrh, Bronchitis und Bronchialasthma,

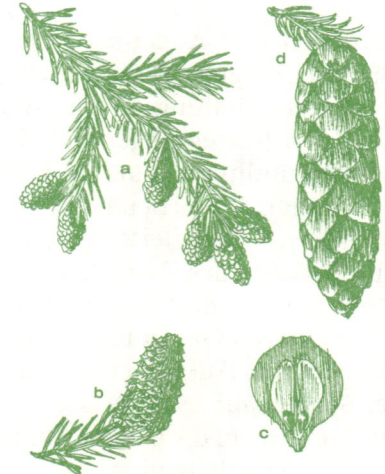

a) Zweig mit Staubblüten
b) Zweigspitze mit Stempelblüten
c) Zapfenschuppe mit 2 Samen
d) Zapfen

ergänzend neben anderen Kräutern auch bei Blasenkatarrhen verabreicht.
Fertige Fichtenholzkohle kann man als aufsaugendes, desinfizierendes Mittel nach Verordnung bei Magen-Darm-Infektionen und Vergiftungen anwenden.
Zubereitung und Anwendung: Fichtenholzkohle stellt man nie selbst her, sondern gebraucht sie in fertiger Form. Zur Einreibung sollte man ebenfalls die fertigen Salben und anderen Zubereitungen aus der Apotheke verwenden.
Für Auflagen bereitet man die Abkochung mit 100 g zerhackten Nadeln, Zapfen und jungen Sprossen auf 1 l Wasser zu und wendet 3- bis 4mal täglich an, zum Vollbad (Teilanwendungen entsprechend weniger) gibt man die Abkochung aus 1 kg Drogen auf 3 l Wasser oder 1–3 Eßlöffel fertiges Fichtennadelöl ins Badewasser. Das Bad wird nach Bedarf 1- bis 3mal wöchentlich durchgeführt.
Innerlich verwendet man den Tee aus 10 g Droge pro Tasse, der über Nacht kalt angesetzt wird, morgens 15 Minuten aufkochen muß und dann mit Honig gesüßt in einer Tagesdosis von 2 Tassen eingenommen wird. Der intensive Geruch der Zubereitungen aus Fichte kann bei zu hoher Dosierung oder längerer Anwendung zu Kopfschmerzen führen. Deshalb sollte man Fichte immer nur 1 Woche lang ununterbrochen einnehmen und dann eine Pause von 1 Woche einschieben.

Fieberklee

Beschreibung: In der Volksmedizin kennt man dieses Enziangewächs, das mit der Kleepflanze nicht verwandt ist, auch als *Bitter-* oder *Magenklee* und *Gallkraut*. Aus seiner kriechenden Wurzel strebt der Stengel bis zu 30 cm empor. Er trägt 3 eirunde, langgestielte Blätter. Im Mai und Juli erscheinen die weißen oder leicht rötlichen Blütentrauben.
Standorte: Fieberklee bevorzugt feuchte, moorige Böden, Sümpfe, Böschungen und Seeufer.
Offizinelle Teile: Die Medizin verwendet die Blätter, seltener die Wurzeln.
Sammelzeit: Blätter sammelt man von Mai bis Oktober, Wurzeln im Oktober und November.
Heilanzeigen: Die bittere Droge wirkt sehr gut auf die Verdauungsorgane, vor allem auf Leber und Gallenblase. Außerdem enthält sie schmerzlindernde und fiebersenkende Wirkstoffe.
Anwendungsgebiete sind allgemeine Verdauungsstörungen, Leberleiden, Gallenblasenentzündungen, Vorbeugung von Gallensteinen, Erkältung, Grippe und Fieber. Äußerlich verwendet man den Tee zu Auflagen und Waschungen bei Geschwüren.
Zubereitung und Anwendung: Es gibt viele fertige Zubereitungen mit Fieberklee zur Stärkung der Verdauungsorgane. Sie werden nach Gebrauchsanweisung verwendet.
Tinktur kann man selbst mit 200 g Blättern und/oder Wurzeln auf 1 l 40- bis 50%igen Alkohol

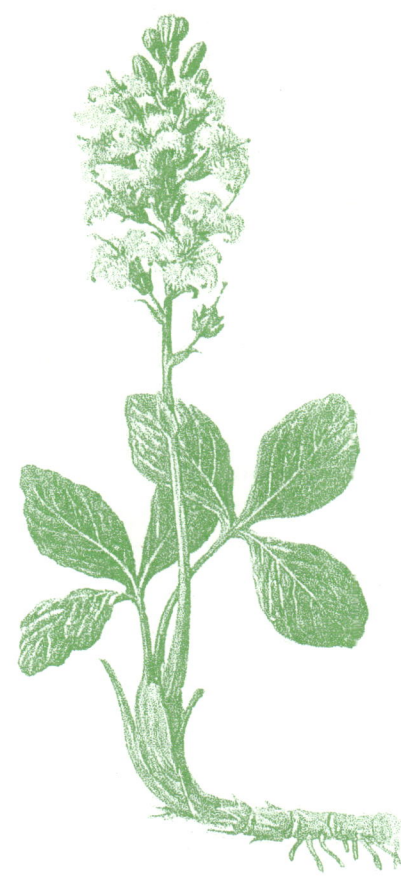

herstellen und nimmt davon vor jeder Mahlzeit 2 Teelöffel verdünnt mit Flüssigkeit ein.
Zum Wein setzt man 30 g Droge auf 0,7 l Weißwein an, Tagesdosis je 1 Likörglas voll vor den Mahlzeiten.
Tee zum innerlichen Gebrauch bereitet man als Aufguß mit 1 Eßlöffel Droge auf 1/4 l Wasser zu oder setzt 12 Stunden lang den Kaltauszug mit 1 Teelöffel pro Tasse an. Die Tagesdosis beträgt 3 Tassen vor den Mahlzeiten.
Äußerlich verwendet man den stärkeren Aufguß mit 3 Eßlöffeln auf 1/2 l Wasser 3- bis 6mal täglich zu Auflagen und Waschungen.

Föhre

Beschreibung: Der auch als *Waldkiefer* bekannte Baum bedeckt bei uns etwa 1/4 der gesamten Waldfläche. Er wird bis zu 50 m hoch und 500–600 Jahre alt. Man erkennt ihn an seiner rötlichen Rinde und der ausladenden Krone. Die männlichen gelben Blütenkätzchen sitzen am Grund der Maitriebe, die weiblichen roten an der Spitze. Aus ihnen gehen ein Jahr nach der Bestäubung die Zapfen hervor, die im Frühjahr des 3. Jahres den Samen ausstreuen.
Standorte: Die Föhre bevorzugt warme, trockene Plätze, vor allem sandige Böden, und kommt einzeln oder in Wäldern bis in 2000 m Höhe vor.
Offizinelle Teile: Man verwendet Knospen und Nadeln.
Sammelzeit: Knospen sammelt man im März und April, Nadeln ab April bis Oktober.
Heilanzeigen: Man sagt der Föhre eine ganze Reihe von Heilanzeigen nach, die nicht alle als gesichert gelten können. Eigene Erfahrungen und Versuche in der Praxis empfehlen sie vor allem zur ergänzenden äußerlichen Behandlung bei Erkrankungen des rheumatischen Formenkreises, insbesondere Gelenkabnutzung, Gelenkentzündungen, Gelenkrheuma und Weichteilrheuma. Außerdem lohnt sich ein Versuch bei Hautentzündungen.
Innerlich gebraucht man die Drogen besser nur nach fachmännischer Verordnung.
Zubereitung und Anwendung: Am besten bewährt sich äußer-

lich das fertige ätherische Öl oder eine fertige Salbe, die man nach Gebrauchsanweisung verwendet. Außerdem kann man zu Auflagen und Waschungen die Abkochung aus 10–15 g Droge auf 1/4 l Wasser 3- bis 6mal täglich verwenden.

Anstelle der Föhre wird oft auch die Latschenkiefer verwendet, deren Wirkung ähnlich wie die der Föhre ist; man verwendet gleichfalls am besten die fertigen Zubereitungen.

Frauenmantel

Beschreibung: Nicht nur die Volksmedizin schätzt diese Heilpflanze, im Mittelalter hoffte man, mit Hilfe der von den Blättern ausgeschiedenen Wassertropfen den »Stein der Weisen« zu finden und Gold zu gewinnen. Man erkennt das Kraut leicht an seinen nierenförmigen, 7- bis 9lappigen Blättern in Bodennähe. Die großen Nebenblätter sind gesägt und eingeschnitten. Der 30–50 cm hohe Stengel trägt von Mai bis August an kurzen Stielen die zu Traubendolden angeordneten, außen grünlichen und innen gelblichen Blüten, die angenehm duften.

Standorte: Das Kraut wächst an Gräben und auf Weiden.

Offizinelle Teile: Verwendet wird das blühende Kraut.

Sammelzeit: Ab Mai bis August sammelt man die Droge.

Heilanzeigen: Der Name deutet schon an, daß sich die Heilpflanze gut bei Regelbeschwerden der Frau und in den Wechseljahren bewährt. Da sie aber auch zusammenziehend wirkt, kann man Frauenmantel bei Brechdurchfall, Durchfall und Darmkatarrh anwenden. Die krampflösende, nervenberuhigende Wirkung empfiehlt die Droge schließlich noch versuchsweise bei Reizblase.

Ergänzend kann man Frauenmantel mit fachmännischer Erlaubnis gegen Zuckerkrankheit anwenden.

Zubereitung und Anwendung: Tee bereitet man mit 1 Teelöffel pro Tasse als Aufguß zu, der mindestens noch 20–30 Minuten ziehen soll; die Tagesdosis beträgt 3 Tassen.

Zur Tinktur setzt man 250 g auf 1 l 60%igen Alkohol an und nimmt 3mal täglich 1/2 Teelöffel in Flüssigkeit ein.

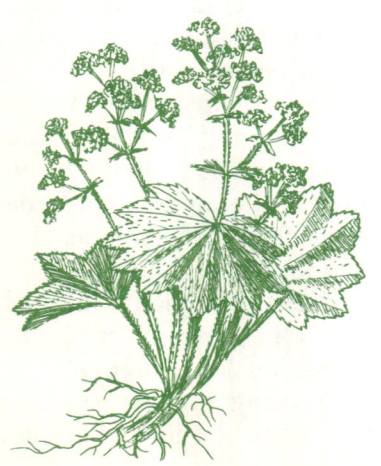

Gänseblümchen

Beschreibung: Die wohl allgemein bekannte Blume ist unter vielen volkstümlichen Namen bekannt, zum Beispiel als *Maßliebchen* und *Tausendschönchen*. Aus ihrer Rosette ovaler

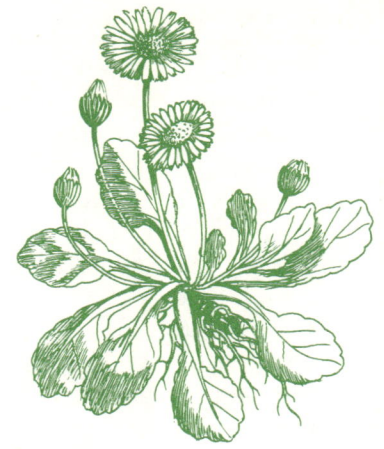

Blätter am Boden erhebt sich der 12–15 cm hohe Stengel, der von März bis in den November hinein die goldgelben, von weißen oder rosa Blättchen umgebenen Blütenscheiben trägt. Sie folgen dem Lauf der Sonne und schließen sich abends.

Standorte: Gänseblümchen wachsen reichlich auf Wiesen, Feldern, an Wegen, Ufern und in Gärten.

Offizinelle Teile: Zu Heilzwekken verwendet man das Kraut kurz vor der vollen Blüte.

Sammelzeit: Man sammelt von März bis September.

Heilanzeigen: Das Pflänzchen zeichnet sich vor allem durch seine entgiftende, harntreibende, entzündungshemmende und schleimlösende Wirkung aus. Außerdem sagt man ihm günstigen Einfluß auf Leberleiden nach.

Heilanzeigen sind also vor allem Halsschmerzen, Heiserkeit, Husten, Bronchialkatarrhe und Bronchitis, leichte Blasenkatarrhe und Leberleiden. Sehr gut eignet sich die Pflanze auch zur Blutreinigung bei Frühjahrsmüdigkeit.

Zubereitung und Anwendung: Zur Frühjahrskur kann man die Blätter zusammen mit Löwenzahn und Brennesseln als Salat verwenden.

Der Tee wird als Aufguß mit 1 Teelöffel pro Tasse zubereitet, Tagesdosis 3 Tassen zwischen den Mahlzeiten.

Zur Tinktur setzt man 150 g Droge auf 1/2 l 50%igen Alkohol an und nimmt täglich 3mal 20 Tropfen in Flüssigkeit ein.

Gänsefingerkraut

Beschreibung: Die *Anserine*, wie der Volksmund das Kraut nach seinem botanischen Namen nennt, war eine der von Pfarrer Kneipp besonders geschätzten Heilpflanzen. Auch wenn nicht alle überlieferten Heilanzeigen heute noch berechtigt sind, ist diese Heilpflanze doch unentbehrlich in der modernen Pflanzenheilkunde. Das Unkraut gehört zu den Rosengewächsen und trägt Büschel unterbrochen gefiederter, unten behaarter, weißlicher, gezähnter Blätter. Daraus erheben sich von Mai bis August die 15–20 cm hohen, blattlosen Stiele, die sonnengelbe, große Blüten tragen.

Standorte: Das Kraut bevorzugt feuchte Wiesen, Gräben und Ufer.

Offizinelle Teile: Man sammelt Kraut und Wurzeln.

Sammelzeit: Gesammelt wird von Mai bis Juli.

Heilanzeigen: Im Vordergrund steht die krampflösende, entzündungshemmende und mild beruhigende Wirkung. Sie empfiehlt die Droge vor allem bei Blähungen, Darmkrämpfen, Koliken (insbesondere Gallen- und Nierensteinkoliken), Entzündungen der Gallenblase und der Magenschleimhaut, Blähungen, Brechdurchfall, Durchfall und Darmkatarrh. Im Bereich der Atemwege eignet sich das Kraut bei Bronchialkatarrh und Krampfhusten.

Weitere Anwendungsgebiete sind Nervosität und Angstzustände mit Verkrampfungen, Wadenkrämpfe, Regelbeschwerden der Frau, Reizblase und Wetterfühligkeit. Schließlich lohnt sich ein Versuch bei krampfartiger (seelisch-nervöser) Verstopfung.

Äußerlich wendet man Gänsefingerkraut als Gurgelwasser bei Rachenkatarrhen an.

Zubereitung und Anwendung: Der Tee wird als Aufguß mit 1 Teelöffel pro Tasse zubereitet, Tagesdosis 2–3 Tassen, bei akuten Koliken und Krämpfen innerhalb von 2 Stunden bis zu 3 Tassen. Zum Gurgeln verwendet man den stärkeren Aufguß aus 1 Eßlöffel Droge pro 1/4 l Wasser 5- bis 8mal täglich.

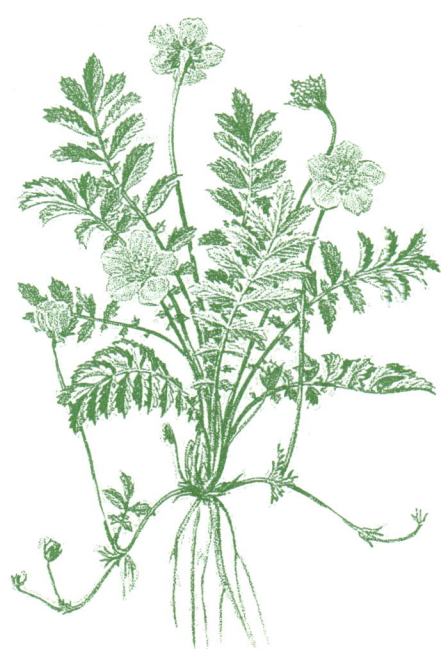

Glaskraut

Beschreibung: Die 50–70 cm hohe Heilpflanze trägt an kurzen Stielen gebuchtete Blätter, die man früher zum Fensterputzen (daher der Name) verwendete. In den Blattachseln erscheinen im Frühjahr und Sommer die kleinen roten Blüten.

Standorte: Glaskraut bevorzugt kühle Stellen an Hecken, Mauern und auf Schutthalden.

Offizinelle Teile: Zu Heilzwecken verwendet man die Blätter.

Sammelzeit: Die Droge wird von April bis September gesammelt.

Heilanzeigen: Wegen seiner blutreinigenden Wirkung empfiehlt sich das Kraut vor allem bei Frühjahrsmüdigkeit. Die entzündungsmildernde Wirkung nutzt man bei Halsschmerzen, Heiserkeit, Bronchialkatarrhen und Bronchitis, äußerlich gebraucht man das Kraut zu Auflagen bei Geschwüren und Wunden.

Zubereitung und Anwendung: Innerlich gibt man den Aufguß mit 1 Teelöffel pro Tasse und nimmt täglich 3–4 Tassen zwischen den Mahlzeiten ein, zum äußerlichen Gebrauch eignet sich der stärkere Aufguß mit 1 Eßlöffel auf 1/4 l Wasser, der 3- bis 4mal zu Auflagen angewendet wird.

Goldrute

Beschreibung: Die Volksheilkunde schätzt die Heilpflanze seit langem als eines der wichtigsten Mittel für die Ausscheidungsorgane. Das Kraut wird bis zu 1 m hoch und trägt breite, lanzettförmige Blätter. Ab Juli bis September erscheinen die goldgelben, zur Ähre angeordneten Korbblüten.
Standorte: Man findet Goldrute auf Wiesen, Lichtungen, im Wald und an Wegen.
Offizinelle Teile: Gesammelt wird der obere Teil der blühenden Pflanze.
Sammelzeit: Sie dauert von Juli bis September.
Heilanzeigen: Die Droge wirkt stark harntreibend und entzündungshemmend. Innerlich wendet man sie vor allem bei Blasenkatarrhen, Nieren-, Nierenbekkenentzündungen, Nierengrieß und Nierensteinen an. Ein Versuch lohnt sich – zusammen mit beruhigenden Kräutern – auch bei Reizblase. Bei Bluthochdruck und Herzschwäche ergänzt die Goldrute durch Kreislaufentlastung (harntreibende Wirkung) die übrigen Therapiemaßnahmen.
Äußerlich kann man die Droge zum Gurgeln bei Rachenkatarrhen anwenden.
Zubereitung und Anwendung: Zur Selbsthilfe eignet sich der Tee, mit 1 Eßlöffel pro Tasse als Aufguß zubereitet, am besten; die Tagesdosis beträgt 3–4 Tassen.
Gegen Nierenleiden gebraucht man besser die fertigen Zubereitungen mit stets gleichbleibendem Wirkstoffgehalt nach Verordnung.
Das Gurgelwasser bereitet man mit 2 Eßlöffeln auf 1/4 l Wasser als Abkochung zu und wendet es bis zu 8mal am Tag an.

Gundermann

Beschreibung: Bei den alten Germanen stand der Gundermann als Kult- und Zauberpflanze in hohem Ansehen. Das kriechende, graugrüne Kraut wird kaum 30 cm hoch und trägt gekerbte, rundliche oder nierenförmige, immer zu zweit am Stengel angeordnete Blätter. Ab März blüht er mit bläulichlila Lippenblüten, die büschelweise aus den Blattachseln sprießen.
Standorte: Gundermann wächst auf Wiesen, Waldlichtungen, zwischen Büschen und Bäumen.
Offizinelle Teile: Verwendet werden Blätter und Blütentriebe.

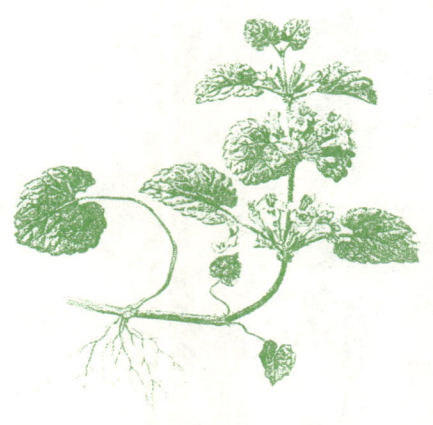

Sammelzeit: Blätter sammelt man von Juni bis September, die Blütentriebe ab April bis Juni.
Heilanzeigen: Die Hauptwirkung der reizlindernden und krampflösenden Heilpflanze richtet sich auf die Atemwege; sie wird bei Halsschmerzen, Heiserkeit, Bronchialkatarrh, Bronchitis und Bronchialasthma mit gutem Erfolg angewendet.
Ferner kann sie bei Leberleiden und Gallensteinkoliken, äußerlich zur Waschung von Wunden und Mundspülung bei Zahnschmerzen verabreicht werden.
Zubereitung und Anwendung: Den Tee stellt man mit 1 Teelöffel pro Tasse als Aufguß her oder verwendet die Droge zur Teemischung mit anderen Kräutern, Tagesdosis 3 Tassen zwischen den Mahlzeiten.
Gut eignet sich auch der selbst aus frischer Droge ausgepreßte Saft, von dem man 3mal 1 Eßlöffel unverdünnt einnimmt.
Tinktur bereitet man mit 250 g Droge auf 1 l 60- bis 70%igen Alkohol zu und nimmt 2- bis 3mal 15–20 Tropfen täglich ein.

Habichtskraut

Beschreibung: Das kleine, 5 bis 30 cm hohe Kraut, im Volksmund als *Mäuseöhrchen* bekannt, ähnelt dem Löwenzahn. Aus der bodennahen Rosette länglichrunder, unten filzig behaarter, oben bläulichgrüner Blätter erheben sich die kahlen Stengel, die von Mai bis Oktober gelbe Blüten tragen.

Standorte: Man findet das Kraut an sonnigen, trockenen Plätzen im Wald, auf Wiesen, Heiden und bis hinauf auf Hochgebirgsalmen.
Offizinelle Teile: Zu Heilzwekken verwendet man die ganze Pflanze.
Sammelzeit: Sie dauert von Juni bis September.
Heilanzeigen: Die Droge wirkt entgiftend und blutreinigend und kann innerlich zur Entschlackung bei Akne, Hautausschlägen, Hautentzündungen, Gicht und Frühjahrsmüdigkeit verwendet werden.
Zubereitung und Anwendung: Der Aufguß wird mit 1 Teelöffel pro Tasse zubereitet, Tagesdosis kurmäßig 4–6 Wochen lang 3 Tassen zwischen den Mahlzeiten.

Hagebutte (Heckenrose)

Beschreibung: Die *Hundsrose*, wie man den Rosenblütler auch nennt, erreicht bis 2 m Höhe. Sie trägt gefiederte, gesägte Blätter und blüht im Juni mit angenehm riechenden weißen oder hellroten Sträußchen am Ende der Zweige. Im Herbst gehen daraus die leuchtendroten Hagebutten hervor.
Standorte: Sie kommt weitverbreitet an Büschen, Hecken und Abhängen bis hinauf ins Mittelgebirge vor.
Offizinelle Teile: Man verwendet Knospen und Früchte.
Sammelzeit: Knospen sammelt man von Mai bis Juni, Hagebutten ab September bis Oktober.

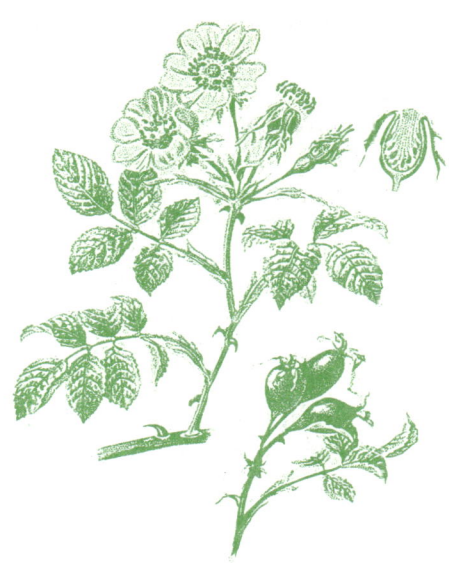

Heilanzeigen: Die Drogen enthalten viel Vitamin C und wirken stark harntreibend, zusammenziehend und entzündungshemmend.
Hauptanwendungsgebiete sind deshalb Frühjahrsmüdigkeit, Gicht, Vorbeugung und Nachbehandlung von Nierengrieß und Nierensteinen.
Außerdem kann man die Drogen ergänzend neben anderen bei Blasenkatarrh, Nieren-, Nierenbeckenentzündung und zur Steigerung der Körperabwehr gegen Erkältung und Grippe anwenden. Den zusammenziehenden Effekt nutzt man bei Darmkatarrh, Brechdurchfall und Durchfall in Teemischungen mit anderen Kräutern.
Zubereitung und Anwendung: Am besten eignen sich die Samen aus den reifen Früchten, im Frühjahr kann man die Knospen verwenden.
Die Zubereitung erfolgt als Aufguß mit 1 Teelöffel pro Tasse, Tagesdosis 3–4 Tassen.
Gegen Durchfall und Brechdurchfall kann man 1 Eßlöffel Droge auf 1/4 l Wasser als Abkochung zubereiten und täglich 4 Tassen einnehmen.
Zur Vorbeugung und Nachbehandlung von Nierengrieß und Nierensteinen trinkt man täglich 1–1,5 l Aufguß aus Samen.
Wein wird mit 70 g Droge auf 0,7 l guten Rotwein zubereitet, Tagesdosis 3–4 Tassen.
Hagebutten eignen sich auch zur Herstellung von Marmeladen, die man als vitaminreichen Brotaufstrich nach Belieben verwendet.

Hauhechel

Beschreibung: Wir kennen 2 Arten dieser Pflanze, die in der Heilkunde bevorzugte dornige (Ononis spinosa) und die gelbe Art (O. natrix). Die Dornige Hauhechel wird 50–60 cm hoch und trägt keilförmige, vorne gesägte Blätter. Ab Juni bis September blüht sie weiß oder rosa, die gelbe Art gelblich.
Zu Unrecht gilt Hauhechel nur als Unkraut, tatsächlich sammelt ihre zähe, verzweigte Wurzel Kalk und Stickstoff im Boden und reichert ihn so wie eine »Nährstoffpumpe« an. Düngen verträgt das Kraut nicht, deshalb ist das die sicherste und unschädlichste Methode, um es auszurotten.
Standorte: Dornige Hauhechel gedeiht auf steinigen, schlechten, trockenen Böden, vor allem auf Ödland, Weiden und an Wegen;

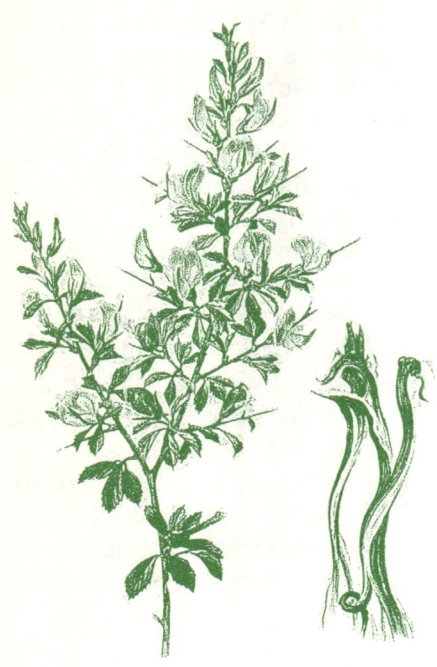

die Gelbe Hauhechel kommt bei uns nur in der Gegend um den Kaiserstuhl vor und spielt medizinisch keine Rolle.
Offizinelle Teile: Gesammelt wird die Wurzel.
Sammelzeit: Man sammelt im Frühjahr von März bis April und von September bis Oktober.
Heilanzeigen: Die Droge gilt als eines der stärksten harntreibenden Mittel, das zusätzlich noch entzündungshemmend wirkt. Im Vordergrund der Anwendung stehen Blasenkatarrhe, Nierenentzündungen, Nierenbeckenentzündungen, Nierengrieß und Nierensteine.
Die gut entgiftende Wirkung nutzt man innerlich auch bei Gicht, Gelenkentzündungen und Gelenkrheuma, Akne, Hautausschlag und Hautentzündung, anderen Hautleiden und ergänzend zur Frühjahrskur.
Zubereitung und Anwendung: Der Tee wird als Abkochung mit 1 Teelöffel pro Tasse zubereitet oder als Kaltauszug mit 1 Eßlöffel auf 1/4 l Wasser 12 Stunden kalt angesetzt, Tagesdosis 3 bis 4 Tassen zwischen den Mahlzeiten.
Pulver kann man selbst im Mörser herstellen und nimmt davon 3- bis 4mal täglich 1/2 Teelöffel ein.
Wein bereitet man mit 25–30 g Droge auf 0,7 l Weißwein zu und trinkt täglich 3 kleine Gläser zwischen den Mahlzeiten.

Hauswurz

Beschreibung: Die Haus- oder *Dachwurz*, im Volksmund als *Hauslauch* und *wilder Rhabarber* bekannt, gehört zu den Dickblattgewächsen. Aus der bodennahen Rosette fleischiger Blätter erhebt sich der bis 50 cm hohe Stiel, der im Juli und August rosa Blüten trägt.
Standorte: Hauswurz gedeiht an steinigen Hängen, Felsen, auf alten Mauern, Dächern und auf Weiden, zum Teil wird sie aber auch angepflanzt.
Offizinelle Teile: Man verwendet die jungen frischen Blätter.
Sammelzeit: Sie dauert von August bis September.
Heilanzeigen: Ein alter Aberglaube aus dem Mittelalter besagt, daß Hauswurz vor Blitz und Feuer bewahrt; das ist natürlich nicht richtig, manchmal vielleicht sogar lebensgefährlich.
Medizinisch gebraucht man sie vor allem äußerlich zu Auflagen bei Hautentzündungen, Insektenstichen, Sommersprossen, Verbrennungen und Warzen.
Die innere Anwendung führt bei Überdosierung leicht zu unerwünschten Nebenwirkungen, deshalb ist Vorsicht geboten. Ein Versuch kommt allenfalls bei Erbrechen und Brechdurchfall in Frage.
Zubereitung und Anwendung: Äußerlich kann man die frischen, auf einer Seite von der dicken Haut befreiten Blätter 4- bis 6mal täglich zu Auflagen verwenden. Auch der Aufguß mit 2 Eßlöffeln pro Tasse eignet sich zum äußerlichen Gebrauch. Innerlich verwendet man den Aufguß aus 1 Teelöffel frischer Blätter pro Tasse mit 2–3 Tassen täglich.

Heidekraut

Beschreibung: Der Zwergstrauch wird 15–45 cm hoch und ist volkstümlich auch als *Besenheide* bekannt. Seine holzigen Zweige tragen nadelartige, immergrüne Blätter und von Juli bis September rote bis rotviolette, seltener weiße, zu Trauben angeordnete Blüten, aus deren Nektar der wertvolle Heidehonig gewonnen wird.
Standorte: Heidekraut bedeckt weite Flächen der Heide, kommt aber auch in Mooren und trockenen Wäldern vor.
Offizinelle Teile: Man verwendet die blühenden Triebe mit den Blättern.
Sammelzeit: Gesammelt wird von Juni bis Oktober.

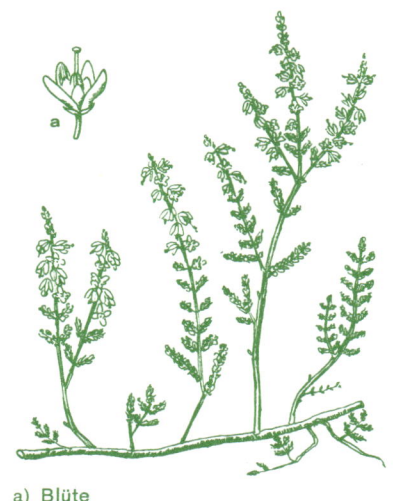
a) Blüte

Heilanzeigen: Die Droge wirkt harntreibend, entgiftend, entzündungshemmend und keimwidrig. Man gebraucht sie vor allem ergänzend neben Bärentraube und Goldrute bei Blasenkatarrh, Nierengrieß und Nierensteinen sowie zur Entschlackung bei Gelenkentzündungen, Gelenkrheuma und Hautentzündungen.
Zubereitung und Anwendung: Heidekraut wird als Aufguß mit 1 Eßlöffel pro Tasse oder als Abkochung mit der gleichen Dosis zubereitet. Die Tagesdosis beträgt 3 Tassen, die man zwischen den Mahlzeiten einnimmt.

Heidelbeere

Beschreibung: Der bekannte Zwergstrauch, volkstümlich als *Blau-* oder *Schwarzbeere* bekannt, gehört zu den Heidekrautgewächsen. Er wird bis 40 cm hoch und trägt gezähnte, eiförmige Blätter. Im Mai und Juni erscheinen die blaßgrünen Blüten an den Unterseiten der Zweige, aus denen die Beeren hervorgehen.
Standorte: Heidelbeeren findet man in Wäldern, Mooren und auf der Heide.
Offizinelle Teile: Man verwendet Blätter und Früchte.
Sammelzeit: Blätter werden ab Juni, Beeren ab Juli bis September gesammelt.
Heilanzeigen: Blätter und Beeren wirken zusammenziehend, desinfizierend und stopfend, außerdem blutzuckerregulierend.
Im Vordergrund der Anwendungsgebiete stehen Erkrankungen des Magen-Darm-Kanals, wie Brechdurchfall, Durchfall und Darmkatarrh. Außerdem können die Drogen bei Blasenkatarrhen und – mit Zustimmung des Therapeuten – bei Zuckerkrankheit angewendet werden.
Äußerlich gebraucht man Heidelbeeren zum Gurgeln bei Mundschleimhautentzündungen

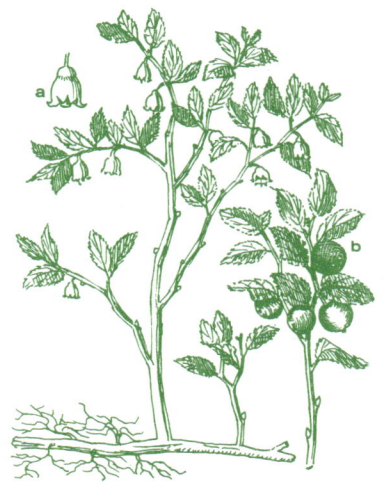
a) Blüte
b) Fruchtzweig

und zu Waschungen und Auflagen bei Hautentzündungen.
Zubereitung und Anwendung: Blätter werden mit 1 Eßlöffel auf 1/4 l Wasser als Abkochung zubereitet, Tagesdosis 2-3 Tassen. Aus den Beeren stellt man mit 2 Teelöffeln pro Tasse den Aufguß oder mit 1 Eßlöffel auf 1/4 l Wasser den Kaltauszug her, der 12 Stunden ziehen muß. Die Tagesdosis beträgt 3 Tassen.
Zur Tinktur setzt man 200 g Blätter auf 1 l 50- bis 60%igen Alkohol an und nimmt täglich 3- bis 4mal 10 Tropfen.
Der Heidelbeerwein wird mit 50 g frischen Heidelbeeren auf 0,7 l Rotwein angesetzt und mit 1 Likörglas vor jeder Mahlzeit zur Vorbeugung von Verdauungsbeschwerden verabreicht.
Schließlich kann man aus Heidelbeeren noch Saft zubereiten und täglich 3 Eßlöffel davon einnehmen.

Herzgespann

Beschreibung: Der wollige Herzgespann wird bis zu 1 m hoch und trägt grob gezähnte, einander zu zweit gegenüberstehende Blätter. In den Blattachseln erscheinen von Juni bis September die quirlförmig angeordneten, weißen oder rötlichen Blüten.
Standorte: Das Kraut bevorzugt Schuttplätze, Wegränder und Weinberge.
Offizinelle Teile: Gesammelt wird das Kraut.
Sammelzeit: Man sammelt von Juni bis September.

Heilanzeigen: Herzgespann bewährt sich ausgezeichnet bei allen nervösen Herzbeschwerden und Angstzuständen, die mit Herzbeschwerden einhergehen.
Zubereitung und Anwendung: Es gibt verschiedene fertige Zubereitungen, die oft zusätzlich Baldrian, Hopfen oder Melisse enthalten. Wegen der gleichbleibenden Wirkstoffmengen sind sie oft dem Tee vorzuziehen. Diesen bereitet man mit 2 Teelöffeln pro Tasse als Aufguß zu und nimmt ihn mindestens 3 Monate lang ein, Tagesdosis 2–3 Tassen.

Himbeere

Beschreibung: Der stachelige Strauch wird bis zu 1 m hoch und trägt gesägte, gefiederte Blätter, die heller als die der Brombeere sind. Im Mai und Juni schmückt sich das bekannte Gewächs mit weißen, traubenförmig angeordneten Blüten, aus denen die purpurroten Früchte hervorgehen.

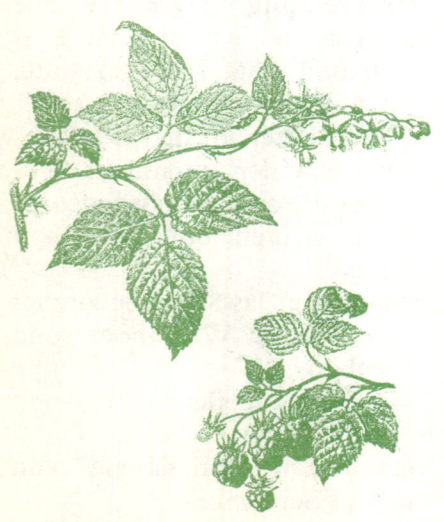

Standorte: Himbeeren werden oft angebaut, zum Teil kommen sie wild an Wäldern und auf Lichtungen vor.
Offizinelle Teile: Man gebraucht Blätter und Beeren.
Sammelzeit: Blätter sammelt man von Mai bis Juli, Beeren ab Juli bis September.
Heilanzeigen: Blätter wirken harntreibend und eignen sich gut bei Frühjahrsmüdigkeit. Äußerlich kann man sie zu Mundspülungen bei Zahnfleischentzündung anwenden. Auch die Beeren wirken leicht entschlackend, vor allem gebraucht man sie aber zur Geschmacksverbesserung anderer Heilmittel als Saft.
Zubereitung und Anwendung: Himbeersaft bereitet man in haushaltsüblicher Weise mit dem Entsafter zu und verwendet nach Belieben, Blättertee wird mit 1 Teelöffel pro Tasse als Aufguß zubereitet, Tagesdosis 2 bis 3 Tassen.

Hirtentäschel

Beschreibung: Wir kennen dieses Kraut im Volksmund auch als *Beutelschneider-* und *Säckelkraut.* Aus seiner bodennahen Rosette gesägter, geteilter Blätter erhebt sich der 20–40 cm hohe Stengel, der ab April bis November die zu Doldentrauben angeordneten weißen Blüten trägt. Daraus gehen die herzförmigen Samen hervor.
Standorte: Das anspruchslose Kraut wächst auf Äckern, Wiesen, an Böschungen, Gräben und auf Ödland.

Offizinelle Teile: Man sammelt das blühende Kraut.
Sammelzeit: Sie dauert von Mai bis September.

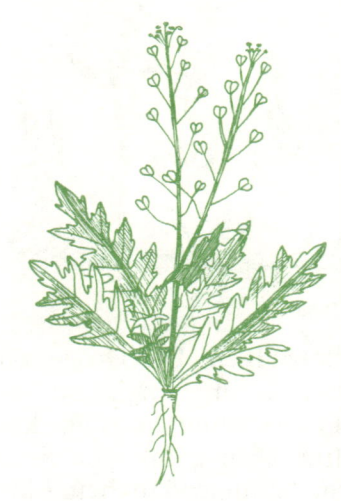

Heilanzeigen: Die zusammenziehende Wirkung empfiehlt das Kraut vor allem bei Brechdurchfall, Durchfall und Darmkatarrh. Ferner kann man Hirtentäschel bei Hämorrhoiden, Krampfadern, allgemeinen Kreislaufstörungen, Bluthochdruck und Reizblase verwenden.
Am besten wirkt die Droge, wenn das Kraut zusammen mit einem schmarotzenden Pilz herangewachsen ist, deshalb gebraucht man sie am besten in fertiger, aus der optimal wirksamen Pflanze mit Pilz hergestellten Zubereitung.
Zubereitung und Anwendung: Wenn man keine fertigen Extrakte oder Tinkturen nach Gebrauchsanweisung verwendet, bereitet man den Tee als Aufguß mit 1 Teelöffel pro Tasse zu, Tagesdosis 2 Tassen.

Holunder

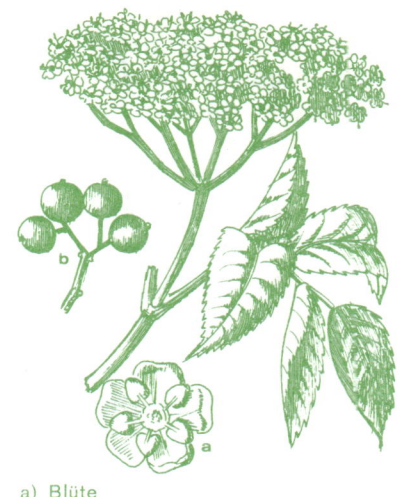

a) Blüte
b) Früchte

Beschreibung: Zu Heilzwecken gebraucht man nur den Schwarzen, 3–8 m hohen Holunder, ein Strauch, der den alten Germanen als Wohnsitz der Liebesgöttin Freya galt und deshalb heilig war. Er trägt an holzigen Zweigen die gefiederten, gesägten, oft rötlich angehauchten Blätter. Im Juni und Juli blüht er mit großen gelblichen Blütenschirmen, aus denen im Herbst die blauschwarzen Beeren hervorgehen.
Der giftige rote Holunder spielt medizinisch kaum eine Rolle und wird nie selbst gesammelt und angewendet.
Standorte: Der verbreitete Strauch kommt vor allem in Wäldern, Büschen, Gärten, an Ufern und Wegen vor.
Offizinelle Teile: Gesammelt werden Beeren, Blätter, Blüten, Rinde und Wurzeln.
Sammelzeit: Die Blüten sammelt man kurz vor dem vollen Erblühen im Juni und Juli, Blätter vom Juni bis September, Beeren von September bis November, Rinde und Wurzeln ab April bis Oktober.
Heilanzeigen: Der Schwarze Holunder steht in der Pflanzenheilkunde seit alters in hohem Ansehen. Der Blütentee wird wegen seiner schweißtreibenden Wirkung vor allem zur Abwehrsteigerung bei Schnupfen, Erkältung und Grippe (vorbeugend und zur Schwitzkur) sowie bei Fieber empfohlen. Außerdem eignet er sich zur Entlastung der Nieren bei Nierenleiden.
Die Blätter empfehlen sich wegen ihrer harntreibenden Wirkung vor allem bei Blasenkatarrhen, Nieren-, Nierenbeckenentzündungen, Nierengrieß, Nierensteinen und bei Frühjahrsmüdigkeit, außerdem zur Entgiftung bei Akne, Ausschlag, Hautentzündungen und äußerlich zur Hautpflege (Waschungen) bei trockener Haut.
Die Rinde bewährt sich gut als mildes Abführmittel bei Verstopfung.
Beeren und Wurzeln schließlich gibt man innerlich gegen Bronchialasthma, -katarrh, Bronchitis, Halsschmerzen, Heiserkeit, Husten, Rachenkatarrh, Stirnhöhlenentzündungen, bei Nervenentzündungen und Nervenschmerzen, äußerlich zum Augenbad oder zu Auflagen bei überanstrengten Augen, Bindehautentzündungen, gegen übermäßigen Fußschweiß (auch innerlich) und Verbrennungen.
Zubereitung und Anwendung: Blätter, Rinde und Wurzeln werden als Abkochung mit 1 Teelöffel pro Tasse zubereitet, Tagesdosis 2- bis 3mal 1 Tasse. Holunderblüten bereitet man als Aufguß mit 1 Teelöffel pro Tasse zu und nimmt 3–5 Tassen täglich ein, die Beeren werden mit 1/2 Teelöffel pro Tasse als Kaltauszug 8 Stunden angesetzt oder als Abkochung mit 1 Teelöffel pro Tasse zubereitet, Tagesdosis 3 Tassen.
Auch Saft und Mus kann man aus Beeren in haushaltsüblicher Weise herstellen und nach Belieben verwenden.
Äußerlich gebraucht man die innerlich geeigneten Zubereitungen aus Blättern, Rinde und Wurzeln.
Zum Holunderwein kocht man 500 g frische Beeren mit 1/2 l Wasser 30 Minuten lang, entsaftet sie dann, gibt 500 g Zucker zu und rührt ihn bei nochmaliger Erwärmung gut ein, läßt dann etwa 3 Wochen vergären und nimmt später täglich 3 Likörgläschen voll ein.

Hopfen

Beschreibung: Das Nesselgewächs ist vor allem in Bayern zur Bierherstellung verbreitet. Aus seinen bis 6 m langen Ranken, die sich mit steifen Borsten an Gebüschen, Zäunen oder Hopfenstangen festklammern, sprießen die 3teiligen, gezähnten Blätter. Ab Juli bis September erscheinen die gelblichgrünen, würzig riechenden Blüten, die getrennt nach männlich und weiblich auf verschiedenen Pflanzen sitzen. Aus den weiblichen Blüten entstehen die Hopfenzapfen.

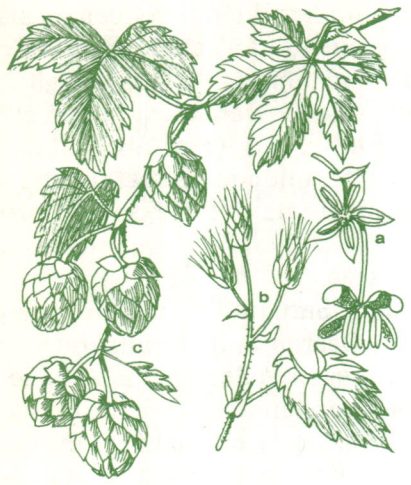

a) Zweig mit Staubblüten
b) Zweig mit Stempelblüten
c) Fruchtzweig

Äußerlich nutzt man die heilungsfördernde Wirkung bei Geschwüren und Wunden.
Zubereitung und Anwendung: Hopfen wird innerlich und äußerlich am besten in fertiger Zubereitung nach Gebrauchsanweisung verwendet, zum Teil kombiniert mit Baldrian und anderen beruhigenden Kräutern.

Den Tee bereitet man aus getrockneten Drüsenschuppen als Aufguß mit 1 Teelöffel pro Tasse zu, Tagesdosis morgens und mittags je 1, abends 2 Tassen.

Standorte: Hopfen wird oft angebaut, wild kommt er an Hecken und Zäunen vor.
Offizinelle Teile: Man verwendet weibliche Hopfenzapfen.
Sammelzeit: Gesammelt wird im September und Oktober.
Heilanzeigen: Der Hopfen gehört zu den wichtigsten Kräutern für Nerven und Seelenleben. Wichtigste Anwendungsgebiete sind Nervosität, Schlafstörungen, Fußschweiß und übermäßiges Schwitzen an anderen Körperabschnitten aus seelisch-nervöser Ursache, Angstzustände und Depressionen mit Erregtheit, außerdem alle organischen Störungen, die mit seelisch-nervösen Ursachen in Zusammenhang stehen, wie Bluthochdruck, Herzbeschwerden, Blutandrang zum Kopf, Wechseljahre, Dickdarmkatarrh, Magenübersäuerung, Magen- und Zwölffingerdarmgeschwüre, Magenschleimhautentzündungen und Wetterfühligkeit.

Huflattich

Beschreibung: Das kleine, 15 bis 25 cm hohe Unkraut ist weitverbreitet und an seinen langstieligen, herz- oder hufeisenförmigen, unten weißlichen Blättern leicht zu erkennen. Sie erscheinen aber erst nach der Blüte. Im März und April tragen die filzigen, geschuppten Stengel goldgelbe Blüten.
Standorte: Huflattich bevorzugt feuchte, lehmige Äcker, Wiesen, Böschungen und Wegränder.
Offizinelle Teile: Zu Heilzwecken gebraucht man Blätter und Blüten.
Sammelzeit: Blätter werden von Mai bis August, Blüten im März und April gesammelt.
Heilanzeigen: Der Huflattich wirkt bei innerer Anwendung vor allem schleimlösend, hustenreizstillend und entzündungslindernd bei Halsschmerzen, Heiserkeit, Husten, Bronchialasthma, -katarrhen, Bronchitis, Rachenkatarrhen und Lungenblähung. Ergänzend kann er auch bei Blutarmut und Nervosität mit Krampfneigung verwendet werden. Äußerlich empfiehlt er sich zur Spülung bei Mundschleimhautentzündungen und zur Auflage bei Geschwüren.

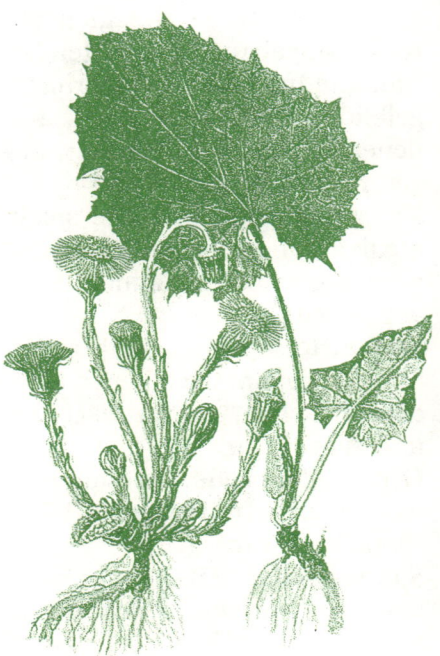

Zubereitung und Anwendung: Man bereitet den Tee als Abkochung oder Aufguß mit 1–2 Teelöffel pro Tasse zu und nimmt täglich 3–4 Tassen mit Honig gesüßt zwischen den Mahlzeiten ein.
Äußerlich eignet sich der Aufguß mit 1 Eßlöffel auf 1/4 l Wasser, der 3- bis 4mal zu Auflagen und 6mal zur Mundspülung angewendet wird.

Immergrün

Beschreibung: Die kriechende Pflanze kommt zum Teil wild vor, teilweise wird sie zur Zierde kultiviert. Aus ihren dünnen Stengeln sprießen die schmalen, lanzettförmigen, immergrünen Blätter. Die Blüten sind blau bis violett.
Standorte: Immergrün bevorzugt feuchte, kühle Standorte im Unterholz und zwischen Hekken.
Offizinelle Teile: Blätter und Wurzeln (seltener) sind geeignet.
Sammelzeit: Blätter sammelt man von April bis Mai und September bis Oktober, Wurzeln nur im September und Oktober.
Heilanzeigen: Das Kraut spielt vor allem in homöopathischen Zubereitungen eine wichtige Rolle, kann aber auch unverdünnt innerlich bei Appetitlosigkeit, Brechdurchfall, Durchfall, Darmkatarrhen und Blasenkatarrhen verabreicht werden.
Äußerlich wendet man es bei Hautentzündungen zu Waschungen und Auflagen an. Der Fachmann kann Immergrün noch bei Zuckerkrankheit (keine Selbstbehandlung) verordnen.
Zubereitung und Anwendung: Immergrün sollte man nur nach Verordnung des Therapeuten einnehmen, denn nur er kann entscheiden, ob die homöopathische Zubereitung oder das unverdünnte Arzneimittel angezeigt ist.
Wer auf Tee nicht verzichten will, bereitet ihn zum inneren Gebrauch als Aufguß mit 1 Teelöffel pro Tasse zu, Tagesdosis 2–3 Tassen; äußerlich gebraucht man die stärkere Abkochung mit 1 Eßlöffel auf 1/4 l Wasser 4- bis 6mal täglich.

Johanniskraut

Beschreibung: Das Hartheugewächs entstand nach einer frommen Legende aus dem Blut des enthaupteten Johannes des Täufers. Der Teufel wollte die Pflanze zerstören, indem er ihre Blätter durchstach, deshalb erkennt man an den ovalen Blättern nach der Sage heute noch viele kleine »Stiche«, wenn man sie gegen das Licht hält.
Die Pflanze wird bis zu 50 cm hoch und trägt von Juni bis September im oberen Teil goldgelbe

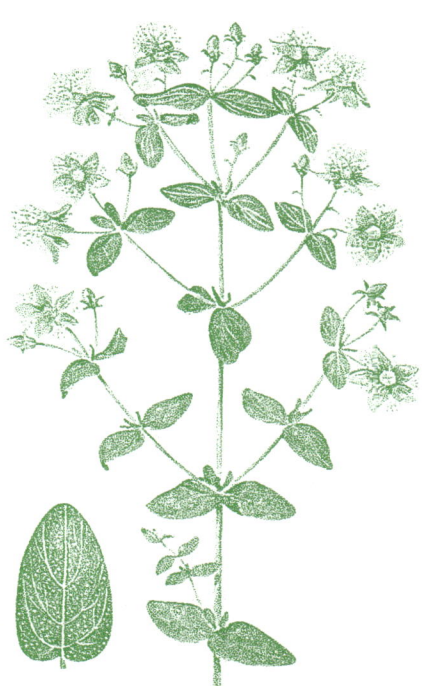

Blüten, aus denen beim Zerreiben zwischen den Fingern eine rötliche Flüssigkeit austritt.
In ländlichen Gegenden ist Johanniskraut gut bekannt, denn es wird am Johannistag vom Pfarrer gesegnet und zum Schutz vor Krankheit und Not in den Wohnstuben aufgehängt. Man kennt es auch unter den volkstümlichen Namen *Johannisblut* und *Liebfrauengras*, mancherorts auch als *Teufelsaustreiber*, weil es früher zum Exorzismus verwendet wurde.
Standorte: Die Pflanze kommt auf Äckern, Wiesen, an Wegen, Waldrändern und anderen sonnigen Plätzen vor.
Offizinelle Teile: Man verwendet die Blüten.
Sammelzeit: Gesammelt wird von Ende Juni bis August.
Heilanzeigen: Pfarrer Kneipp schätzte diese Heilpflanze sehr als »Balsam« bei Verbrennungen, Sonnenbrand, Hautentzündungen, Verrenkung, Verstauchung, Hexenschuß, Kreuzschmerzen, Ischias, Nervenentzündungen, Nervenschmerzen, Weichteilrheuma, Geschwüren und Wunden. In diesen Fällen gebraucht man am besten das fertige Öl zur Einreibung, zum Teil auch den Tee für Waschungen und Auflagen.
Das zweite wichtige Anwendungsgebiet, von dem Kneipp noch nichts wußte, das aber heute zweifelsfrei bestätigt wurde und immer mehr an Bedeutung gewinnt, sind Erkrankungen, die mit nervösen Fehlsteuerungen und seelischen Störungen im Zusammenhang stehen. In diesen Fällen wirkt Johanniskraut wie

ein Tranquilizer (Arzneimittel, die das Seelenleben beeinflussen), ohne daß Nebenwirkungen oder suchtartige Abhängigkeit wie bei chemischen Arzneimitteln dieser Art zu erwarten sind. Anwendungsgebiete sind vor allem Angstzustände, Depressionen, Nervosität, Schlafstörungen, Fußschweiß und nervöses Schwitzen an anderen Körpergebieten, körperliche Störungen aus seelisch-nervöser Ursache, vor allem Bluthochdruck, Herzbeschwerden, Dickdarmkatarrh, Reizblase, Regelbeschwerden, Wechseljahre, Wetterfühligkeit und Kopfschmerzen.

Außerdem ergänzt Johanniskraut die Behandlung von Leberleiden, die nicht selten mit depressiven Störungen in Beziehung stehen.

Zubereitung und Anwendung: Johanniskrautöl zum äußerlichen Gebrauch wird man oft fertig kaufen, kann es aber auch nach folgendem Rezept selbst herstellen: 1 Handvoll Blüten leicht zwischen den Fingern zerquetschen und mit 0,7 l Weizenkeimöl ansetzen. Man gebraucht es 3- bis 5mal täglich zur Einreibung.

Innerlich verwendet man am besten fertige Tinktur, Dragees oder Tabletten.

In leichten Fällen genügt der Aufguß oder die Abkochung mit 1 Teelöffel Droge pro Tasse; davon nimmt man täglich 3 Tassen. Zu Auflagen und Waschungen kann man die stärkere Abkochung aus 1 Eßlöffel Droge auf 1/4 l Wasser anwenden, die 3- bis 6mal täglich gebraucht wird.

Johanniskraut kann die Haut überempfindlich gegen Sonnenlicht machen, deshalb vermeidet man vorher und nachher einige Zeit Sonnenbäder und UV-Bestrahlungen (Höhensonne, Solarium).

Judenkirsche

Beschreibung: Seit der Antike schätzt man diese Heilpflanze, die volkstümlich auch als *Blasenkirsche* bekannt ist. Sie trägt längliche, gezähnte Blätter und blüht von Juni bis August weißlichgelb. Daraus gehen die roten Früchte hervor.

Standorte: Die Judenkirsche bevorzugt kalkreiche Böden und kommt in Gärten, an Hecken, Weinbergen und auf Schutthalden vor.

Offizinelle Teile: Medizinisch nutzt man Blätter, Stiele und die Früchte ohne die lampionähnlichen Fruchtkelche.

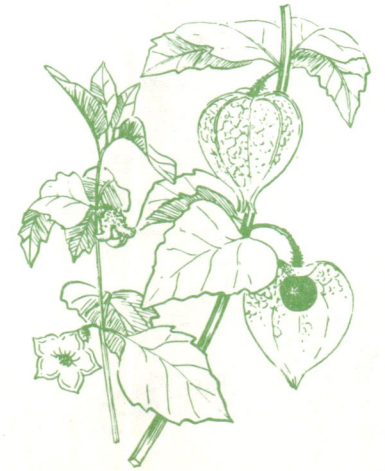

Sammelzeit: Blätter und Stiele sammelt man von Juni bis September, die Früchte von Juli bis Oktober.

Heilanzeigen: Die Drogen wirken harntreibend und werden bei Blasenkatarrhen, Nierengrieß und Nierensteinen verwendet.

Zubereitung und Anwendung: Tee bereitet man mit 1 Teelöffel Blätter und Stielen oder 10 getrockneten Beeren als Abkochung oder Aufguß zu und nimmt täglich 2–3 Tassen ein. Zur Tinktur setzt man 250 g Drogen auf 1 l 50- bis 60%igen Alkohol an und gibt davon täglich 3–5 Teelöffel voll unverdünnt. Wein kann man aus 20 g Drogen auf 0,7 l Weißwein herstellen und davon täglich 3 Likörgläschen voll einnehmen.

Kalmus

Beschreibung: Der Volksmund kennt Kalmus auch als *Deutschen Ingwer* oder *Magenwurz*. Das schilfartige Gewächs trägt breite, bis 1,25 m lange Blätter, die über die Wasseroberfläche hinausragen. Im Frühsommer erscheint an der Seite der 4–5 cm lange, gekrümmte Kolben mit den grünlichen Blüten, aus denen die grünlichen Beeren hervorgehen.

Standorte: Kalmus wächst in Bächen, Gräben, Sümpfen und Teichen.

Offizinelle Teile: Man gebraucht den Wurzelstock.

Sammelzeit: Die Wurzeln sammelt man von März bis April und ab September bis Oktober.

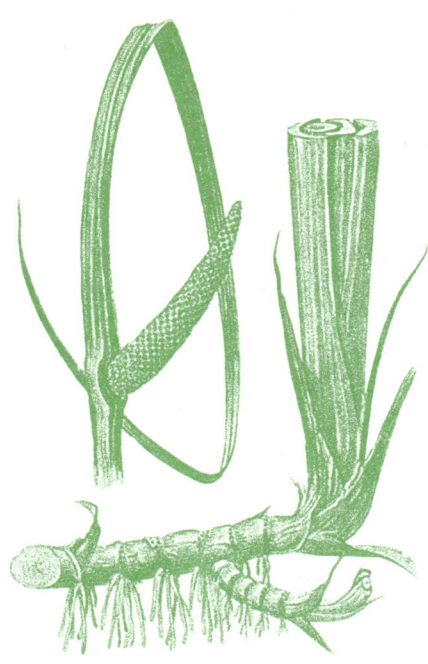

Heilanzeigen: Kalmus wirkt ausgezeichnet auf die Verdauungsorgane und wird bei Appetitmangel, Magen-, Zwölffingerdarmgeschwüren, Magensäuremangel oder -übersäuerung und Magenverstimmung empfohlen. Außerdem hilft er bei nervösen Erschöpfungszuständen und Schlafstörungen; zu diesem Zweck wird er oft auch als Badezusatz verabreicht.

Zum Fußbad gebraucht man ihn bei chronisch kalten Füßen mit oder ohne Erfrierungen und Frostbeulen, zu Mundspülungen bei Zahnschmerzen, Zahnfleischbluten und Zahnentzündungen.

Zubereitung und Anwendung: Es gibt verschiedene empfehlenswerte fertige Zubereitungen aus Kalmus, die nach Gebrauchsanweisung verabreicht werden, zum Beispiel Extrakt, Likör, Pulver und Tinktur.

Tee wird als Aufguß mit 1 Eßlöffel pro Tasse zubereitet, Tagesdosis 2–3 Tassen vor den Mahlzeiten.

Äußerlich gebraucht man die Abkochung aus 4 Eßlöffeln Wurzeln auf 1/2 l Wasser als Badezusatz (Teilbäder entsprechend weniger), zur Mundspülung die Abkochung aus 1 Eßlöffel auf 1/4 l Wasser, die täglich 5- bis 8mal angewendet wird.

Kamille

Beschreibung: Die wohl allgemein bekannte Heilpflanze ist eines unserer bewährtesten und vielseitigsten Naturheilmittel. Es gibt verschiedene Arten, in der Heilkunde verwendet man bevorzugt die Echte Kamille, die man am typischen Geruch und dem hohlen Blütenboden einfach von den anderen Arten unterscheidet. Der 15–30 cm hohe Stengel trägt zartfiedrige, fleischige Blätter, die sich von der Mittelrippe wie ein Kamm teilen. Von Mai bis August erscheinen die goldgelben, von weißen Blättchen umstandenen Korbblüten.

Standorte: Zu Heilzwecken wird Kamille oft angebaut, wild kommt sie auf Feldern, Wiesen und an Wegen vor.

Offizinelle Teile: Gesammelt werden die Blütenköpfchen.

Sammelzeit: Man sammelt von Ende Mai bis Anfang August.

Heilanzeigen: Kamillen wirken krampflösend, entzündungshemmend, keimwidrig und schmerzlindernd. Daraus ergibt sich eine breite Anwendungspalette für inneren und äußerlichen Gebrauch.

Zu Waschungen, Auflagen und Bädern gebraucht man Kamillen bei Wunden, Afterjucken, Hämorrhoiden (auch zur Afterreinigung nach jedem Stuhlgang), Abszeß, Furunkel, Akne, Ausschlag, Ekzem, Hautentzündung, Geschwür, Hautwolf, Mitesser, Talgfluß, Nagelbettentzündung und -eiterung und als Gesichtswasser bei trockener Haut zur Hautpflege.

Gesichtsdämpfe werden ergänzend bei allen genannten Hautleiden, Inhalationen bei Schnupfen, Heiserkeit, Bronchialkatarrh, Bronchitis, Husten und Stirnhöhlenentzündungen angewendet.

Auflagen auf die Lider sind bei Augenüberanstrengung und Bindehautentzündung angezeigt.

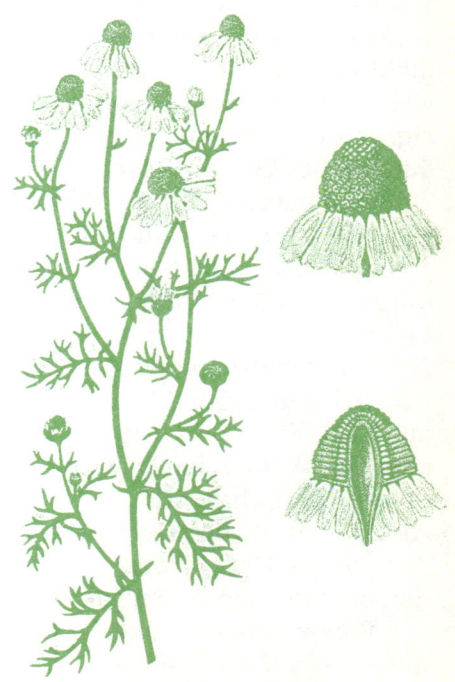

Spülungen und Gurgeln eignen sich bei Mundgeruch, Rachenkatarrh, Schnupfen, Halsschmerzen, Heiserkeit, Entzündungen der Mundschleimhaut, Zahnfleischentzündungen und -schmerzen.

Innerlich empfiehlt sich Kamille bei Brechdurchfall, Durchfall, Darm-, Dickdarm-, Blasenkatarrh, Blähungen, Magen- und Darmkrämpfen, Koliken, Magen-, Zwölffingerdarmgeschwüren, Magenschleimhautentzündungen, -verstimmung, Magendrücken und Magenschmerzen, Gallenblasenentzündung, ergänzend neben anderen Heilmitteln bei Regelbeschwerden, Migräne, Nervosität, Schlafstörungen und nervösem Schwitzen.

Zubereitung und Anwendung: Der Tee ist bei allen Anwendungsgebieten gut wirksam und wird mit 2 Teelöffeln pro Tasse als Aufguß zubereitet. Erst beim Überbrühen wird der Hauptwirkstoff Chamazulen aus der inaktiven Vorstufe aktiviert. Die gleiche Form der Zubereitung eignet sich für innerlichen und äußerlichen Gebrauch. Innerlich gibt man täglich 3 Tassen, Auflagen, Waschungen und Spülungen führt man 3- bis 6mal am Tag durch, gegurgelt wird bis zu 8mal täglich.

Zum Gesichtsdampf und zur Inhalation gibt man 1/4 l Aufguß aus 2 Eßlöffeln Droge auf 1 l kochendes Wasser im Dampftopf oder Inhalationsgerät.

Als Badezusatz bereitet man den Aufguß aus 100 g Droge (Teilbäder entsprechend weniger) auf 2 l Wasser zu und mischt ihn unter das warme Vollbad.

Für die Rollkur gegen Magengeschwüre und Magenschleimhautentzündungen bereitet man 1/4 l Aufguß mit 3 Teelöffeln Droge zu; die Durchführung wird später beschrieben (S. 207). In der Apotheke erhält man verschiedene fertige Spezialitäten, die nach Gebrauchsanweisung angewendet werden.

Kamille darf nicht dauernd oder überdosiert gebraucht werden, sonst drohen unangenehme Nebenwirkungen.

Klatschmohn

Beschreibung: Der Klatsch- oder *Ackermohn* trägt am behaarten Stengel stumpf eingebuchtete Blätter. Im Mai und Juni blüht er mit prächtigen roten Blüten, aus denen die Samenkapseln hervorgehen. Er ist zu unterscheiden vom Schlafmohn, der Rauschgifte enthält und deshalb nach dem Betäubungsmittelgesetz weder angebaut noch ohne ärztliche Verordnung gebraucht werden darf.

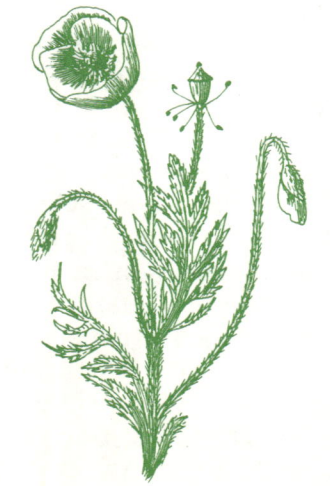

Standorte: Klatschmohn wächst vor allem als Unkraut in Getreidefeldern, an Wegen, Hängen, Böschungen und in Weinbergen.
Offizinelle Teile: Zu Heilzwecken sammelt man Blütenblätter und Samenkapseln ohne Samen.
Sammelzeit: Blütenblätter sammelt man von Juni bis August, die Kapseln von Juli bis September.
Heilanzeigen: Der Klatschmohn wirkt beruhigend, schlaffördernd, im Bereich der Atemwege auch reizmildernd und schwach entzündungshemmend.

Anwendungsgebiete sind Nervosität, Schlafstörungen, nervöses Schwitzen, Depressionen mit Erregtheit, Halsschmerzen, Heiserkeit, Husten, Bronchialkatarrh, Bronchitis.

Zubereitung und Anwendung: Man gebraucht Klatschmohn innerlich als Aufguß mit 1 Teelöffel Blätter oder 1–2 Samenkapseln ohne Samen pro Tasse zubereitet, Tagesdosis 1–2 Tassen (vor allem abends). Überdosiert wirkt die Droge giftig.

Klette

Beschreibung: Der starke, verzweigte Stengel der Klette wird 1–1,5 m hoch und trägt herzförmige, filzige Blätter. Im Juli und August blüht die Staude mit violetten Blüten, die sich mit hakenförmigen Schuppen am Fell der Tiere festkrallen und so die Pflanze verbreiten.
Standorte: Die Klette wächst auf Schutthalden, zwischen Trümmern und Gebüschen, an Zäunen, Hecken und Wegen.

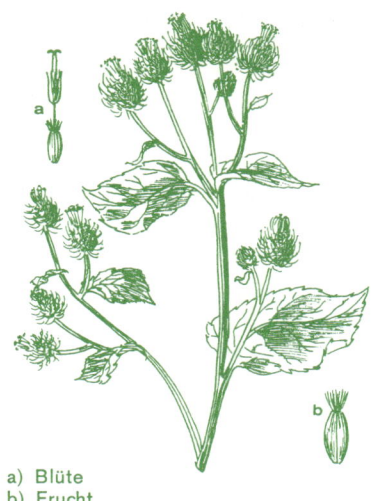

a) Blüte
b) Frucht

Offizinelle Teile: Meist gebraucht man die Wurzeln, seltener die Blätter.
Sammelzeit: Klettenwurzel sammelt man von März bis April und September bis Oktober, die Blätter ab April bis Juni.
Heilanzeigen: Die Klette wird seit alters äußerlich zur Pflege trockener Haut, bei Wunden, Verbrennungen, Geschwüren, Hautentzündungen und Gicht zu Auflagen und Waschungen verwendet.
Innerlich nutzt man die harntreibende, entgiftende Wirkung bei Blasenkatarrhen, Akne, Ausschlägen, Hautentzündungen und Frühjahrsmüdigkeit. Viele fertige Haarwässer enthalten gleichfalls Klettenwurzelöl.
Zubereitung und Anwendung: Tinkturen, Öle, Säfte und Haarwässer kauft man fertig und wendet nach Gebrauchsanweisung an.
Zur Abkochung setzt man 1 Teelöffel pro Tasse, zum äußerlichen Gebrauch 1 Eßlöffel auf 1/4 l Wasser, zunächst 5–6 Stunden kalt an und kocht dann kurz auf.

Innerlich gibt man 2–3 Tassen Tee, äußerlich verwendet man den Tee 4- bis 5mal täglich zu Auflagen.

Knoblauch

Beschreibung: Die bekannte Gewürz- und Heilpflanze ist mit der Zwiebel verwandt. Die langen, schmalen Blätter werden 60 cm hoch und ähneln denen der Zwiebel. Im Juli und August blüht der Knoblauch weiß.
Standorte: Knoblauch wird als Gewürz im Garten angebaut.
Offizinelle Teile: Zu Heilzwecken und als Gewürz verwendet man die Zehen der Knoblauchzwiebel.
Sammelzeit: Knoblauchzwiebeln werden im September und Oktober geerntet.
Anbau im Garten: Der Knoblauch empfiehlt sich sehr zum Anbau im Garten, denn er hält viele Schädlinge fern und schützt andere Pflanzen auch vor manchen Bakterien- und Pilzkrankheiten. Ende März bis Anfang April steckt man die Zehen ins Freilandbeet.
Heilanzeigen: Knoblauch wird heute auch bei uns – ähnlich wie in südlichen Ländern – als Gewürz gebraucht und genügt in dieser Form, um Verdauungsbeschwerden und vorzeitigen Alterserscheinungen vorzubeugen. Zu diesem Zweck kann man die Zehen oder den portionsweise frisch ausgepreßten Saft verwenden.
Wohlschmeckend und gesund ist auch der Brotaufstrich aus Knoblauchsaft (mit der Spezialpresse frisch ausgepreßt) und Quark.
Es gibt leider keine Möglichkeit, den von vielen Menschen als unangenehm empfundenen Geruch der Atemluft zu vermeiden, der längere Zeit anhält. Der ähnlich wirksame Bärlauch (s. S. 121) riecht im Gegensatz zum Knoblauch nur etwa 1 Stunde nach.

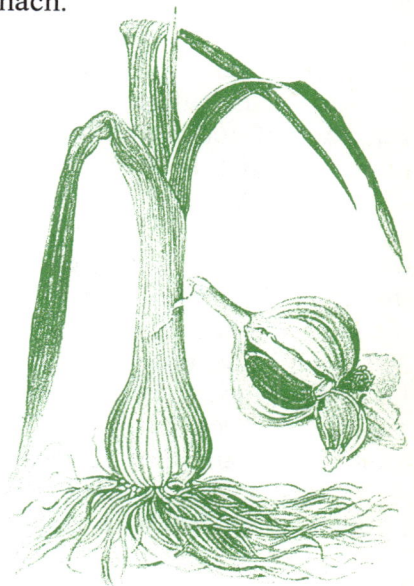

Medizinisch zeichnet sich der Knoblauch durch eine breite Palette der Anwendungsgebiete aus. Zunächst einmal wirkt er mild antibiotisch, ohne die Darmflora zu zerstören, wie das bei chemischen Antibiotika der Fall ist.
Ein weiterer Vorteil: Die Bakterien können gegen Knoblauch nicht unempfindlich werden, an manche chemische Antibiotika haben sie sich dagegen inzwischen schon oft gewöhnt, so daß diese nicht mehr wirksam sind. Wegen dieser Wirkung gebrauchte man Knoblauch bis

zum Zweiten Weltkrieg als »russisches Penicillin« gegen verschiedene Infektionskrankheiten; kurz danach verlor er dann mit der Einführung des von Sir Alexander Fleming entdeckten Penicillins an Bedeutung.

Auch heute kann man Knoblauch noch mit guten Erfolgsaussichten bei manchen Darminfektionen und – da die antibiotisch wirkenden Öle über die Lungen ausgeschieden werden – gegen hartnäckige eitrige Bronchitis und Bronchialkatarrhe einsetzen, die auf andere Antibiotika nicht mehr richtig ansprechen.

Weitere Anwendungsgebiete sind im Bereich der Verdauungsorgane, Appetitlosigkeit, Brechdurchfall, Durchfall und allgemeine Verdauungsstörungen. Mit fachmännischer Erlaubnis kann sogar die Zuckerkrankheit ergänzend durch Knoblauch behandelt werden. Im Bereich der Atemwege lohnt sich ein Versuch auch noch bei Halsschmerzen und Heiserkeit.

Eine Domäne des Knoblauchs sind aber Erkrankungen der Gefäße, insbesondere die verbreitete Arterienverkalkung, Abweichungen des Blutdrucks von der Norm nach oben (Hochdruck) und unten (niedriger Blutdruck). Zugleich beugt man vorzeitigen Alterserscheinungen vor.

Schließlich kann man die blutreinigende Wirkung noch bei Frühjahrsmüdigkeit und Furunkeln nutzen und Auflagen mit Knoblauch gegen Geschwüre anwenden.

Zubereitung und Anwendung: Durch Erhitzen büßt Knoblauch viel an Wert ein. Deshalb kann man den Tee aus 5–6 zerquetschten Zehen auf 1/8 l Wasser nur als Kaltauszug 8 Stunden ansetzen.

Besser eignet sich der portionsweise frisch mit der Spezialpresse ausgepreßte Saft, von dem man täglich 3- bis 4mal je 1 Teelöffel voll einnimmt.

Außerdem gibt es fertige haltbare Säfte, Knoblauchdragees und -kapseln (zum Teil ohne die störenden Geruchsstoffe), die nach Gebrauchsanweisung eingenommen werden.

Zu Auflagen verwendet man den Kaltauszug oder frischen Saft täglich 4- bis 6mal.

Knöterich

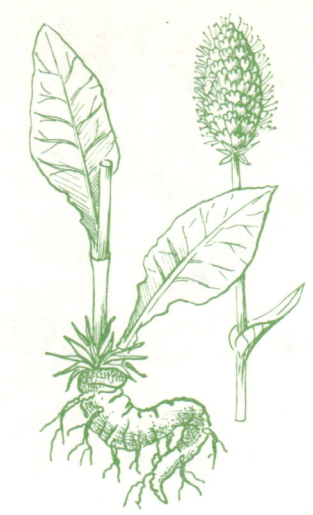

Beschreibung: Im Volksmund kennt man das Unkraut unter furchterregenden Namen wie *Drachen-*, *Natternwurz* oder *Schlangenkraut*. Das erklärt sich aus der schlangenartig gewundenen Wurzel mit ihren geringelten Seitenwurzeln, die man früher tatsächlich gegen Schlangenbisse gebrauchte – ein gefährlicher Aberglaube, denn dagegen ist sie wirkungslos. Aus der Wurzel erhebt sich ein knotiger Stengel, der sauerampfartige Blätter trägt. Von Juni bis September blüht das Kraut mit rosa Ähren.

Standorte: Der Knöterich bevorzugt feuchte Weiden, Wiesen, Böschungen und Gräben, wo er durch sein starkes Wachstum andere Pflanzen verdrängt.

Offizinelle Teile: Zu Heilzwecken verwendet man die Wurzeln.

Sammelzeit: Sie dauert von Juli bis Oktober.

Heilanzeigen: Der Knöterich enthält reichlich Gerbstoffe und bewährt sich deshalb gut bei Brechdurchfall, Durchfall und Darmkatarrh. Außerdem kann er zur ergänzenden innerlichen Behandlung bei Hämorrhoiden und Krampfadern gebraucht werden.

Zubereitung und Anwendung: Tee bereitet man mit 1 Teelöffel pro Tasse als Aufguß zu oder setzt die gleiche Dosis 6 Stunden lang mit kaltem Wasser an, Tagesdosis 3–4 Tassen.

Wein kann man selbst aus 50 g Wurzel auf 0,7 l guten Rotwein zubereiten und davon täglich 4- bis 5mal 1 Likörglas voll einnehmen; der Wein bewährt sich besonders gut bei Darmkatarrh und Durchfall.

Aus den getrockneten Wurzelteilen kann man im Mörser Pulver herstellen und davon täglich 4mal 1/2 Teelöffel in Flüssigkeit einnehmen.

Königsfarn

Beschreibung: Der »König« unter den Farnkräutern steht unter Naturschutz. Seine bis über 1 m hohen Farnwedel sind typisch tieffiederspaltig und sprießen in Büscheln aus der Wurzel. An ihren Unterseiten sitzen die Sporen, die vom Wind verbreitet werden.
Standorte: Der Königsfarn gedeiht an feuchten Plätzen, bevorzugt an Ufern, in Mooren und Sümpfen.
Offizinelle Teile: Medizinisch nutzt man den Wurzelstock.
Sammelzeit: Die geschützte Droge darf nur der Fachmann sammeln.
Heilanzeigen: Früher stand der Königsfarn in der Therapie in hohem Ansehen, heute ist er fast in Vergessenheit geraten. Da er den Gallenfluß anregt, kann er unterstützend bei Gallenblasenentzündungen verwendet werden, die zusammenziehende Wirkung nutzt man bei Blasenkatarrhen neben anderen Kräutern.

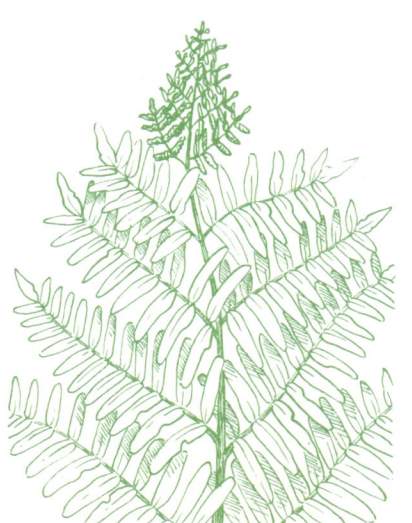

Zubereitung und Anwendung: Die Wurzel wird im Fachhandel gekauft. Tee bereitet man als Abkochung mit 1 Teelöffel pro Tasse zu, Tagesdosis 3 Tassen. Man kann die Droge auch im Mörser pulverisieren und 2mal täglich 1/2 Teelöffel davon in Flüssigkeit einnehmen.

Königskerze

Beschreibung: Die *Fackelblume* oder *Marienkerze*, wie der Volksmund die bekannte Blume auch nennt, wird bis zu 2 m hoch. Am filzigen Stengel trägt sie weißlichgrüne, filzige Blätter, die von unten nach oben immer kleiner werden und der Pflanze die Form einer Pyramide verleihen. Von Juli bis September blüht die Blume im oberen Teil mit hellgelben, fünfteiligen Blüten.
Standorte: Die Königskerze kommt auf steinigen und kiesigen Böden, Schutthalden, Abhängen, Böschungen und an Wegrändern vor.
Offizinelle Teile: Man verwendet Blätter und Blüten.
Sammelzeit: Die Blätter sammelt man von Juni bis September, die Blüten ab Ende Juni (kurz vor dem Öffnen) bis September.
Heilanzeigen: Die Droge wird seit alters vor allem bei Erkrankungen der Atemwege gebraucht. Im Vordergrund stehen Halsschmerzen, Heiserkeit, Husten (besonders mit starker Verschleimung), Bronchialkatarrh, Bronchitis und Bronchialasth-

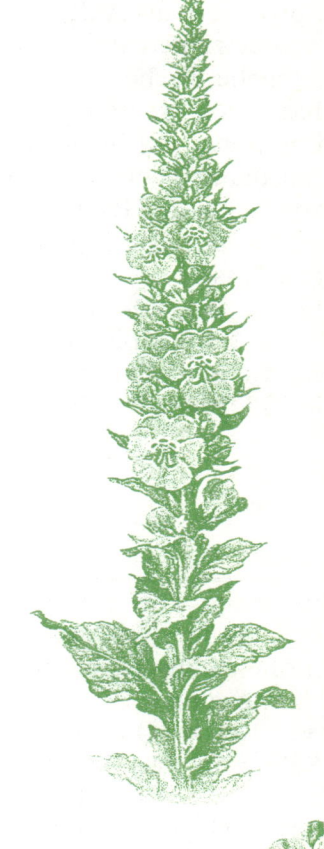

ma. Auch Leberleiden, Hämorrhoiden und Furunkel werden günstig beeinflußt.
Äußerlich verwendet man die Droge zu Auflagen und Waschungen bei Hautentzündungen, Geschwüren und Wunden.
Zubereitung und Anwendung: Gegen Erkrankungen der Bronchien mit Husten wird die Königskerze am besten zusammen mit anderen Heilpflanzen als Mischtee gebraucht (s. u. Bronchialkatarrh).

Einzeltee wird mit 1 Teelöffel Droge pro Tasse als Aufguß zubereitet, der ziehen soll, bis der Tee gelbliche Farbe angenommen hat. Dann seiht man ihn sorgfältig durch ein feinmaschiges Tuch, damit die feinen Haare der Droge nicht den Rachen und Kehlkopf reizen. Die Tagesdosis beträgt 2 Tassen.

Tinktur bereitet man mit 250 g Droge auf 1 l 60- bis 70%igen Alkohol zu und nimmt täglich 3mal je 20 Tropfen in Flüssigkeit ein.

Kornblume

Beschreibung: Die verbreitete Pflanze trägt am dünnen, 40 bis 60 cm hohen Stengel sehr schmale, lanzettförmige Blätter. Sie blüht von Juni bis Oktober bläulich. Schon in der Antike gebrauchte man sie als Heilpflanze, in Frankreich kennt man sie unter dem volkstümlichen Namen *Brillenbrecher,* weil sie auch bei Augenerkrankungen wirksam ist.

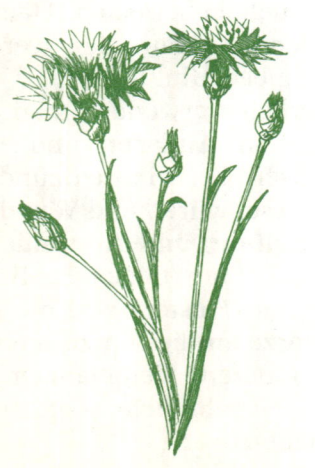

Standorte: Die Kornblume kommt bevorzugt auf Getreideäckern vor.
Offizinelle Teile: Man verwendet Blüten und blühende Triebe.
Sammelzeit: Gesammelt wird von Juni bis August.
Heilanzeigen: Auf Grund ihrer zusammenziehenden, harntreibenden Wirkung nutzt man Kornblumen innerlich ergänzend bei Blasenkatarrhen. Äußerlich gebraucht man sie zu Auflagen und Bädern bei überanstrengten Augen und Bindehautentzündungen.
Zubereitung und Anwendung: Innerlich gibt man die Abkochung mit 1 Teelöffel pro Tasse, Tagesdosis 3 Tassen.
Äußerlich wendet man besser den Aufguß mit 1 Eßlöffel auf 1/4 l Wasser an, der sorgfältig abgeseiht und zur Selbsthilfe nur kalt 1- bis 3mal täglich verwendet wird.

Kreuzblume

Beschreibung: Diese Heilpflanze, im Volksmund auch als *Bitteramselkraut* bekannt, hat heute an Bedeutung verloren, verdiente es aber, wieder häufiger gebraucht zu werden. Aus der Rosette eiförmiger Blätter am Boden erhebt sich der schwache, 10–15 cm hohe Stengel mit eiförmigen oder länglich-schmalen Blättern. Im Mai und Juni blüht das Kraut dunkelblau, seltener rötlich oder weiß.
Standorte: Man findet die Kreuzblume vor allem an Gebüschen, sonnigen Hängen und Hügeln.

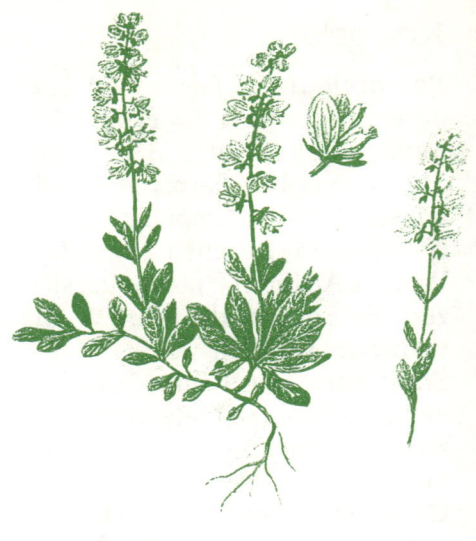

Offizinelle Teile: Gesammelt wird die Wurzel.
Sammelzeit: Sie dauert von September bis Oktober.
Heilanzeigen: Das Kraut wirkt gut auf die Atmungsorgane. Anwendungsgebiete sind vor allem Halsschmerzen, Heiserkeit, Husten mit starker Verschleimung, Bronchialkatarrh, Bronchitis und Bronchialasthma. Am besten gebraucht man die Droge immer zusammen mit anderen Kräutern. Schon im Altertum und Mittelalter empfahl man die Kreuzblume stillenden Müttern zur Milchanregung, ein Anwendungsgebiet, das bisher aber noch nicht bestätigt werden konnte.
Zubereitung und Anwendung: Der Tee wird als Abkochung mit 1 Teelöffel Droge pro Tasse zubereitet, die Tagesdosis von 3–4 Tassen nimmt man löffelweise über den Tag verteilt mit Honig gesüßt ein. Besser eignet sich die

Kreuzblume als Bestandteil der beim Bronchialkatarrh (s. S. 24) genannten Teemischungen.

Kreuzkraut

Beschreibung: Das Unkraut, wegen der löwenzahnähnlichen, silbriggrauen Haarbüschel nach Reifung der Samen auch als *Greiskraut* bezeichnet, erreicht 40–50 cm Höhe. Es trägt tiefgefurchte, weißlich-filzige, nach außen in spitze Zipfel zulaufende Blätter und blüht von März bis in den November hinein mit gelben Blüten.
Standorte: Die Pflanze wächst vor allem auf feuchten Wiesen und Schutthalden, am Weg- und Straßenrand.
Offizinelle Teile: Verwendet wird das Kraut.
Sammelzeit: Man sammelt die Droge von Mai bis Juli.
Heilanzeigen: Kreuzkraut enthält Wirkstoffe, die in falscher Dosis giftig für die Leber sind, richtig angewendet aber Leberleiden bessern und heilen. Außerdem beeinflußt die Droge Regelbeschwerden der Frau.
Zubereitung und Anwendung: Das Kreuzkraut wird nur nach fachmännischer Verordnung in Form fertiger Zubereitungen mit standardisiertem Gehalt an Wirkstoffen gebraucht.

Küchenschelle

Beschreibung: Das Hahnenfußgewächs trägt sehr schmale, vorne zugespitzte und gegabelte Blätter und blüht violett mit gelbem Grund. Es steht unter Naturschutz.
Standorte: Die Küchenschelle bevorzugt kalkreiche, warme, sonnige Plätze, vor allem Wiesen.
Offizinelle Teile und Sammelzeit: Entfallen, da die Droge nur in fachmännischer Zubereitung verwendet und nie selbst gesammelt wird.
Heilanzeigen: Die Küchenschelle wirkt krampflösend, beruhigend und schmerzlindernd und wird im Einzelfall – stets nur nach fachmännischer Verordnung – äußerlich bei Gelenkabnutzung und Gelenkrheuma, innerlich bei Nervosität mit Krampfneigung angewendet. Bei äußerlichem Gebrauch wirkt sie stark hautreizend.
Zubereitung und Anwendung: Man gebraucht immer nur die fertigen Zubereitungen streng nach Verordnung des Therapeuten.

Kümmel

Beschreibung: Die Heil- und Gewürzpflanze bringt im 1. Jahr ihres Wachstums am Boden gefiederte, schmale Blätter hervor. Im nächsten Jahr erscheinen die Stengel mit den quirlförmig angeordneten, gefiederten Blättern, die im Mai und Juni weiße Blütendolden tragen. Daraus gehen die zu Würz- und Heilzwecken verwendeten, längsgerippten Doppelfrüchte hervor.
Standorte: Kümmel wird meist angebaut, wild kommt er auf feuchten Böden vor.
Offizinelle Teile: Man verwendet die Früchte.
Sammelzeit: Geerntet wird von Juni bis August.
Anbau im Garten: Der Kümmel wird Ende Mai, Anfang Juni oder (für das kommende Jahr) im September ins Freilandbeet gesät.
Heilanzeigen: Kümmelfrüchte regen vor allem die Verdauung an und lindern Krämpfe und Koliken. Deshalb wird er als Gewürz oder in verschiedenen Zubereitungen als Heilmittel bei Appetitlosigkeit, Blähungen, Darmkrämpfen, Magenverstimmung, allgemeinen Verdauungsstörungen und Koliken verabreicht.
Äußerlich eignen sich Kopfwickel mit Kümmel bei Kopfschmerzen und Migräne.

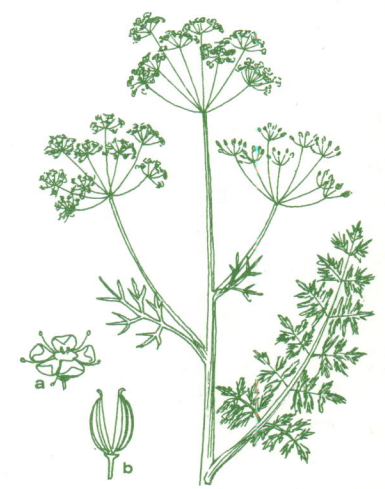

a) Blüte
b) Doppelfrucht

Zubereitung und Anwendung: Als Gewürz gibt man Kümmel zu fetten, schweren und blähenden Speisen.

Die Abkochung gegen Blähungen wird mit 3 g im Mörser zerstoßener Früchte auf 1 Tasse Wasser, besser Milch, zubereitet, den Aufguß stellt man mit 2 Teelöffeln zerstoßener Früchte pro Tasse Wasser her. Die Tagesdosis von 2–3 Tassen wird am besten jeweils nach den Mahlzeiten eingenommen.

Äußerlich wendet man den Kopfwickel mit Kümmel nach Bedarf 1- bis 3mal täglich an. Dazu wird ein passendes Leinensäckchen zu 3/4 mit zerstoßenen Kümmelfrüchten gefüllt, zugebunden und in 1/2–3/4 l Wasser als Abkochung zubereitet.

Labkraut

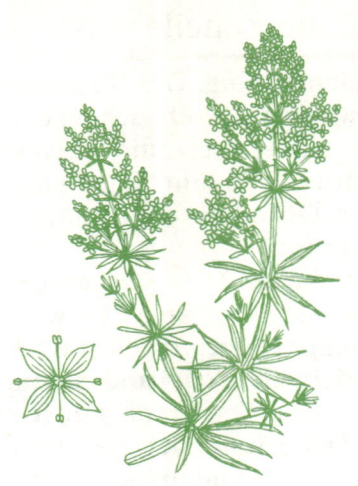

Beschreibung: Die Heilpflanze enthält Labferment, das die Milch zum Gerinnen bringt, und wird mancherorts heute noch zur Käseherstellung verwendet. Die 80–100 cm hohe Pflanze trägt schmale, spitz zulaufende, quirlförmig angeordnete Blätter, die an der Unterseite heller sind und feine Haare tragen. Ab Mai bis September blüht das Kraut weißlichgrün oder zitronengelb. Die Blütenrispen duften angenehm nach Honig.

Standorte: Labkraut bevorzugt trockene Wiesen, Böschungen und Abhänge.

Offizinelle Teile: Man sammelt die Blütentriebe.

Sammelzeit: Gesammelt wird von Mai bis Juni kurz vor dem vollen Erblühen.

Heilanzeigen: Labkraut wirkt mild beruhigend, beeinflußt Leberleiden günstig und kann äußerlich bei Hautleiden angewendet werden. Anwendungsgebiete sind Nervosität, Schlafstörungen, nervöses Schwitzen, Depressionen mit Erregungszuständen, Erkrankungen der Leber und Entzündungen der Haut.

Zubereitung und Anwendung: Innerlich gibt man den Aufguß mit 1 Teelöffel pro Tasse, der etwa 30 Minuten ziehen soll, Tagesdosis 3 Tassen, zur Beruhigung am besten zusammen mit anderen Kräutern als Teemischung verabreicht.

Äußerlich gebraucht man den Aufguß mit 1 Eßlöffel auf 1/4 l Wasser zu Umschlägen bei Hautentzündungen 4- bis 6mal täglich.

Lavendel

Beschreibung: Der Lippenblütler trägt am buschigen, verzweigten Stengel nadelähnliche, blaugrüne Blätter. Er blüht von Juli bis September mit angenehm würzig duftenden, blaßblauen Blütenähren.

Standorte: Die Pflanze kommt an sonnigen Hängen und in Parks wild vor, zum Teil wird sie in Gärten angebaut.

Offizinelle Teile: Man verwendet die Blüten.

Sammelzeit: Gesammelt wird von Juli bis September.

Anbau im Garten: Lavendel wird Anfang März in Kistchen oder Töpfen aus Samen im Haus gezogen und Mitte Mai ins Freie gepflanzt; man kann aber auch Mitte Mai gleich die Pflänzchen beim Gärtner kaufen und im Freilandbeet anpflanzen.

Heilanzeigen: Als Gewürz wird Lavendel gerne zur besseren Verdauung verschiedenen Speisen zugefügt.

Medizinisch nutzt man die Dro-

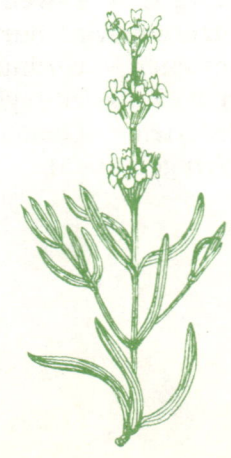

ge oder das schwach bittere Öl innerlich bei Appetitlosigkeit, Blähungen, Darmkrämpfen, Koliken, Schlafstörungen, Erkältungen und Grippe.

Äußerlich bewährt sich Lavendel bei stumpfen Verletzungen mit Bluterguß, Prellung, Quetschung, Verrenkung und Verstauchung, ferner bei Gelenkabnutzung, Gelenkentzündung, Gelenk- und Weichteilrheuma, Gicht und Ischias.

Kopfwickel und Einreibungen mit Lavendelöl bessern Kopfschmerzen, bei Herzbeschwerden wird Lavendel innerlich und äußerlich (Herzkompresse, Bad) angewendet.

Zubereitung und Anwendung: Als Gewürz gebraucht man Lavendel nach Geschmack.

Äußerlich empfiehlt sich vor allem die Einreibung mit Lavendelöl 3- bis 5mal täglich.

Für Auflagen und Wickel stellt man mit 1 Eßlöffel auf 1/4 l Wasser den Aufguß her und verwendet bis zu 6mal täglich.

Der Badezusatz wird mit 100 g auf 1 l Wasser als Abkochung zubereitet (Teilbäder entsprechend weniger).

Innerlich verabreicht man den Aufguß mit 1 Teelöffel pro Tasse, Tagesdosis 2–3 Tassen nach den Mahlzeiten.

Lavendelöl kauft man fertig oder bereitet es mit 100 g Droge auf 1/2 l Pflanzenöl zu.

Leinkraut

Beschreibung: Das Kraut trägt am kräftigen Stengel schmale, lanzettförmige, glattrandige Blätter. Es blüht im Sommer mit gelblichen, manchmal orangegelben Löwenmaulblüten.

Standorte: Die Heilpflanze wächst oft auf steinigen Feldern und Brachland.

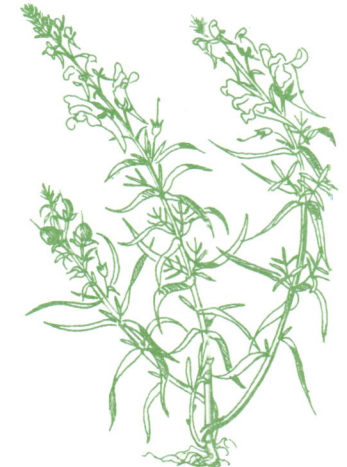

Offizinelle Teile: Gesammelt werden die Blütentriebe.
Sammelzeit: Sie dauert von Juni bis September.
Heilanzeigen: Die Droge wirkt mild abführend und kann bei Verstopfung vorübergehend einmal verabreicht werden, bei Hämorrhoiden auch längere Zeit, um den Stuhl weich zu halten. Bei Hämorrhoiden nutzt man die entzündungshemmende Wirkung zugleich äußerlich (Auflagen, Waschungen).

Zusätzlich empfiehlt sich Leinkraut innerlich bei Magenschleimhautentzündung und Blasenkatarrh.

Zubereitung und Anwendung: Tee wird als Aufguß oder Abkochung mit 1 Teelöffel pro Tasse zubereitet, Tagesdosis 2–3 Tassen, bei Verstopfung abends 1 bis 2 Tassen vor dem Schlafengehen. Tinktur stellt man mit 200 g Droge auf 1 l 60- bis 70%igen Alkohol her und nimmt gegen Magenschleimhautentzündungen 3mal 15 Tropfen täglich in Flüssigkeit ein.

Äußerlich gebraucht man die Abkochung aus 2 Eßlöffeln auf 1/4 l Wasser zu Auflagen und Waschungen bis zu 4mal täglich.

Lerchensporn

Beschreibung: Der Lerchensporn trägt am kräftigen, bräunlichgrünen Stengel geschlitztes Laub. Daraus erheben sich die lila oder weißlichen, prächtigen, gespornten Blüten.

Standorte: Er kommt vereinzelt oder in Gruppen auf Wiesen und in Wäldern bis in 1000 m Höhe vor.

Offizinelle Teile: Man verwendet die Wurzeln.
Sammelzeit: Die Droge wird im März und April und im Oktober gesammelt.
Heilanzeigen: Die beruhigende Wirkung der Heilpflanze wurde medizinisch sicher nachgewiesen. Als Giftpflanze muß sie allerdings mit Vorsicht genau nach fachmännischer Verordnung in fertiger Zubereitung bei Nervosität gebraucht werden.

Zubereitung und Anwendung: Man verwendet nur die fertigen Spezialitäten nach Vorschrift, bei Überdosierung drohen Vergiftungserscheinungen.

Liebstöckel

Beschreibung: Die Heil- und Gewürzpflanze, wegen ihres typischen Geschmacks auch als *Maggikraut* bezeichnet, wird bis 2 m hoch. Der hohe Stengel trägt gefiederte, gezähnte Blätter und von Juni bis August die würzig riechenden, gelblichen Blüten.
Standorte: Meist wird Liebstökkel im Garten angebaut.
Offizinelle Teile: Man gebraucht das Kraut, seltener die Wurzeln.
Sammelzeit: Kraut sammelt man im April und Mai, Wurzeln im September und Oktober.
Anbau im Garten: Man setzt 1–2 junge Pflänzchen vom Gärtner im April ins Freilandbeet.
Heilanzeigen: Als Gewürz verbessert Liebstöckel die Verdaulichkeit und den Geschmack von Hammel, Geflügel, Fisch, manchen Suppen und Brühen.
Zu Heilzwecken wird die Droge vor allem bei allgemeinen Verdauungsbeschwerden verabreicht. Ergänzend neben anderen Kräutern kann man sie auch bei Nieren-, Nierenbeckenentzündung, Husten mit starker Verschleimung und Regelbeschwerden der Frau anwenden.
Zubereitung und Anwendung: Der Tee wird als Abkochung oder Aufguß mit 1 Teelöffel pro Tasse zubereitet, Tagesdosis 2–3 Tassen, die bei Verdauungsbeschwerden nach den Mahlzeiten eingenommen werden. Statt dessen kann man das Kraut oder die Wurzeln auch im Mörser pulverisieren und täglich 3mal 1/2 Teelöffel in Flüssigkeit einnehmen.
Bei Verdauungsbeschwerden bewährt sich der Wein aus 30 g Droge pro 0,7-l-Flasche gut, Tagesdosis 3mal 1 Likörglas voll.

Lorbeer

Beschreibung: In der Antike genoß der Echte Lorbeerbaum göttliche Verehrung, im Mittelalter galt sein Rauch als Schutz vor Pest und Blitzschlag; letzteres war ein lebensgefährlicher Aberglaube.
Der bis 8 m hohe Lorbeerbaum trägt glatte, lanzettförmige, lederartige Blätter, die auch im Winter grün bleiben. In ihren Achseln erscheinen die grünlichweißen Blütendolden, aus denen schwarze Beeren hervorgehen. Daneben kennen wir noch die verwandten Arten Alexandriner-, Kirsch- und Rosenlorbeer (Oleander).
Standorte: Lorbeer wird vor allem im Mittelmeergebiet kultiviert, kommt aber auch wild vor.
Offizinelle Teile: Zu Heilzwekken und als Gewürz verwendet man die Blätter.
Sammelzeit: Die Droge wird von März bis Oktober gesammelt.
Heilanzeigen: Einfachste und für den Hausgebrauch zur Appetitanregung und besseren Verdauung ausreichende Form der Anwendung ist der Gebrauch als Gewürz.
Nach Verordnung kann der giftige Lorbeer auch bei Blasenkatarrh und Depressionen mit allgemeiner Verlangsamung und Hemmung als Anregungsmittel verabreicht werden.

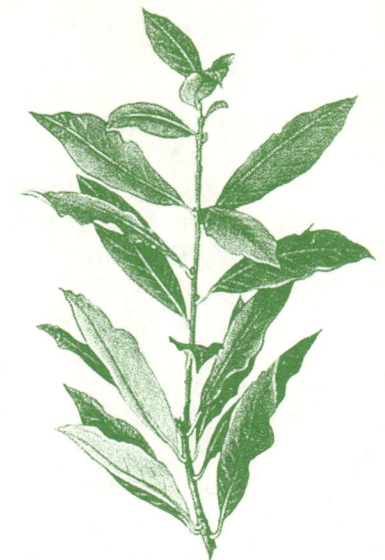

Zubereitung und Anwendung: Man gebraucht nur die fertigen Zubereitungen nach fachmännischer Verordnung, jede Überdosierung ist zu unterlassen.

Löwenzahn

Beschreibung: Die *Butter-*, *Kuh-* oder *Pusteblume*, wie der Volksmund den Löwenzahn auch nennt, ist als Unkraut weitverbreitet. Ihre lanzettförmigen Blätter sind teils bis zur Mittelrippe eingeschnitten, teils kaum gezähnt, das hängt auch vom Standort ab. Der hohle, bis 30 cm hohe Stengel trägt ab April bis Oktober goldgelbe, nur bei Sonnenschein geöffnete Blüten, aus denen die weißlichen Kugeln gefiederter Samen hervorgehen. In allen Pflanzenteilen ist ein weißlicher, bitterer, leicht giftiger Milchsaft enthalten.
Standorte: Er kommt verbreitet auf Wiesen, Feldern, Äckern, an Wegen und in Gärten vor.

Offizinelle Teile: Verwendet werden Blätter und Wurzeln.
Sammelzeit: Junge Blätter sammelt man von März bis Mai, Wurzeln im April und von September bis Oktober.
Anbau im Garten: Der Wind verbreitet die Samen überall, so daß man ohne besondere Kulturmaßnahmen den Löwenzahn einfach wild im Garten wachsen lassen kann.
Heilanzeigen: Die Droge ist eine unserer wichtigsten harntreibenden und entgiftenden Heilpflanzen. Sie eignet sich besonders zur Blutreinigung bei Frühjahrsmüdigkeit, zur Entgiftung bei Gelenkabnutzung, Gelenkrheuma, Gicht, Abszeß, Akne, Ausschlag, Ekzem, Hautentzündung und anderen Hautleiden und zur Anregung der Harnausscheidung bei Blasenkatarrh, Nieren-, Nierenbeckenentzündung, Nierengrieß und Nierensteinen.

Außerdem beeinflußt er als Bittermittel Appetitmangel, Gallenblasenentzündung und Leberleiden günstig und wirkt bei Verstopfung mild abführend.
Die blutbildende Wirkung nutzt man zur Vorbeugung und ergänzenden Behandlung der Blutarmut. Interessant ist in diesem Zusammenhang, daß blutarme Kühe nach Beobachtungen instinktiv Löwenzahn fressen.
Äußerlich kann der Milchsaft auf Warzen aufgetupft werden.
Zubereitung und Anwendung: Zur Frühjahrskur gebraucht man die Blätter als Salat, am besten zusammen mit Knoblauchquark, oder den Saft, den man portionsweise frisch aus den Blättern preßt oder in haltbarer Form fertig im Reformhaus kauft. Salat verzehrt man mindestens 1mal täglich 4–6 Wochen lang, vom Saft nimmt man die gleiche Zeit 2- bis 3mal 1 Eßlöffel in der doppelten Menge Flüssigkeit ein. Saft kann auch bei den anderen Anwendungsgebieten in dieser Dosis verabreicht werden.
Tee wird als Aufguß mit 1 Teelöffel Droge zubereitet, Tagesdosis 2–3 Tassen, bei Erkrankungen des rheumatischen Formenkreises mindestens 1 Monat lang einzunehmen.
Nierengrieß und Nierensteine kann man unter Umständen durch täglich 6 Tassen Tee am Morgen bald austreiben, vorher muß aber unbedingt der Therapeut befragt werden. Zur Vorbeugung von Nierengrieß und Nierensteinen trinkt man 2mal monatlich je 1–2 Tage lang 6 Tassen Tee über den Tag verteilt.

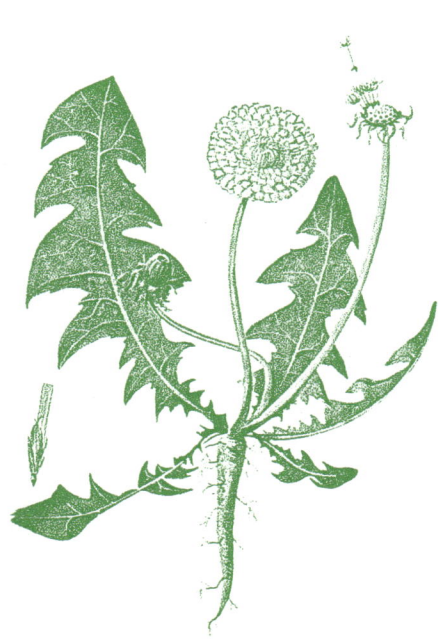

Lungenkraut

Beschreibung: Das Rauhhaargewächs trägt am borstig behaarten Stengel eiförmige, haarige, oft weißlich gefleckte Blätter. Von März bis Mai blüht es mit anfangs roten, beim Verblühen blaßblauen Blüten, die denen der Schlüsselblume ähneln.

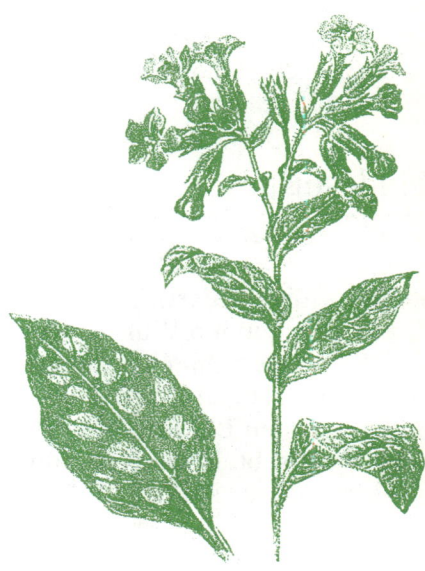

Standorte: Man findet die Droge bis ins Hochgebirge in Wäldern und zwischen Gebüschen auf feuchten, sandigen Böden.
Offizinelle Teile: Zu Heilzwekken verwendet man das Kraut.
Sammelzeit: Man sammelt von April bis Juni jeweils kurz vor der vollen Blüte der Pflanzen.
Heilanzeigen: Wie schon der Name sagt, wird das Lungenkraut bei Erkrankungen der Atemwege gebraucht. Anwendungsgebiete sind Halsschmerzen, Heiserkeit, Rachenkatarrh, Husten, Bronchialkatarrh, Bronchitis und Bronchialasthma.

Zubereitung und Anwendung: Der Tee wird als Kaltauszug mit 1 Teelöffel Droge pro Tasse 12 Stunden angesetzt oder als Aufguß mit 2 Teelöffeln pro Tasse zubereitet, Tagesdosis 3 Tassen, die mit Honig gesüßt schluckweise über den Tag verteilt eingenommen werden.

Gut bewährt sich auch eine Bronchialteemischung, die unter anderem Lungenkraut, Eibisch und Huflattich enthalten sollte (s. u. Bronchialkatarrh, S. 24).

Mädesüß

Beschreibung: Wir kennen diese Heilpflanze auch als *Wiesengeißbart* und *Spierstaude*. Aus ihrem kriechenden Wurzelstock sprießen blaugrünliche Stengel mit fingerartigen, gefiederten und gezähnten Blättern. Von Juni bis August blüht das Kraut mit weißlichgelben, süßlich duftenden Röschen.

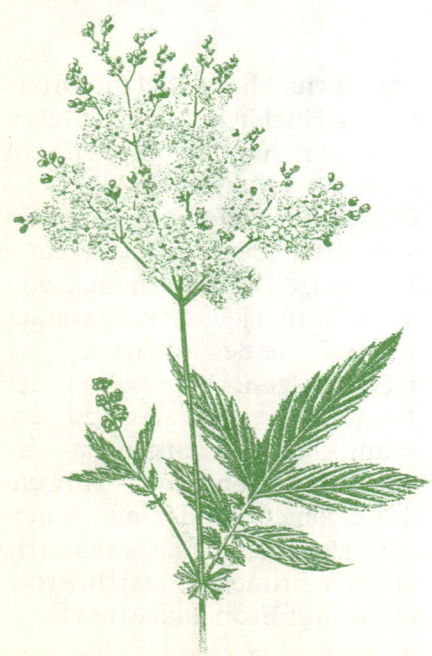

Standorte: Die Droge bevorzugt feuchte, torfreiche Gräben, Böschungen und Wiesen.
Offizinelle Teile: Man verwendet Blütentriebe und Wurzeln.
Sammelzeit: Blütentriebe sammelt man von Juni bis August, die Wurzeln im September und Oktober.
Heilanzeigen: Die Droge wirkt gut harntreibend und entgiftend und ist deshalb vor allem bei Blasenkatarrhen und Nierenleiden angezeigt. Ferner kann sie bei Gelenkabnutzung, -entzündung und Gelenkrheuma verabreicht werden.
Zubereitung und Anwendung: Die Zubereitung erfolgt als Aufguß mit 1 Teelöffel pro Tasse, das Wasser soll aber nicht mehr kochen, sonst werden wichtige Wirkstoffe zerstört. Der Tee muß noch 20–30 Minuten ziehen, Tagesdosis 3–4 Tassen zwischen den Mahlzeiten.

Mais

Beschreibung: Die bekannte Graspflanze, auch als *Welschkorn* und *Kukuruz* bekannt, erreicht bis 3 m Höhe. Sie trägt lanzettförmige Blätter und blüht von Juni bis Juli, aus den Blüten gehen die bekannten gelben Maiskolben hervor.
Standorte: Mais wird auf Feldern angebaut.
Offizinelle Teile: Medizinisch gebraucht man die »Haare« (Blütengriffel) der weiblichen Blüten.
Sammelzeit: Die Droge wird von Juni bis Juli gesammelt.

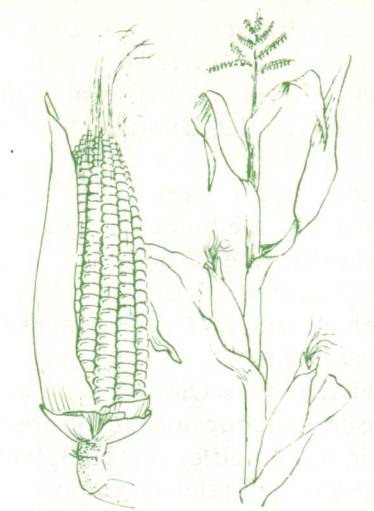

Heilanzeigen: Mais regt die Harnausscheidung und Entschlackung an und fördert die Produktion und den Abfluß der Galle. Anwendungsgebiete sind Blasenkatarrhe, Gallenblasenentzündung, Gelenkentzündung und Gelenkrheuma.
Zubereitung und Anwendung: Tee wird als Abkochung oder Aufguß mit 1 Teelöffel Blütengriffeln pro Tasse zubereitet, Tagesdosis 3–5 Tassen über längere Zeit.

Zur Tinktur setzt man 200 g Blütengriffel auf 1 l 60%igen Alkohol an und nimmt täglich 3 Teelöffel in Flüssigkeit ein.

Fertige Zubereitungen sind in der Apotheke erhältlich und werden nach Gebrauchsanweisung eingenommen.

Majoran

Beschreibung: Die Heil- und Gewürzpflanze wird auch bei uns in Gärten angebaut, ursprünglich kam sie aus dem Mittelmeerraum. Das kleine Gewächs trägt am verzweigten Stengel kurzstielige, behaarte Blätter und blüht von Juli bis September mit weißen Blütenähren.

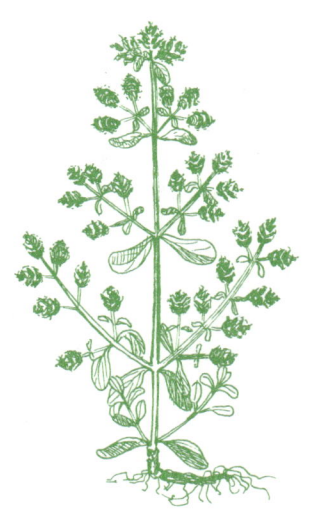

Standorte: Majoran wird meist im Garten angebaut.
Offizinelle Teile: Man verwendet das blühende Kraut.
Sammelzeit: Geerntet wird von Ende Juli bis September.
Anbau im Garten/Haus: Majoran kann ab März im Haus in Kisten und Töpfen aus Samen gezogen werden und im Haus auf der Fensterbank bleiben oder ab Mitte Mai ins Freilandbeet gesetzt werden. Ab Mitte Mai erhält man beim Gärtner Pflänzchen, die gleich ins Freilandbeet kommen.

Heilanzeigen: Als Gewürz verwendet man Majoran oft zu Braten, Wurstwaren und Soßen oder zum Kräuteressig.
Medizinisch nutzt man die Droge vor allem bei Appetitlosigkeit, Blähungen und allgemeinen Verdauungsstörungen, gegen Migräne und Regelbeschwerden der Frau.
Äußerlich wendet man Majoran zu Auflagen bei Nervenentzündungen und Nervenschmerzen, zu Mundspülungen bei Zahnschmerzen und zur Nasenspülung und Inhalation bei chronischem Schnupfen an.
Zubereitung und Anwendung: Zum Würzen gebraucht man die Droge nach Belieben.
Tee wird mit 1 Eßlöffel pro Tasse als Aufguß zubereitet und innerlich mit 3 Tassen täglich nach den Mahlzeiten verabreicht.
Äußerlich nimmt man den Aufguß aus 2 Eßlöffeln auf 1/4 l Wasser zu Auflagen 4mal, zu Mund- und Nasenspülungen bis zu 6mal und zur Inhalation 1- bis 2mal täglich.

Malve

Beschreibung: Die *Käse-* oder *Roßpappel* kommt in mehreren Arten vor, zu Heilzwecken verwendet man meist die bis 1 m hohe Wilde Malve *(Malva sylvestris)*, deren haarige Stengel 5- bis 7teilige, hellgrüne, gekerbte Blätter tragen. Sie blüht von Juni bis September mit rosa Blüten.
Standorte: Sie gedeiht an Wegen, Zäunen, auf Weiden und Schutthalden.

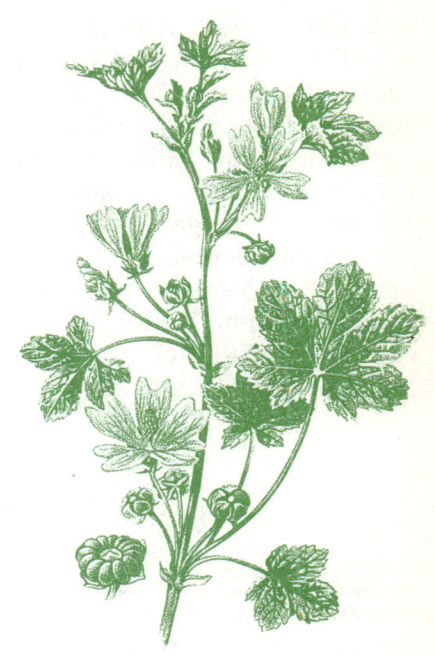

Offizinelle Teile: Gesammelt werden Blüten und Blätter.
Sammelzeit: Blüten sammelt man im Juni kurz vor der vollen Blüte, Blätter von Juni bis September.
Heilanzeigen: Die Droge bewährt sich innerlich gut bei Heiserkeit, Husten, Halsschmerzen, Bronchialkatarrh und Bronchitis, am besten ergänzend neben klassischen Husten-Bronchial-Kräutern als Teemischung verwendet, außerdem bei Magen-, Zwölffingerdarmgeschwür und Magenschleimhautentzündung. Äußerlich wird sie zur Mundspülung bei Mundschleimhautentzündung und Mundgeruch, zum Gurgeln beim Rachenkatarrh, zu Auflagen und Waschungen bei Hämorrhoiden, Ausschlag, Geschwüren, Furunkeln, Hautentzündungen und Wunden angewendet.

Zubereitung und Anwendung: Innerlich gibt man den Aufguß mit 1 Eßlöffel pro Tasse, Tagesdosis 3 Tassen, äußerlich die Abkochung aus 4 Eßlöffeln auf 1/4 l Wasser, die 4- bis 6mal täglich zu Waschungen und Auflagen angewendet wird.

Bei starker Verschleimung der Atemwege kann Malve als Aufguß mit 1 Eßlöffel pro Tasse Milch besser wirksam sein.

Mannstreu

Beschreibung: Die Heilpflanze erreicht bis 80 cm Höhe und trägt am kräftigen, bräunlichen Stengel zipfelige, gesägte Blätter. Im Sommer blüht das Kraut gelblichgrün mit kugelförmigen Blüten.

Standorte: Mannstreu wächst bis ins Gebirge hinauf an sonnigen, trockenen, steinigen Plätzen und auf mageren Wiesen.

Offizinelle Teile: Zu Heilzwecken gebraucht man die Wurzeln.

Sammelzeit: Man sammelt von Juli bis Oktober.

Heilanzeigen: Im Vordergrund steht die harntreibende Wirkung, die bei Blasenkatarrhen, Nierenleiden, Nierengrieß und Nierensteinen genutzt wird. Außerdem kann die Droge bei Appetitmangel, Magenschleimhautentzündung, Halsschmerzen, Heiserkeit, Husten, Bronchialkatarrh, Bronchitis, Nervosität mit Krampfneigung und Koliken ergänzend neben anderen Kräutern verabreicht werden.

Zubereitung und Anwendung: Der Tee wird als Aufguß oder Abkochung mit 1 Teelöffel pro Tasse zubereitet, Tagesdosis 2 bis 4 Tassen täglich.

Tinktur bereitet man mit 250 g Droge auf 1 l 70%igen Alkohol zu und nimmt 3- bis 4mal täglich 10–15 Tropfen in Flüssigkeit ein. Zum Wein setzt man 30 g Droge auf 0,7 l Weißwein an, Tagesdosis 4 Likörglas voll am Tag.

Meerrettich

Beschreibung: Die *Scharfwurzel* besteht aus einer kräftigen, fleischigen Wurzel, die tief in den Boden eindringt und Ausläufer bildet; aus ihr sprießen an langen Stielen gewellte und gekerbte, bis 1 m lange Blätter. Ab Mai bis Juli blüht der Kren mit einer Traube weißer, süßlich duftender Blüten, aus denen dicke Schoten entstehen.

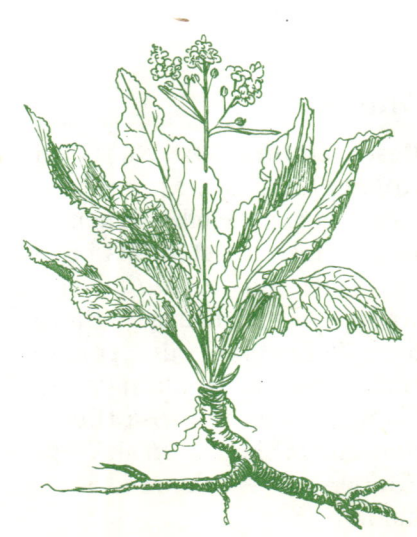

Standorte: Meerrettich wird meist angebaut, gelegentlich kommt er verwildert vor.

Offizinelle Teile: Man verwendet die Wurzel.

Sammelzeit: Sie dauert von Juli bis September.

Anbau im Garten: Meerrettich hält als natürliches »Insektizid« im Garten den Kartoffelkäfer fern. Ende März bis Anfang April steckt man die Wurzelteile in den Boden, während des Wachstums nimmt man die Stangen mehrmals heraus und reibt die feinen Seitenwurzeln ab, damit eine kräftige, glatte Wurzel entsteht.

Heilanzeigen: Meerrettich ist als Gewürz und Bestandteil von Kräuteressig bekannt.

Medizinisch nutzt man ihn wegen seiner hautreizenden Wirkung äußerlich zu Auflagen bei Insektenstichen, Ischias, Nervenentzündungen, Nervenschmerzen und Weichteilrheuma.

Innerlich wird er bei Appetitlosigkeit und allgemeinen Verdauungsstörungen empfohlen.

Zubereitung und Anwendung: Die Wurzel wird frisch gerieben angewendet, innerlich am besten mit Honig vermischt in einer Tagesdosis von 3 Messerspitzen, die zusammen mit Brot (nie nüchtern) eingenommen werden.

Zu Auflagen verwendet man ebenfalls die frisch geriebene Wurzel 3- bis 4mal täglich.

Meerrettich reizt bei innerer Anwendung Nieren, Harnwege und Magenschleimhaut und darf nicht längere Zeit ununterbrochen oder überdosiert eingenommen werden. Magen- und Nierenkranke sollten vorher unbedingt den Therapeuten fragen.

Meerträubel

Beschreibung: Die Heilpflanze spielt auch in der Schulmedizin eine wichtige Rolle, ihre Wirkstoffe werden zum Teil auch in chemisch reiner Form verwendet. Aus der Wurzel sprießen die runden, knotigen Blätter, die teils schräg, teils aufrecht wachsen. Sie tragen an den Spitzen hellgelbe Blüten.
Standorte: Meerträubel kommt auf sonnigen, steinigen Hängen im Westalpenraum vor und steht in der Schweiz unter Naturschutz.
Offizinelle Teile und Sammelzeit: Entfällt, nur in fertiger Zubereitung nach Verordnung einnehmen.
Heilanzeigen: Die Droge ähnelt in ihrer Wirkung dem körpereigenen Hormon Adrenalin. Genutzt wird sie hauptsächlich bei Bronchialasthma. Wegen der möglichen Nebenwirkungen auf Herz und Blutdruck darf sie nicht zur Selbsthilfe gebraucht werden.
Zubereitung und Anwendung: Es gibt zwar zahlreiche fertige rezeptfreie Arzneimittel mit Ephedrin, trotzdem sollten sie nie ohne fachmännische Verordnung eingenommen werden – schon gar nicht über längere Zeit.

Meisterwurz

Beschreibung: Die seit alters bekannte Heilpflanze wird bis zu 1 m hoch und trägt gesägte Blätter. Sie blüht von Juli bis August mit weißlichen, manchmal rötlichen Dolden.
Standorte: Man findet die Heilpflanze bis ins Gebirge hinauf auf Wiesen, in Wäldern, an Ufern und Wegen.
Offizinelle Teile: Verwendet wird der Wurzelstock.
Sammelzeit: Gesammelt wird von März bis Mai und von September bis Oktober.
Heilanzeigen: Meisterwurz wirkt harn- und schweißtreibend, schleimlösend und verdauungsfördernd. Anwendungsgebiete sind Erkältung, Grippe, Appetitlosigkeit, Halsschmerzen, Heiserkeit, Husten, Bronchialkatarrhe und Bronchitis, die schweißtreibende Wirkung entlastet bei Nierenleiden die Nieren.
Zubereitung und Anwendung: Der Aufguß wird mit 1 Teelöffel pro Tasse zubereitet, Tagesdosis 3 Tassen.
Zur Tinktur setzt man 150 g Wurzel auf 1 l 70%igen Alkohol an und gibt täglich 3 Teelöffel voll in Flüssigkeit.
Wein wird mit 20 g Droge auf 0,7 l Weißwein angesetzt, Tagesdosis 3 Likörgläser voll vor den Mahlzeiten.
Im Mörser kann man die getrocknete Wurzel pulverisieren und täglich 3 Teelöffel in Flüssigkeit vor den Mahlzeiten einnehmen.

Melisse

Beschreibung: Bienen bevorzugen den Nektar der Pflanze, das erklärt ihren aus dem Griechischen stammenden Namen (melissa = Biene). Die Heil- und Gewürzpflanze trägt am kantigen, schwach behaarten Stengel breite, gekerbte oder gesägte, paarweise angeordnete Blätter mit zitronenähnlichem Duft. Von Juni bis August erscheinen in den oberen Blattachseln die weißen oder rötlichen Blüten.

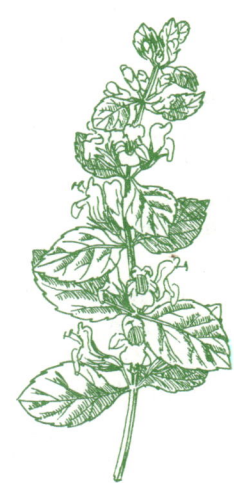

Standorte: Melisse wird bei uns häufig angebaut, verwildert kommt sie auf humusreichen Böden an schattigen Waldrändern und Hecken vor.
Offizinelle Teile: Man verwendet Blätter und blühende Triebe.
Sammelzeit: Blätter sammelt man von August bis Oktober, die blühenden Triebe im Juni und Juli.
Anbau im Garten: Die Melisse kann im Garten kultiviert werden. Die Aussaat ins Freilandbeet erfolgt im März und Anfang

April. Ab Ende April kann man junge Pflänzchen vom Gärtner im Freiland anpflanzen.

Heilanzeigen: Die vielseitige Pflanze wird häufig als Gewürz und zu Heilzwecken verwendet. Innerlich bewährt sie sich gut bei Nervosität, Schlafstörungen, nervösem Schwitzen, übermäßigem Fußschweiß, Angstzuständen, Depressionen mit Erregtheit, Migräne und Kopfschmerzen, nervösen Herzbeschwerden, Brechdurchfall, Erbrechen, Darmkrämpfen, Koliken, Blähungen, Dickdarmkatarrh, seelisch-nervös verursachter Stuhlverstopfung, Magenschleimhautentzündung, Magen-, Zwölffingerdarmgeschwür, Magendrücken, -koliken, -schmerzen und -übersäuerung mit seelisch-nervöser Komponente, Wetterfühligkeit, Regelbeschwerden der Frau, Nervenentzündungen und Nervenschmerzen.

Äußerlich gebraucht man die Droge zu Einreibungen, Auflagen und Bädern bei Kopfschmerzen, Migräne, Nervenentzündungen und -schmerzen, Bluterguß, Prellungen, Quetschungen, Hexenschuß, Kreuzschmerzen, Weichteilrheuma und zur Mundspülung bei Zahnschmerzen.

Zubereitung und Anwendung: Es gibt zahlreiche fertige Zubereitungen zur inneren und äußeren Anwendung, die nach Gebrauchsanweisung verwendet werden. Wegen ihrer stets gleichbleibenden Wirkstoffmengen sind sie grundsätzlich vorzuziehen.

Wer den Tee nicht missen will, bereitet ihn mit 1 Teelöffel pro Tasse als Aufguß zu oder setzt 1 Eßlöffel Droge auf 1/4 l Wasser als Kaltauszug 8 Stunden an. Die Tagesdosis beträgt 3 Tassen, bei Schlafstörungen abends 2 Tassen kurz vor dem Schlafengehen. Zur Mundspülung bei Zahnschmerzen verwendet man den Aufguß mit 1 Eßlöffel auf 1/4 l Wasser mehrmals hintereinander bis zum Abklingen der Schmerzen.

Zum Vollbad, das 1- bis 5mal wöchentlich angewendet wird, gibt man den Aufguß aus 100 g Droge (Teilbäder entsprechend weniger) auf 2 l Wasser ins Badewasser.

Mistel

Beschreibung: Dieser Halbschmarotzer, der mit den Wurzeln unter die Rinde der Wirtsbäume dringt und an ihrem Wasserhaushalt teilnimmt, wurde früher göttlich verehrt. Er trägt gelblichgrüne, winterharte, lederartige, verkehrt eiförmige Blätter, die paarweise angeordnet sind. Von Februar bis April erscheinen am Ende der Zweige gelblichgrüne Blüten, aus denen bis Dezember die fleischigen weißen Früchte entstehen.

Standorte: Die Mistel wächst auf Laub- und Nadelbäumen.

Offizinelle Teile: Verwendet wird das Kraut.

Sammelzeit: Man sammelt von März bis April und im November.

Heilanzeigen: Die Droge eignet sich nur begrenzt zur Selbsthilfe. In erster Linie beeinflußt sie zu hohe und zu niedrige Blutdruckwerte durch Normalisierung der Gefäßwandspannung und beugt der Arterienverkalkung vor.

Gegen Nervosität (vor allem mit Krampfneigung), nervöse Herzbeschwerden und Wetterfühligkeit wird Mistel am besten vom Therapeuten eingespritzt, bei Einnahme durch den Mund erzielt man keine ausreichende Wirkung auf das Nervensystem.

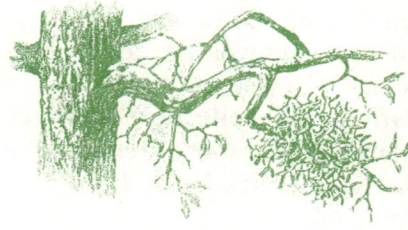

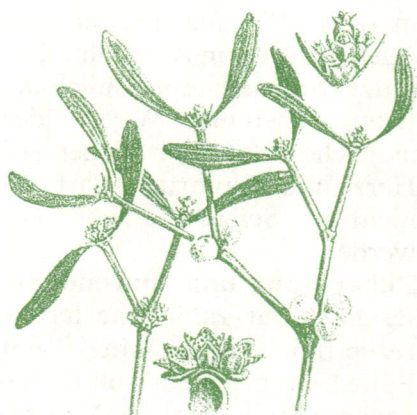

Zubereitung und Anwendung: Der Tee wird als Kaltauszug mit 1 Teelöffel pro Tasse 12 Stunden angesetzt oder als Abkochung mit der gleichen Dosis zubereitet, die Tagesdosis beträgt 2–3 Tassen.

Bei unsachgemäßer Anwendung kann es zu Brechreiz und Durchfall kommen; die Therapie ist dann sofort zu unterbrechen und der Therapeut aufzusuchen.

Man schätzt die Mistel auch in der biologischen Krebsbehandlung; selbstverständlich bleibt sie aber in diesem Fall fachmännischer Anwendung vorbehalten. Die Behandlungsergebnisse bei Krebs sind ermutigend.

Ochsenzunge

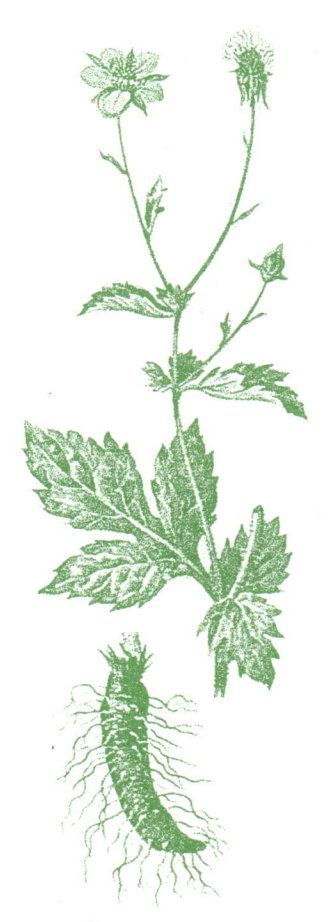

Beschreibung: Das Kraut trägt rauh behaarte, lanzettförmige Blätter am haarigen, fleischigen Stengel. Die Blütezeit dauert von Ende April bis Oktober. Zunächst sind die Blüten hellpurpur, nach der Befruchtung sattblau.
Standorte: Die Pflanze kommt auf kargen Böden, Ödland, Schutthalden, an Feld- und Wegrändern vor.
Offizinelle Teile: Man verwendet Blätter und blühende Triebe.
Sammelzeit: Sie dauert von April bis Mai.
Heilanzeigen: Die Droge wirkt harntreibend, entgiftend und regt die Schweißproduktion an. Anwendungsgebiete sind Frühjahrsmüdigkeit, Akne, Ausschlag, Hautentzündungen, Erkältung und Grippe.
Zubereitung und Anwendung: Man gebraucht das Kraut immer innerlich als Aufguß mit 1 Teelöffel pro Tasse, Tagesdosis 2 bis 3 Tassen zwischen den Mahlzeiten.

Odermennig

Beschreibung: Das Rosengewächs, im Volksmund auch als *Königskraut* und *Steinwurz* bekannt, wird 80-100 cm hoch und trägt graugrüne, gefiederte und gezähnte Blätter am stacheligen Stengel. Die gleichfalls stachelbewehrten, goldgelben Blüten erscheinen im Hoch- und Spätsommer und sind ähnlich wie bei der Königskerze angeordnet, aber deutlich kleiner.

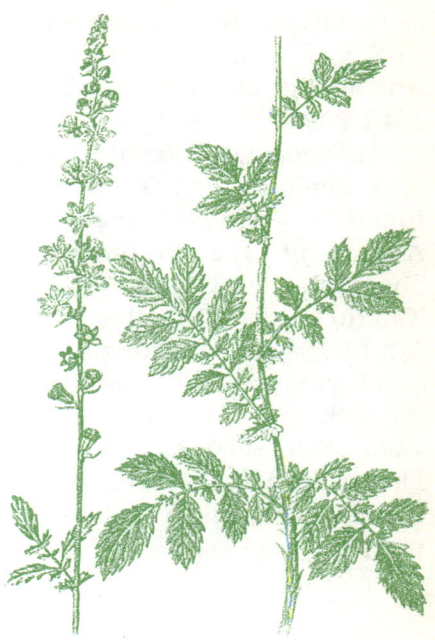

Standorte: Das Kraut bevorzugt trockene Plätze an Hängen, Hekken, Gebüschen, Wegen und auf Feldern.
Offizinelle Teile: Verwendet wird das Kraut.
Sammelzeit: Man sammelt von Mai bis September.
Heilanzeigen: Odermennig wirkt zusammenziehend und entzündungshemmend.
Innerlich gebraucht man die Droge bei Appetitmangel, Brechdurchfall, Durchfall, Darmkatarrh, Magenschleimhautentzündung, allgemeinen Verdauungsstörungen, Hämorrhoiden, Nieren-, Nierenbeckenentzündungen, versuchsweise bei Reizblase und Leberleiden, mit fachmännischer Erlaubnis ergänzend bei Zuckerkrankheit.
Äußerlich eignet sich Odermennig gut zu Auflagen und Waschungen bei Hämorrhoiden und Wunden und als Gurgelwasser bei Rachenkatarrhen.

Zubereitung und Anwendung: Äußerlich gebraucht man die Abkochung aus 1 Eßlöffel auf 1/4 l Wasser 3- bis 4mal täglich zu Auflagen, bis zu 6mal zu Waschungen oder zum Gurgeln.
Innerlich verwendet man den Aufguß mit 1 Teelöffel pro Tasse, Tagesdosis 2–3 Tassen.
Tinktur wird mit 150 g Droge auf 1/2 l 60%igen Alkohol zubereitet, Tagesdosis 2–3 Teelöffel in Flüssigkeit.
Zum Wein setzt man 30–40 g Droge auf 0,7 l Rotwein an und nimmt davon täglich 3 Likörgläschen voll ein.

Pestwurz

Beschreibung: Die als Heilmittel altbekannte und bewährte Droge trägt große, breite, gefurchte, an der Unterseite graufilzige Blätter. Sie blüht im Frühling bräunlich- oder rötlich-lila.
Standorte: Pestwurz bevorzugt feuchte Wälder und sandige Böden bis in 2000 m Höhe.
Offizinelle Teile: Man verwendet Blätter, Blüten, blühendes Kraut und Wurzeln.
Sammelzeit: Blätter sammelt man von Juli bis September, Blüten und blühendes Kraut im April und Mai jeweils kurz vor dem vollen Erblühen, Wurzeln von März bis April.
Heilanzeigen: Die Droge wirkt entzündungshemmend und hustenlindernd und wird bei Halsschmerzen, Heiserkeit, Bronchialkatarrh und Bronchitis innerlich angewendet. Auflagen empfehlen sich bei Geschwüren, Hautentzündungen und Wunden.
Zubereitung und Anwendung: Innerlich wendet man die Abkochung mit 2 Teelöffeln oder den Aufguß mit 1 Teelöffel Droge pro Tasse an, Tagesdosis 2–3 Tassen mit Honig gesüßt.
Zur äußeren Anwendung legt man frische, zerquetschte Blätter auf, die mit einer Kompresse und Binde befestigt werden, oder taucht die Kompresse in den Aufguß aus 1 Eßlöffel Droge auf 1/4 l Wasser. Die äußerliche Anwendung erfolgt 3- bis 4mal täglich.

Petersilie

Beschreibung: Die Heil- und Gewürzpflanze bringt im 1. Jahr aus der möhrenähnlichen Wurzel nur eine Blattrosette hervor. Im Jahr danach sprießt dann der kantige, vielästige Stengel mit glatten oder krausen, gefiederten Blättern empor. Im Juni und Juli,

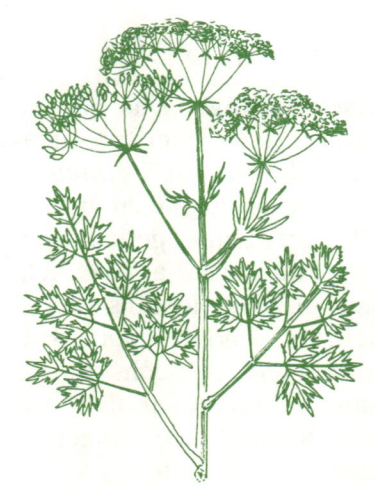

manchmal bis in den August hinein, erscheinen die grünlichgelben Blütendolden.
Standorte: Petersilie wird im Garten kultiviert.
Offizinelle Teile: Man verwendet das Kraut, seltener Samen und Wurzeln.
Sammelzeit: Kraut erntet man zum Würzen das ganze Jahr über, zu Heilzwecken bevorzugt im April und Mai, die Wurzeln von Juni bis Oktober und die Samen im September.
Anbau im Garten/Haus: Petersilie wird von März bis Juni gesät, am besten in 2 kleine Beete; auf einem reift die junge Petersilie, vom anderen erntet man den jeweiligen Bedarf. Im Haus kann man Petersilie in Kistchen und Töpfen das ganze Jahr über kultivieren.
Heilanzeigen: Die vitaminreiche Pflanze kann vor allem die beim Kochen der Speisen zerstörten Vitamine ersetzen. Dazu darf sie aber erst nach dem Kochen zugefügt werden. Auch die Wurzel wird mancherorts zum Würzen verwendet, vor allem als Bestandteil von Kräuteressig.
In der Heilkunde schätzt man Petersilie wegen ihrer guten Heilwirkung bei Leberleiden seit alters. Sie darf aber nie überdosiert werden, sonst kehrt sich dieser Effekt um, und die Leber nimmt Schaden dabei. Vor der Anwendung bei Leberleiden sollte unbedingt immer der Therapeut befragt werden.
Weitere Anwendungsgebiete der inneren Anwendung sind chronische Magenschleimhautentzündungen und Regelbeschwerden der Frau.

Äußerlich gebraucht man Petersilie als Hautwasser zur Pflege trockener Haut und zu Auflagen bei Insektenstichen, schließlich kommt ein Versuch auch noch bei Zahnschmerzen (Mundspülung) in Betracht.

Zubereitung und Anwendung: Als Gewürz gebraucht man frische Petersilie das ganze Jahr über nach Belieben.

Zu Heilzwecken bereitet man mit 1 Eßlöffel Kraut pro Tasse den Aufguß oder mit der gleichen Dosis Kraut und/oder Wurzeln die Abkochung zu. Samen werden mit 1 Teelöffel pro Tasse als Abkochung gegen Leberleiden eingenommen. Die Tagesdosis darf 2 Tassen nie überschreiten.

Äußerlich verwendet man die Abkochung mit 2 Eßlöffeln Droge auf 1/4 l Wasser 3- bis 6mal täglich zu Waschungen, Auflagen und zur Mundspülung.

Pfefferminze

Beschreibung: Die Heilpflanze, die vor allem in Großbritannien auch oft als Gewürz verwendet wird, erreicht 70–110 cm Höhe. Sie trägt am schwach behaarten Stengel gesägte, gleichfalls haarige, längliche Blätter. Im Juni und August erscheinen in den Blattachseln die weißlichvioletten, zu kegelförmigen Ähren angeordneten Blüten.

Standorte: Die Droge wird meist angebaut.

Offizinelle Teile: Man verwendet die Blätter.

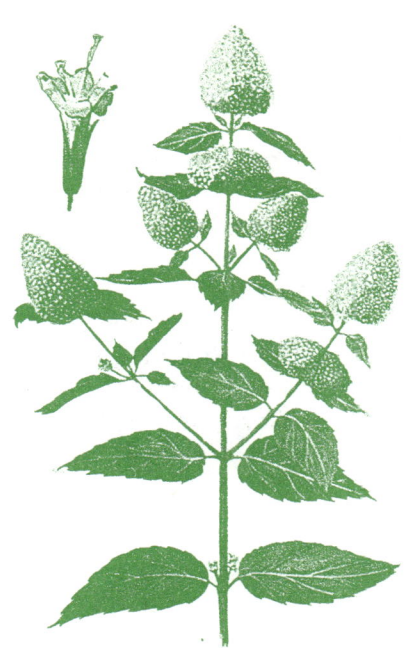

Sammelzeit: Sie dauert von Mai bis August.

Anbau im Garten: Im giftfreien Biogarten dient die Droge als natürlicher Schutz vor Ameisen, Erdflöhen und Kohlweißlingen. Sie wird Mitte März aus Samen im Haus angezüchtet und Ende April oder im Mai ins Freilandbeet ausgepflanzt.

Heilanzeigen: Bei uns ist die Pfefferminze als Gewürz und Zusatz zum Kräuteressig noch wenig gebräuchlich; sie paßt vor allem zu Hammel, Rohkost, Suppen und manchen Getränken.

Als Heilpflanze schätzt man sie bei einer Vielzahl von Anwendungsgebieten. Innerlich gebraucht man die Droge vor allem bei Erkrankungen im Bereich der Verdauungsorgane, wie Blähungen, Darmkrämpfen, Brechdurchfall, Durchfall, Darmkatarrh, Magenschleimhautentzündung, Magenübersäuerung, Sodbrennen, Zwölffingerdarmgeschwür, Gallenblasenentzündung, Gallenstein- und anderen Koliken, Leberleiden, Verdauungsstörungen, Wurmleiden, ferner bei Husten, Kopfschmerzen, Migräne und Regelbeschwerden der Frau.

Äußerlich verwendet man vor allem das Pfefferminzöl zu Einreibungen bei Prellungen, Quetschungen, Verrenkungen, Verstauchungen, bei Hexenschuß, Ischias, Kreuzschmerzen, Nervenentzündungen und Nervenschmerzen, Gelenk- und Weichteilrheuma. Kühlend wirkt das Öl bei Sonnenbrand, Mundspülungen mit dem Tee empfehlen sich bei Mundgeruch und Zahnschmerzen. Bei Kopfschmerzen tupft man das Öl auf die Stirn und hinter die Ohren.

Zubereitung und Anwendung: Pfefferminztee darf nicht länger als 2–3 Wochen ununterbrochen eingenommen werden, wenn nicht der Therapeut es bei Magenübersäuerung verordnet, sonst drohen Reizungen der Magenschleimhaut; erst nach einer Pause von 2 Wochen darf man wieder 2–3 Wochen lang den Tee trinken. Er wird als Aufguß mit 5 g auf 1/4 l Wasser zubereitet, Tagesdosis 3 Tassen.

Das Öl kauft man am besten fertig (japanisches Pfefferminzöl wirkt besonders gut) und wendet es 4- bis 6mal täglich an. Zur Mundspülung gebraucht man den gleichen Aufguß wie innerlich 5- bis 8mal täglich, aber wegen der Gefahr von Schleimhautreizungen nie länger als 2 Wochen ununterbrochen.

Preiselbeere

Beschreibung: Das Heidekrautgewächs wird bis zu 30 cm hoch. Der verzweigte Stengel trägt ovale, lederartige Blätter. Von Mai bis Juli entwickeln sich an den Enden der Zweige die glockenförmigen, weißen oder rosafarbenen Blüten, aus denen die angenehm säuerlichen Beeren hervorgehen.

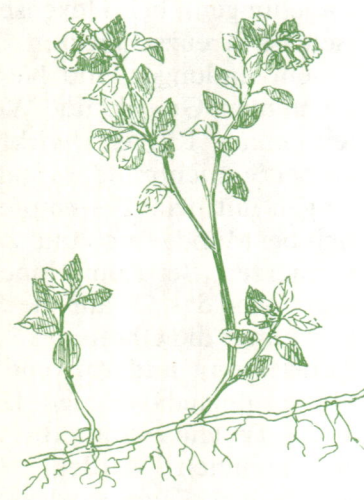

Standorte: Die verbreitete Pflanze wächst bis in die Alpen hinauf in Wäldern, auf der Heide und in Mooren.
Offizinelle Teile: Man verwendet Blätter und Beeren.
Sammelzeit: Beeren sammelt man von Juli bis September, die Blätter im September.
Heilanzeigen: Die Beeren verwendet man gerne zu Fleischspeisen (besonders gekochtes Rindfleisch paßt gut dazu) oder gibt den daraus gepreßten Saft bei Erkrankungen der Verdauungsorgane. Besser eignen sich die gerbstoffreichen, harntreibenden und harnwegdesinfizierenden Blätter, die man bei Blasenkatarrhen, Brechdurchfall, Durchfall, Darmkatarrh und chronischer Magenschleimhautentzündung anwendet.
Zubereitung und Anwendung: Kompott zu Fleischspeisen und Saft stellt man in haushaltsüblicher Weise her und verwendet nach Belieben.
Blätter setzt man mit 1 Eßlöffel pro Tasse 10 Stunden als Kaltauszug an oder bereitet mit der gleichen Dosis den Aufguß zu, Tagesdosis 3–4 Tassen.

Quendel

Beschreibung: Der wilde Feldthymian oder Quendel war für Pfarrer Kneipp eine der wichtigsten Heilpflanzen, die er meist dem angebauten Thymian vorzog. Die bis 20 cm hohe Pflanze trägt glattrandige, rundliche Blätter, die paarweise angeordnet sind. Ab Mai bis September erscheinen die malvenfarbenen Blütenbüschel.
Standorte: Quendel ist auf sonnigen, trockenen Böden, an Wegen und auf Wiesen und Hängen weit verbreitet.
Offizinelle Teile: Verwendet wird das blühende Kraut.
Sammelzeit: Man sammelt von Mai bis September.
Heilanzeigen: Der Quendel wirkt zusammenziehend, desinfizierend und verdauungsfördernd. Anwendungsgebiete sind Appetitlosigkeit, Magen-, Zwölffingerdarmgeschwüre, Verdauungsstörungen, Wurmleiden, Leber-Gallenblasen-Erkrankungen und Darmkrämpfe.
Äußerlich gebraucht man die Droge zur Mundspülung bei Mundgeruch und Mundschleimhautentzündung, zur Nasenspülung bei Nasenbluten und zu Auflagen auf Wunden.
Man sagt dem Quendel nach, daß er bei Depressionen mit allgemeiner Verlangsamung anregend wirkt und Nervosität mit Erschöpfungszuständen mildert. Sicher nachgewiesen wurde das bisher zwar nicht, ein Versuch lohnt sich aber.
Zubereitung und Anwendung: Das Kraut wird als Aufguß mit 1 Teelöffel pro Tasse zubereitet, Tagesdosis 3 Tassen, die ungesüßt eingenommen werden.
Man kann die getrocknete Droge aber auch im Mörser pulverisieren und 3mal 1/2 Teelöffel davon in Flüssigkeit verabreichen.
Tinktur bereitet man mit 250 g Quendelkraut auf 1 l 70%igen Alkohol zu und gibt täglich 3mal 1 Teelöffel mit Flüssigkeit verdünnt.
Äußerlich verwendet man den

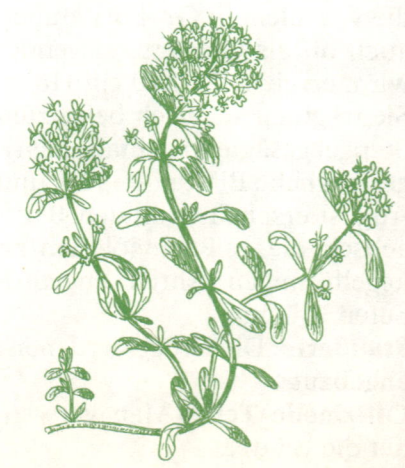

Aufguß mit 1 Eßlöffel auf 1/4 l Wasser 4- bis 6mal zu Mundspülungen, 3- bis 4mal zu Wundauflagen und 1mal zur Nasenspülung bei Nasenbluten.
Gegen Nervosität und Depressionen empfiehlt es sich, Quendel mit anderen Kräutern als Teemischung (s. Stichworte im 1. Teil) zu verabreichen.

Ringelblume

Beschreibung: In der Volksmedizin schätzt man diese schöne Blume, die ihren volkstümlichen Namen *Totenblume* dem nach Verwesung riechenden Harz verdankt, das beim Pflücken austritt, seit alters. Sie wird 30 bis 50 cm hoch und trägt behaarte, schmale Blätter. Ab Juni bis in den September hinein erscheinen ihre großen, sonnengelben, rasch verblühenden Korbblüten.
Standorte: Sie wird meist gewerblich zu Heilzwecken angebaut.
Offizinelle Teile: Man verwendet Blüten und blühendes Kraut.
Sammelzeit: Gesammelt wird von Juni bis September.
Heilanzeigen: Die Droge wirkt vor allem entzündungshemmend und heilungsfördernd.
Innerlich wendet man sie bevorzugt bei Magengeschwüren, Zwölffingerdarmgeschwüren, äußerlich bei Wunden, Geschwüren, Prellungen, Quetschungen, Hämorrhoiden und Warzen an.
Weitere Anwendungsgebiete bei innerlichem Gebrauch sind Gallenblasenentzündungen, Leber-

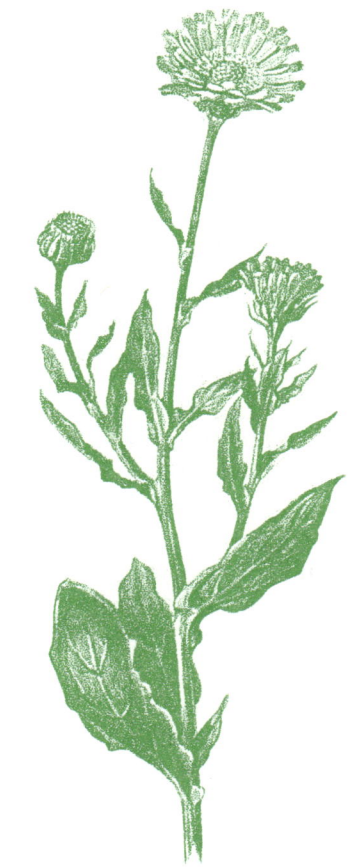

leiden, Nervosität, nervöses Schwitzen, Schlafstörungen, Kopfschmerzen, Kreislaufstörungen, Schwindel und Heuschnupfen.
Zubereitung und Anwendung: Der Aufguß zum inneren Gebrauch wird mit 1 Teelöffel pro Tasse zubereitet, Tagesdosis 2 Tassen, die schluckweise über den Tag verteilt eingenommen werden. Aufguß aus 1 Eßlöffel auf 1/4 l Wasser kann auch äußerlich zu Auflagen gebraucht werden.
Besser eignen sich dazu aber fertige Salben und Tinkturen aus dem Fachgeschäft, die man nach Anweisung verwendet.

Roßkastanie

Beschreibung: Der stattliche, bis 25 m hohe und 5 m dicke Baum ist bei uns weit verbreitet. Er trägt große, handförmige, gezähnte Blätter. Im Mai und Juni blüht er mit pyramidenähnlichen, rosa oder weißen Rispen, aus denen die bekannten stacheligen Früchte hervorgehen, die als Samen die Kastanien enthalten.
Standorte: Die Roßkastanie kommt an Straßen, Alleen, in Parks und Laubwäldern angebaut oder verwildert vor.
Offizinelle Teile: Medizinisch nutzt man Blüten, Fruchtschalen, Kastanien und die Rinde junger Äste.
Sammelzeit: Rinde sammelt man von März bis Mai, Blüten von Mai bis Juni, Fruchtschalen im September und Kastanien von September bis Oktober.
Heilanzeigen: Die Drogen zeichnen sich vor allem durch ihre zusammenziehende, entzündungshemmende und durchblutungsfördernde Wirkung aus.
Innerlich gebraucht man sie bei Kreislaufstörungen, Schwindel, Krampfadern, Fußschwellungen, chronisch kalten Füßen, Wadenkrampf, Darmkatarrh, Brechdurchfall, Durchfall, Hä-

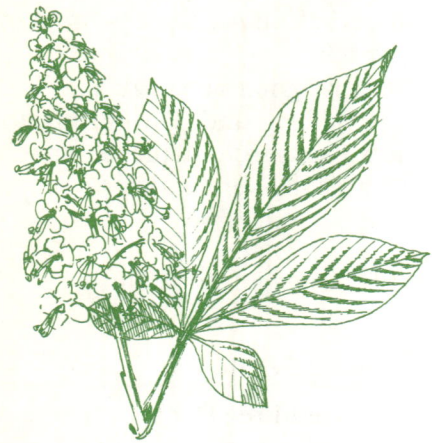

morrhoiden und Husten mit starker Verschleimung.
Äußerlich kommt Roßkastanie zu Auflagen und Waschungen bei Hämorrhoiden, Prellungen und Quetschungen und zu Mundspülungen bei Zahnschmerzen in Betracht.
Zubereitung und Anwendung: Grundsätzlich bevorzugt man fertige Zubereitungen mit stets gleichbleibendem Wirkstoffgehalt, innerlich vor allem Tinkturen, äußerlich Salben, Gels und Hämorrhoidenzäpfchen.
Wer den Tee bevorzugt, bereitet ihn mit 1 Teelöffel Drogen pro Tasse als Aufguß zu, Tagesdosis 2 Tassen über den Tag verteilt. Kastanien schmecken sehr bitter und sollten deshalb am besten nur äußerlich angewendet werden. Dazu kocht man das weiße Fruchtfleisch mit wenig Wasser zu einem Brei ein und trägt ihn täglich 2- bis 4mal auf, darüber kommt eine Kompresse mit Fixierbinde.
Die anderen Pflanzenteile verwendet man äußerlich als Aufguß mit 1 Eßlöffel auf 1/4 l Wasser gleichfalls 2- bis 4mal zu Auflagen oder bis zu 6mal zu Waschungen.
Zur Mundspülung gebraucht man den Aufguß wie bei innerer Anwendung nach Bedarf 4- bis 8mal täglich.
Ergänzt wird die äußerliche Behandlung durch 2 Bäder pro Woche, denen man die Abkochung aus 250 g Rinde und Kastanien (Teilbäder weniger) auf 2 l Wasser zusetzt.

Rosmarin

Beschreibung: Der Rosmarin stammt aus dem Mittelmeerraum, heute ist er aber auch bei uns heimisch. Er kann bis zu 1,5 m Höhe erreichen. Die immergrünen, nadelartigen Blätter sind unten weißlich, oben dunkelgrün. Ab April bis Juli blüht er mit hellblauen oder blaßvioletten, nach Kampfer duftenden Blüten.
Standorte: Bei uns wird Rosmarin meist angebaut, in südlichen Breiten kommt er auch wild vor.

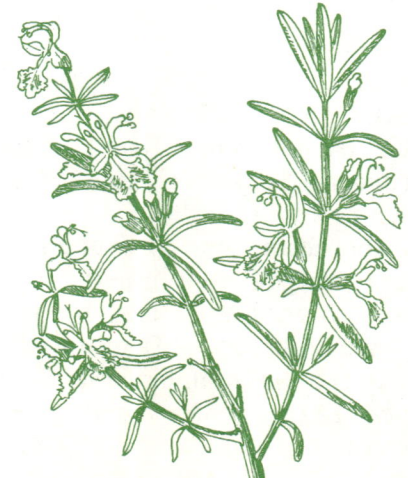

Offizinelle Teile: Medizinisch nutzt man Blätter und Blütentriebe.
Sammelzeit: Sie dauert von April bis Juli.
Anbau im Garten/Haus: In Kisten und Töpfen kann man Rosmarin auf der Fensterbank oder dem Balkon züchten. Zwar wird er dann nicht so hoch wie im Freien, trotzdem sollte man ihm bereits beim Einpflanzen genügend Raum lassen; am besten pflanzt man ihn in einen ausreichend großen Kübel. Wer einen Garten besitzt, kauft sich im April Stecklinge, die Mitte Mai aus den Anzuchttöpfen ins Freiland ausgepflanzt oder mitsamt dem Anpflanzkübel ins Freie gestellt werden.
Heilanzeigen: Als Gewürz verwendet man Rosmarin zur besseren Verdauung.
Medizinisch wird er innerlich zur Anregung des Appetits, bei allgemeinen Verdauungsstörungen, gegen Blähungen, Gallenblasenentzündungen, Koliken, Regelbeschwerden der Frau, bei Wetterfühligkeit, Beschwerden der Wechseljahre, Blasenkatarrhen, Kopfschmerzen, zur Anregung bei Nervosität mit Erschöpfungszuständen und Depressionen mit allgemeiner Verlangsamung, gegen Krampfadern, Herzschwäche und zur Normalisierung zu hoher oder zu niedriger Blutdruckwerte genutzt.
Äußerlich verabreicht man Öl, Tinktur oder Auflagen mit Rosmarin bei Gelenkabnutzung, -entzündung, -rheuma, Hexenschuß, Kreuzschmerzen, Weichteilrheuma, Verrenkungen, Verstauchungen und Wunden sowie

gegen Akne, Mitesser, Talgfluß, zur Hautpflege, bei Hautentzündungen und Hautgeschwüren. Fuß- und Unterschenkelbäder empfehlen sich bei Fußschwellungen und Wadenkrämpfen, Voll- oder Teilbäder bei Nervosität mit Schwächezuständen und Kreislaufstörungen.
Zubereitung und Anwendung: Rosmarin ist in vielen fertigen Arzneimitteln zum äußerlichen und innerlichen Gebrauch enthalten. Wegen der stets gleichbleibenden Wirkstoffmengen können sie empfohlen werden, das gilt insbesondere für Salben, Gels und ähnliche Zubereitungsformen, die meist noch ergänzend andere Kräuter enthalten. Man kann auch verschiedene Zubereitungsformen selbst herstellen, und zwar:
Öl (äußerlich) mit 100 g Rosmarin auf 0,5 l Pflanzenöl, täglich 3- bis 6mal zur Einreibung anzuwenden;
Tinktur aus 250 g Droge auf 1 l 70%igen Alkohol, Tagesdosis innerlich 3- bis 4mal 15–25 Tropfen (bei akuten Kreislaufstörungen auf einmal bis zu 40 Tropfen), äußerlich 3- bis 6mal zur Einreibung.
Wein aus 40 g Rosmarin auf 0,7 l trockenen Rot- oder Weißwein, Tagesdosis 3 Likörgläschen voll (bei Verdauungsbeschwerden 15 Minuten vor den Mahlzeiten, am besten Rosmarin in Rotwein, für Herz, Kreislauf und Blasenkatarrhe die gleiche Dosis in Weißwein zwischen den Mahlzeiten);
Aufguß mit 1 Teelöffel pro Tasse, Tagesdosis 2–3 Tassen vor oder nach den Mahlzeiten; Abkochung (nur äußerlich) mit 2 Eßlöffeln auf 1/4 l Wasser, täglich 4- bis 6mal anzuwenden;
Badezusatz mit 50 g Droge auf 1/2 l Wasser als Aufguß zubereiten, 2- bis 7mal wöchentlich anwenden.
Wegen der anregenden Wirkung darf Rosmarin innerlich oder als Badezusatz nie nach 17 Uhr angewendet werden, sonst kann es zu Schlafstörungen kommen.

Salbei

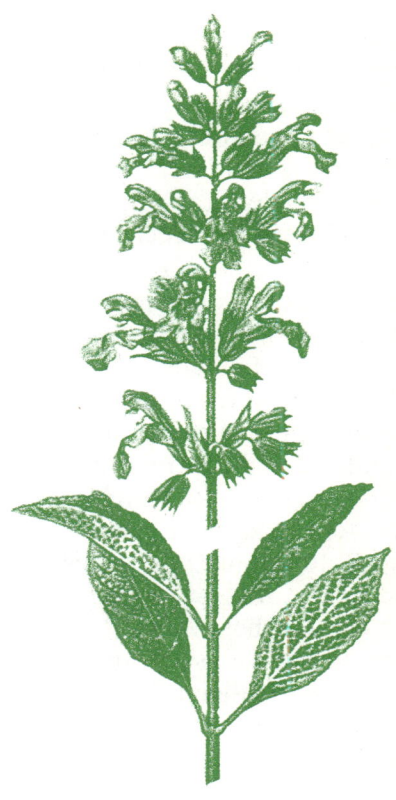

Beschreibung: Die volkstümlich als »schmale Sofie« bekannte Droge gehört zu den immergrünen Heil- und Gewürzpflanzen, die in verschiedenen Arten bei uns vorkommen. Zu Heilzwecken verwendet man bevorzugt den Echten Salbei. Am kräftigen, unten meist verholzten, 50 bis 100 cm hohen Stengel trägt er fleischige, runzlige Blätter. Ab Ende Mai bis September erscheinen die weißen, hellblauen oder blaß-violetten Blüten.
Standorte: Zu Heilzwecken und als Gewürz wird Salbei meist angebaut.
Offizinelle Teile: Man verwendet Blätter und Blütentriebe
Sammelzeit: Sie dauert von Mai bis September.
Anbau im Garten/Haus: Salbei eignet sich gut neben Möhren im Garten, da er die schädliche Möhrenfliege fernhält. Er wird Ende März ins Freilandbeet gesät oder gleich in Form junger Pflänzchen (vom Gärtner) um diese Zeit ausgepflanzt. Im Haus kann man ihn ab Ende Februar in Kästen oder Töpfe säen oder anpflanzen.
Heilanzeigen: Salbei wird gerne als Gewürz und als Bestandteil von Kräuteressig verwendet. Medizinisch schätzt man seine günstige Wirkung auf die Verdauungsorgane und gibt ihn innerlich bei Appetitmangel, Brechdurchfall, Durchfall, Darmkatarrh, Magenschleimhautentzündung, Gallenblasenentzündung, allgemeinen Verdauungsstörungen und – aber nur nach Zustimmung des Therapeuten – versuchsweise gegen Zuckerkrankheit.
Die entzündungshemmende, reizmildernde Wirkung empfiehlt ihn ferner bei Blasenkatarrhen, Bronchialasthma, Husten,

Erkältung, Grippe. Schließlich nutzt man die nervenstabilisierende Wirkung bei Nervosität (vor allem mit Schwächezuständen), nervösem Schwitzen, Kopfschmerzen, Koliken, Regelbeschwerden der Frau und Störungen während der Wechseljahre. Äußerlich empfiehlt sich Salbei bei allen entzündlichen Erscheinungen. Als Gurgelwasser wird der Tee bei Halsschmerzen, Heiserkeit und Rachenkatarrh verwendet, zur Mundspülung bei Mundschleimhautentzündung, Mundgeruch, Zahnfleischbluten, -entzündungen, -schwund und Zahnschmerzen. Waschungen und Auflagen mit dem Tee eignen sich bei Akne, Hautentzündungen, Mitessern und Talgfluß. Übermäßigen Fußschweiß behandelt man innerlich und zusätzlich äußerlich durch Fußbäder.

Zubereitung und Anwendung: Innerlich verwendet man bevorzugt den Aufguß mit 2 Teelöffeln pro Tasse in einer Tagesdosis von 2–4 Tassen.

Die Abkochung mit 1 Eßlöffel auf 1/4 l Wasser kann vor allem äußerlich zu Spülungen, Auflagen und Waschungen 4- bis 6mal täglich angewendet werden.

Zum Fußbad gegen Schweißfüße gebraucht man als Badezusatz die Abkochung mit 2–3 Eßlöffeln Droge auf 1/2 l Wasser. Erkältung, Grippe und Bronchialerkrankungen sprechen oft besser auf die Abkochung von 1 Eßlöffel Salbei auf 1/4 l Milch an. Der Salbeiwein aus 30 g Droge auf 0,7 l guten Rotenwein empfiehlt sich hauptsächlich bei Verdauungsbeschwerden; man gibt davon 3mal 1 Likörglas nach jeder Mahlzeit.

Tinktur wird mit 250 g Salbei auf 1 l 70%igen Alkohol hergestellt und mit 3- bis 4mal 30 Tropfen täglich vor allem bei Nervosität und übermäßigem Schwitzen verabreicht.

Salomonsiegel

Beschreibung: Die *wohlriechende Weißwurz*, wie man die Pflanze auch noch nennt, war schon im alten Orient bekannt. Nach der Legende soll der weise König Salomon ihr sein Siegel aufgedrückt und so Macht über Dämonen und die Fähigkeit, Felsen mit verborgenen Schätzen aufzusprengen, verliehen haben. Aus der dicken weißen Wurzel, die sich kriechend im Boden ausbreitet, sprießen die Stengel mit eiförmigen, zugespitzten Blättchen. In deren Achseln erscheinen im Mai und Juni kleine weißlichgrüne Blütenglöckchen.

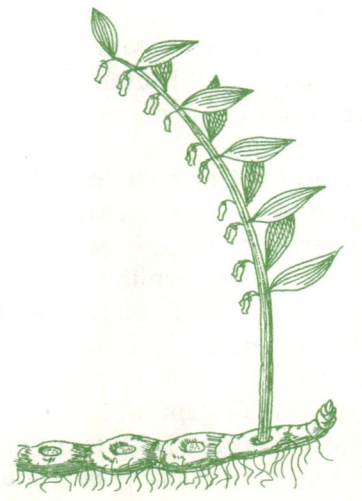

Standorte: Die Pflanze bevorzugt lichte, trockene Wälder, Hecken, Büsche und steinige Hänge.
Offizinelle Teile: Man gebraucht nur die Wurzeln äußerlich, vor allem die Beeren der Pflanze sind giftig.
Sammelzeit: Gesammelt wird von September bis November.
Heilanzeigen: Die Droge wird zur Selbsthilfe nur äußerlich angewendet, innerlich muß sie vom Therapeuten verordnet werden. Anwendungsgebiete sind Gelenkabnutzung, -entzündung, Gelenk- und Weichteilrheuma.
Zubereitung und Anwendung: Einfachste Form der Anwendung ist der Umschlag mit frischer, zerquetschter Wurzel, die täglich 3- bis 4mal erneuert wird. Statt dessen kann man auch aus 2 Eßlöffeln Wurzel auf 1/4 l Wasser die Abkochung zubereiten und diesen Tee 3- bis 4mal zu Auflagen verwenden.

Sauerampfer

Beschreibung: Das bekannte, weitverbreitete Kraut wird 30 bis 100 cm hoch und trägt pfeilförmige Blätter am Stengel, die nach oben zu immer kleiner werden. Zu Heilzwecken gebraucht man vor allem die saftigen Blätter der bodennahen Rosette, aus der sich die Stengel erheben. Im Mai und Juni blüht Sauerampfer mit rötlichen Rispen.
Standorte: Er kommt häufig auf feuchten, schattigen Wiesen vor.

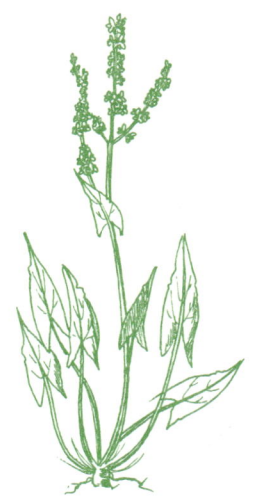

werden soll. Man kann aber auch den Saft aus frischen, feinzerschnittenen Wurzeln und Blättern auspressen, Tagesdosis 2 Eßlöffel in etwas Flüssigkeit. Der Aufguß wird mit 1 Teelöffel pro Tasse zubereitet, Tagesdosis 2 bis 3 Tassen.
Sauerampfer enthält Oxalsäure und muß deshalb von Nieren- und Gichtkranken gemieden werden; überdosiert führt er zu Reizungen der Magenschleimhaut und Brechdurchfall.

Offizinelle Teile: Bevorzugt verwendet man Blätter, seltener Wurzeln.
Sammelzeit: Blätter werden von Mai bis August, Wurzeln im September und Oktober gesammelt.
Heilanzeigen: Sauerampfer eignet sich gut als Gewürz und wird dazu wie Petersilie frisch auf Suppen und Gemüse gestreut. Zusammen mit frischen Löwenzahnblättern kann man damit auch einen wohlschmeckenden Salat zubereiten, der sich vor allem zur Frühjahrskur gut eignet.
Die harntreibende Wirkung nutzt man auch noch bei Blasenkatarrhen, der Gehalt an Vitalstoffen unterstützt die Therapie der Blutarmut. In Apotheken erhält man fertige Arzneimittel gegen Stirnhöhlenentzündungen (wie »Sinupret«), die neben anderen Wirkstoffen auch Sauerampfer enthalten.
Zubereitung und Anwendung: Die einfachste Form der Anwendung ist der Salat, der 4–6 Wochen lang vor allem bei Frühjahrsmüdigkeit eingenommen

Sauerklee

Beschreibung: Aus dem kriechenden Wurzelstock sprießen kurze Stengel, die behaarte, herzförmige Blätter tragen. Im April und Mai schmückt sich das Kraut mit kleinen weißen Blüten.
Standorte: Sauerklee wächst in schattigen, kühlen Wäldern, im Unterholz und an nach Norden gelegenen Abhängen.
Offizinelle Teile: Man gebraucht die Blätter.
Sammelzeit: Sie dauert von April bis September.
Heilanzeigen: Der Sauerklee enthält wie Sauerampfer viel Oxalsäure und ist deshalb bei Nierenleiden und Gicht zu meiden. Heute gebraucht man ihn nur noch selten, weil die gleiche Wirkung ohne Nebenwirkungen auch durch andere Kräuter erzielt werden kann. Allenfalls bei Blasenkatarrhen lohnt sich noch ein Versuch.
Zubereitung und Anwendung: Die Abkochung wird 2 Stunden mit 1 Teelöffel pro Tasse angesetzt, dann läßt man kurz aufkochen, Tagesdosis 2–3 Tassen. Überdosiert drohen Magenreizungen und Brechdurchfall.

Schafgarbe

Beschreibung: Die bekannte Heilpflanze steht seit langem in hohem Ansehen. Ihre kräftigen Stengel werden 25–70 cm hoch und tragen hellgrüne, gefiederte Blätter. Von Mai bis Oktober schmückt sie sich mit weißen oder blaßrosa Blüten, die als Trugdolden angeordnet sind.
Standorte: Schafgarben findet man bis ins Hochgebirge an Wiesen, Wegen, Dämmen und auf Feldern.
Offizinelle Teile: Man verwendet das blühende Kraut.
Sammelzeit: Gesammelt wird von Mai bis Oktober.
Heilanzeigen: Innerlich beeinflußt die Droge vor allem die Verdauungsorgane. Anwendungsgebiete sind Leberleiden, Gallen-

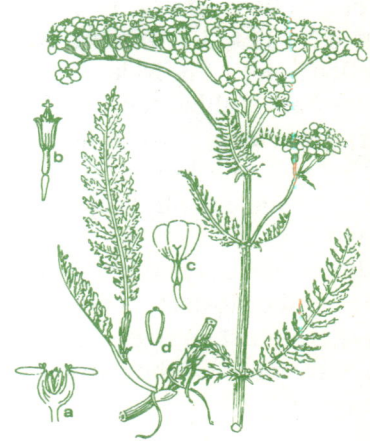

a) Blütenköpfchen im Durchschnitt
b) Scheibenblüte
c) Strahlblüte
d) Frucht

blasenentzündungen, Vorbeugung von Gallensteinen, Magensäuremangel, Magenschleimhautentzündung, Magenverstimmung, Sodbrennen, Appetitmangel und allgemeine Verdauungsstörungen.

Ferner eignet sie sich gut bei Hämorrhoiden, Gicht, Nervenentzündungen und -schmerzen, Koliken, Regelbeschwerden der Frau, Störungen während der Wechseljahre, bei Blutarmut, Krampfadern, Kreislaufstörungen, Nervosität mit Neigung zu Verkrampfungen und übermäßigem Fußschweiß.

Äußerlich verwendet man die Schafgarbe zu Waschungen und Auflagen bei Geschwüren, Hautentzündungen und Wunden.

Zubereitung und Anwendung: Den Aufguß bereitet man mit 2 Teelöffeln pro Tasse zu und nimmt täglich 2–3 Tassen ein. Äußerlich eignet sich die Abkochung mit 2 Eßlöffeln auf 1/4 l Wasser besser, die 4mal zu Auflagen und bis zu 8mal zu Waschungen gebraucht wird.

Wein stellt man mit 30 g Droge auf 0,7 l her und nimmt davon täglich 3mal 1 Likörglas vor oder nach den Mahlzeiten, zur Tinktur gibt man 200 g auf 1 l 70%igen Alkohol und verabreicht 3mal 20–30 Tropfen täglich.

Schafgarbe darf nicht dauernd oder überdosiert verabreicht werden, sonst kann es nur zu unangenehmen Nebenwirkungen kommen.

Schlehdorn

Beschreibung: Der winterharte Strauch, im Volksmund auch als *Schwarz-* und *Stechdorn* bekannt, wird 2–3 m hoch. Die Stengel tragen gezähnte, lanzettförmige Blätter. Von Ende März bis Anfang Mai blüht das Rosengewächs mit prächtigen, nach Mandeln duftenden Blüten, aus denen die bläulichen, angenehm säuerlichen Beeren hervorgehen.

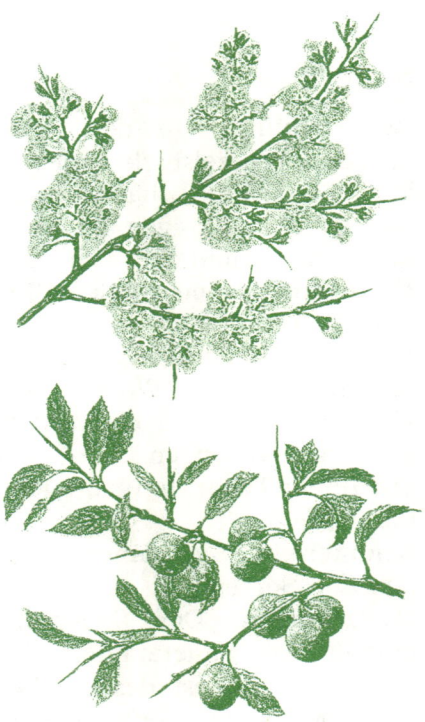

Standorte: Der Schlehdorn kommt in ganz Europa fast bis hinauf zum Nördlichen Polarkreis vor; er bevorzugt Weg- und Straßenränder, Brachland und verwilderte Felder.

Offizinelle Teile: Man verwendet Beeren, Blätter, Rinde und Blüten.

Sammelzeit: Blüten sammelt man von Ende März bis Anfang Mai, Rinde und Blätter von April bis Mai und von September bis Oktober, die Beeren nach dem ersten Nachtfrost im Oktober und November.

Heilanzeigen: Auf Grund ihrer harntreibenden Wirkung eignen sich vor allem die Blüten gut zur Entgiftung und Entschlackung bei Akne, Ausschlag, Hautentzündungen und Frühjahrsmüdigkeit. Wegen des hohen Vitalstoffgehalts können auch Beeren zur Frühjahrskur empfohlen werden. Ihre zusammenziehende Wirkung empfiehlt sie außerdem gemeinsam mit den Blüten bei Blasenkatarrhen. Rinde und Blätter verwendet man mit Erlaubnis des Therapeuten zur ergänzenden Behandlung der Zuckerkrankheit.

Zubereitung und Anwendung: Beeren werden als Abkochung mit 4 g pro Tasse zubereitet, Blüten als Aufguß mit 1 Teelöffel pro Tasse, Blätter mit 2 Teelöffeln pro Tasse als Abkochung und Rinde mit 1 Eßlöffel pro Tasse ebenfalls als Abkochung. Die Tagesdosis beträgt stets 3 Tassen. Statt dessen kann man aus den Beeren auch in haushaltsüblicher Weise Mus herstellen, das mit Honig gesüßt in einer Tagesdosis von 4–5 Eßlöffeln verabreicht wird.

Schlüsselblume

Beschreibung: Die volkstümlich auch als *Primel* bezeichnete Pflanze trägt an kahlen, bis 20 cm hohen Stengeln, die sich aus der bodennahen Rosette runzliger, unten behaarter Stengelblätter erheben, goldgelbe Blütendolden.
Standorte: Sie kommt auf Wiesen und in lichten Wäldern bis hinauf in die Alpen vor.
Offizinelle Teile: Zu Heilzwecken verwendet man Blätter, Blüten und Wurzeln der wildwachsenden Pflanze.
Sammelzeit: Man sammelt von März bis Mai; die Wurzeln stehen unter Naturschutz und dürfen nur vom Fachmann mit behördlicher Erlaubnis gesammelt werden.

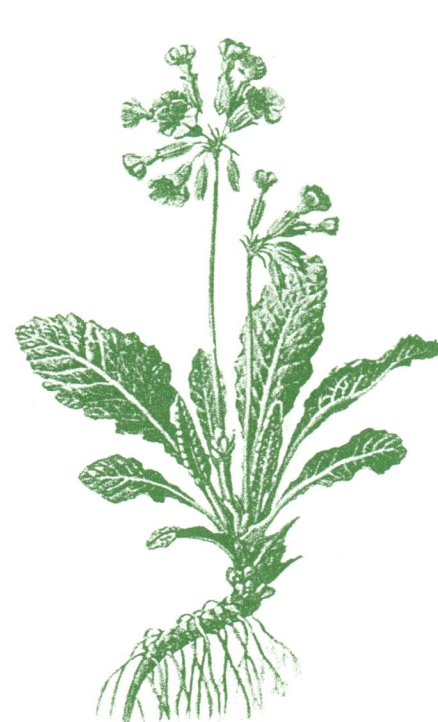

Heilanzeigen: Die Droge wirkt entgiftend, krampf- und schleimlösend; hauptsächlich gibt man sie bei Bronchialkatarrh, Bronchitis, Heiserkeit, Husten, Stirnhöhlenentzündung, Heuschnupfen, gegen Gelenkabnutzung, -entzündung, -rheuma, Gicht, wegen der krampflindernden Wirkung ergänzend auch bei Brechdurchfall und Erbrechen.
Zubereitung und Anwendung: Die Droge wird als Abkochung oder Aufguß mit 1 Eßlöffel pro Tasse zubereitet, Tagesdosis 3 bis 4 Tassen.
Tinktur bereitet man mit 200 g auf 1 l 70%igen Alkohol zu und nimmt 3mal 20 Tropfen in warmer Flüssigkeit ein.

Schwertlilie

Beschreibung: Wir kennen mehrere Arten der Heilpflanze, medizinisch nutzt man meist die Deutsche Schwertlilie (*Iris germanica*). Sie trägt lange, schwertähnliche Blätter, aus denen sich der kräftige Stengel erhebt. Im Mai und Juni erscheinen die großen, blauvioletten Blüten.
Standorte: Zu Heilzwecken gebraucht man die verwilderte Pflanze, die warme, sonnige Plätze bevorzugt.
Offizinelle Teile: Man verwendet mindestens 3jährige Wurzeln.
Sammelzeit: Sie dauert von Juni bis Oktober.
Heilanzeigen: Innerlich empfiehlt sich die Droge bei Blasenkatarrhen, Gallenblasenentzündung und Leberleiden, äußerlich

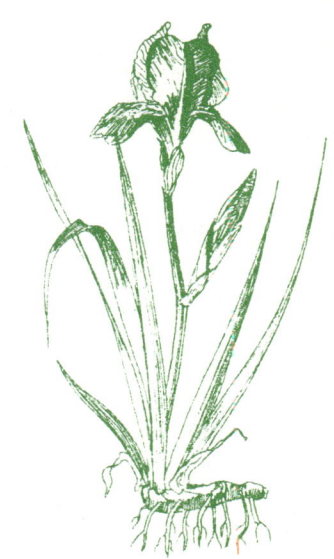

zur Mundspülung gegen Mundgeruch.
Zubereitung und Anwendung: Die Abkochung mit 1 Eßlöffel auf 1/4 l Wasser wird zur Mundspülung 3- bis 6mal täglich verwendet.
Innerlich nimmt man Aufguß aus 1 Teelöffel pro Tasse in einer Tagesdosis von 2 Tassen ein.
Die getrocknete Wurzel kann auch im Mörser pulverisiert werden, Tagesdosis 4mal 1 Teelöffel in Flüssigkeit.
Zur Tinktur setzt man 250 g Droge auf 1 l 40- bis 50%igen Branntwein an und nimmt 4mal täglich 10 Tropfen in warmer Flüssigkeit ein.

Seerose, Weiße

Beschreibung: Sie gilt als »Königin« unter den Schwimmpflanzen und wächst am besten im 1–2 m tiefen Wasser. Ihre großen, glattrandigen Blätter sind durch eine Wachsschicht

geschützt. Von Juli bis September erscheinen über der Wasseroberfläche die prächtigen weißen Blüten.
Standorte: Die Weiße Seerose wächst in langsam fließenden Bächen, Teichen, Seen und Sümpfen.
Offizinelle Teile: In der Medizin verwendet man junge Wurzeln.
Sammelzeit: Entfällt, die Pflanze ist bei uns geschützt.
Heilanzeigen: Seit der Antike kennt man die beruhigende Wirkung der Droge. Gut bewährt sie sich bei Nervosität, nervösem Schwitzen, Schlafstörungen, Depressionen mit Erregtheitszuständen und übermäßiger Neigung zu sexueller Erregung.
Zubereitung und Anwendung: Wurzeln erhält man im Fachgeschäft und bereitet sie als Abkochung mit 1 Teelöffel pro Tasse zu, Tagesdosis 4–5 Tassen, bei Schlafstörungen mittags und nachmittags je 1, abends vor dem Schlafengehen 2 Tassen.

Seifenkraut

Beschreibung: Das Nelkengewächs verdankt seinen Namen den darin enthaltenen, seifenähnlich aufschäumenden Saponinen. Früher verwendete man es anstelle von Seifen auch zum Wäschewaschen.
Die Stauden erreichen bis 1 m Höhe und tragen schmale, lanzettförmige Blätter. Von Juli bis September erscheinen die weißlichen oder rötlichen Blüten.
Standorte: Seifenkraut findet man an Hecken, Ufern, Wegen, auf Wiesen und in Gebüschen.
Offizinelle Teile: Blätter und Wurzeln werden verwendet.
Sammelzeit: Blätter sammelt man von Juni bis Juli, die Wurzeln im September und Oktober.
Heilanzeigen: Die schleimlösende, auswurffördernde Wirkung empfiehlt das Kraut besonders bei Heiserkeit, Husten, Bronchialkatarrh und Bronchitis. Zur Entgiftung und vermehrten Harnausscheidung gibt man die Droge bei Frühjahrsmüdigkeit, Gelenkentzündung, Gelenkrheuma und Blasenkatarrhen, bei Nierenleiden unterstützt die schweißtreibende Wirkung die übrige Therapie.
Zubereitung und Anwendung: Zur Abkochung setzt man 1 Teelöffel Droge pro Tasse über Nacht kalt an und kocht morgens 5 Minuten auf, der Aufguß wird mit 2 Teelöffeln pro Tasse zubereitet. Die Tagesdosis beträgt 2–3 Tassen.
Bei Überdosierung drohen Blutschäden, die Dosis muß genau eingehalten werden.

Silberdistel

Beschreibung: Der Volksmund kennt sie auch als *Eberwurz*, *Wilde Artischocke* und *Wetterdistel* – letzteres, weil sie nur bei gutem Wetter ihre Blüten öffnet. Der sehr kurze (5–10 cm) Stengel erhebt sich aus bodennahen, gezähnten, stachelbewehrten Blättern und trägt von Juli bis September weiße, gelbliche oder bläuliche, bis 15 cm hohe Blüten.
Standorte: Sie kommt auf sonnigen Wiesen bis ins Mittelgebirge vor.

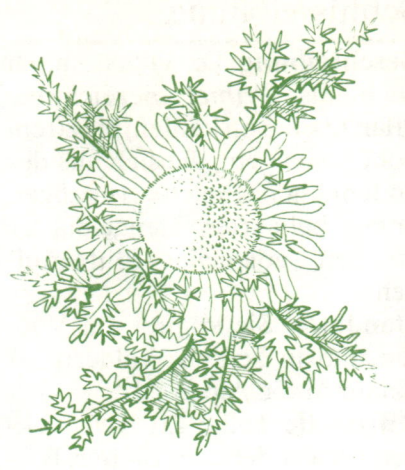

Offizinelle Teile: Man verwendet die Wurzeln, die vielerorts unter Naturschutz stehen (vor dem Sammeln bei den örtlichen Behörden nachfragen).
Sammelzeit: Gesammelt wird von März bis April und im Oktober.
Heilanzeigen: Die Blütenböden werden mancherorts wie Artischocken als Gemüse verzehrt, medizinisch sind sie wertlos.
Anwendungsgebiete der Wurzeln sind Leberleiden, Appetitmangel, allgemeine Verdauungsstörungen und Blasenkatarrhe.
Zubereitung und Anwendung: Am besten gebraucht man fertige Zubereitungen nach Anweisung. Tee wird als Abkochung mit 2 Teelöffeln pro Tasse zubereitet und soll bis zum Erkalten ziehen, Tagesdosis 3–4 Tassen.
Zum Wein setzt man 40 g Droge auf 0,7 l an und nimmt 3mal 1 Likörglas vor den Mahlzeiten.

Spitzwegerich

Beschreibung: Die Heilpflanze, auch als *Wegtritt* bekannt, besteht aus einer bodennahen Rosette lanzettförmiger Blätter, aus der sich die kahlen Stengel bis 50 cm hoch erheben. Sie tragen von Mai bis September gelblichweiße Blütenähren. Außerdem gibt es den Breitwegerich mit breiteren Blättern, der aber nicht so gut wirkt.
Standorte: Wegerich findet man überall an Wegen und auf Wiesen.
Offizinelle Teile: Man verwendet die Blätter.
Sammelzeit: Sie dauert von April bis September.

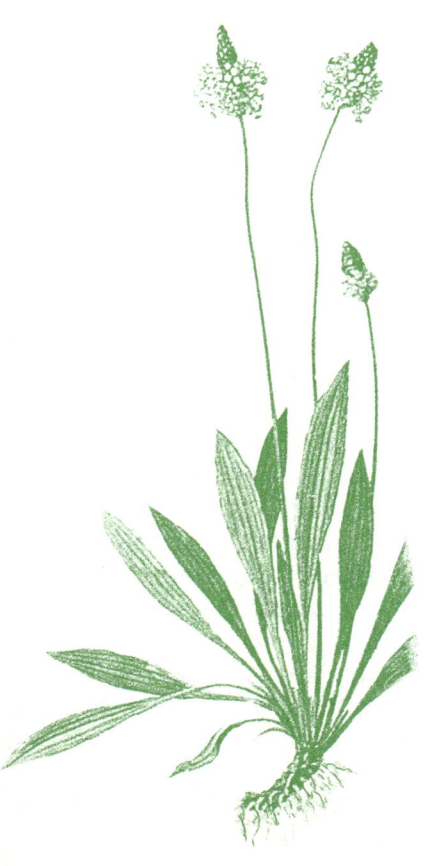

Heilanzeigen: In erster Linie wird die Droge bei Erkrankungen der Atemorgane verabreicht, und zwar gegen Husten, Halsschmerz, Rachenkatarrh, Heiserkeit, Bronchialasthma, Bronchialkatarrh und Bronchitis, ergänzend auch bei Lungenblähung. Die zusammenziehende, entzündungshemmende Wirkung nutzt man auch bei Darmkatarrh, Brechdurchfall und Durchfall.
Auflagen und Waschungen empfehlen sich bei Geschwüren, Hautentzündungen und Wunden, Mundspülungen bei Zahnfleischentzündungen, Augenbäder und -auflagen bei überanstrengten Augen und Bindehautkatarrh.
Zubereitung und Anwendung: Innerlich nimmt man den Aufguß mit 1 Teelöffel pro Tasse ein, Tagesdosis 3–4 Tassen, oder den aus frisch zerquetschten Blättern zubereiteten Saft in einer Tagesdosis von 4 Eßlöffeln in Flüssigkeit.
Zum Sirup fügt man dem Saft die gleiche Menge Zucker zu, läßt dick einkochen und gibt davon 3 Eßlöffel täglich.
Zu Mundspülungen, Auflagen, Waschungen und Augenbädern gebraucht man den Aufguß aus 2 Eßlöffeln auf 1/4 l Wasser und verwendet 4- bis 6mal täglich, am Auge gut abgeseiht kalt 1- bis 2mal.
Zu Auflagen kann man auch frisch zerquetschte Blätter anlegen und mit einer Binde fixieren; sie werden 2- bis 3mal täglich erneuert.

Steinklee, Weißer

Beschreibung: Der Schmetterlingsblütler wird über 1 m hoch und trägt dreizählige, gefiederte, gesägte, länglich-schmale Blätter. Ab Mai bis Oktober blüht er mit weißen, zur lockeren Blütentraube angeordneten Blütchen.

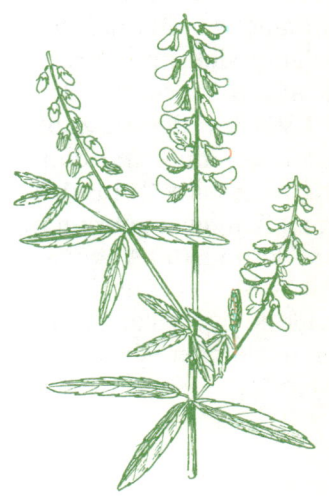

Gelbe Blüten kennzeichnen den *Gelben Steinklee*, der wegen des honigähnlichen Dufts seiner Blätter und Blüten auch als *Honigklee* bezeichnet wird.
Standorte: Steinklee kommt meist an sonnigen, trockenen Plätzen, manchmal auch auf feuchten, verwilderten Feldern vor.
Offizinelle Teile: Man verwendet das blühende Kraut.
Sammelzeit: Sie dauert von Mai bis Oktober.
Heilanzeigen: Die Heilpflanze wirkt krampflösend, beruhigend, harntreibend und harnwegsdesinfizierend.
Innerlich wird sie bei Blasenka-

tarrh, Blähungen, Darmkrämpfen, Koliken und Nervosität mit Krampfneigung verabreicht, äußerlich zu Auflagen auf die Lider bei Augenüberanstrengung und Bindehautkatarrh.
Zubereitung und Anwendung: Aufguß bereitet man mit 2 Teelöffeln pro Tasse zu und nimmt täglich zwischen den Mahlzeiten bis zu 3 Tassen ein.
Zum äußeren Gebrauch am Auge eignet sich der stärkere Aufguß aus 3 Eßlöffeln Droge auf 1/4 l Wasser, der bis zum Erkalten ziehen muß und dann sorgfältig abgeseiht 2- bis 3mal täglich zu Auflagen gebraucht wird. Man kann zu Augenauflagen auch Mischtee aus 2 Eßlöffeln Steinklee mit 1 Teelöffel Augentrost in gleicher Weise zubereitet anwenden.

Stiefmütterchen

Beschreibung: Zu Heilzwecken verwendet man nur die wildwachsende, volkstümlich als *Ackerveilchen* bekannte Pflanze. Sie erreicht bis 25 cm Höhe und trägt unterschiedlich geformte Blätter; teils sind sie herzförmig, teils rundlich oder länglich, manchmal glattrandig, dann wieder gefiedert oder gekerbt. Von Mai bis Oktober erscheinen weiße, gelbe, blaue oder violette Blüten; meist kommen 2 oder 3 dieser Farben an einer Blüte vor.
Standorte: Wild wächst die Droge auf Äckern, Wiesen, an Wegen und Waldrändern.
Offizinelle Teile: Man sammelt blühendes Kraut.
Sammelzeit: Sie dauert von Mai bis Oktober.
Heilanzeigen: Die Droge wirkt harn- und schweißtreibend, entgiftend, hustenlindernd und schleimlösend, außerdem auch entzündungshemmend.

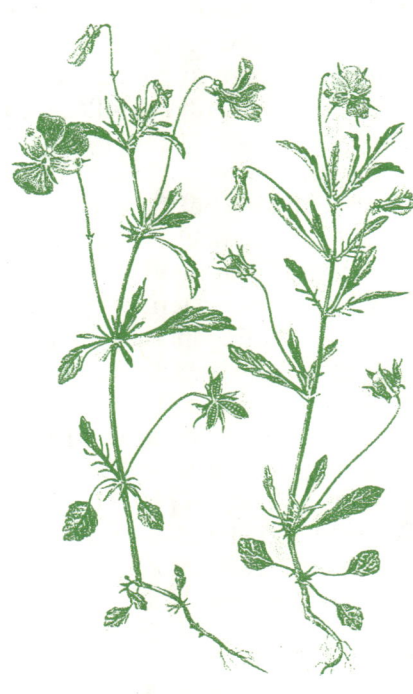

Angewendet wird sie vor allem zur Blutreinigung bei Abszeß, Akne, Ekzem, Furunkel, Ausschlag und Hautentzündung, gegen Frühjahrsmüdigkeit, bei Erkältung, Grippe, Halsschmerz, Heiserkeit, Husten, Bronchialkatarrh, Bronchitis, Magen-, Zwölffingerdarmgeschwür, Blasenkatarrh, zur Entlastung der Nieren bei Nierenleiden und gegen Gelenkentzündung und Gelenkrheuma.
Äußerlich gebraucht man sie zu Auflagen bei Geschwüren und Hautentzündungen.

Zubereitung und Anwendung: Am besten verwendet man die Droge als Bestandteil verschiedener Teemischungen. Einzeltee wird mit 1 Eßlöffel pro Tasse als Abkochung oder Aufguß zubereitet, Tagesdosis innerlich 2 Tassen, äußerlich 3mal zu Auflagen. Auch frisch zerquetschtes Kraut kann zu Auflagen 3mal täglich mit einer Kompresse und Binde fixiert angewendet werden.

Storchschnabel

Beschreibung: Das auch als Zierpflanze bekannte Gewächs wird 20–50 cm hoch und trägt schmale, gefiederte Blätter. Von Mai bis Oktober tragen die Stengel je 1–2 hellviolette bis rote Blüten. Daraus gehen die Früchte mit einer Art »Schnabel« zum Ausschleudern der Samen hervor.
Standorte: Die Wildpflanze kommt auf Wiesen, Weiden, Abhängen, in Hecken und Büschen vor.
Offizinelle Teile: Man verwendet die ganze Pflanze.
Sammelzeit: Sie dauert von Mai bis August (jeweils kurz vor der vollen Blüte).
Heilanzeigen: Wie alle Geraniumarten zeichnet sich auch der Storchschnabel durch zusammenziehende, entzündungshemmende Wirkung bei Brechdurchfall, Durchfall, Darmkatarrh und Hämorrhoiden aus; äußerlich nutzt man ihn zu Auflagen bei Geschwüren und Wunden.

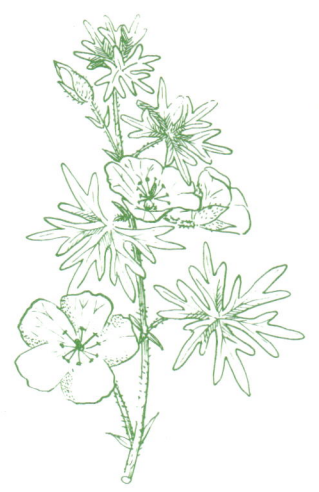

Im Sommer blüht sie weiß.
Standorte: Die Pflanze bevorzugt feuchte Ufer, Weiden und torffreie Moore.
Offizinelle Teile: Man verwendet die ganze Pflanze.
Sammelzeit: Sie dauert von Juni bis September.
Heilanzeigen: Die Droge hat heute nur noch bei Regelbeschwerden der Frau mit zu starken Blutungen ihre Berechtigung.
Zubereitung und Anwendung: Tee wird mit 1 Teelöffel pro Tasse als Aufguß zubereitet, Tagesdosis 3–4 Tassen.

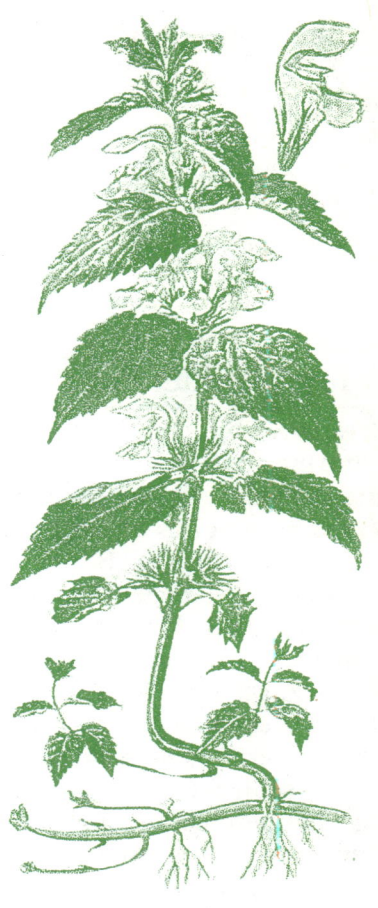

Zubereitung und Anwendung: Innerlich verwendet man Aufguß aus 1 Teelöffel pro Tasse, Tagesdosis 3 Tassen zwischen den Mahlzeiten.
Äußerlich gebraucht man frisch zerquetschte Blätter, die mit einer Kompresse oder Binde fixiert werden, oder die Abkochung mit 1 Eßlöffel auf 1/4 l Wasser, in die man die Auflagen taucht; die Anwendung erfolgt 3- bis 5mal täglich.

Taubnessel

Beschreibung: Sie ähnelt zwar den Brennesseln, trägt aber keine Brennhaare auf den Blättern. Die Pflanze erreicht 30–60 cm Höhe und trägt herzförmige, hellgrüne, gesägte und fein behaarte Blätter. Aus den Blattachseln sprießen von Mai bis Oktober weiße, zu Scheinquirlen angeordnete Blüten.
Standorte: Taubnesseln wachsen vor allem auf Wiesen, Schutthalden, an Hecken, Wegen und Zäunen.
Offizinelle Teile: Man verwendet Blüten und blühendes Kraut.
Sammelzeit: Sie dauert von Mai bis August.
Heilanzeigen: Die Droge wirkt entzündungshemmend und beeinflußt die Blutgefäße günstig.
Anwendungsgebiete sind Brechdurchfall, Durchfall, Darmkatarrh, Magen-, Zwölffingerdarmgeschwür, Regelbeschwerden der Frau, Störungen während der Wechseljahre, Durchblutungsstörungen, Hämorrhoiden, Krampfadern und Kreislaufstörungen.
Äußerlich verwendet man Taubnesseln zu Auflagen bei Geschwüren.
Zubereitung und Anwendung: Aufguß stellt man mit 1 Teelöffel pro Tasse – zum äußerlichen Gebrauch mit 2 Teelöffeln auf 1/4 l Wasser – her und nimmt inner-

Studentenröschen

Beschreibung: Die hübsche kleine Pflanze, auch als *Sumpfherzblatt* bekannt, ist an den herzförmigen Blättern der bodennahen Rosette leicht erkennbar. An den Stengeln sitzen ungestielte, gleichfalls herzförmige Blätter.

lich 2–3 Tassen täglich zwischen den Mahlzeiten ein oder verwendet 3- bis 4mal täglich zu Auflagen.
Die Tinktur wird mit 200 g auf 1 l 60%igen Alkohol zubereitet, Tagesdosis 3mal 15 Tropfen in Flüssigkeit.

Tausendgüldenkraut

Beschreibung: Im Volksmund kennt man die Droge als *Erdgalle* und *Magenkraut*. Das Enziangewächs besteht aus einer Rosette eiförmiger Blätter am Boden, aus der sich die Stengel 20–40 cm hoch erheben. Die Blätter am Stengel sind kleiner, schmal und vorne zugespitzt. Von Juni bis Oktober erscheinen hellrote, zu Trugdolden angeordnete Blüten, die bei schlechtem Wetter auch tagsüber geschlossen bleiben.
Standorte: Das Kraut wächst auf feuchten, lehmigen Böden, vor allem Feldern, Wiesen und Waldrändern, bis ins Mittelgebirge.
Offizinelle Teile: Man verwendet blühendes Kraut.
Sammelzeit: Sie geht von Juni bis Oktober.
Heilanzeigen: Tausendgüldenkraut wirkt verdauungsfördernd und regt Leber und Galle an. Im Vordergrund stehen Appetitlosigkeit, Blähungen, Brechdurchfall, Durchfall, Erbrechen, Magensäuremangel, Magenschleimhautentzündung, Gallenblasenentzündung und Gallensteine, Vorbeugung von Gallensteinkoliken, Leberleiden, allgemeine Verdauungsstörungen und Stuhlverstopfung.

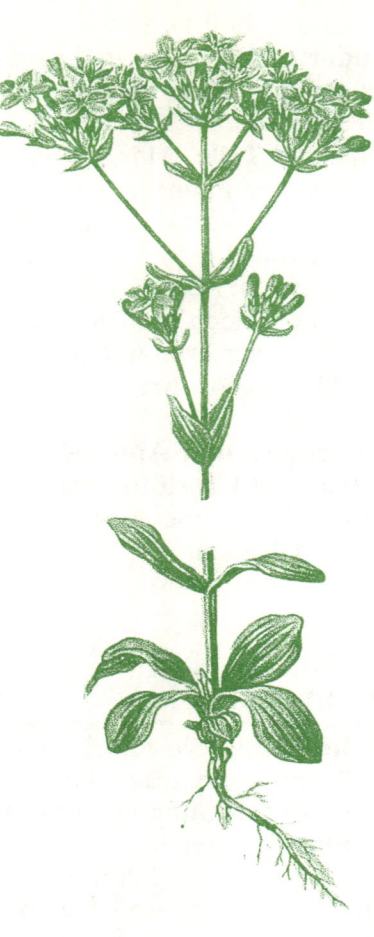

Mit Erlaubnis des Therapeuten gibt man das Kraut ergänzend bei Zuckerkrankheit und gegen Blutarmut durch Magenleiden. Äußerlich empfiehlt sich die Droge zu Auflagen bei Wunden.
Zubereitung und Anwendung: Tee wird als Aufguß mit 1 Teelöffel pro Tasse zubereitet oder zum Kaltauszug mit der gleichen Dosis 8 Stunden angesetzt, Tagesdosis 2–3 Tassen vor den Mahlzeiten.

Gut bewährt sich auch Wein aus 100 g Droge auf 0,7 l Rotwein, von dem man 1 Likörglas vor den Mahlzeiten einnimmt, und die Tinktur aus 200 g Droge auf 1 l 70%igen Alkohol, die mit 20–25 Tropfen vor jeder Mahlzeit verabreicht wird.

Teufelszwirn

Beschreibung: Die *Europäische Seide,* wie der Volksmund die Schmarotzerpflanze nennt, windet sich mit ihren fadenartigen, gelblichen Sprossen um andere Pflanzen und schädigt sie. Das Kraut wird 40–50 cm hoch, trägt kleine schmale Blätter und blüht rot.
Standorte: Teufelszwirn kommt vor allem auf Klee und Brennesseln vor.
Offizinelle Teile: Man verwendet die ganze Pflanze.
Sammelzeit: Gesammelt wird von Juni bis September.
Heilanzeigen: Die Droge eignet sich wegen der entgiftenden, blutreinigenden Wirkung bei Frühjahrsmüdigkeit, Akne, Ausschlag und Hautentzündungen.
Zubereitung und Anwendung: Tee wird als Aufguß mit 1 Teelöffel pro Tasse zubereitet, Tagesdosis 3 Tassen.
Wein stellt man aus 30 g pro 0,7 l her und trinkt 3mal 1 Likörglas vor den Mahlzeiten.
Zur Tinktur setzt man 250 g auf 1 l 60%igen Alkohol an, Tagesdosis 2- bis 3mal 1/2 Teelöffel in Flüssigkeit vor den Mahlzeiten.

Thymian

Beschreibung: Die kleinen Halbsträucher tragen an 10 bis 15 cm hohen Stengeln glattrandige, eiförmige, paarweise angeordnete Blätter. Von Mai bis September blüht Thymian mit rosaroten, aromatisch duftenden Blüten.
Standorte: Meist wird er angebaut, verwildert kommt er auf Wiesen, Feldern, sonnigen Hängen und Wiesen vor.
Offizinelle Teile: Zu Heilzwecken und als Gewürz gebraucht man blühendes Kraut.
Sammelzeit: Man sammelt von Juni bis September.
Anbau im Garten/Haus: Thymian kann ab März im Haus in Kisten und Töpfen aus Samen gezogen werden. Wer einen Garten besitzt, setzt die Pflänzchen Mitte Mai aus, sie gedeihen aber auch auf der Fensterbank oder dem Balkon.
Heilanzeigen: Als Gewürz verwendet man Thymian häufig, unter anderem für Kräuteressig. Medizinisch nutzt man die verdauungsfördernde, krampflösende, entzündungshemmende und auswurffördernde Droge vor allem bei allgemeinen Verdauungsstörungen, Appetitmangel, Blähungen, Darmkrämpfen, Magen-, Zwölffingerdarmgeschwür, Magenverstimmung, Gallenblasenentzündung, Bronchialasthma, Bronchialkatarrh und Bronchitis mit Husten innerlich, äußerlich vor allem zum Gurgeln und/oder Inhalieren bei Halsschmerz, Heiserkeit, Husten, Schnupfen, Stirnhöhlenentzündung, Mundgeruch,

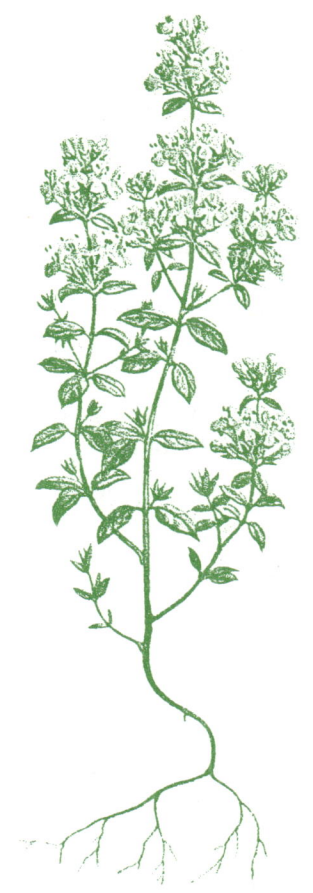

Mundschleimhautentzündung. Weitere Anwendungsgebiete sind innerlich Nervosität mit Schwächezuständen, Depressionen mit allgemeiner Verlangsamung, Erkältung und Grippe.
Auflagen und Waschungen mit Thymian sind bei Akne, Ausschlag, Hautentzündungen, Geschwüren, Wunden und Insektenstichen angezeigt.
Zubereitung und Anwendung: Aufguß wird innerlich mit 1 Teelöffel pro Tasse, Abkochung mit 5 g pro Tasse angewendet, Tagesdosis 3–4 Tassen am besten nüchtern zwischen den Mahlzeiten, bei Verdauungsbeschwerden vor dem Essen.
Tinktur stellt man aus 250 g Droge auf 1 l 60%igen Alkohol, Wein mit 20 g auf 0,7 l her und nimmt täglich 3mal 30 Tropfen Tinktur vor den Mahlzeiten in Flüssigkeit oder 3mal 1 Likörgläschen Wein vor den Mahlzeiten ein.
Äußerlich gebraucht man Abkochung aus 1 Eßlöffel auf 1/4 l Wasser 4- bis 6mal zu Waschungen, 3- bis 4mal zu Auflagen, bis 8mal zum Gurgeln oder auf 1 l kochendes Wasser im Dampftopf 2- bis 3mal (am besten zusammen mit Kamille) zum Inhalieren.
Teil- und Vollbäder mit Thymian (Abkochung aus 100 g auf 1 l Wasser je Vollbad, Teilbäder entsprechend weniger) ergänzen vor allem bei Atemwegsleiden, Nervosität und Depressionen 2- bis 4mal wöchentlich morgens die innere Therapie.

Tormentill

Beschreibung: Die *Blut-* oder *Ruhrwurz* wird 15–30 cm hoch und trägt 3- bis 5fingrige, kleine, gesägte Blätter und 2 große, gezackte Nebenblätter. Die kleinen gelben Blüten erscheinen von Mai bis August.
Standorte: Tormentill gedeiht auf feuchten Wiesen, Mooren und im Wald.
Offizinelle Teile: Man verwendet den fingerdicken, walzenförmigen, schwarzbraunen Wurzel-

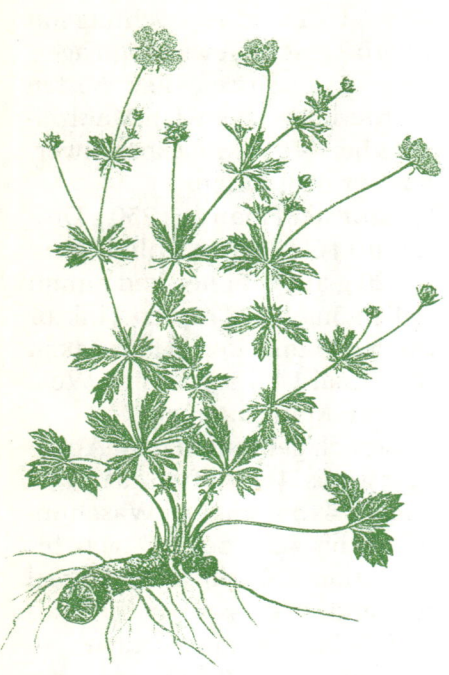

stock, dessen rotes Mark sternförmig angeordnet ist.
Sammelzeit: Gesammelt wird von Mai bis August.
Heilanzeigen: Wegen der zusammenziehenden, blutstillenden und entzündungshemmenden Wirkung bewährt sich Tormentill vor allem bei Darmkatarrh, Brechdurchfall, Durchfall und Magenschleimhautentzündung. Auch Blutarmut als Folge von Magenleiden wird gebessert. Äußerlich empfiehlt sich die Wurzel zu Auflagen, Waschungen, Spülungen und zum Gurgeln bei Halsschmerzen, Heiserkeit, Rachenkatarrh, Mundschleimhautentzündung, Ausschlag, Ekzem, Hautentzündung, Geschwür, Bluterguß, Nasenbluten, Prellung, Quetschung, Wunden, Zahnfleischbluten und -entzündungen. Das Fußbad eignet sich bei Schweißfüßen.

Zubereitung und Anwendung: Innerlich und äußerlich gebraucht man die Abkochung mit 2 Eßlöffeln auf 1/4 l Wasser. Davon nimmt man täglich 2–3 Tassen ein, äußerlich verwendet man den Tee 6- bis 8mal zum Gurgeln oder zu Waschungen, 4mal zu Auflagen und 5- bis 6mal zu Spülungen.
Das Fußbad wird mit der Abkochung aus 4 Eßlöffeln auf 1/2 l Wasser zubereitet und dem Badewasser zugefügt, Anwendung 2- bis 3mal täglich.

Veilchen

Beschreibung: Aus der bodennahen Rosette herzförmiger, gekerbter Blätter erheben sich die bis 25 cm hohen Stengel. Sie tragen gespornte, violette oder dunkelblaue, seltener weiße Blüten.
Standorte: Die Wildpflanze kommt an Waldrändern, Hecken, auf Wiesen und Geröllhalden vor.
Offizinelle Teile: Man verwendet Blätter, Blüten, Kraut und Wurzeln.
Sammelzeit: Nur die Wildpflanze eignet sich zu Heilzwecken; Blätter, Blüten und Kraut sammelt man von Juli bis Oktober, die Wurzeln von März bis April und im Oktober.
Heilanzeigen: Die schleimlösende, hustenlindernde, entgiftende Droge wird nur innerlich angewendet, und zwar bei Gelenkabnutzung, -entzündung, -rheuma, Gicht, Abszeß, Akne, Ausschlag, Ekzem, Hautentzündung, Furunkel, anderen Hautleiden, Blasenkatarrh, Nierenleiden, Rachenkatarrh, Heuschnupfen und Bronchialasthma.

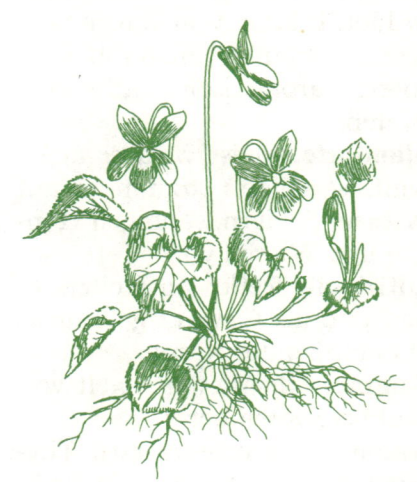

Zubereitung und Anwendung: Tee wird als Abkochung mit 1 Teelöffel pro Tasse zubereitet, Tagesdosis 2–3 Tassen, am besten mit Honig gesüßt über den Tag verteilt eingenommen.
Gut bewährt sich Veilchen auch als Bestandteil von Teemischungen, wie sie im 1. Teil bei den verschiedenen Krankheiten genannt werden.
Überdosierung führt zu starkem Erbrechen, die angegebene Dosierung darf deshalb nie überschritten werden.

Venushaar

Beschreibung: Das Farnkraut trägt an dünnen, bräunlichen Stengeln rundliche, gefiederte Blättchen. Es kriecht über den Waldboden oder über Felsen und vermehrt sich durch Sporen.

Wegwarte 185

Standorte: Venushaar findet man in Wäldern, bei uns kommt es meist nur als Zierpflanze vor.
Offizinelle Teile: Verwendet wird das Kraut.
Sammelzeit: Man sammelt von Juni bis Oktober.
Heilanzeigen: In der Medizin hat das Kraut an Bedeutung verloren, obwohl es sich bei Erkrankungen der Atemwege und Regelbeschwerden der Frau gut bewährt.
Anwendungsgebiete sind vor allem Halsschmerzen, Heiserkeit, Husten, Bronchialkatarrh, Bronchitis und Menstruationsstörungen.
Ergänzend neben anderen Kräutern kann man Venushaar auch bei Brechdurchfall, Durchfall und Darmkatarrh anwenden.
Zubereitung und Anwendung: Tee wird als Aufguß mit 1 Teelöffel pro Tasse zubereitet, Tagesdosis 3 Tassen.
Gut bewährt sich auch Tinktur aus 200 g Droge auf 1 l Branntwein (40–45 %), von der man täglich 3mal 1 Teelöffel voll in Flüssigkeit einnimmt.

Wasserdost

Beschreibung: Die Pflanze, auch als *Wasserhanf, Kunigunden-* oder *Leberkraut* bekannt, trägt an borstigen, 80–120 cm hohen Stengeln lanzettförmige, 3- bis 5teilige, gesägte Blätter. Sie blüht von Juni bis September mit purpurroten oder hellrötlichen, zu Dolden angeordneten Blüten.
Standorte: Wasserdost kommt vor allem auf feuchten Böden, an Gräben, Ufern, Böschungen und in Auwäldern vor.

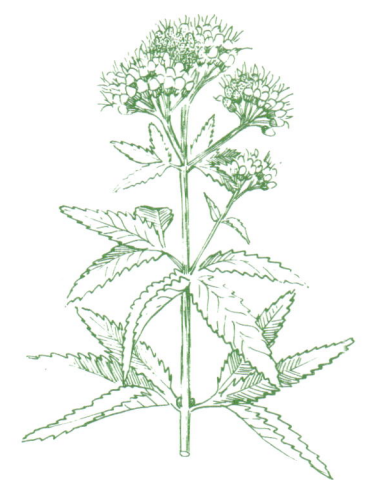

Offizinelle Teile: Man verwendet Blätter und Wurzeln.
Sammelzeit: Blätter werden von Juni bis September, Wurzeln ab September bis November gesammelt.
Heilanzeigen: Der Wasserdost wirkt mild abführend, harntreibend und entgiftend bei Frühjahrsmüdigkeit, Akne, Ausschlag, Hautentzündungen und anderen Hautleiden.
Zubereitung und Anwendung: Tee wird als Aufguß oder Abkochung mit 1 Teelöffel pro Tasse zubereitet oder zum Kaltauszug mit der gleichen Dosis Drogen 8–10 Stunden angesetzt, Tagesdosis 2–3 Tassen.

Wegwarte

Beschreibung: Nach der Legende ist die Wegwarte eine verzauberte Prinzessin, die am Wegrand wartet, bis ihr Liebster vom Kreuzzug aus dem Heiligen Land zurückkehrt. Gut bekannt sind die Wurzeln als Ersatz für Bohnenkaffee in Notzeiten oder für Menschen, die Koffein nicht vertragen (Zichorienkaffee).
Der rauhhaarige, bis 50 cm hohe Korbblütler trägt wenige lanzettförmige, ähnlich wie beim Löwenzahn tief eingeschnittene Blätter. Im Juni und August blüht Wegwarte mit schönen blauen Blüten, die sich mit dem Aufgang der Sonne öffnen und abends schon verblüht sind.
Standorte: Man findet die Wegwarte an Wegen, Plätzen, auf Wiesen, Feldern und Brachland.
Offizinelle Teile: Verwendet werden Blätter und Wurzeln.
Sammelzeit: Blätter sammelt man von Juni bis September, die Wurzeln von März bis Mai und im Oktober.
Heilanzeigen: Im Vordergrund steht die leber-, gallen- und allgemein verdauungsanregende Wir-

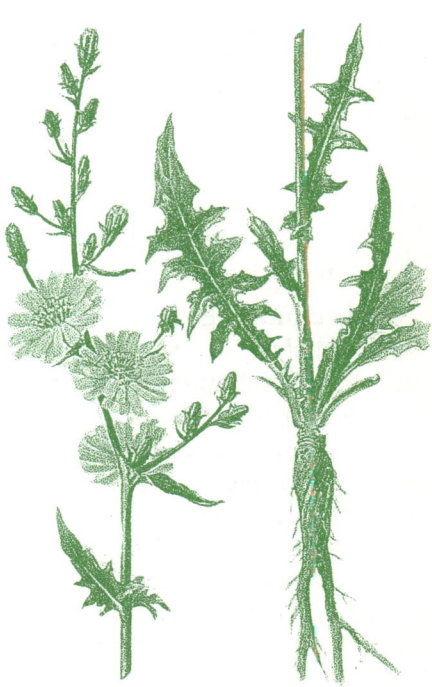

kung. Bevorzugt gibt man Wegwarte bei allgemeinen Verdauungsstörungen, Leberleiden, Gallenblasenentzündungen, zur Vorbeugung von Gallensteinen und bei Appetitlosigkeit.
Die harntreibende, entgiftende Wirkung nutzt man bei Frühjahrsmüdigkeit, Blasenkatarrhen, Akne, Ausschlag und Hautentzündung.
Äußerlich eignet sich Wegwarte zu Auflagen bei überanstrengten Augen und Bindehautentzündung.
Zubereitung und Anwendung: Aus den Wurzeln und Blättern kann man in haushaltsüblicher Weise portionsweise frisch Saft auspressen, von dem man täglich 3 Eßlöffel in Flüssigkeit einnimmt.
Abkochung wird mit 1 Teelöffel pro Tasse zubereitet, Tagesdosis 2–3 Tassen vor den Mahlzeiten. Zu Augenauflagen stellt man die Abkochung mit 1 Eßlöffel auf 1/4 l Wasser her und verwendet sorgfältig abgeseiht kalt 2- bis 3mal täglich.

Weißdorn

Beschreibung: Er ist ein wahrer »Herzensfreund« vor allem für ältere Menschen. Das Rosengewächs wird bis 3 m hoch und trägt an dornigen Zweigen gesägte, dreilappige Blätter. Die weißen oder rosa Blüten erscheinen als kleine Sträußchen im Mai und Juni an den Enden der Zweige; daraus gehen längliche, gelbe, rote, selten auch schwarze, mehlige Früchte hervor.

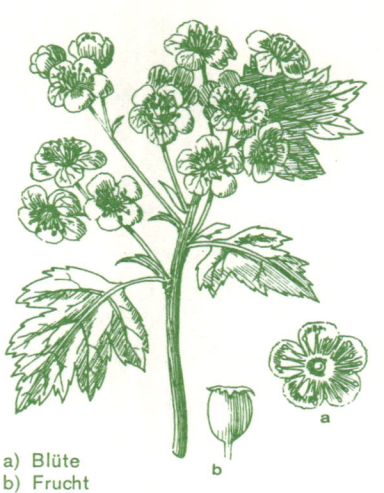

a) Blüte
b) Frucht

Standorte: Er kommt an Hecken, Gebüschen, Wegen, Böschungen und Waldrändern vor.
Offizinelle Teile: Verwendet werden Beeren, Blätter und Blüten.
Sammelzeit: Blätter sammelt man von April, Blüten von Mai bis Juni, die Beeren im September und Oktober.
Heilanzeigen: Bevorzugt wird Weißdorn bei nervösen Herzbeschwerden, leichter bis mittelschwerer Herzschwäche (nach Verordnung ergänzt durch andere Drogen), Arterienverkalkung, Bluthochdruck, Angstzuständen mit Herzbeschwerden, Depressionen mit Erregungszuständen, Nervosität, Schlafstörungen, nervösem Schwitzen und Koliken verabreicht.
Zubereitung und Anwendung: Grundsätzlich bevorzugt man fertige Zubereitungen mit stets gleichbleibendem Wirkstoffgehalt aus der Apotheke.
In einfachen Fällen genügt Tee, der mit 1 Eßlöffel auf 1 Tasse als Aufguß zubereitet wird, Tagesdosis 3 Tassen kurmäßig über mindestens 3 Monate oder dauernd (auch zur Vorbeugung). Wein stellt man aus 40 g Drogen auf 0,7 l, Tinktur mit 200 g auf 1 l 60%igen Alkohol her und gibt 3mal 1 Eßlöffel Wein oder 3- bis 4mal je 20 Tropfen Tinktur täglich.
Zur Vorbeugung und Behandlung der Arterienverkalkung eignet sich auch Mischtee aus Mistel, Weißdorn und Zinnkraut (s. a. S. 11) gut.

Wermut

Beschreibung: Der seit alters als Gewürz- und Heilpflanze geschätzte Halbstrauch wird etwa 1,5 m hoch und trägt gefiederte, längliche, filzige, grauweißliche oder silbriggrüne Blätter. Von Juni bis September blüht er mit gelben, als Rispen angeordneten Korbblüten.
Standorte: Wermut wächst auf warmen, oft steinigen Böden bis hinauf ins Mittelgebirge.

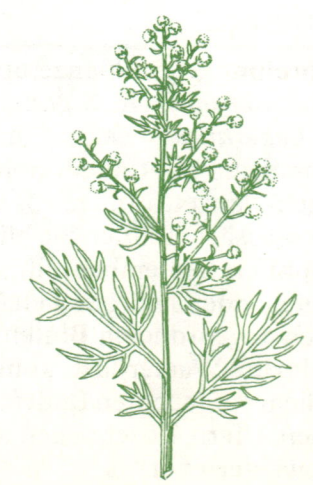

Offizinelle Teile: Man verwendet Blätter und blühendes Kraut.
Sammelzeit: Gesammelt wird von Juni bis September.
Heilanzeigen: Die gute Wirkung auf die Verdauungsorgane empfiehlt Wermut in erster Linie bei Appetitlosigkeit, Blähungen, Magensäuremangel, -übersäuerung, -schleimhautentzündung, -drücken, -schmerzen, -verstimmungen, Blutarmut als Folge von Magenleiden, Sodbrennen, Zwölffingerdarmgeschwür, allgemeinen Verdauungsbeschwerden, Gallenblasenentzündung, Gallensteinkolik, Vorbeugung von Gallensteinen und Leberleiden. Ein Versuch lohnt sich ferner bei Regelbeschwerden der Frau, bei Schnupfen, Heuschnupfen, Mundspülungen und Gurgeln bei Mundgeruch. Außerdem wird Wermut gerne beim Kochen als Gewürz verwendet.
Zubereitung und Anwendung: Es gibt zahlreiche fertige Zubereitungen, die aber nie dauernd angewendet werden dürfen, sonst drohen ebenso wie bei Überdosierung Krämpfe, Nieren- und Gehirnschäden (vor allem bei alkoholischen Zubereitungen). Der früher beliebte Wermutschnaps (Absinth) ist heute bei uns wegen der Vergiftungsgefahren verboten.
Aufguß bereitet man mit 1 Teelöffel pro Tasse zu, Tagesdosis 2–3 Tassen vor oder nach den Mahlzeiten.
Zum Gurgeln und Spülen stellt man mit 1 Eßlöffel auf 1/4 l Wasser den Aufguß her, der zum innerlichen Gebrauch aber zu stark ist.
Der Wein wird mit 20 g auf 0,7 l Südwein hergestellt und als Aperitif likörglasweise vor jeder Mahlzeit eingenommen.

Wiesenknopf, Großer

Beschreibung: Aus der bodennahen Rosette gefiederter Blätter erheben sich die bis 1 m hohen Stengel. Sie tragen von Juli bis September bräunliche Blütenköpfchen. Davon unterscheidet man den bis 50 cm hohen Kleinen Wiesenknopf, der gefiederte Blätter und von Juni bis August grünliche Blüten trägt; er ist mit dem Großen Wiesenknopf nicht verwandt und spielt in der Heilkunde keine so große Rolle.

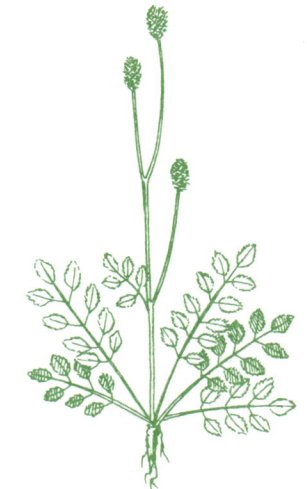

Standorte: Der Große Wiesenknopf kommt meist auf feuchten Wiesen vor.
Offizinelle Teile: Man verwendet die ganze Pflanze.
Sammelzeit: Sie dauert von Juni bis Oktober.
Heilanzeigen: Der Große Wiesenknopf zeichnet sich durch zusammenziehende, entzündungshemmende Wirkung aus und wird bei Darmkatarrh, Brechdurchfall, Durchfall, Magenschleimhautentzündung, Hämorrhoiden, ergänzend auch bei Leberleiden, innerlich angewendet.
Äußerlich gebraucht man ihn zu Waschungen bei Ekzemen und Hautentzündungen und zur Mundspülung bei Zahnfleischbluten.
Zubereitung und Anwendung: Tee wird als Abkochung oder Aufguß mit 1 Teelöffel pro Tasse zubereitet oder mit der gleichen Dosis 8 Stunden als Kaltauszug angesetzt, Tagesdosis 3 Tassen.
Äußerlich wendet man die Abkochung mit 1 Eßlöffel auf 1/4 l Wasser 5- bis 6mal zu Waschungen oder Mundspülungen an.
Tinktur zum innerlichen Gebrauch bereitet man mit 200 g Droge auf 0,5 l 90%igen Alkohol zu und gibt täglich 3mal 30–40 Tropfen in Flüssigkeit.

Wolfstrapp

Beschreibung: Das Kraut wirkt »düster-schmutzig« und wurde deshalb früher volkstümlich als *Zigeunerkraut* bezeichnet. Es wird 70–110 cm hoch und trägt längliche, gesägte, klauenähnliche Blätter, in deren Achseln ab Juli bis September die Blütenquirle erscheinen.
Standorte: Wolfstrapp ist weitverbreitet auf Äckern, Wiesen, an Wegen und Waldrändern.

Offizinelle Teile und Sammelzeit: Entfällt; die Droge wird immer in fertiger Zubereitung nach Verordnung eingenommen.
Heilanzeigen: Alle seelisch-nervösen Störungen, die mit Überfunktion der Schilddrüsen in Zusammenhang stehen, sprechen auf die alleinige oder ergänzende Behandlung mit Wolfstrapp gut an. Aber nur der Fachmann darf die Droge in solchen Fällen verordnen.
Zubereitung und Anwendung: Man gebraucht nur fertige Zubereitungen genau nach Verordnung.

Wundklee

Beschreibung: Er trägt an kräftigen, bräunlichgrünen Stengeln schmale, lederartige, vorne spitze Blätter. Von Mai bis Juli erscheinen die prächtigen gelben Blüten.
Standorte: Die Pflanze kommt vor allem auf Wiesen bis ins Mittelgebirge vor.
Offizinelle Teile: Man verwendet Blüten und Kraut.
Sammelzeit: Kraut sammelt man von März bis Mai, Blüten jeweils kurz vor dem vollen Erblühen von Mai bis Juli.
Heilanzeigen: Die zusammenziehende Wirkung nutzt man äußerlich zu Waschungen und Auflagen bei Geschwüren, Hautentzündungen und Wunden, ferner zur Mundspülung bei Zahnfleischbluten.
Innerlich gebraucht man die hustenlindernde Droge ergänzend bei Bronchialkatarrh und Bronchitis.
Zubereitung und Anwendung: Aufguß aus 1 Teelöffel Blüten pro Tasse gibt man 3mal täglich. Äußerlich eignet sich die Abkochung aus 2 Eßlöffeln Kraut auf 1/4 l Wasser besser, die 3- bis 4mal zu Auflagen, 5- bis 7mal zu Waschungen oder 4- bis 6mal zu Mundspülungen verabreicht wird.

Wurmfarn

Beschreibung: Das giftige Farngewächs, volkstümlich als *Bandwurmtod, Hexen-, Otternkraut* und *Teufelsklaue* bekannt, wird 60–150 cm hoch. An den Unterseiten der gefiederten Farnwedel sitzen die Sporen, die vom Wind verbreitet werden.

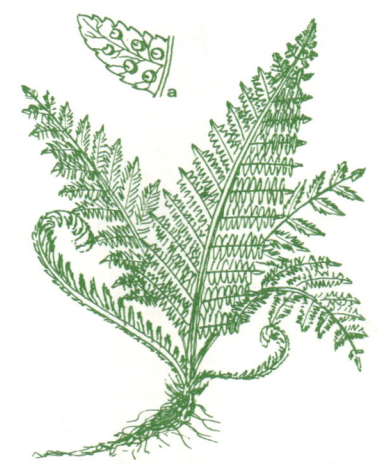

a) Fiederteil mit Fruchthäufchen

Standorte: Wurmfarn kommt bis in die Alpen hinauf in kühlen, schattigen Wäldern und Gebüschen vor.
Offizinelle Teile: Man verwendet den Wurzelstock.
Sammelzeit: Entfällt, Wurmfarn wird nur fertig gebraucht.
Heilanzeigen: Wurmfarn lähmt Darmwürmer, so daß sie sich nicht mehr mit dem Kopf an die Darmwand heften können, sondern mit dem Stuhl abgehen.
Nach Verordnung kann die Droge auch bei Bronchialkatarrh und Bronchitis ergänzend angewendet werden.
Zubereitung und Anwendung: Die giftige Droge, die bei falscher Anwendung zu Leberleiden, in schweren Fällen zu Nerven-, Muskellähmungen und Erblindung führen kann, darf nur nach Verordnung des Therapeuten angewendet werden. Während der Einnahme ist Alkohol in jeder Form strikt verboten, denn er erhöht das Risiko gefährlicher Nebenwirkungen. Zur raschen Ausscheidung des Gifts nimmt man nach Verordnung zusätzlich Abführmittel ein. Wenn die Wurmkur erfolglos blieb, darf sie nach Verordnung frühestens nach einigen Wochen wiederholt werden.

Ysop

Beschreibung: Die Heil- und Gewürzpflanze wird bis zu 50 cm hoch und trägt lanzettförmige, spitze Blätter. Im Juli und August blüht sie weiß, rosarot, blau oder violett.
Standorte: Ysop wird bei uns meist angebaut.
Offizinelle Teile: Man sammelt die Blütenrispen.

Sammelzeit: Sie dauert von Juli bis August.
Anbau im Garten: Ysop wird Mitte bis Ende März ins Freilandbeet gesät.
Heilanzeigen: Die Droge wirkt schleimlösend, hustenlindernd, schweißtreibend und entzündungshemmend. Man verwendet sie vor allem bei Halsschmerzen, Heiserkeit, Husten, Bronchialasthma, Bronchialkatarrh, Bronchitis, Erkältung, Grippe, Blasenkatarrh, zur Nierenentlastung durch vermehrte Schweißausscheidung, bei Regelbeschwerden der Frau und äußerlich zur Mundspülung bei Zahnfleischentzündung.
Als Gewürz eignet sich Ysop vor allem zu Salaten, Soßen und Suppen.
Zubereitung und Anwendung: Zum Würzen gebraucht man Ysop nach Geschmack.
Der Aufguß wird innerlich mit 1 Teelöffel pro Tasse in einer Dosis von 2–3 Tassen täglich angewendet.
Äußerlich gibt man Ysop mit 1 Eßlöffel pro Tasse Aufguß 6- bis 8mal täglich zur Mundspülung.

Zaunrübe

Beschreibung: Wir kennen 2 Arten der giftigen Pflanze, die rotbeerige und die schwarzbeerige; die rotbeerige wird zu Heilzwecken bevorzugt. Aus der weißen Rübenwurzel erheben sich die kantigen, behaarten, 2 bis 3 m hohen Stengel. Sie tragen rauhe, handförmige Blätter und blühen im Juni und Juli mit weißlichen oder gelblichen Trauben, aus denen die erbsengroßen Beeren entstehen.
Standorte: Zaunrüben wachsen vor allem an Büschen, Hecken und Waldrändern und ranken sich meist an anderen Pflanzen empor.
Offizinelle Teile: Man verwendet die Wurzeln.
Sammelzeit: Entfällt; die Droge wird nur in fertiger, meist homöopathischer Zubereitung nach Verordnung gebraucht.
Heilanzeigen: Zaunrüben bewähren sich gut bei Gelenkentzündungen, Gelenkrheuma und Blasenkatarrhen, außerdem als stark wirksames Abführmittel bei Verstopfung (nie in eigener Verantwortung); Überdosierung führt zum Erbrechen mit Durchfall und erfordert meist rasche fachmännische Hilfe.
Zubereitung und Anwendung: Man gebraucht nur fertige Zubereitungen genau nach fachmännischer Verordnung.

Zinnkraut

Beschreibung: Das Kraut, auch als *Ackerschachtelhalm* bekannt, verdankt seinen Namen der früher üblichen Verwendung zum Polieren von Zinngegenständen im Haushalt. Bei uns wird es 20–50 cm hoch, selten auch einmal bis zu 1,5 m, in den Tropen erreichen manche Arten über 5 m Höhe. Die bräunlichen Halme tragen im Frühjahr keulenförmige Ähren und gezähnte Blattscheiden, im Sommer erscheinen die grünen, ringförmig um den Stiel angeordneten Triebe.
Standorte: Zinnkraut wächst auf sandigen Äckern und Wiesen, an Wegen und im Wald.
Offizinelle Teile: Man verwendet die grünen Sommertriebe, die Waldpflanzen sind ungeeignet.
Sammelzeit: Sie dauert von Ende Mai bis August.
Heilanzeigen: Die kieselsäurereiche Droge ist sehr vielseitig verwendbar.
Innerlich empfiehlt sie sich besonders bei Arterienverkalkung, Durchblutungsstörungen, kalten Füßen mit und ohne Erfrierungen oder Frostbeulen, Hämorrhoiden, Krampfadern, Blasenkatarrhen, Lungenblähung, Husten, Ischias, mit Erlaubnis des Therapeuten auch bei Nierenbecken- und Nierenentzündung.

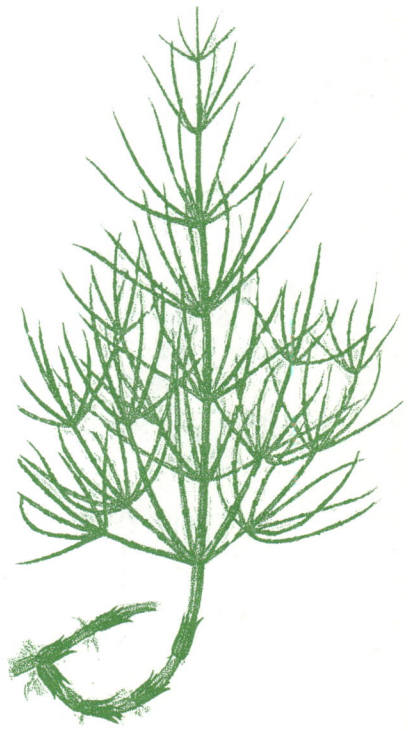

Spülungen und Inhalationen sind bei Schnupfen, Heuschnupfen, Zahnfleischentzündung und -schwund sowie bei Husten angezeigt.

Als Gurgelwasser verwendet man Zinnkraut bei Halsschmerzen, Heiserkeit und Rachenkatarrhen. Auflagen und Waschungen bewähren sich gut zur Wundbehandlung, bei Hämorrhoiden, Nesselausschlag, zur Hautpflege, bei Abszeß, Hautausschlag, Akne (auch als Gesichtsdampf), Ekzem, Furunkel, Hautentzündung, Hautwolf, Mitessern (auch als Gesichtsdampf), Talgfluß, Nagelbetteiterung und -entzündung.

Schließlich kann man Sitzbäder mit Zinnkraut gegen Afterjukken, Hämorrhoiden und bei Beschwerden der Wechseljahre anwenden.

Zubereitung und Anwendung: Innerlich verwendet man Aufguß aus 1 Teelöffel pro Tasse, Tagesdosis 2–3 Tassen.

Zu Auflagen, Waschungen und zum Gurgeln eignet sich die Abkochung aus 1 Eßlöffel auf 1/4 l Wasser besser. Auflagen verwendet man 3- bis 4mal, Waschungen 6mal, das Gurgelwasser bis zu 8mal täglich.

Zu Spülungen gebraucht man eine Abkochung aus 2 Teelöffeln auf 1/4 l Wasser 5- bis 6mal täglich.

Inhalationen und Gesichtsdämpfe werden mit Aufguß aus 1 Eßlöffel auf 1/4 l Wasser, den man in 1 l dampfendes Wasser gibt, 2- bis 4mal täglich durchgeführt.

Zum Sitzbad, das 2- bis 4mal wöchentlich durchgeführt wird, gibt man den Aufguß aus 80 bis 100 g Zinnkraut pro Bad.

Zwiebel

Beschreibung: Die bekannte Heil-, Gewürz- und Gemüsepflanze stand schon im antiken Ägypten in hohem Ansehen. Das Liliengewächs wird 60–120 cm hoch und trägt 3–6 runde Blätter. An den hohlen Stengeln sitzen ab Juni bis August weißlichblaue Blüten. Die Zwiebeln sind rotbraun und von mehreren Schalen umgeben.

Standorte: Zwiebeln werden im Garten angebaut.

Offizinelle Teile: Man verwendet die Zwiebeln.

Sammelzeit: Die Ernte dauert von Juli bis September.

Anbau im Garten: Anfang Februar zieht man Zwiebeln aus Samen im Haus in Kisten und Töpfen heran und pflanzt sie Mitte März ins Freiland. Statt dessen kann man Mitte März auch gleich Saatzwiebeln vom Gärtner ins Freilandbeet stekken. Winterzwiebeln für das nächste Jahr werden Mitte bis Ende September gesteckt.

Heilanzeigen: Als Gewürz und Gemüse eignen sich Zwiebeln gut zu verschiedenen Speisen. Medizinisch nutzt man sie insbesondere bei Bronchialkatarrh, Bronchitis, Halsschmerzen, Heiserkeit, Husten, Bluthochdruck, Herzschwäche, allgemeinen Verdauungsstörungen, Gallenblasenentzündung, als Saft bei Frühjahrsmüdigkeit, mit fachmännischer Erlaubnis ergänzend bei Zuckerkrankheit, Blasenkatarrh, Nieren- und Nierenbeckenentzündung.

Äußerlich gebraucht man Auflagen und Wickel mit Zwiebelscheiben gegen Gelenkabnutzung, -entzündung, -rheuma, Geschwüre, Verbrennungen, Insektenstiche, Heiserkeit und Rachenkatarrh.

Zubereitung und Anwendung: Saft stellt man in haushaltsüblicher Weise aus zerkleinerten Zwiebeln her und nimmt täglich 4–5 Eßlöffel mit Honig oder Kandiszucker gesüßt ein. Man kann den Saft auch gewichtsgleich mit Kandiszucker und Wasser mischen, aufkochen, bis er zum Sirup eingedickt ist, und täglich 4–5 Eßlöffel einnehmen (vor allem bei Atemwegserkrankungen bewährt).

Tee wird als Abkochung mit 1 zerschnittenen Zwiebel auf 1/4 l Wasser zubereitet und auf 1/8 l Flüssigkeit eingekocht, zum Kaltauszug setzt man die gleiche Dosis 24 Stunden lang an. Man nimmt davon täglich 2–3 Tassen mit Honig gesüßt.

Äußerlich gebraucht man frisch zerkleinerte Zwiebelscheiben roh zu Auflagen und Wickeln, bei Halsschmerzen und Gelenkversteifung besser gebraten, 3- bis 4mal täglich. Die Zwiebelscheiben werden mit 2 Wickeltüchern fixiert.

Kräuterrezepturen und bewährte Hausmittel selbst hergestellt

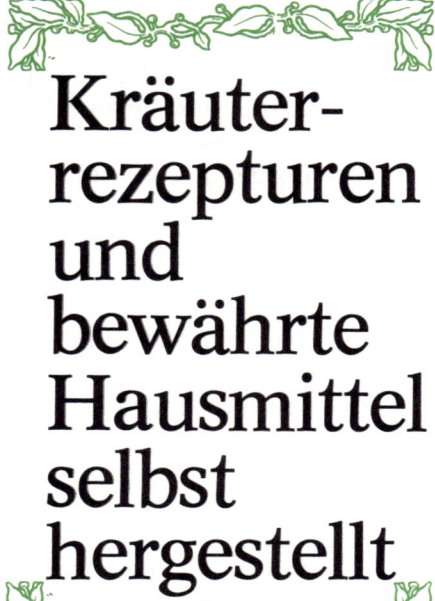

Die Zahl der Hausmittel mit Kräutern, die in der Volksmedizin teils mündlich, teils schriftlich überliefert wurden, ist unübersehbar. Nicht alle Mittel konnten im Lichte moderner medizinischer Forschung bestehen, manche erwiesen sich sogar als schädlich.

Die folgenden einfachen Rezepturen für Kräuterheilmittel – in der eigenen Praxis gut bewährt – kann man selbst herstellen, um Gesundheitsstörungen vorzubeugen und leichtere Erkrankungen selbst zu behandeln. Sie beruhen zum Teil auf alten Überlieferungen, zum Teil wurden sie nach den Erkenntnissen der modernen Pflanzenheilkunde zusammengestellt. Einige dieser Mittel, die man erfahrungsgemäß häufiger benötigt, gehören in jede Hausapotheke.

Die Rezepte wurden mit 5stelligen Kennziffern versehen, um die praktische Handhabung des Rezeptverzeichnisses zu erleichtern. Diese Kennziffern verweisen weiter vorne im Kapitel »Gesundheit aus der grünen Apotheke« bei den einzelnen Krankheiten jeweils auf das entsprechende Rezept. Die **Kennziffer** setzt sich wie folgt zusammen:

1. und 2. Ziffer:

Die ersten beiden Ziffern geben an, auf welches Organsystem oder welche Gruppe von Krankheiten eine Rezeptur wirkt. Die Organsysteme und Krankheiten wurden wie folgt durchnumeriert:

Herz und Kreislauf	10
Lungen und Atemwege	20
Verdauungsorgane	30
Ausscheidungsorgane	40
Erkrankungen des rheumatischen Formenkreises	50
Hautkrankheiten	60
Nervensystem und Seelenleben	70
Augenkrankheiten	80
Andere Organe und Krankheiten	90

3. Ziffer:

Sie steht jeweils für die Zubereitungsform einer Rezeptur. Die Zahlen bedeuten:

Teerezept	1
Weine und Tinkturen	2
Kräuteröle	3

4. und 5. Ziffer:

Sie geben die Nummer des jeweiligen Einzelrezepts an.

Beispiele:
Kennziffer 10.1.03
Es handelt sich um das Einzelrezept 03 der Teerezepturen (1) mit Wirkung auf das Herz-Kreislauf-System (10).
Kennziffer 50.3.01
Das Kräuteröl (3) mit der Nummer 01 wirkt bei Erkrankungen des rheumatischen Formenkreises (50).

Teerezepte

Heiltees wirken oft am besten, wenn sie aus mehreren Kräutern zusammengesetzt sind, die einander in ihrer Wirkung ergänzen und verstärken. Die folgenden Rezepturen bestehen jeweils aus verschiedenen Heilpflanzen, die gemeinsam besser als Einzeltees wirken.

Die Rezepturen werden so angegeben, daß man sich in der genannten Dosierung einen kleinen Vorrat an Teemischung schafft und nicht jedesmal die Mischung neu herstellen muß. Als Maße geben wir jeweils die Kräutermenge in Eßlöffel (EL) oder Teelöffel (TL) an; der Löffel soll jeweils gehäuft mit Kräutern gefüllt werden. Durch Erhöhung oder Verminderung der angegebenen Kräutermengen im gleichen Verhältnis kann man einen größeren oder geringeren Vorrat an Mischtee herstellen, der stets trocken in luftdicht verschlossenen Behältern aufbewahrt wird.

Kennziffer 10.1 – Teerezepte für Herz und Kreislauf

10.1.01: 4 EL Zinnkraut, je 2 EL Mistel und Weißdorn, 1 EL Arnika.
Mit 1 Teelöffel Mischung pro Tasse kochendes Wasser den Aufguß zubereiten, Tagesdosis 2–3 Tassen.
Anwendung: Arterienverkalkung mit/ohne Bluthochdruck.

10.1.02: 3 EL Zinnkraut, je 2 EL Borretsch und Johanniskraut, je 1 EL Mistel und Weißdorn. Zubereitung und Dosierung wie 10.1.01.
Anwendung: Arterienverkalkung vor allem der Hirngefäße mit seelischen Störungen.

10.1.03: Je 2 EL Mistel und Weißdorn, je 1 EL Bärlauch, Hirtentäschel, Johanniskraut und Rosmarin.
Mit 1 Teelöffel der gemischten Kräuter pro Tasse kochendes Wasser den Aufguß zubereiten, Tagesdosis 3 Tassen.
Anwendung: Bluthochdruck.

10.1.04: Je 2 EL Erdrauch, Goldrute und Mistel, je 1 EL Fetthenne und Weißdorn. Zubereitung und Dosierung wie 10.1.03.
Anwendung: Vor allem bei nierenbedingtem Bluthochdruck.

10.1.05: Je 2 EL Johanniskraut und Mistel, je 3 TL Hopfen und Weißdorn, je 1 EL Bärlauch und Rosmarin. Zubereitung und Dosierung wie 10.1.03.
Anwendung: vor allem bei seelisch-nervösem Bluthochdruck.

10.1.06: 4 EL Mistel, 2 EL Rosmarin und 1 EL Arnika.
Mit 1 Teelöffel Mischung pro Tasse kochendes Wasser den Aufguß zubereiten, Tagesdosis morgens 1–2 Tassen, nachmittags 1 Tasse (nie abends, die anregende Wirkung könnte sonst den Schlaf behindern).
Anwendung: zu niedriger Blutdruck.

10.1.07: Je 3 EL Herzgespann und Melisse, 2 EL Weißdorn und 1 EL Johanniskraut.
Mit 1 Teelöffel Mischung pro Tasse kaltes Wasser den Kaltauszug ansetzen, der 8–10 Stunden ziehen muß, Tagesdosis 2–3 Tassen.
Anwendung: nervöse Herzbeschwerden.

10.1.08: 4 EL Johanniskraut, je 3 EL Baldrian und Herzgespann, 2 EL Weißdorn, je 1 EL Borretsch, Lavendel und Melisse.
Mit 1 Teelöffel Mischung pro Tasse kochendes Wasser den Aufguß zubereiten, Tagesdosis 2–3 Tassen.
Anwendung: Herzbeschwerden aus seelischer Ursache.

10.1.09: 4 EL Weißdorn, je 2 EL Goldrute und Rosmarin, 1 EL Arnika.
Mit 1 Teelöffel Mischung pro Tasse kochendes Wasser den Aufguß zubereiten, Tagesdosis 3 Tassen.
Anwendung: Herzschwäche.

10.1.10: Je 3 EL Goldrute und Weißdorn, je 1 EL Erdrauch und Arnika. Zubereitung und Dosierung wie 10.1.09.
Anwendung: Herzschwäche mit Knöchelschwellungen.

10.1.11: 4 EL Roßkastanie (Blüten und/oder Rinde), je 3 EL Schafgarbe und Zinnkraut, je 2 EL Knöterich und Rosmarin, je 1 EL Hirtentäschel und Taubnessel.
Mit 1 Teelöffel Mischung pro Tasse kochendes Wasser den Aufguß zubereiten, Tagesdosis 3 Tassen.
Anwendung: innerlich zur Vorbeugung und Behandlung von Krampfadern.

10.1.12: Je 3 EL Ringelblume, Roßkastanie und Schafgarbe.
Mit 1 Teelöffel Mischung pro Tasse kochendes Wasser den Aufguß zubereiten, Tagesdosis 3 Tassen.
Anwendung: Kreislaufstörungen.

Kennziffer 20.1 – Teerezepte für Lungen und Atemwege

20.1.01: Je 4 EL Eibisch, Gänsefingerkraut und Königskerze, je 3 EL Huflattich und Thymian, je 2 EL Angelika, Gundermann und Holunder, je 1 EL Kreuzblume, Lungenkraut, Veilchen und Ysop.
Zunächst 3 Teelöffel Mischung mit 1 Tasse kaltem Wasser 8 Stunden ansetzen, abseihen und den Rückstand mit 1 Tasse kaltem Wasser als Abkochung zubereiten. Kaltauszug und Abkochung vermischen, Tagesdosis 3 Tassen, im akuten

Anfall stündlich 1 Tasse oder alle 10 Minuten 1 Eßlöffel Tee.
Anwendung: Bronchialasthma.

20.1.02: Je 6 EL Huflattich und Spitzwegerich, 4 EL Königskerze, je 3 EL Gänsefingerkraut und Lungenkraut, je 2 EL Fenchel und Thymian, je 1 EL Veilchen und Ysop.
Mit 2 Teelöffel Mischung pro Tasse kaltes Wasser die Abkochung zubereiten, Dosierung wie 20.1.01.
Anwendung: Bronchialasthma.

20.1.03: Je 3 EL Huflattich, Spitzwegerich und Thymian, je 2 EL Angelika, Pestwurz und Seifenkraut, je 1 EL Andorn, Gänseblümchen, Holunder und Ysop.
Mit 2 Teelöffel Mischung pro Tasse kochendes Wasser den Aufguß zubereiten, Tagesdosis 3–4 Tassen mit Honig oder Kandiszucker.
Anwendung: Bronchialkatarrh, Bronchitis und Husten.

20.1.04: Je 2 EL Edelraute, Gundermann, Holunder, Huflattich, Lungenkraut, Spitzwegerich, Stiefmütterchen und Thymian.
Zubereitung, Dosierung und Anwendung wie 20.1.03.

20.1.05: Je 3 EL Kamille, Salbei und Thymian, je 1 EL Tormentill und Zinnkraut.
Mit 1 Eßlöffel Mischung pro Tasse kaltes Wasser die Abkochung zubereiten, lauwarm 4- bis 8mal täglich zum Gurgeln verwenden.
Anwendung: Halsschmerzen, Heiserkeit und Rachenkatarrh.

20.1.06: Auf 1 Tasse lauwarmes Wasser tropfenweise nach Gebrauchsanweisung Kamillen-, Salbei- und Thymiantinktur geben.
Dosierung und Anwendung wie 20.1.05.

20.1.07: 1 TL Zinnkraut mit 1 Tasse kochendem Wasser als Aufguß zubereiten, tropfenweise nach Gebrauchsanweisung Kamillen-, Salbei- und Thymiantinktur hinzufügen.
Dosierung und Anwendung wie 20.1.05.

20.1.08: 4 EL Eibischwurzel mit 1/4 l kaltem Wasser 6–8 Stunden ansetzen, abseihen und den Kaltauszug mit 100 ml Thymiantinktur und 30 Tropfen Anisöl mischen, mit Honig oder Kandiszucker süßen und stündlich 2 Teelöffel davon einnehmen.
Anwendung: Heiserkeit und Reizhusten.

20.1.09: Je 3 EL Eibisch, Huflattich, Spitzwegerich und Zwiebeln.
Mit 2 Teelöffel Mischung pro Tasse kaltes Wasser den Kaltauszug 12 Stunden ziehen lassen, abseihen und den Rückstand im Sieb mit 1 Tasse kaltem Wasser als Abkochung zubereiten. Kaltauszug und Abkochung mischen, mit Honig oder Kandiszucker süßen, Tagesdosis 3–4 Tassen oder stündlich 1 Eßlöffel.
Anwendung: Heiserkeit und Husten.

20.1.10: Je 3 EL Ringelblume, Veilchen und Wermut.
Mit 1 Teelöffel Mischung pro Tasse kochendes Wasser den Aufguß herstellen, Tagesdosis 3–4 Tassen.
Anwendung: Heuschnupfen.

20.1.11: 3 EL Veilchen, je 2 EL Augentrost und Ringelblume, je 1 EL Schlüsselblume und Wermut.
Zubereitung, Dosierung und Anwendung wie 20.1.10 (für Kinder ungeeignet).

20.1.12: 4 EL Kamillen und 2 EL Zinnkraut.
Mit 1 Eßlöffel Mischung auf 1/4 l kochendes Wasser den Aufguß zubereiten, je 5 Tropfen Eukalyptusöl und Thymiantinktur hinzufügen, auf 1 l kochendes Wasser geben und 3- bis 5mal täglich 10–15 Minuten lang inhalieren.
Anwendung: Husten und Schnupfen.

20.1.13: Je 4 EL Eibisch und Zinnkraut, je 2 EL Huflattich und Spitzwegerich, 1 EL Brennesseln.
Mit 2 Teelöffel Mischung auf 1 Tasse kaltes Wasser 6–8 Stunden lang den Kaltauszug ansetzen, abseihen und den Rückstand mit 1 Tasse kochendem Wasser als Aufguß zubereiten. Kaltauszug und Aufguß mischen, Tagesdosis 3 Tassen.
Anwendung: Lungenblähung.

20.1.14: Je 3 EL Eibisch und Spitzwegerich, je 2 EL Huflattich und Lungenkraut, je 1 EL Holunder, Odermennig und Veilchen.
Mit 2 Teelöffel Mischung pro Tasse kaltes Wasser 8 Stunden lang den Kaltauszug ansetzen, abseihen und den Rückstand mit 1 Tasse kaltem Wasser als Abkochung zubereiten. Kalt-

auszug und Abkochung mischen, mit Honig oder Kandiszucker süßen, Tagesdosis 3–4 Tassen oder stündlich 1 Eßlöffel.
Anwendung: Husten und Rachenkatarrh.

20.1.15: 3 EL Kamille, je 2 EL Salbei, Thymian und Zinnkraut, je 1 EL Beinwell, Goldrute, Malve und Tormentill.
Mit 2 Eßlöffel Mischung auf 1/4 l kaltes Wasser die Abkochung herstellen und lauwarm bis zu 6mal täglich zum Gurgeln verwenden.
Anwendung: Rachenkatarrh.

20.1.16: 4 EL Kamille, 2 EL Zinnkraut, 1 EL Augentrost.
Mit 1 Eßlöffel Mischung pro Tasse kochendes Wasser den Aufguß zubereiten und 6- bis 8mal täglich zur Nasenspülung verwenden (für Kinder nur als Teemischung ohne Augentrost).
Anwendung: Schnupfen.

20.1.17: 2 EL Kamillen auf 1/4 l kochendes Wasser als Aufguß zubereiten, je 5 Tropfen Eukalyptusöl und Thymiantinktur zufügen und auf 1 l kochendes Wasser geben.
Inhaliert wird damit 3- bis 5mal täglich je 10–15 Minuten lang.
Anwendung: Schnupfen.

20.1.18: Je 3 EL Holunder, Sauerampfer und Schlüsselblume, 1 EL Enzianwurzel.
Mit 2 Teelöffel Mischung pro Tasse kaltes Wasser die Abkochung zubereiten, Tagesdosis 3 Tassen.
Anwendung: Stirnhöhlenentzündung.

Kennziffer 30.1 – Teerezepte für die Verdauungsorgane

30.1.01: Je 3 EL Enzian, Schafgarbe, Tausendgüldenkraut und Wermut, je 2 EL Beifuß, Meisterwurz und Thymian, je 1 EL Angelika, Brunnenkresse, Löwenzahn, Quendel und Salbei.
Mit 1 Teelöffel Mischung pro Tasse kochendes Wasser den Aufguß zubereiten, Tagesdosis 3 Tassen je 1/2 Stunde vor den Mahlzeiten.
Anwendung: Appetitlosigkeit.

30.1.02: Je 2 EL Kalmus, Majoran, Odermennig, Rosmarin, Salbei und Wermut.
Zubereitung, Dosierung und Anwendung wie 30.1.01.

30.1.03: Je 2 EL Fenchel, Kamille, Kümmel und Wermut.
Mit 1 Teelöffel Mischung pro Tasse kochendes Wasser den Aufguß zubereiten, zur Soforthilfe 2 Tassen, sonst vor jeder Mahlzeit 1 Tasse.
Anwendung: Blähungen und akute Blähsuchtanfälle.

30.1.04: Je 3 EL Baldrian, Kamille und Kümmel, je 2 EL Angelika, Fenchel und Melisse, je 1 EL Lavendel, Majoran, Tausendgüldenkraut und Wermut.
Mit 1 Teelöffel Mischung pro Tasse kaltes Wasser die Abkochung zubereiten, Dosierung wie 30.1.03.
Anwendung: seelisch-nervöse Blähungen durch Luftschlukken.

30.1.05: Je 3 EL Gänsefingerkraut, Kamille und Kümmel, je 2 EL Dill, Fenchel und Pfefferminze, je 1 EL Baldrian, Melisse und Wermut.
Zubereitung und Dosierung wie 30.1.04.
Anwendung: Blähungen mit stärkeren Koliken.

30.1.06: Je 4 EL Eichenrinde, Gänsefingerkraut und Tormentill, je 3 EL Bohnenkraut, Pfefferminze und Wiesenknopf, je 2 EL Frauenmantel, Hauswurz und Melisse, je 1 EL Bärentraube, Knöterich, Odermennig, Storchschnabel und Taubnessel.
Mit 1 Teelöffel Mischung pro Tasse kaltem Wasser die Abkochung herstellen, Tagesdosis beim Teefasten 6 Tassen, sonst 3 Tassen.
Anwendung: Brechdurchfall, Durchfall und Darmkatarrh.

30.1.07: Je 1 EL Eichenrinde, Kamille, Pfefferminze und Tausendgüldenkraut, je 2 EL Brennessel und Taubnessel, je 1 EL Heidelbeere, Melisse, Odermennig, Salbei, Schlüsselblume und Tormentill.
Zubereitung, Dosierung und Anwendung wie 30.1.06.

30.1.08: 5 EL Gänsefingerkraut, 4 EL Kamille, je 3 EL Baldrian und Pfefferminze, je 2 EL Kümmel, Lavendel und Melisse.
Mit 1 Teelöffel Mischung pro Tasse kaltem Wasser die Abkochung zubereiten, Tagesdosis 3 Tassen, bei anfallsweisen Darmkrämpfen alle 1–2 Stunden 1 Tasse bis zur Besserung.
Anwendung: Darmkrämpfe (Koliken).

30.1.09: Je 4 EL Fieberklee, Schafgarbe und Wermut, je

3 EL Berberitze, Erdrauch, Kamillen und Löwenzahn, je 2 EL Engelsüß, Pfefferminze und Wiesenknopf, je 1 EL Tausendgüldenkraut, Andorn und Thymian.
Mit 1 Teelöffel Mischung pro Tasse kaltes Wasser die Abkochung zubereiten und 1 Tasse vor jeder Mahlzeit trinken, bei akuten Beschwerden alle 2 Stunden 1 Tasse bis zur Besserung.
Wenn kolikartige Schmerzen bestehen, ergänzt man diese Teemischung noch durch 4 Eßlöffel Gänsefingerkraut, Zubereitung und Dosierung bleiben unverändert.
Anwendung: Gallenblasenentzündungen mit und ohne Koliken.

30.1.10: 5 EL Gänsefingerkraut, 3 EL Pfefferminze, je 1 EL Tausendgüldenkraut und Wermut.
Mit 1 Teelöffel Mischung pro Tasse kochendes Wasser den Aufguß zubereiten, sofort 2 Tassen trinken, bei Bedarf nach 1/2–1 Stunde nochmals 1 Tasse.
Rechtzeitig angewendet, kann dieser Tee die beginnende Kolik unterbrechen, bei akuten Koliken lindert er die Beschwerden, bis der Therapeut eintrifft.
Anwendung: Gallensteinkoliken.

30.1.11: 4 EL Roßkastanie, je 3 EL Beinwell, Eichenrinde, Kamille und Leinkraut, je 1 EL Ringelblume und Zinnkraut.
Mit 1 Eßlöffel Mischung auf 1/4 l kaltes Wasser die Abkochung zubereiten und lauwarm täglich 4mal zu Auflagen oder bis zu 6mal zu Waschungen anwenden.
Anwendung: äußerlich bei Hämorrhoiden.

30.1.12: Je 3 EL Roßkastanie, Leinkraut und Schafgarbe, je 2 EL Brennessel, Erdrauch und Zinnkraut, je 1 EL Hirtentäschel, Knöterich, Storchschnabel und Taubnessel.
Mit 1 Teelöffel Mischung pro Tasse kaltes Wasser die Abkochung zubereiten, Tagesdosis 3 Tassen.
Anwendung: innerlich bei Hämorrhoiden.

30.1.13: Je 3 EL Kalmus, Kamille, Quendel und Thymian.
Mit 1 Teelöffel Mischung pro Tasse kochendes Wasser den Aufguß zubereiten, Tagesdosis 3 Tassen vor den Hauptmahlzeiten.
Anwendung: Magengeschwüre und -schleimhautentzündung.

30.1.14: 4 EL Kamille, 3 EL Kalmus, je 2 EL Malve und Thymian, je 1 EL Quendel, Ringelblume und Taubnessel.
Zubereitung, Dosierung und Anwendung wie 30.1.13.

30.1.15: Je 3 EL Basilikum, Enzian, Kalmus, Schafgarbe und Wermut.
Mit 1 Teelöffel Mischung pro Tasse kaltem Wasser die Abkochung herstellen, Tagesdosis 1 Tasse vor jeder Mahlzeit.
Anwendung: Magensäuremangel.

30.1.16: 3 EL Pfefferminze, je 1 EL Baldrian, Kalmus und Melisse.
Zubereitung und Dosierung wie 30.1.15 (nicht länger als 2 Wochen ununterbrochen einnehmen, dann gleich lange Pause).
Anwendung: Magenübersäuerung und Sodbrennen.

30.1.17: Je 3 EL Kamille, Pfefferminze und Schafgarbe, je 1 EL Tausendgüldenkraut und Wermut.
Mit 1 Teelöffel Mischung pro Tasse kochendes Wasser den Aufguß zubereiten, Tagesdosis 1 Tasse vor jeder Hauptmahlzeit, beim Teefasten täglich 6 Tassen.
Anwendung: akute Magenschleimhautentzündung.

30.1.18: Je 6 TL Kamille und Tormentill, je 2 EL Eichenrinde, Pfefferminze und Schafgarbe, 3 TL Gänsefingerkraut, je 1 EL Odermennig, Salbei, Tausendgüldenkraut und Wermut.
Mit 1 Teelöffel Mischung pro Tasse kochendes Wasser den Aufguß zubereiten, Tagesdosis 3–4 Tassen.
Wenn seelisch-nervöse Ursachen im Vordergrund stehen, ergänzt man diese Mischung noch durch je 3 Teelöffel Baldrian und Melisse, Zubereitung und Dosierung bleiben unverändert.
Anwendung: chronische Magenschleimhautentzündung.

30.1.19: Je 3 EL Enzian, Kamille und Melisse.
Mit 1 Teelöffel Mischung pro Tasse kochendes Wasser den Aufguß zubereiten, zur Soforthilfe bei akuten Beschwerden 1–2 Tassen trinken.
Anwendung: Magendrücken.

30.1.20: Je 3 EL Gänsefingerkraut und Kamillen, je 1 EL Melisse und Wermut.
Zubereitung und Dosierung wie 30.1.19.
Anwendung: Magenschmerzen und -koliken.

30.1.21: Je 3 EL Kamillen und Schafgarbe, je 1 EL Bohnenkraut, Thymian und Wermut.
Zubereitung wie 30.1.19.
Tagesdosis beim Teefasten 6 Tassen, sonst 3 Tassen.
Anwendung: akute Magenverstimmung.

30.1.22: 4 EL Pfefferminze, je 2 EL Schafgarbe und Wermut.
Mit 1 Teelöffel Mischung pro Tasse kaltes Wasser die Abkochung zubereiten, nach dem Essen 1–2 Tassen bei Bedarf trinken.
Anwendung: akutes Sodbrennen.

30.1.23: Je 4 TL Basilikum, Enzian, Liebstöckel und Schafgarbe, je 3 TL Alant, Fieberklee und Zwiebel, je 2 TL Majoran und Rosmarin, je 1 TL Quendel, Tausendgüldenkraut und Wermut.
Mit 2 Teelöffel Mischung pro Tasse kaltes Wasser den Kaltauszug 8 Stunden ansetzen, abseihen und den Rückstand mit 1 Tasse kaltem Wasser als Abkochung zubereiten. Abkochung und Kaltauszug mischen, Tagesdosis 3 Tassen vor oder nach den Mahlzeiten.
Anwendung: allgemeine Verdauungsbeschwerden.

30.1.24: Je 3 EL Angelika, Beifuß, Schafgarbe und Wermut, je 2 EL Anis, Fenchel, Kümmel und Liebstöckel, je 1 EL Engelsüß, Pfefferminze, Salbei und Thymian.
Mit 1 Teelöffel Mischung pro Tasse kochendes Wasser den Aufguß zubereiten, Tagesdosis 3 Tassen vor oder nach den Mahlzeiten.
Anwendung: allgemeine Verdauungsbeschwerden.

30.1.25: Je 3 EL Erdrauch und Leinkraut, je 1 EL Ackerwinde, Eberesche und Tausendgüldenkraut.
Mit 1–2 Teelöffel Mischung pro Tasse kaltes Wasser die Abkochung zubereiten, Tagesdosis 1–3 Tassen, am besten nachmittags und abends (nicht dauernd anwenden).
Anwendung: akute Verstopfung und chronische Darmträgheit.

30.1.26: 3 EL Baldrian, Gänsefingerkraut und Leinkraut, je 2 EL Angelika, Engelsüß und Löwenzahn, je 1 EL Blasenstrauch, Holunder und Melisse.
Zubereitung und Dosierung wie 30.1.25.
Anwendung: Darmträgheit als Folge seelisch-nervöser Verkrampfungen.

30.1.27: 3 EL Bärlauch, je 2 EL Alant und Pfefferminze, 1 EL Quendel.
Mit 1 Teelöffel Mischung pro Tasse kaltes Wasser die Abkochung zubereiten, Tagesdosis 2–3 Tassen.
Anwendung: Wurmleiden.

Kennziffer 40.1 – Teerezepte für die Ausscheidungsorgane

40.1.01: Je 5 TL Bärentraube und Goldrute, je 4 TL Birke, Hauhechel und Zinnkraut, je 3 TL Brennessel, Kamille und Holunder, je 2 TL Heidelbeere und Rosmarin, je 1 TL Frauenmantel, Immergrün und Löwenzahn.
Mit 2 Teelöffel Mischung pro Tasse kaltes Wasser den Kaltauszug 8 Stunden ansetzen, abseihen und den Rückstand mit 1 Tasse kaltem Wasser als Abkochung zubereiten. Abkochung und Kaltauszug mischen, Tagesdosis 3–4 Tassen.
Anwendung: Blasenentzündung.

40.1.02: Je 3 EL Bärentraube, Goldrute, Hauhechel, Kamille, Löwenzahn und Zinnkraut.
Mit 2 Teelöffel Mischung pro Tasse kaltes Wasser den Kaltauszug 8 Stunden ansetzen, abseihen und den Rückstand mit 1 Tasse kochendem Wasser als Aufguß zubereiten. Kaltauszug und Aufguß mischen.
Dosierung und Anwendung wie 40.1.01.

40.1.03: Je 2 EL Bärentraube, Brennessel, Goldrute, Hauhechel und Löwenzahn.
Mit 1 Teelöffel Mischung pro Tasse kaltes Wasser die Abkochung herstellen, Tagesdosis 2–3 Tassen.
Anwendung: Vorbeugung und Nachbehandlung von Nierengrieß und -steinen; mit Erlaubnis des Therapeuten

auch zum Austreiben kleiner Steine und Nierengrieß.

40.1.04: Je 3 EL Baldrian und Goldrute, bei krampfartigen Beschwerden zusätzlich 3 EL Gänsefingerkraut, je 2 EL Frauenmantel und Johanniskraut, je 1 EL Arnika, Hirtentäschel und Odermennig.
Mit 1 Teelöffel Mischung pro Tasse kaltes Wasser die Abkochung zubereiten, Tagesdosis 3–4 Tassen.
Anwendung: Reizblase.

Kennziffer 50.1 – Teerezepte bei Erkrankungen des rheumatischen Formenkreises

50.1.01: Je 3 EL Brennessel und Löwenzahn, je 2 EL Eisenkraut und Veilchen, je 1 EL Mädesüß und Schlüsselblume.
Mit 1 Teelöffel Mischung pro Tasse kaltes Wasser die Abkochung zubereiten, Tagesdosis 3–4 Tassen.
Anwendung: Gelenkabnutzung (Arthrose) innerlich.

50.1.02: Je 7 TL Brennessel und Hauhechel, je 5 TL Schlüsselblume, Stiefmütterchen und Veilchen, je 3 TL Eisenkraut und Seifenkraut, je 1 EL Bärlauch, Heidekraut und Mädesüß.
Zubereitung und Dosierung wie 50.1.01.
Anwendung: Gelenkentzündungen (Arthritis) innerlich.

50.1.03: Je 3 EL Brennessel, Hauhechel, Löwenzahn, Schafgarbe und Veilchen.
Mit 1 Teelöffel Mischung pro Tasse kochendes Wasser den Aufguß zubereiten, Tagesdosis 3–4 Tassen.
Anwendung: Vorbeugung und Behandlung der Gicht.

Kennziffer 60.1 – Teerezepte bei Hautkrankheiten

60.1.01: Je 4 EL Kamille und Zinnkraut, 2 EL Rosmarin.
Mit 1 Eßlöffel Mischung auf 1/4 l kochendes Wasser den Aufguß zubereiten, abkühlen lassen, 1–2 Eßlöffel Essig hinzufügen und nach jeder Hautreinigung äußerlich auftragen.
Anwendung: Hautpflege bei normalem Hauttyp.

60.1.02: 6 EL Kamille, je 4 EL Holunder und Petersilie.
Zubereitung und Dosierung wie 60.1.01.
Anwendung: Hautpflege bei trockener, schuppiger, leicht reizbarer Haut.

60.1.03: 6 EL Brennessel, je 2 EL Stiefmütterchen und Veilchen.
Mit 1 Teelöffel Mischung pro Tasse kaltes Wasser die Abkochung zubereiten, Tagesdosis 3–5 Tassen.
Anwendung: ergänzende innerliche Behandlung bei Abszessen.

60.1.04: Je 4 EL Kamille und Thymian, je 3 TL Rosmarin, Salbei und Zinnkraut.
Mit 1 Eßlöffel Mischung auf 0,15 l kochendes Wasser den Aufguß zubereiten, abseihen, abkühlen lassen und 50 ml Schwefel-Diasporal-Lösung (rezeptfrei aus der Apotheke) hinzufügen. Morgens und abends mit Wattebausch oder Zellstofftupfer auf die befallenen Hautpartien auftragen.
Anwendung: äußerlich bei Akne.

60.1.05: Je 5 EL Kamille, Salbei, Thymian und Zinnkraut.
Mit 2 Eßlöffel Mischung auf 1/4 l kochendes Wasser den Aufguß herstellen und mit 1 l kochendem Wasser mischen. Täglich 2- bis 3mal zum Gesichtsdampf je 15 Minuten lang anwenden.
Anwendung: äußerlich bei Akne und Mitessern.

60.1.06: Je 4 EL Brennessel, Erdrauch, Hauhechel, Löwenzahn und Veilchen.
Mit 1 Teelöffel Mischung pro Tasse kaltes Wasser die Abkochung zubereiten, Tagesdosis 3 Tassen.
Anwendung: innerlich bei Akne.

60.1.07: Je 3 EL Brennessel, Holunder und Löwenzahn, je 2 EL Hauhechel, Klette und Stiefmütterchen, je 1 EL Erdrauch, Ochsenzunge und Wegwarte.
Zubereitung, Dosierung und Anwendung wie 60.1.06.

60.1.08: Je 4 EL Kamille und Zinnkraut, je 2 EL Malve und Thymian, 1 EL Andorn.
Mit 1 Eßlöffel Mischung auf 1/4 l kochendes Wasser den Aufguß zubereiten, 4- bis 6mal täglich zur Waschung gebrauchen.
Anwendung: Hautausschläge vor allem mit Entzündungen und Eiterungen.

60.1.09: Je 3 EL Eichenrinde und Zinnkraut, je 2 EL Kamille, Malve, Thymian und Tormentill.
Zubereitung und Dosierung wie 60.1.08.
Anwendung: Hautausschläge mit stärkerem Juckreiz.

60.1.10: Je 3 EL Kamille und Zinnkraut, 2 EL Eichenrinde, je 1 EL Tormentill und Wiesenknopf.
Mit 1 Eßlöffel Mischung auf 1/4 l kochendes Wasser den Aufguß zubereiten und lauwarm morgens und abends mit einem Wattebausch oder Zellstofftupfer auf die Haut auftragen.
Anwendung: äußerlich bei Ekzemen.

60.1.11: Je 3 EL Brennessel, Löwenzahn, Stiefmütterchen und Veilchen.
Mit 1 Teelöffel Mischung auf 1 Tasse kaltes Wasser die Abkochung zubereiten, Tagesdosis 3–4 Tassen.
Anwendung: innerlich bei Ekzemen.

60.1.12: Je 6 TL Beinwell, Eichenrinde und Kamille, je 4 TL Malve und Tormentill, je 3 TL Fieberklee und Huflattich, je 2 TL Blutweiderich und Klettenwurzel, je 1 TL Storchschnabel und Wundklee.
Mit 1 Eßlöffel Mischung auf 1/4 l kaltes Wasser die Abkochung zubereiten und 4- bis 8mal täglich kalt zu Auflagen und Waschungen verwenden.
Anwendung: äußerlich bei Geschwüren.

60.1.13: Je 4 TL Eichenrinde, Kamille, Leinkraut, je 3 TL Blutweiderich und Wundklee, je 2 TL Heidelbeere und Salbei, je 1 TL Beinwell, Heidekraut, Klettenwurzel und Spitzwegerich.
Mit 1 Eßlöffel Mischung auf 0,15 l kaltes Wasser die Abkochung zubereiten, abseihen, abkühlen lassen, 50 ml Schwefel-Diasporal-Lösung (rezeptfrei aus der Apotheke) hinzufügen und diese Mischung 3- bis 6mal täglich zu Hautwaschungen verwenden.
Anwendung: Hautentzündungen.

60.1.14: Je 3 EL Arnika und Beinwell, je 2 EL Melisse und Tormentill, je 1 EL Pfefferminze, Ringelblume und Roßkastanie.
Mit 1 Eßlöffel Mischung auf 1/4 l kaltes Wasser die Abkochung zubereiten, 4- bis 6mal täglich zu Auflagen anwenden.
Anwendung: äußerlich bei Prellungen und Quetschungen.

Kennziffer 70.1 – Teerezepte für Nervensystem und Seelenleben

70.1.01: Je 3 EL Basilikum und Johanniskraut, je 1 EL Baldrian, Gänsefingerkraut und Melisse.
Mit 1 Teelöffel Mischung pro Tasse kaltes Wasser die Abkochung zubereiten, Tagesdosis 3 Tassen.
Anwendung: Angstzustände allgemein.

70.1.02: 4 EL Johanniskraut, je 3 EL Baldrian und Hopfen, 2 EL Gänsefingerkraut, je 1 EL Melisse und Weißdorn.
Zubereitung und Dosierung wie 70.1.01.
Anwendung: Angstzustände mit stärkeren körperlichen Begleiterscheinungen.

70.1.03: Je 3 EL Basilikum und Johanniskraut, je 1 EL Hopfen, Melisse und Weißdorn.
Mit 1 Teelöffel Mischung pro Tasse kochendes Wasser den Aufguß zubereiten, Tagesdosis 3–4 Tassen.
Anwendung: angstgetönte Depressionen.

70.1.04: Je 4 EL Baldrian und Johanniskraut, 3 EL Hopfen, je 1 EL Labkraut und Melisse.
Zubereitung und Dosierung wie 70.1.03.
Anwendung: Depressionen mit Erregungszuständen.

70.1.05: 4 EL Johanniskraut, je 3 EL Angelika und Rosmarin, je 1 EL Beifuß, Quendel und Salbei.
Zubereitung und Dosierung wie 70.1.03.
Anwendung: gehemmte Depressionen.

70.1.06: Je 3 EL Baldrian und Kamille, je 1 EL Fenchel, Melisse und Pfefferminze.
Mit 1 Teelöffel Mischung pro Tasse kochendes Wasser den Aufguß zubereiten, Tagesdosis 3 Tassen, bei akuten Anfällen 2–3 Tassen kurz hintereinander.
Anwendung: Kopfschmerzen, zur Vorbeugung und Linderung von Migräneanfällen.

70.1.07: 6 TL Baldrian, 5 TL Hopfen, je 2 EL Johanniskraut und Kamille, je 1 EL Bärenklau und Weißdorn.

Mit 1 Teelöffel Mischung pro Tasse kochendes Wasser den Aufguß zubereiten, Tagesdosis morgens und mittags je 1, abends vor dem Schlafengehen 2 Tassen.
Anwendung: Nervosität, Nervenschwäche und Schlafstörungen.

70.1.08: Je 4 TL Baldrian, Hopfen, Johanniskraut und Melisse, je 2 TL Anis, Fenchel, Labkraut und Lavendel.
Zubereitung, Dosierung und Anwendung wie 70.1.07.
Anwendung:

70.1.09: Je 3 EL Baldrian und Johanniskraut, je 2 EL Basilikum und Hopfen, je 1 EL Fenchel, Lavendel und Melisse.
Zubereitung und Dosierung wie 70.1.07.
Anwendung: Nervosität, Nervenschwäche und Schlafstörungen, wenn stärkere seelische Ursachen zugrundeliegen.

Kennziffer 80.1 – Teerezepte bei Augenkrankheiten

80.1.01: Je 2 EL Augentrost (nicht für Kinder), Fenchel und Kornblume, je 1 EL Baldrian und Kamille.
Mit 1 Eßlöffel Mischung auf 1/4 l kaltes Wasser die Abkochung zubereiten, abkühlen lassen, die Auflage damit tränken und 10–30 Minuten auf die Lider legen, bis sich die Augen erholt haben.
Anwendung: überanstrengte Augen und Bindehautentzündung.

80.1.02: Je 2 EL Augentrost (nicht für Kinder), Baldrian, Fenchel, Kornblume und Spitzwegerich.
Mit 1 Eßlöffel Mischung auf 1 l kaltes Wasser die Abkochung zubereiten, sorgfältig durch ein Mulltuch abseihen, damit beim Augenbad keine Fremdkörper ins Auge gelangen, abkühlen lassen und in eine ausreichend große Schüssel füllen, in der man die Augen badet (Technik des Augenbads s. S. 202).
Anwendung: wie 80.1.01.

Kennziffer 90.1 – Teerezepte für andere Organe und Krankheiten

90.1.01: 4 EL Holunder, je 3 EL Berberitze und Fieberklee, je 1 EL Hagebutte, Meisterwurz und Thymian.
Mit 1 Teelöffel Mischung pro Tasse kochendes Wasser den Aufguß zubereiten, Tagesdosis 3–5 Tassen.
Anwendung: Erkältung und Grippe.

90.1.02: Je 3 EL Berberitze, Fieberklee und Holunder, je 2 EL Angelika, Meisterwurz und Thymian, je 1 TL Fenchel, Lavendel und Salbei.
Zubereitung, Dosierung und Anwendung wie 90.1.01.

90.1.03: Je 3 EL Brennessel, Gänseblümchen, Hauhechel, Löwenzahn und Stiefmütterchen.
Mit 1 Teelöffel Mischung pro Tasse kaltes Wasser die Abkochung zubereiten, Tagesdosis 3–4 Tassen.
Anwendung: Blutreinigung bei Frühjahrsmüdigkeit.

90.1.04: Je 6 TL Brennessel und Löwenzahn, je 4 TL Erdrauch, Hauhechel und Wegwarte, je 3 TL Brunnenkresse, Gänseblümchen und Sauerampfer, je 2 TL Borretsch, Eberesche, Hagebutte und Seifenkraut.
Zubereitung, Dosierung und Anwendung wie 90.1.03.

90.1.05: Je 5 TL Gänsefingerkraut, Kamille und Pfefferminze, 4 TL Baldrian, je 3 TL Kümmel und Melisse, je 1 TL Anis, Salbei und Schafgarbe.
Mit 1 Teelöffel Mischung pro Tasse kochendes Wasser den Aufguß zubereiten, sofort 1 bis 2 Tassen trinken, bei Bedarf nach 1/2–1 Stunde nochmals die gleiche Menge einnehmen.
Anwendung: akute Koliken.

90.1.06: Je 4 EL Eibisch und Kamille, je 2 EL Pfefferminze, Salbei und Thymian.
Mit 2 Teelöffel Mischung pro Tasse kochendes Wasser den Aufguß zubereiten, Tagesdosis vorbeugend 2mal, zur Behandlung 4- bis 8mal täglich als Mundspülung anwenden.
Anwendung: Mundgeruch.

90.1.07: Je 3 EL Eisenkraut, Frauenmantel und Gänsefingerkraut, je 2 EL Beifuß, Kamille und Melisse, je 1 EL Johanniskraut, Schafgarbe und Taubnessel.
Mit 1 Teelöffel Mischung pro Tasse kaltes Wasser die Abkochung zubereiten, Tagesdosis 3 Tassen, am besten ab 2–3 Tage vor bis 1–2 Tage nach der Monatsblutung; bei er-

heblichen Regelbeschwerden auch mehrere Monate lang kurmäßig.
Anwendung: Regel- (Menstruations-)beschwerden.

90.1.08: Je 2 EL Beifuß, Frauenmantel, Gänsefingerkraut, Kamille, Melisse und Taubnessel.
Mit 1 Teelöffel Mischung pro Tasse kochendes Wasser den Aufguß zubereiten.
Dosierung und Anwendung wie 90.1.07.

90.1.09: Je 4 EL Gänsefingerkraut und Kamille, je 3 EL Frauenmantel, Taubnessel und Venushaar, je 2 EL Eisenkraut und Schafgarbe, je 1 EL Dill, Kreuzkraut, Liebstöckel und Wermut.
Zubereitung, Dosierung und Anwendung wie 90.1.07.

90.1.10: Je 4 EL Frauenmantel und Hopfen, je 3 EL Borretsch, Johanniskraut und Taubnessel, je 2 EL Baldrian und Schafgarbe, je 1 EL Eisenkraut und Rosmarin.
Mit 1 Teelöffel Mischung pro Tasse kaltes Wasser die Abkochung zubereiten, Tagesdosis 2–3 Tassen über längere Zeit.
Anwendung: Beschwerden während der Wechseljahre.

90.1.11: Je 3 EL Baldrian, Johanniskraut und Rosmarin, je 1 EL Gänsefingerkraut und Melisse.
Mit 1 Teelöffel Mischung pro Tasse kaltes Wasser die Abkochung zubereiten, Tagesdosis vorbeugend 2–3 Tassen, bei akuten Beschwerden bis zu 4 Tassen.
Anwendung: Wetterfühligkeit.

90.1.12: Je 3 EL Eichenrinde, Salbei und Tormentill, je 2 EL Kalmus und Kamille, je 1 EL Blutweiderich, Brombeere, Wiesenknopf und Zinnkraut.
Mit 1 Eßlöffel Mischung pro Tasse kaltes Wasser die Abkochung zubereiten, vorbeugend 1- bis 2mal täglich, zur Behandlung bis zu 6mal täglich als Mundspülung verwenden.
Anwendung: Zahnfleischbluten, Zahnfleischentzündungen und -schwund.

90.1.13: Je 3 EL Kamille, Melisse und Pfefferminze, je 1 EL Eichenrinde, Kalmus, Petersilie und Salbei.
Mit 2 Teelöffel Mischung pro Tasse kochendes Wasser den Aufguß zubereiten und stündlich den Mund spülen, bis der Zahnarzt aufgesucht werden kann.
Anwendung: Soforthilfe bei Zahnschmerzen.

90.1.14: Je 4 EL Brombeere, Heidelbeere und Tausendgüldenkraut, je 2 EL Frauenmantel, Immergrün, Odermennig und Salbei.
Mit 1 Teelöffel Mischung pro Tasse kochendes Wasser den Aufguß zubereiten, Tagesdosis 3 Tassen.
Anwendung: Zuckerkrankheit zur ergänzenden Behandlung mit Erlaubnis des Therapeuten.

Weine und Tinkturen

Alkoholische Kräuterauszüge eignen sich besonders gut bei Verdauungsbeschwerden. Menschen mit Leberleiden, ehemalige Alkoholiker und andere Patienten, die Alkohol aus Gesundheitsgründen meiden müssen, dürfen die wohlschmeckenden Zubereitungen aber nicht einnehmen.

Am Preis sollte man beim Lösungsmittel Alkohol nicht sparen, da sonst nicht nur der Geschmack, sondern auch die Wirksamkeit durch Fuselöle und chemische Rückstände beeinträchtigt wird. Am besten eignen sich guter Branntwein, Gin, Obstler, Rot- und Weißweine guter Qualität.

Kennziffer 10.2 – Weine und Schnäpse für Herz und Kreislauf

10.2.01: Rosmarinwein
Auf 0,7 l trockenen Weißwein setzt man 40 g Rosmarin 10–12 Tage an, dann fügt man 1 Eßlöffel Weißdorn zu und läßt nochmals 8 Tage ziehen.
Nach dem Abseihen bewahrt man den Wein gut verkorkt auf.
Er eignet sich bei Herz-Kreislauf-Beschwerden vor allem für ältere Menschen, bei Blutarmut und zur allgemeinen Stärkung.
Jeden Tag nimmt man 1–2 Likörglas voll ein.

10.2.02: Weißdornschnaps

Er empfiehlt sich gleichfalls besonders für ältere Menschen zur Herz- und allgemeinen Stärkung.

Man setzt dazu 80 g Weißdorn mit 0,5 l Branntwein, Gin oder Korn etwa 3 Wochen lang an, schmeckt dann nach Belieben mit Honig ab und läßt nochmals 1–2 Wochen ziehen.

Nach dem Abseihen füllt man in gut verschließbare Flaschen um.

Von dem likörartigen Schnaps gibt man täglich 2- bis 3mal 1/2–1 Likörglas voll. Er eignet sich auch bei Nervosität gut.

10.2.03: Zwiebelwein

Auf 0,7 l guten trockenen Weißwein setzt man 500 g feinzerschnittene Zwiebeln und 5 zerquetschte Knoblauchzehen oder Bärlauch 8 bis 10 Tage an, fügt dann 100 bis 120 g guten Blütenhonig zu, vermischt alles gut und läßt nochmals 4–5 Tage ziehen.

Nach dem Abseihen füllt man in gut verkorkte Flaschen um. Die Tagesdosis beträgt 2mal 1 Glas vor den Mahlzeiten.

Zwiebelwein bewährt sich gut bei Herzbeschwerden, zur allgemeinen Stärkung, besseren Verdauung und bei Bronchialleiden.

Kennziffer 30.2 – Weine und Schnäpse für die Verdauungsorgane

30.2.01: Enzianwein

Auf 0,7 l guten Rotwein setzt man 40 g Enzian, je 10 g Kalmus, Löwenzahn und Tausendgüldenkraut und 5 g Wermut 14 Tage lang an.

Dann seiht man ab und bewahrt den Wein gut verkorkt auf.

Er eignet sich besonders bei Appetitmangel und allgemeinen Verdauungsbeschwerden, vorbeugend auch als Aperitif bei schweren Mahlzeiten.

Vor jeder Mahlzeit trinkt man 1 Likörglas.

30.2.02: Johannisbeerschnaps

Man füllt ein 2 l fassendes Glasgefäß zur Hälfte mit schwarzen Johannisbeeren und gibt 0,7 l guten Branntwein, Gin, Korn oder Obstler zu. Diesen Ansatz läßt man mindestens 2, besser 3–4 Monate ziehen.

Dann fügt man (je nach Geschmack) etwa 100 g Zucker zu, läßt nochmals 7–10 Tage ziehen, seiht durch und füllt in gut verschließbare Flaschen ab.

Der Schnaps regt den Magen an, fördert die Verdauung, beugt Durchfall vor, bessert Blutarmut und wirkt allgemein stärkend.

Man gibt davon 3- bis 4mal täglich 1/2 Likörglas voll.

30.2.03: Kamillen-Schafgarben-Wein

Auf 0,7 l guten trockenen Weißwein gibt man 20 g Kamille und je 5 g Schafgarbe und Wermut. Die Mischung muß gut verschlossen 3–4 Wochen ziehen, dann seiht man ab und schmeckt mit Zucker je nach Geschmack ab.

Der Wein bessert vor allem bei älteren Menschen die Verdauungsfunktionen, hauptsächlich Magenbeschwerden.

Man nimmt täglich 2mal 1 Glas vor oder nach den Mahlzeiten ein.

30.2.04: Tausendgüldenkrautwein

Man gibt 50 g Tausendgüldenkraut und je 5 g Kamille und Wermut auf 0,7 l Rotwein. Der Wein muß 14 Tage ziehen, dann seiht man ab und bewahrt gut verkorkt auf.

Der Wein fördert Appetit und Verdauung und wird mit je 1/2 Likörglas vor jeder Mahlzeit verabreicht.

30.2.05: Wermutschnaps

Auf 0,7 l Rotwein (bevorzugt Malaga oder anderer Südwein) gibt man 25 g Wermut und je 5 g Enzian und Kalmus, außerdem 0,2 l Branntwein oder Cognac. Der Ansatz muß 3 Wochen ziehen, dann seiht man durch und füllt in Flaschen ab, die nochmals 7–10 Tage kühl und dunkel lagern sollen.

Der Schnaps eignet sich als Aperitif vor den Mahlzeiten gut zur Anregung der Verdauung und Vorbeugung von Beschwerden bei schweren Mahlzeiten.

Man nimmt 1/2 Likörglas vor jeder Mahlzeit ein.

Kennziffer 70.2 – Weine und Schnäpse für Nervensystem und Seelenleben

70.2.01: Johanniskrautschnaps

Auf 1 l guten Branntwein, Korn oder Obstler setzt man

50 g Johanniskraut und 10 g Melisse 3–4 Wochen an.
Dann schmeckt man mit 50 bis 60 g Honig oder Zucker ab, vermischt alles gut und läßt nochmals 1 Woche ziehen.
Danach wird abgesiebt und in gut verschlossenen Flaschen aufbewahrt.
Johanniskrautschnaps empfiehlt sich zur Beruhigung und Stimmungsaufhellung bei Nervosität und leichteren depressiven Verstimmungen, die Tagesdosis beträgt 3mal 1/2 Likörglas voll.

Kennziffer 90.2 – Weine und Schnäpse für andere Organe und Krankheiten

90.2.01: **Holunderschnaps**

Man füllt einen 2-l-Glasbehälter etwa zur Hälfte mit schwarzen Holunderbeeren und gibt dann 0,75 l Gin oder Korn dazu. Dieser Ansatz soll 3 Wochen ziehen.
Dann schmeckt man mit Zukker oder Honig nach Belieben ab, mischt alles gut und läßt nochmals 2 Wochen ziehen.
Nach dem Abseihen füllt man den Schnaps in gut verschließbare Flaschen um.
Holunderschnaps eignet sich gut zur Vorbeugung und Behandlung von Erkältung und Grippe und bei Erkrankungen der Atemwege.
Vorbeugend nimmt man 1 Likörglas am Tag ein, bei den ersten Anzeichen einer Erkältung oder Grippe sofort in kurzen Abständen 2–3 Likörgläser (aber nicht zur Schwitzkur), bei bereits bestehenden Infektionen über den Tag verteilt 2–3 Likörgläser.

90.2.02: **Salbeiwein**

Man setzt 75 g Salbei mit 0,7 l gutem Rotwein 14 Tage lang an. Danach seiht man ab und gibt täglich 2- bis 3mal 1 Likörglas vor den Mahlzeiten.
Salbei unterstützt die Behandlung von Erkältung und Grippe, regt Appetit und Verdauung an und bewährt sich auch gut bei Nervenschwäche und nervösem Schwitzen.
Weitere Rezepturen alkoholischer Zubereitungen finden Sie bei den einzelnen Kräutern.

Kräuteröle zur Einreibung

Ölige Kräuterzubereitungen verwendet man vor allem äußerlich zu Einreibung bei Erkrankungen des rheumatischen Formenkreises an Gelenken, Muskeln und Nerven. Grundlage bildet immer ein gutes, vitamin-E-reiches Pflanzenöl (schützt vor vorzeitigem Ranzigwerden), wie Leinsamen-, Soja-, Sonnenblumen- oder Weizenkeimöl.
Dazu gibt man die nicht mehr ganz frischen Drogen, die einige Tage getrocknet wurden. Der Ansatz soll 4–6 Wochen lang am kühlen, dunklen Ort in einem luftdurchlässig verschlossenen Gefäß ziehen, ehe man abseiht und in gut verschlossene Flaschen umfüllt.
Einreibungen mit Kräuterölen werden 4- bis 6mal täglich durchgeführt.

Kennziffer 50.3 – Kräuteröle zur Einreibung bei Erkrankungen des rheumatischen Formenkreises

50.3.01: **Lavendelöl**

Mit 0,5 l Öl setzt man 80 g Lavendelblüten 4 Wochen an, bis das Öl eine blaßblaue Färbung angenommen hat.
Dann seiht man ab und gebraucht es 4- bis 6mal täglich zur Einreibung bei stumpfen Verletzungen und Erkrankungen des rheumatischen Formenkreises.

50.3.02: **Pfefferminzöl**

Am besten bewährt sich zu Einreibungen japanisches Pfefferminzöl, das man fertig in Apotheken kauft.
Aber auch folgende Rezeptur eignet sich gut: 100–120 g Pfefferminzblätter und 20 g Melisse mit 0,6 l Öl 6 Wochen lang ansetzen.
Nach dem Abseihen verwendet man das Öl täglich bis zu 6mal bei Erkrankungen des rheumatischen Formenkreises.

50.3.03: **Rosmarinöl**

Auf 1 l Pflanzenöl setzt man 140 g Rosmarin, 20 g Pfefferminze und je 10 g Johanniskraut und Lavendel 5 Wochen lang an.
Das abgeseihte Öl wird 4- bis 6mal täglich bei Erkrankungen des rheumatischen Formenkreises, stumpfen Verletzungen und zur Förderung der Durchblutung als Einreibung verwendet.

Kennziffer 60.3 – Kräuteröle zur Einreibung bei Hautkrankheiten

60.3.01: Johanniskrautöl
Man setzt 100 g Droge mit 0,5 l Öl 6 Wochen lang an.
Nach dem Abseihen verwendet man das Öl bei Erkrankungen des rheumatischen Formenkreises, Verbrennungen, Sonnenbrand und stumpfen Verletzungen täglich bis zu 6mal zu Einreibungen. Die behandelten Körperpartien dürfen nicht der Sonne ausgesetzt werden.

60.3.02: Klettenwurzelöl
Auf 1 l Pflanzenöl gibt man 150 g zerkleinerte Klettenwurzel, 30 g Brennesseln und 20 g Rosmarin. Der Ansatz muß mindestens 5 Wochen ziehen, ehe man abseiht.
Die Einreibung bewährt sich gut zur Hautpflege und täglichen Massage der Kopfhaut.

Auflagen und Wickel mit Kräutern

Diese Anwendungsformen stehen in der Naturheilkunde seit alters in hohem Ansehen und eignen sich auch sehr gut zur Selbsthilfe.
Mit Kräuterzusätzen verwendet man Auflagen und Wickel in der Regel warm. Da die Techniken heute nicht mehr allgemein geläufig sind, wollen wir sie zunächst kurz beschreiben.
Auflagen (Aufschläger, Kompressen): Sie setzen sich aus 3 Tüchern zusammen; das innere Leintuch wird entsprechend der zu behandelnden Körperzone 2- bis 6fach zusammengefaltet, in Wasser oder Kräutertee getaucht und aufgelegt. Darüber kommt ein einfaches trockenes Leintuch und als äußerer Abschluß ein etwas größeres trockenes Wolltuch. Die beiden Außentücher werden ganz um den zu behandelnden Körperteil herumgeführt.
Wickel (Packungen, Umschläge): Sie unterscheiden sich von den Auflagen dadurch, daß auch das feuchte innere Leintuch ganz um die zu behandelnde Körperpartie herumgeführt wird.
Umschläge mit zerquetschten Kräutern: Dabei wird das innere feuchte Leintuch durch Kräuter ersetzt. Meist verwendet man dazu frische, leicht mit dem Nudelholz oder einer Flasche zerquetschte Blätter, die – zum Teil angewärmt – direkt auf die zu behandelnde Körperzone gelegt werden. Wenn es auf Durchwärmung ankommt, wickelt man darüber ein trockenes Leintuch und das äußere Wolltuch; in anderen Fällen genügt es, wenn man eine angefeuchtete Wundkompresse auf die Kräuter legt und diese mit einer Binde, (beides aus der Hausapotheke, wo man es zur Wundversorgung immer vorrätig haben sollte) befestigt.
Breiumschläge: Die Kräuterteile werden dazu mit wenig Wasser zu einem dicken Brei eingekocht, den man fingerdick auf ein passendes Leintuch streicht. Das Tuch wird oben wie ein Kuvert zusammengefaltet und mit der aus einer Stofflage bestehenden Unterseite als Kompresse aufgelegt. Darüber kommen dann die üblichen beiden trockenen Tücher, die man ganz um die Körperpartie herumführt. Statt dessen kann man Kräuterteile auch in einem passenden Leinensäckchen abkochen, auflegen und mit 2 Trockentüchern befestigen.
Im Abc der Heilkräuter wird jeweils angegeben, wie man die einzelnen Heilpflanzen äußerlich zu Auflagen und Wickeln verwendet.
Im Sanitätsfachgeschäft erhält man passende Wickeltücher für jeden Zweck, grundsätzlich kann aber jedes Leintuch in den folgenden Maßen zu Auflagen und Wickeln verwendet werden:

Armwickel	60 x 90 cm
Beinwickel	80 x 130 cm
Brustwickel	80 x 180 cm
Fußwickel	80 x 80 cm
Ganzwickel	190 x 210 cm
Halswickel	20 x 60 cm
Handwickel	60 x 60 cm
Kopfwickel	80 x 80 cm
Kreuzwickel	80 x 180 cm
Kurzwickel	160 x 180 cm
Lendenwickel	80 x 180 cm
Schal	150 x 150 cm
Unterschenkelwickel	80 x 80 cm
Unterwickel	190 x 210 cm
Wadenwickel	80 x 80 cm

Es ist hier unmöglich, die einzelnen Auflagen und Wickel einzeln zu beschreiben, ausführliche Anleitungen dazu enthält das »Falken-Handbuch-Biomedizin«, Falken-Verlag 1983, von Gerhard Leibold, das im Buchhandel erhältlich ist.

Warme Auflagen und Wickel eignen sich besonders gut zur Linderung von Schmerzen und Krämpfen, regen Stoffwechsel und Hautdurchblutung an, beruhigen das Nervensystem und wirken über Hautreflexzonen auf innere Organe. Mit dem Ausbruch des Schweißes werden Gift- und Schlackenstoffe ausgeschieden.

Abgesehen von dieser Allgemeinwirkung der Auflagen und Wickel kommt den einzelnen Kräuterzusätzen noch eine spezifische Wirkung zu, die im Abc der Heilkräuter bei den einzelnen Pflanzen beschrieben wird. Die Anwendung dauert 1–2 Stunden, danach ruht man noch 1/2–1 Stunde im Bett oder wäscht wenigstens das behandelte Körpergebiet kurz mit kaltem Wasser oder kaltem Kräutertee ab.

Größere Anwendungen, vor allem Ganz- und Unterwickel, sollten erst nach Rücksprache mit dem Therapeuten und am besten nur vormittags unter dauernder Aufsicht durchgeführt werden. Eine Ausnahme bildet die *Schwitzpackung* bei den ersten Anzeichen einer Erkältung oder Grippe, die zu jeder Zeit – aber nur von robusten, ansonsten gesunden, Herz-Kreislauf-stabilen Menschen – nach Bedarf angewendet werden kann. Sie wurde im 1. Teil bei Erkältung und Grippe (s. S. 84) ausführlich beschrieben.

Wenn man sich dabei unwohl fühlt, Atemnot, bläuliche Lippen und Kreislaufstörungen auftreten, muß sofort unterbrochen und der Kreislauf durch starken Kaffee unterstützt, bei ernsteren Beschwerden auch der Therapeut konsultiert werden. Alkohol sollte man vor, während und nach der Schwitzkur nicht einnehmen.

Die Wirkung warmer Wickel und Auflagen kann bei Bedarf durch Wärmflaschen oder ausdrücklich als feuchtigkeitssicher gekennzeichnete Heizkissen unterstützt werden.

Das Kräuterbad

Warme Bäder zur Behandlung von Krankheiten werden oft durch Kräuterzusätze verstärkt. Der Organismus nimmt die Wirkstoffe teils über die Haut, teils beim Atmen durch die Lungen auf.

Kräuterbäder werden als Teil- (vor allem Halb-, Sitz-, Arm-, Fuß-) und Vollbäder angewendet, das richtet sich nach der persönlichen Verträglichkeit und dem Zweck der Anwendung. Vollbäder werden insbesondere von Herz-Kreislauf-Kranken, älteren und schwächlichen Menschen oft nicht gut vertragen, sie sollten nach Rücksprache mit dem Therapeuten immer nur Teilbäder durchführen.

Warme Kräuterbäder dauern 10 bis 20 Minuten, wirken beruhigend, entspannend, durchblutungsfördernd und über die Haut durch Schweißausbruch entgiftend. Die Wassertemperatur liegt gewöhnlich bei 37–38 Grad und soll als angenehm empfunden werden. Nach beendetem Bad wäscht man die behandelten Körperpartien kalt ab, robustere Naturen können auch kurz unter die kalte Dusche gehen.

Badezusätze mit Kräutern erhält man fertig in der Apotheke, kann sie aber auch selbst als Tee herstellen. Die Tabelle auf Seite 205 gibt die gebräuchlichsten Badezusätze mit Heilanzeigen und Dosierung an. Wenn nichts anderes angegeben, gilt die Dosierung für 1 Vollbad, zu Teilbädern verwendet man entsprechend weniger Badezusatz.

Augenbäder werden zur Selbsthilfe immer nur kalt angewendet; sie eignen sich zur Kräftigung der Augen, bei Augenüberanstrengung und Bindehautentzündung. Dazu verwendet man hauptsächlich Augentrost (für Kinder ungeeignet!), Baldrian, Fenchel, Kornblumen oder Spitzwegerich, Zubereitung und Anwendung bei den einzelnen Kräutern beschrieben.

Der Tee muß immer sorgfältig abgeseiht werden (am besten durch ein feines Tuch), damit keine Rückstände als Fremdkörper ins Auge gelangen und Reizungen verursachen.

Zum Augenbad benötigt man eine ausreichend große Schüssel, in die das Gesicht bis über die Augen eingetaucht werden kann. Unter Wasser öffnet man die Augen mehrmals. Während der Anwendung taucht man 2- bis 3mal zum Atemholen auf.

Bequemer kann das Augenbad mit speziellen Augenbadewannen aus dem Sanitätsfachgeschäft durchgeführt werden.

Die gebräuchlichsten Badezusätze

Badezusatz	Heilanzeigen	Dosierung
Baldrian	Nervosität, seelisch-nervöse Organbeschwerden	Aufguß aus 100 g auf 1 l oder 250 ml Tinktur
Eiche	Fußschweiß, chronisch kalte Füße, Erfrierungen, Frostbeulen, Ekzeme, Geschwüre, Hautausschläge	Abkochung aus 1 kg Rinde und/oder Blättern auf 2 l; zum Fußbad 1/4 dieser Dosis
Fichte	Weichteilrheuma, Nervosität, Schlafstörungen	Abkochung aus 1 kg Nadeln und Zapfen auf 3 l oder 1 bis 3 Eßlöffel Öl
Kalmus	Nervöse Erschöpfung, Schlafstörungen, chronisch kalte Füße, Erfrierungen, Frostbeulen	Abkochung aus 4 Eßlöffeln auf 1/2 l Wasser; zum Fußbad 1 Eßlöffel auf 1/4 l
Kamille	Hautleiden, Hämorrhoiden	Aufguß aus 100 g auf 1 l oder Azulenlösung
Lavendel	Nervosität, Schlafstörungen, rheumatische Erkrankungen, nervöse Herzleiden	Abkochung aus 100 g auf 1 l oder fertiger Badeextrakt
Melisse	Kopfschmerz, Migräne, Nervenschmerzen, Weichteilrheuma, Nervosität, Schlafstörungen	Aufguß aus 100 g auf 2 l
Rosmarin	Nervosität, nervöse Schwäche, Kreislaufstörungen, Fußschwellungen, Wadenkrämpfe	Aufguß aus 50 g auf 1/2 l; Fußbäder 15 g auf 1 Tasse
Thymian	Atemwegsleiden, Nervosität, Depressionen	Abkochung aus 100 g auf 1 l
Zinnkraut	Afterjucken, Hämorrhoiden, Hautleiden, Beschwerden der Wechseljahre	150 g auf 5 l als Aufguß; zum Sitzbad 80–100 g auf 2–3 l

Saftkuren mit Kräutern

Säfte führen dem Körper reichlich Vitalstoffe zu, wirken entschlackend und entgiftend. Gewöhnlich führt man sie 2–3 Tage lang (bei längerer Dauer nur mit Zustimmung des Therapeuten) als Saftfastkur ohne andere Nahrung und Getränke zu oder nimmt sie 4–6 Wochen lang zusätzlich zur üblichen Ernährung ein, die dann entsprechend dem Kaloriengehalt der Säfte reduziert wird.

Zum Saftfasten verwendet man täglich insgesamt je 300 g Obst- und Gemüsesaft und 150 g Kräutersaft (wie Brennessel, Löwenzahn, Knoblauch, Zwiebeln und andere). Die Säfte werden in 3–5 Portionen über den Tag verteilt eingenommen, zur Geschmacksverbesserung auch miteinander vermischt. Wenn die Dosis von 3/4 l Saft am Tag den Durst nicht ausreichend löscht, gibt man zusätzlich nach Bedarf kalorienfreie »stille« Mineralwässer.

Neben der üblichen Ernährung kann man Kräutersaftkuren 4–6 Wochen lang durchführen. Die Tagesdosis von 3 Eßlöffeln Saft wird jeweils portionsweise frisch ausgepreßt, wenn man nicht den haltbaren Kräutersaft aus dem Reformhaus verwendet, und mit der gleichen bis doppelten Menge Wasser verdünnt eingenommen.

Zur Blutreinigungskur gegen Frühjahrsmüdigkeit eignet sich vor allem folgende Saftkur neben der üblichen Ernährung: Je 7 Tage lang Brennessel-, Birken-, Brunnenkresse- und Löwenzahnsaft einnehmen. Die Tagesdosis von 3 Eßlöffeln – Brunnenkresse nur 3 Teelöffel – wird morgens nüchtern, mittags und nachmittags jeweils in der doppelten Menge Wasser eingenommen.

Im Abc der Heilkräuter wird bei den einzelnen Pflanzen jeweils angegeben, ob sie als Saft verabreicht werden können und wie man diesen zubereitet und dosiert.

Andere Rezepturen

Seit langem gebraucht man Heilkräuter in der Medizin auch zu Dampfanwendungen. Zur Selbsthilfe empfehlen sich besonders Gesichts-, Kopfdampf und Inhalationen.

Inhalation: Einfachste Form der Anwendung ist der Topf mit kochendem Wasser, den man auf einen niedrigen Tisch oder Stuhl stellt. Man setzt sich davor und beugt den Kopf tief über den noch geschlossenen Topf, hüllt Kopf, Schultern und Dampftopf so in eine große Decke, daß kein Dampf entweicht, öffnet dann den Topf und atmet den Dampf tief durch Mund und Nase ein. Gegen akuten Schnupfen und andere Erkrankungen der Atemwege gibt man zur Inhalation auf 1 l kochendes Wasser den Aufguß aus 2 Eßlöffeln Kamillen mit 8 Tropfen Thymiantinktur. Diese Inhalation wird 1- bis 3mal täglich durchgeführt.

Bei chronischem Schnupfen verwendet man 1- bis 2mal täglich den Aufguß aus 2 Eßlöffeln Majoran auf 1/4 l Wasser, der 1 l kochendem Wasser zugefügt wird. Die Inhalation dauert 10–15 Minuten. Am besten wirkt sie, wenn der Dampftopf auf einem Elektrokocher steht, damit das Wasser bis zum Schluß kocht.

Bequemer sind Inhalationen mit besonderen Apparaten, die den Kräuterdampf direkt in Mund und Nase leiten.

Gesichts-, Kopfdampf: Im Prinzip wird er wie die Inhalation über dem Dampftopf durchgeführt. Es kommt dabei aber nicht auf tiefe Atemzüge an, sondern auf die Dampfwirkung auf die Haut. Zum Gesichtsdampf bleibt der Oberkörper bekleidet, zum Kopfdampf entkleidet man ihn vor der Anwendung.

Als Zusatz zum Dampf gibt man auf 1 l kochendes Wasser den Aufguß aus 2 Eßlöffeln Kamillen auf 1/4 l Wasser. Die Anwendung erfolgt 2- bis 3mal täglich und dauert jeweils etwa 15 Minuten.

Heilanzeigen sind Hauterkrankungen im Bereich der behandelten Körperpartien, vor allem Akne, Mitesser, Ekzeme und Geschwüre.

Anstelle der Inhalation oder zur Ergänzung kann man auch Nasen- und Mundspülungen durchführen oder Gurgelwasser anwenden.

Gurgeln: Beim Gurgeln erreicht man direkt zwar nur den Bereich der Mundhöhle bis zum Gaumen, die Durchblutung wird dabei aber bis in den Kehlkopf hinab angeregt; indirekt führt das mit zur Heilung bei Halsschmerzen, Heiserkeit und Rachenkatarrh.

Gurgeln erfolgt 6- bis 8mal täglich immer mit lauwarmem Kräutertee. Als Zusätze eignen sich in erster Linie Kamillen- und Salbeitee, ergänzt durch andere entzündungshemmende und hustenlindernde Kräuter.

Ausführliche Anweisungen zum Gurgeln finden sie bei den entsprechenden Krankheiten im 1. Teil des Buchs und im Abc der Heilkräuter im 2. Teil bei den einzelnen Pflanzen.

Mundspülungen: Sie eignen sich bei Entzündungen der Mundschleimhaut, des Zahnfleischs, der Zunge und des Rachenraums, nach unten in den Kehlkopf setzt sich die Wirkung aber kaum fort, da nicht gegurgelt und deshalb auch keine deutlich vermehrte Durchblutung erzielt wird.

Mundspülungen werden mit lauwarmem Kräutertee 5- bis 8mal täglich durchgeführt. Man nimmt dazu einen Schluck Tee, neigt den Kopf weit zurück, damit der Tee nach hinten rinnt, und preßt ihn dann bei geschlossenen Lippen durch die Zähne. Dann spuckt man den Tee aus und nimmt den nächsten Schluck.

Als Kräuterzusätze eignen sich vor allem Eichenrinde, Kamillen, Salbei und Tormentill, aber auch Brombeer-, Heidelbeerblätter, Eibisch, Huflattich, Malve, Quendel und Thymian.
Die Zubereitung der einzelnen Kräutertees wurde bereits bei den verschiedenen Pflanzen beschrieben.
Mundspülungen sind auch bei Mundgeruch angezeigt.
Nasenspülungen: Dazu verwendet man Kräutertee, der entweder in die Nase aufgeschnupft, mit einem Teelöffel eingeflößt oder mit speziellen Nasenduschen und Nasengießern verabreicht wird. Man legt dazu den Kopf weit zurück und läßt den Tee durch die Nasenhöhlen in den Mund fließen, spuckt aus und nimmt die nächste Dosis.
Anwendungsgebiete: Schnupfen und Katarrhe des oberen Rachenraums.

Die Spülung wird täglich 4- bis 8mal durchgeführt. Als Zusätze eignen sich vor allem Kamillen, Augentrost (nie für Kinder), bei chronischem Schnupfen Basilikum und Majoran. Gegen Nasenbluten empfehlen sich Beinwell, Eichenrinde, Quendel oder Tormentill.
Zu den Spülungen im weitesten Sinn gehört auch die *Magenrollkur*. Früher wurde sie häufig gegen Magengeschwüre und -schleimhautentzündungen verordnet, heute ist sie zu Unrecht etwas in Vergessenheit geraten.
Man gebraucht dazu den Aufguß aus 3 Teelöffeln Kamille auf 1/4 l Wasser. Die Wirkstoffe der Kamille beruhigen die entzündeten Schleimhäute und fördern die Abheilung von Entzündungen und Geschwüren.
Durchführung der Rollkur: Sie wird morgens nüchtern, bei Bedarf zusätzlich abends vor dem Einschlafen, nach folgendem Schema durchgeführt:
- Kamillenaufguß wie oben angegeben zubereiten und die Hälfte des Tees auf einmal trinken, dann 5 Minuten auf den Rücken legen;
- einen weiteren Schluck Kamillentee einnehmen und 5 Minuten auf die linke Seite drehen;
- wieder einen Schluck Tee nehmen und 5 Minuten auf den Bauch legen;
- den restlichen Tee trinken und 5 Minuten auf die rechte Seite drehen.

Diese Reihenfolge muß genau eingehalten werden, damit der Kamillentee die Magenschleimhaut überall benetzt. Die Behandlung soll 4–6 Wochen lang konsequent täglich durchgeführt werden, bis alle Beschwerden vollständig ausgeheilt sind.

Fertige Arzneimittel mit Kräutern

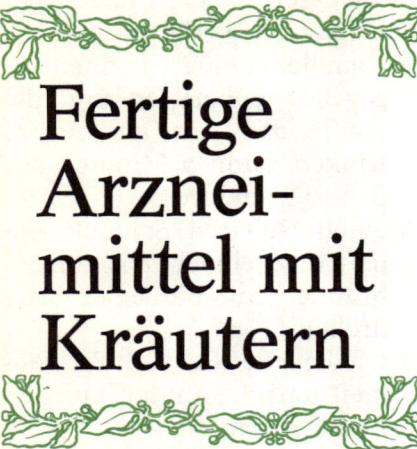

Es gibt zu viele fertige Arzneimittel mit Kräutern, als daß sie hier auch nur annähernd vollständig aufgezählt werden könnten. Die folgende Liste enthält deshalb nur eine Auswahl solcher rezeptfrei in der Apotheke erhältlicher Medikamente, die sich in der eigenen Praxis gut bewährt haben. Wenn ein Arzneimittel hier nicht genannt wird, bedeutet das selbstverständlich kein Werturteil.

Wie die Teerezepte und anderen Kräuterrezepturen werden auch die fertigen Kräutermedikamente mit Kennziffern versehen, die im 1. Teil dieses Buchs bei den verschiedenen Krankheiten wieder genannt werden. Das erleichtert die praktische Handhabung des Buchs.

Die Zusammensetzung der 5stelligen Kennziffer entspricht den vorne bei den Kräuterrezepturen gegebenen Erläuterungen (s. S. 191). Die ersten beiden Ziffern kennzeichnen das Organsystem oder die Krankheitsarten, die letzten beiden Ziffern geben die Nummer des einzelnen Arzneimittels in unserer Auswahl an.

Die mittlere (3.) Ziffer lautet entweder 4, 5 oder 6; diesen 3 Ziffern kommt folgende Bedeutung zu:
- 4 fertige Kräuterteemischungen
- 5 andere Kräuterzubereitungen zur inneren Anwendung in fertiger Form
- 6 fertige Kräuterzubereitungen zum äußerlichen Gebrauch

Angegeben werden jeweils der Handelsname des fertigen Arzneimittels, der Hersteller und die Anwendungsgebiete, gegebenenfalls auch Nebenwirkungen und Gegenanzeigen. Zusammensetzung und Dosierung sind jeweils den Beipackzetteln der fertigen Medikamente zu entnehmen.

Fertige Kräuterteemischungen

Die fertigen Teemischungen enthalten verschiedene Kräuter, die einander in ihrer Wirkung ergänzen und verstärken. Sie werden nach Gebrauchsanweisung als Aufguß, Abkochung oder Kaltauszug sowie die selbst zusammengestellten Teemischungen zubereitet.

Kennziffer 10.4 – Fertige Kräutertees für Herz und Kreislauf

10.4.01: Arterio-Tee
Hersteller: Dr. Schock & Co. Nachf., Bad Wörishofen
Anwendungsgebiete: Vorbeugung und Behandlung von Arterienverkalkung und Bluthochdruck.

10.4.02: Cordialtee
Hersteller: Dr. Schock & Co. Nachf., Bad Wörishofen
Anwendungsgebiete: nervöse Herzbeschwerden, Herzschwäche.

10.4.03: Dr. Ernst's Frauentee Nr. 16
Hersteller: Medipharma Saar, Dr. Becker & Cie. KG, Saarbrücken
Anwendungsgebiete: Herz-Kreislauf-Anregung, Durchblutungsförderung, Vorbeugung nervöser Herzbeschwerden (vor allem für Frauen geeignet).

10.4.04: Dr. Ernst's Herztee Nr. 18
Hersteller: Medipharma Saar, Dr. Becker & Cie. KG, Saarbrücken
Anwendungsgebiete: Beruhigung und Stärkung von Herz und Nerven, Herzschwäche, Kreislaufstörungen, fördert die Durchblutung.

10.4.05: Dr. Ernst's Zirkulations- und Venentee Nr. 9
Hersteller: Medipharma Saar, Dr. Becker & Cie. KG, Saarbrücken
Anwendungsgebiete: Kreislaufanregung, Durchblutungsstörungen.

10.4.06: Herztee
Hersteller: Hanosan GmbH, Garbsen 2
Anwendungsgebiete: Herz-Kreislauf-Anregung vor allem bei Blutunterdruck, nervöse Herzbeschwerden, ergänzend bei Schlaganfall und zur Nach-

behandlung von Herzinnenhautentzündungen.
10.4.07: Herz- und Kreislauftee (im Filterbeutel)
Hersteller: H & S Tee-Gesellschaft mbH, Kressbronn
Anwendungsgebiete: Herzschwäche, Kreislaufstörungen, Herzbeschwerden verschiedener Ursachen, Venenschmerzen.

Kennziffer 20.4 – Fertige Kräutertees für Lungen und Atemwege

20.4.01: apo-Tuss Bronchialtee
Hersteller: Pekana Naturheilmittel GmbH, Kißleg-Zaisenhofen
Anwendungsgebiete: Bronchialkatarrh, Husten, Verschleimung.
20.4.02: Dr. Ernst's Asthmatee Nr. 14
Hersteller: Medipharma Saar, Dr. Becker & Cie. KG, Saarbrücken
Anwendungsgebiete: Reiz- und Krampfhusten, ergänzend bei Bronchialasthma.
20.4.03: Dr. Ernst's Brust- und Hustentee für Kinder Nr. 21
Hersteller: Medipharma Saar, Dr. Becker & Cie. KG, Saarbrücken
Anwendungsgebiete: Husten vor allem bei Kindern, leicht beruhigende Wirkung, auch bei nervösem Husten gut geeignet.
20.4.04: Dr. Ernst's Gurgeltee Nr. 23
Hersteller: Medipharma Saar, Dr. Becker & Cie. KG, Saarbrücken
Anwendungsgebiete: Schnupfen, Rachen-, Kehlkopf-, Bronchialkatarrhe, Mundschleimhaut- und Zahnfleischentzündung (der Tee eignet sich zum Gurgeln, Inhalieren und für Spülungen).
20.4.05: Dr. Ernst's Lungen- und Kieseltee Nr. 15
Hersteller: Medipharma Saar, Dr. Becker & Cie. KG, Saarbrücken
Anwendungsgebiete: Husten, Bronchialkatarrh, Verschleimung, vor allem auch hartnäckige und chronische Formen.
20.4.06: Huluna-Complex-Tee Nr. 1
Hersteller: Nestmann + Co., Zapfendorf/Bamberg
Anwendungsgebiete: Heiserkeit, Husten, Bronchialkatarrh, Krampf- und Reizhusten.
20.4.07: Hustentee (im Filterbeutel)
Hersteller: H & S Tee-Gesellschaft mbH, Kressbronn
Anwendungsgebiete: Husten, Verschleimung, Bronchialkatarrh, Krampf- und Reizhusten.

Kennziffer 30.4 – Fertige Kräutertees für die Verdauungsorgane

30.4.01: Abführtee (im Filterbeutel)
Hersteller: H & S Tee-Gesellschaft mbH, Kressbronn
Anwendungsgebiete: Darmträgheit, Stuhlverstopfung, zur gründlichen Entschlackung.
30.4.02: Adipona-Complex-Tee Nr. 8
Hersteller: Nestmann + Co., Zapfendorf/Bamberg
Anwendungsgebiete: Fettsucht, Übergewicht, Stoffwechselträgheit.
30.4.03: apo-Hepat Leber- und Gallentee
Hersteller: Pekana-Naturheilmittel GmbH, Kißleg-Zaisenhofen
Anwendungsgebiete: Funktionsstörungen und Entzündungen von Leber und Gallenblase und daraus resultierende allgemeine Verdauungsbeschwerden.
30.4.04: apo-Stom Magen- und Darmtee
Hersteller: Pekana-Naturheilmittel GmbH, Kißleg-Zaisenhofen
Anwendungsgebiete: akute und chronische Erkrankungen des Magen-Darm-Trakts, vor allem Magen-, Zwölffingerdarmgeschwüre, Magenschleimhautentzündung, Darm- und Dickdarmkatarrh, Durchfall.
30.4.05: Brioni-Tee
Hersteller: Dr. Schock & Co. Nachf., Bad Wörishofen
Anwendungsgebiete: Stuhlverstopfung, Darmträgheit, Stoffwechselstörungen.
Gegenanzeigen: nicht während der Schwangerschaft und Stillzeit einnehmen.
30.4.06: Corona Blähungs-Tee
Hersteller: Dr. Schock & Co. Nachf., Bad Wörishofen
Anwendungsgebiete: Blähungen und andere Verdauungsstörungen.
30.4.07: Defaeton Abführ- und Blutreinigungstee
Hersteller: Pekana-Naturheil-

mittel GmbH, Kißleg-Zaisenhofen
Anwendungsgebiete: Darmträgheit, Stuhlverstopfung, Anregung der Verdauung, gründliche Entschlackung.

30.4.08: Dr. Ernst's Blutreinigungs- und Abführtee Nr. 2
Hersteller: Medipharma Saar, Dr. Becker & Cie. KG, Saarbrücken
Anwendungsgebiete: Stuhlverstopfung, Darmträgheit, Entschlackung im Rahmen der Frühjahrskur bei Frühjahrsmüdigkeit.

30.4.09: Dr. Ernst's Frühstücks- oder Familientee
Hersteller: Medipharma Saar, Dr. Becker & Cie. KG, Saarbrücken
Anwendungsgebiete: als Frühstückstee bei Darmträgheit, zur Vorbeugung von Verdauungsbeschwerden.

30.4.10: Dr. Ernst's Gesundheitstee Nr. 3
Hersteller: Medipharma Saar, Dr. Becker & Cie. KG, Saarbrücken
Anwendungsgebiete: Darmträgheit, Stuhlverstopfung, Vorbeugung von Verdauungsbeschwerden.

30.4.11: Dr. Ernst's Hämorrhoiden- und Varicentee Nr. 11
Hersteller: Medipharma Saar, Dr. Becker & Cie. KG, Saarbrücken
Anwendungsgebiete: Hämorrhoiden, Krampfadern, bei Stuhlverstopfung als Folge von Hämorrhoiden.

30.4.12: Dr. Ernst's Leber- und Gallentee Nr. 7
Hersteller: Medipharma Saar, Dr. Becker & Cie. KG, Saarbrücken
Anwendungsgebiete: ergänzende Behandlung von Leber-Gallenblasen-Erkrankungen, daraus resultierende Blähungen und andere Verdauungsbeschwerden.

30.4.13: Dr. Ernst's Magen- und Darmtee Nr. 8
Hersteller: Medipharma Saar, Dr. Becker & Cie. KG, Saarbrücken
Anwendungsgebiete: Appetitlosigkeit, Blähungen, Verdauungsbeschwerden.

30.4.14: Dr. Ernst's Schlankheitstee Nr. 10
Hersteller: Medipharma Saar, Dr. Becker & Cie. KG, Saarbrücken
Anwendungsgebiete: Fettsucht, Übergewicht, Stoffwechselträgheit.

30.4.15: Dr. Ernst's Stopftee Nr. 26
Hersteller: Medipharma Saar, Dr. Becker & Cie. KG, Saarbrücken
Anwendungsgebiete: Magen-, Darmkatarrh, Durchfall, Magenverstimmung, Brechdurchfall (gut zum Teefasten geeignet).

30.4.16: Dr. Ernst's Windtreibender Tee Nr. 24
Hersteller: Medipharma Saar, Dr. Becker & Cie. KG, Saarbrücken
Anwendungsgebiete: Blähungen, Darmkoliken, Verdauungsbeschwerden, Mundgeruch.

30.4.17: Dr. Ernst's Wurmtee Nr. 27
Hersteller: Medipharma Saar, Dr. Becker & Cie. KG, Saarbrücken
Anwendungsgebiete: Austreiben von Darmwürmern, Linderung der Folgen von Wurmkrankheiten.

30.4.18: Estoma-Tee
Hersteller: Dr. Schock & Co. Nachf., Bad Wörishofen
Anwendungsgebiete: Appetitlosigkeit, Magenübersäuerung, Sodbrennen, Verdauungsbeschwerden.

30.4.19: Gallen- und Leber-Tee
Hersteller: Hanosan GmbH, Garbsen 2
Anwendungsgebiete: Funktionsstörungen und Entzündungen von Leber und Gallenblase, daraus resultierende Verdauungsstörungen, Leberschwäche, Gallensteine.

30.4.20: Gallen- und Lebertee (im Filterbeutel)
Hersteller: H & S Tee-Gesellschaft mbH, Kressbronn
Anwendungsgebiete: Leber-Gallenblasen-Leiden und daraus resultierende Blähungen und Verdauungsbeschwerden.

30.4.21: Gallosan-Tee
Hersteller: Dr. Schock & Co. Nachf., Bad Wörishofen
Anwendungsgebiete: Funktionsstörungen und Erkrankungen von Leber und Gallenblase und daraus resultierende Verdauungsstörungen.

30.4.22: Laxana-Complex-Tee Nr. 6
Hersteller: Nestmann + Co., Zapfendorf/Bamberg
Anwendungsgebiete: Stuhlverstopfung, Darmträgheit und daraus resultierende Blähungen.

30.4.23: Legana-Complex-Tee Nr. 4
Hersteller: Nestmann + Co., Zapfendorf/Bamberg
Anwendungsgebiete: Leberschäden, Gallenblasenentzündungen, Gallengrieß und -steine, Gallenkoliken.

30.4.24: Magen-Darm-Complex-Tee Nr. 2
Hersteller: Nestmann + Co., Zapfendorf/Bamberg
Anwendungsgebiete: Magen-Darm-Katarrhe, Dickdarmentzündung, Magen-, Zwölffingerdarmgeschwür, Blähungen, Stuhlverstopfung.

30.4.25: Magen- und Darmtee (im Filterbeutel)
Hersteller: H & S Tee-Gesellschaft mbH, Kressbronn
Anwendungsgebiete: Appetitlosigkeit, Magen-, Darmkatarrh, Verdauungsstörungen.

Kennziffer 40.4 – Fertige Kräutertees für die Ausscheidungsorgane

40.4.01: Akutur Blasen-Nierentee
Hersteller: Pekana-Naturheilmittel GmbH, Kißleg-Zaisenhofen
Anwendungsgebiete: Blasen-, Nierenentzündungen, Infektionen der Harnwege, Reizblase.

40.4.02: apo-Oedem Wassertreibender Tee
Hersteller: Pekana-Naturheilmittel GmbH, Kißleg-Zaisenhofen
Anwendungsgebiete: Wassersucht durch Leber-, Nieren-, Herzleiden (ergänzend neben gezielter Behandlung der Ursachen).

40.4.03: Blasen- und Nierentee (im Filterbeutel)
Hersteller: H & S Tee-Gesellschaft mbH, Kressbronn
Anwendungsgebiete: Vorbeugung und ergänzende Behandlung von Blasen-, Harnwegs- und Nierenentzündungen.

40.4.04: Enurena-Complex-Tee Nr. 10
Hersteller: Nestmann + Co., Zapfendorf/Bamberg
Anwendungsgebiete: Harnentleerungsstörungen, Bettnässen, Reizblase und Harnwegsverkrampfungen.

40.4.05: Dr. Ernst's Bettnässer-Tee Nr. 25
Hersteller: Medipharma Saar, Dr. Becker & Cie. KG, Saarbrücken
Anwendungsgebiete: Harnentleerungsstörungen verschiedener Ursachen, Bettnässen.

40.4.06: Dr. Ernst's Nieren- und Blasentee Nr. 6
Hersteller: Medipharma Saar, Dr. Becker & Cie. KG, Saarbrücken
Anwendungsgebiete: Vorbeugung und ergänzende Behandlung von Entzündungen der Blase, Harnwege und Nieren.

40.4.07: Dr. Ernst's Wassersucht-Tee Nr. 29
Hersteller: Medipharma Saar, Dr. Becker & Cie. KG, Saarbrücken
Anwendungsgebiete: Wassersucht, Vorbeugung von Harnblasenentzündungen.

40.4.08: Renaltee
Hersteller: Dr. Schock & Co. Nachf., Bad Wörishofen
Anwendungsgebiete: Nieren-, Blasenentzündungen, Erkrankungen des rheumatischen Formenkreises.

Kennziffer 50.4 – Fertige Kräutertees bei Erkrankungen des rheumatischen Formenkreises

50.4.01: apo-Rheum-Rheumatee
Hersteller: Pekana-Naturheilmittel GmbH, Kißleg-Zaisenhofen
Anwendungsgebiete: Gicht, Rheuma und andere Erkrankungen des rheumatischen Formenkreises.

50.4.02: Corona-Rheuma-Tee
Hersteller: Dr. Schock & Co. Nachf., Bad Wörishofen
Anwendungsgebiete: Gicht, Rheuma, Ischias, andere Erkrankungen des rheumatischen Formenkreises.

50.4.03: Dr. Ernst's Rheumatee Nr. 12
Hersteller: Medipharma Saar, Dr. Becker & Cie. KG, Saarbrücken
Anwendungsgebiete: Gicht, Rheuma, andere Erkrankungen des rheumatischen Formenkreises.

50.4.04: Rheugina-Complex-Tee Nr. 9
Hersteller: Nestmann + Co., Zapfendorf/Bamberg
Anwendungsgebiete: Gicht, Rheuma, Nervenschmerzen, harnsaure Diathese, andere

Erkrankungen des rheumatischen Formenkreises.

50.4.05: Rheuma-Tee
Hersteller: Hanosan GmbH, Garbsen 2
Anwendungsgebiete: harnsaure Diathese, Gicht, Rheuma, Hexenschuß und andere Erkrankungen des rheumatischen Formenkreises.

Kennziffer 70.4 – Fertige Kräutertees für Nervensystem und Seelenleben

70.4.01: Dr. Ernst's Beruhigungstee für Kinder Nr. 19
Hersteller: Medipharma Saar, Dr. Becker & Cie. KG, Saarbrücken
Anwendungsgebiete: Schlafstörungen, Nervosität, Nervenschwäche, Schulstreß, Verdauungsbeschwerden und Blähungen nervös-seelischer Ursache (vor allem für Kinder geeignet).

70.4.02: Dr. Ernst's Nerven- und Schlaftee Nr. 5
Hersteller: Medipharma Saar, Dr. Becker & Cie. KG, Saarbrücken
Anwendungsgebiete: Nervosität, Schlafstörungen, Angstzustände, Depressionen, Streß, Nervenschwäche.

70.4.03: Heliosan-Tee
Hersteller: Dr. Schock & Co. Nachf., Bad Wörishofen
Anwendungsgebiete: Nervosität, Nervenschwäche, vegetative Dystonie, Depressionen, Schlafstörungen.

70.4.04: Nerven- und Schlaftee (im Filterbeutel)
Hersteller: H & S Tee-Gesellschaft mbH, Kressbronn
Anwendungsgebiete: Nervosität, Unruhe, Gereiztheit, Erregtheit, Angstzustände, nervöse Erschöpfung, Schlafstörungen.

Kennziffer 90.4 – Fertige Kräutertees für andere Organe und Krankheiten

90.4.01: Dibena I, II, III – Complex-Tee Nr. 11, 12, 13
Hersteller: Nestmann + Co., Zapfendorf/Bamberg
Anwendungsgebiete: 3 Tees für morgens (I/Nr. 11), mittags (II/Nr. 12) und abends (III/Nr. 13) zur ergänzenden Behandlung der Zuckerkrankheit.

90.4.02: Dr. Ernst's Blutreinigungstee für Kinder Nr. 17
Hersteller: Medipharma Saar, Dr. Becker & Cie. KG, Saarbrücken
Anwendungsgebiete: Appetitlosigkeit, Stoffwechselanregung, Frühjahrsmüdigkeit (Blutreinigungskur); gut für Kinder geeignet.

90.4.03: Dr. Ernst's Blutreinigungstee Nr. 20
Hersteller: Medipharma Saar, Dr. Becker & Cie. KG, Saarbrücken
Anwendungsgebiete: wie 90.4.02, aber für Erwachsene.

90.4.04: Dr. Ernst's Diabetikertee Nr. 13
Hersteller: Medipharma Saar, Dr. Becker & Cie. KG, Saarbrücken
Anwendungsgebiete: ergänzende Behandlung der Zuckerkrankheit.

90.4.05: Dr. Ernst's Erkältungstee Nr. 4
Hersteller: Medipharma Saar, Dr. Becker & Cie. KG, Saarbrücken
Anwendungsgebiete: Vorbeugung und Behandlung von Erkältungskrankheiten, ergänzend bei Grippe.

90.4.06: Dr. Ernst's Kropftee Nr. 28
Hersteller: Medipharma Saar, Dr. Becker & Cie. KG, Saarbrücken
Anwendungsgebiete: Schilddrüsenstörungen, Kropf, allgemeine Drüsenstörungen, darauf beruhende Nervosität.

90.4.07: Dr. Ernst's Periodetee Nr. 30
Hersteller: Medipharma Saar, Dr. Becker & Cie. KG, Saarbrücken
Anwendungsgebiete: Pflege und Stärkung der weiblichen Unterleibsorgane, Regelbeschwerden.

Andere Kräuterzubereitungen zur inneren Anwendung in fertiger Form

Die folgenden fertigen Kräuterzubereitungen sind rezeptfrei in Apotheken erhältlich und werden nach Gebrauchsanweisung eingenommen.

Kennziffer 10.5 – Kräuterzubereitungen für Herz und Kreislauf

10.5.01: Aesculus Spezial Nestmann
Hersteller: Nestmann + Co., Zapfendorf/Bamberg
Anwendungsgebiete: Kreislauf-, Durchblutungsstörungen, kalte Füße, Krampfadern, Kribbeln und Mißempfindungen in Armen und Beinen.

10.5.02: apo-Häm
Hersteller: Pekana-Naturheilmittel GmbH, Kißleg-Zaisenhofen
Anwendungsgebiete: Vorbeugung und Behandlung von Hämorrhoiden.

10.5.03: Cactus Spezial Nestmann
Hersteller: Nestmann + Co., Zapfendorf/Bamberg
Anwendungsgebiete: nervöse Herzbeschwerden, Herzklopfen, Kreislaufstörungen mit Blutunterdruck.

10.5.04: Cangust
Hersteller: Pekana-Naturheilmittel GmbH, Kißleg-Zaisenhofen
Anwendungsgebiete: Vorbeugung und Nachbehandlung des Herzinfarkts.

10.5.05: Cardalgan
Hersteller: Ardeypharm GmbH, Herdecke
Anwendungsgebiete: nervöse Herzbeschwerden, Herzschwäche, Kreislaufstörungen, Blutunterdruck.

10.5.06: Cardiotonicum Bock
Hersteller: W. Bock GmbH & Co. KG, Gelsenkirchen
Anwendungsgebiete: Herzschwäche, Kreislaufstörungen, nervöse Herzbeschwerden.

10.5.07: Cardisetten
Hersteller: G. A. Brenner GmbH, Alpirsbach
Anwendungsgebiete: nervöse Herzbeschwerden, Herzbeschwerden während der Wechseljahre, Herzrhythmusstörungen.

10.5.08: Castrophan
Hersteller: Repha Fr. Bradtmöller, Langenhagen
Anwendungsgebiete: nervöse Herzbeschwerden, Kreislaufstörungen, Nachbehandlung nach Herzmuskelentzündung.

10.5.09: Cerebrosan
Hersteller: Hanosan GmbH, Garbsen 2
Anwendungsgebiete: Durchblutungsstörungen, Blutwallungen zum Kopf, Migräne, Depressionen, Regel- und Wechseljahresbeschwerden.

10.5.10: Co-Hypert
Hersteller: Pekana-Naturheilmittel GmbH, Kißleg-Zaisenhofen
Anwendungsgebiete: Bluthochdruck.

10.5.11: Co Hypot
Hersteller: Pekana-Naturheilmittel GmbH, Kißleg-Zaisenhofen
Anwendungsgebiete: zu niedriger Blutdruck.

10.5.12: Concardisett
Hersteller: G. A. Brenner GmbH, Alpirsbach
Anwendungsgebiete: Herzschwäche, nervöse Herzbeschwerden, Kreislaufstörungen.

10.5.13: Coro-Calm
Hersteller: Pekana-Naturheilmittel GmbH, Kißleg-Zaisenhofen
Anwendungsgebiete: nervöse Herzbeschwerden, Wetterfühligkeit mit Herzbeschwerden.

10.5.14: Dr. Kleinschrod's Wörishofener Herzstärker
Hersteller: Dronania Naturheilmittel GmbH, Bad Wörishofen
Anwendungsgebiete: nervöse Herzbeschwerden, Herzschwäche (vorbeugend).

10.5.15: Dr. Kleinschrod's Cor-Insuffin
Hersteller: Dronania Naturheilmittel GmbH, Bad Wörishofen
Anwendungsgebiete: Herzschwäche, Herzrhythmusstörungen, nervöse Herzbeschwerden, Angina pectoris, Kreislaufstörungen.

10.5.16: Gold-Melitta-Elixier
Hersteller: Dr. Schock & Co. Nachf., Bad Wörishofen
Anwendungsgebiete: nervöse Herzbeschwerden, Herzschwäche, Kreislaufstörungen, niedriger Blutdruck.

10.5.17: Hanoartin
Hersteller: Hanosan GmbH, Garbsen 2
Anwendungsgebiete: Arterienverkalkung, Bluthochdruck.

10.5.18: Lindigoa depot
Hersteller: G. A. Brenner GmbH, Alpirsbach
Anwendungsgebiete: Krampfadern, Unterschenkelgeschwür, Hämorrhoiden, Wadenkrämpfe, Durchblutungsstörungen mit Kribbeln, Schmerzen und Schwere in den Beinen.

10.5.19: Salus Venen-Dragees
Hersteller: Salus-Haus, Bruckmühl/Mangfall
Anwendungsgebiete: Vorbeugung von Durchblutungsstörungen, Kräftigung der Venen bei Kribbeln, Schmerzen und Schwere in den Beinen, Vorbeugung von Krampfadern.

10.5.20: Salus Venen-Tonikum
Hersteller: Salus-Haus, Bruckmühl/Mangfall
Anwendungsgebiete: Verbesserung der Durchblutung, Stärkung der Venen, Vorbeugung von Krampfadern.

10.5.21: Venen-Tonicum Hanosan
Hersteller: Hanosan GmbH, Garbsen 2
Anwendungsgebiete: Venenstauungen, Krampfadern, Unterschenkelgeschwüre, allgemeine Durchblutungsstörungen.

10.5.22: Venorbis
Hersteller: Pekana Naturheilmittel GmbH, Kißleg-Zaisenhofen
Anwendungsgebiete: Venenschwäche mit Stauungen, Schwellungen, Schwere und Schmerzen in den Beinen, ergänzend beim Unterschenkelgeschwür.

Kennziffer 20.5 – Kräuterzubereitungen für Lungen und Atemwege

20.5.01: apo-Pulm Lungenkrautsaft
Hersteller: Pekana Naturheilmittel GmbH, Kißleg-Zaisenhofen
Anwendungsgebiete: Husten, Bronchialkatarrh, Verschleimung.

20.5.02: apo-Tuss Kandishustensaft
Hersteller: Pekana Naturheilmittel GmbH, Kißleg-Zaisenhofen
Anwendungsgebiete: Husten, Bronchialkatarrh, Verschleimung.

20.5.03: Aspecton
Hersteller: Krewel-Werke, Eitorf
Anwendungsgebiete: Husten, Krampf-, Reizhusten, Bronchialkatarrh, Bronchitis, Rachen-, Kehlkopfkatarrh.

20.5.04: Bronchial-Tabletten Hanosan
Hersteller: Hanosan GmbH, Garbsen 2
Anwendungsgebiete: Bronchialkatarrh, Bronchitis, Heiserkeit, Reiz-, Keuchhusten, Raucherhusten.

20.5.05: Bronchi-Pertu
Hersteller: Pekana Naturheilmittel GmbH, Kißleg-Zaisenhofen
Anwendungsgebiete: Bronchialkatarrh, Bronchitis, Husten, Keuchhusten, Verschleimung.

20.5.06: Florgosan 7
Hersteller: Hanosan GmbH, Garbsen 2
Anwendungsgebiete: Bronchialasthma, Husten, Keuchhusten.

20.5.07: Hanopect Hustensaft
Hersteller: Hanosan GmbH, Garbsen 2
Anwendungsgebiete: Husten, Keuchhusten.

20.5.08: Hyperpulmon Saft
Hersteller: W. Bock GmbH & Co. KG, Gelsenkirchen
Anwendungsgebiete: Bronchialkatarrh, Bronchitis, Husten, Reizhusten.

20.5.09: Pulmonaria Spezial Nestmann
Hersteller: Nestmann + Co., Zapfendorf/Bamberg
Anwendungsgebiete: Bronchialkatarrh, Bronchitis, Bronchial-, Herzasthma, Lungenblähung, Husten, Heiserkeit.

20.5.10: Respirogutt
Hersteller: W. Bock GmbH & Co. KG, Gelsenkirchen
Anwendungsgebiete: Bronchialkatarrh, Bronchitis, Husten, Bronchial-, Herzasthma.

20.5.11: Ricura
Hersteller: Pekana Naturheilmittel GmbH, Kißleg-Zaisenhofen
Anwendungsgebiete: Schnupfen (innerlich).

20.5.12: Roth's Ropulmin
Hersteller: Infirmarius-Rovit GmbH, Uhingen
Anwendungsgebiete: Bron-

chialasthma, Bronchitis, Bronchialkatarrh, Husten verschiedener Ursachen.

20.5.13: Salus Alpenkraft Kräutertonikum
Hersteller: Salus-Haus, Bruckmühl/Mangfall
Anwendungsgebiete: Husten, Bronchialkatarrh, Bronchitis, Hals-, Rachenentzündung, Raucherhusten, Verschleimung.

20.5.14: Septomil
Hersteller: Pekana Naturheilmittel Austria, Wien
Anwendungsgebiete: Mandelentzündung.

Kennziffer 30.5 – Kräuterzubereitungen für Verdauungsorgane

30.5.01: apo-Enterit
Hersteller: Pekana Naturheilmittel GmbH, Kißleg-Zaisenhofen
Anwendungsgebiete: Durchfall, Darmkatarrh, Blähungen durch Fäulnis- und Gärungsprozesse im Darm.

30.5.02: apo-Hepat
Hersteller: Pekana Naturheilmittel GmbH, Kißleg-Zaisenhofen
Anwendungsgebiete: Leber-, Gallensteinleiden, Verdauungsstörungen, Blähungen, Koliken, Schmerzen und Druck im rechten Oberbauch.

30.5.03: apo-Stom
Hersteller: Pekana Naturheilmittel GmbH, Kißleg-Zaisenhofen
Anwendungsgebiete: Verdauungsstörungen, Magenüber- und -untersäuerung, Sodbrennen, Übelkeit, Brechdurchfall, Magenschleimhautentzündung, Magen-, Zwölffingerdarmgeschwür.

30.5.04: Aspasmon
Hersteller: Norgine GmbH, Marburg
Anwendungsgebiete: nervöse Magenbeschwerden, Blähungen, Magen-Darm-Krämpfe, Koliken, ergänzend auch bei Bronchialasthma und Keuchhusten.

30.5.05: Boldo Hanosan
Hersteller: Hanosan GmbH, Garbsen 2
Anwendungsgebiete: Leber-Gallenblasen-Schwäche, Gallenblasen-Leberentzündung, ergänzend bei Gelbsucht.

30.5.06: Brionis Gallenreinigungskur (3teilig)
Hersteller: Dr. Schock & Co. Nachf., Bad Wörishofen
Anwendungsgebiete: Gallenblasen-, Leberleiden, Gallensteine.
(Die Kur besteht aus den Mischungen I und II und Gallosan-Tee.)

30.5.07: Chelicurman
Hersteller: Pharma-Stark GmbH & Co., Rosbach vdH
Anwendungsgebiete: Gallenblasenentzündung, -koliken.

30.5.08: Choanol
Hersteller: Hanosan GmbH, Garbsen 2
Anwendungsgebiete: akute und chronische Leber-Gallenblasen-Entzündungen.

30.5.09: Claim
Hersteller: Artesan GmbH, Lüchow
Anwendungsgebiete: Gallenblasen- und Gallengangentzündungen, Gallensteine, Blähungen, Völlegefühl.

30.5.10: Dr. Kleinschrod's Wörishofener Darmpflege Kräuterkurmittel
Hersteller: Dronania Naturheilmittel GmbH, Bad Wörishofen
Anwendungsgebiete: Darmpflege, Normalisierung der Verdauung.

30.5.11: Dr. Kleinschrod's Wörishofener Leber- und Gallensteinmittel
Hersteller: Dronania Naturheilmittel GmbH, Bad Wörishofen
Anwendungsgebiete: Gallensteine, Gallenblasen-, Leberentzündung, Gelbsucht, Leberschwellung, Milzerkrankungen.

30.5.12: Dr. Kleinschrod's Wörishofener Magenpflege Kräutertabletten
Hersteller: Dronania Naturheilmittel GmbH, Bad Wörishofen
Anwendungsgebiete: Magenstärkung, Verdauungsbeschwerden.

30.5.13: Floradix Multipretten
Hersteller: Floradix, Bruckmühl/Mangfall
Anwendungsgebiete: Verdauungsstörungen, Blähungen, Völlegefühl, Magendruck, Stärkung des Magens.

30.5.14: Frangula Dragees Bock
Hersteller: W. Bock GmbH & Co. KG, Gelsenkirchen
Anwendungsgebiete: Verstopfung, Darmträgheit, Übergewicht.

30.5.15: Gallexier
Hersteller: Salus-Haus, Bruckmühl/Mangfall

Anwendungsgebiete: zur Stärkung der Leber-, Gallenblasen- und Magenfunktionen.

30.5.16: Gastricard
Hersteller: Artesan GmbH, Lüchow
Anwendungsgebiete: Funktionsstörungen von Magen und Darm, Blähungen, Völlegefühl.

30.5.17: Hanolax
Hersteller: Hanosan GmbH, Garbsen 2
Anwendungsgebiete: Verstopfung, Darmträgheit, Übergewicht, Stoffwechselstörungen.

30.5.18: Hechocur
Hersteller: Pekana Naturheilmittel GmbH, Kißleg-Zaisenhofen
Anwendungsgebiete: Leber-Gallenblasen-Funktionsstörungen und -Entzündungen.

30.5.19: Infi-Tract
Hersteller: Infirmarius-Rovit GmbH, Uhingen
Anwendungsgebiete: Anregung der Galle, Gallensteine, Magensäuremangel, Blähungen, Koliken.

30.5.20: Neurochol
Hersteller: G. A. Brenner GmbH, Alpirsbach
Anwendungsgebiete: Leber-, Gallenblasen-, Magen-Funktionsstörungen, chronische Gallenblasenleiden, nach Gallenblasenoperationen, Darmkoliken bei Kindern.

30.5.21: Salus Abführkapseln
Hersteller: Salus-Haus, Bruckmühl/Mangfall
Anwendungsgebiete: Darmträgheit, Verstopfung.

30.5.22: Schwedentrunk der Echte
Hersteller: Infirmarius-Rovit GmbH, Uhingen
Anwendungsgebiete: umfassende Pflege und Behandlung des gesamten Magen-Darm-Trakts, Verdauungsstörungen, Koliken, Blähungen, Stuhlverstopfung.

30.5.23: Ventramed
Hersteller: Hanosan GmbH, Garbsen 2
Anwendungsgebiete: Gallenblasen-, Gallengangentzündung, Leberentzündung, Gelbsucht, Magensäuremangel, Magen-, Zwölffingerdarmgeschwür.

Kennziffer 40.5 – Kräuterzubereitungen für die Ausscheidungsorgane

40.5.01: Akutur Tropfen
Hersteller: Pekana Naturheilmittel GmbH, Kißleg-Zaisenhofen
Anwendungsgebiete: Blasen-, Nierenentzündung, Reizblase.

40.5.02: Antinephrin
Hersteller: Hanosan GmbH, Garbsen 2
Anwendungsgebiete: Blasen- und Harnwegsentzündungen.

40.5.03: apo-Oedem
Hersteller: Pekana Naturheilmittel GmbH, Kißleg-Zaisenhofen
Anwendungsgebiete: ergänzende Behandlung der Wassersucht bei Leber-, Nierenleiden, Herzschwäche.

40.5.04: Betula-Komplex
Hersteller: Infirmarius-Rovit GmbH, Uhingen
Anwendungsgebiete: harnsaure Diathese, Harnwegs- und Blasenentzündungen, Bettnässen, Gicht, Rheuma.

40.5.05: Dr. Kleinschrod's Wörishofener Nieren- und Blasenmittel
Hersteller: Dronania Naturheilmittel GmbH, Bad Wörishofen
Anwendungsgebiete: Blasen-, Nierenentzündungen, Nierensteine, Wassersucht.

40.5.06: Entwässerungs-Kapseln
Hersteller: Salus-Haus, Bruckmühl/Mangfall
Anwendungsgebiete: milde Entwässerung und Entschlackung, vor allem auch zur Frühjahrskur (Blutreinigung) geeignet.

40.5.07: Levisticum
Hersteller: Hanosan GmbH, Garbsen 2
Anwendungsgebiete: Blasen-, Nierenentzündung, Nierensteine, chronische Nierenleiden, harnsaure Diathese.

40.5.08: Nierensteinmittel
Hersteller: Infirmarius-Rovit GmbH, Uhingen
Anwendungsgebiete: Nierensteine, Nierengrieß, verminderte Harnentleerung.

40.5.09: Nieron
Hersteller: Hoyer GmbH & Co., Neuss
Anwendungsgebiete: Vorbeugung von Nierensteinen, Nachbehandlung nach operativer Nierensteinentfernung.

40.5.10: Nomon
Hersteller: Hoyer GmbH & Co., Neuss

Anwendungsgebiete: Reizblase, Vorsteherdrüsenerkrankungen.

40.5.11: Proscenat
Hersteller: Pekana Naturheilmittel GmbH, Kißleg-Zaisenhofen
Anwendungsgebiete: Harnverhaltung, Blasenbeschwerden, Vorsteherdrüsenvergrößerung.

40.5.12: Renelix
Hersteller: Pekana Naturheilmittel GmbH, Kißleg-Zaisenhofen
Anwendungsgebiete: Nierenleiden, Rheuma.

40.5.13: Solidago Spezial Nestmann
Hersteller: Nestmann + Co., Zapfendorf/Bamberg
Anwendungsgebiete: Blasen-, Harnwegs-, Nierenbecken-, Nierenentzündung, Vorsteherdrüsenbeschwerden beim Harnlassen.

40.5.14: Trienoct
Hersteller: Pekana Naturheilmittel GmbH, Kißleg-Zaisenhofen
Anwendungsgebiete: Bettnässen, Reizblase.

40.5.15: Wörishofener Wacholderölkapseln
Hersteller: Dronania Naturheilmittel GmbH, Bad Wörishofen
Anwendungsgebiete: Entwässerung und Entschlackung (auch zur Blutreinigung gegen Frühjahrsmüdigkeit), Gelenkabnutzung.

Kennziffer 50.5 – Kräuterzubereitungen bei Erkrankungen des rheumatischen Formenkreises

50.5.01: apo-Rheum
Hersteller: Pekana Naturheilmittel GmbH, Kißleg-Zaisenhofen
Anwendungsgebiete: ergänzende Behandlung von Erkrankungen des rheumatischen Formenkreises, wie Muskel-, Gelenkrheuma, Hexenschuß und Ischias.

50.5.02: Arthribosan
Hersteller: W. Bock GmbH & Co. KG, Gelsenkirchen
Anwendungsgebiete: Rheuma, Gicht, Gelenkentzündungen, harnsaure Diathese und andere Erkrankungen des rheumatischen Formenkreises.

50.5.03: Arthrisan
Hersteller: Hanosan GmbH, Garbsen 2
Anwendungsgebiete: Arthritis, Rheuma, Gicht, andere Erkrankungen des rheumatischen Formenkreises.

50.5.04: Dodelith-Pulver
Hersteller: Synthera Dr. Friedrichs & Co., Remscheid
Anwendungsgebiete: Erkrankungen des rheumatischen Formenkreises, wie Gicht, Gelenkrheuma, Ischias, Nervenschmerzen, auch bei Migräne, Nierensteinen und Arterienverkalkung.

50.5.05: Polygonum Spezial Nestmann
Hersteller: Nestmann + Co., Zapfendorf/Bamberg
Anwendungsgebiete: Erkrankungen des rheumatischen Formenkreises, wie Gelenkentzündung, Gelenkabnutzung, Wirbelsäulenerkrankungen, Bandscheibenschäden, Hexenschuß, harnsaure Diathese.

Kennziffer 60.5 – Kräuterzubereitungen gegen Hautkrankheiten

60.5.01: Allergosan
Hersteller: Hanosan GmbH, Garbsen 2
Anwendungsgebiete: Erkrankungen des allergischen Formenkreises, insbesondere der Haut, zur Behandlung von innen her. (Es empfiehlt sich, Allergosan mit Pyrogenium-Tropfen – 60.5.04 – zu kombinieren.)

60.5.02: Dercut
Hersteller: Pekana Naturheilmittel GmbH, Kißleg-Zaisenhofen
Anwendungsgebiete: Hautausschläge, Hautentzündungen, Ekzeme, Akne, Insektenstiche, Nesselsucht, Wundsein, bei Kindern, Basisbehandlung anderer Hautkrankheiten.

60.5.03: Elixier Herbale
Hersteller: A. Niedermeier GmbH, Hohenbrunn b. München
Anwendungsgebiete: Basisbehandlung von Hautkrankheiten verschiedener Ursachen, insbesondere Schuppenflechte, Neurodermitis, Ekzem, Juckreiz; bei Stoffwech-

...selstörungen, die Hauterkrankungen verursachen.

60.5.04: Pyrogenium
Hersteller: Hanosan GmbH, Garbsen 2
Anwendungsgebiete: Erkrankungen des allergischen Formenkreises (zusammen mit 60.5.01 – Allergosan), ferner zur Basisbehandlung bei Entzündungen, Infektionskrankheiten, zur Abwehrsteigerung.

60.5.05: Verintex
Hersteller: Pekana Naturheilmittel Austria, Wien
Anwendungsgebiete: Warzenmittel zur kurmäßigen inneren Behandlung.

Kennziffer 70.5 – Kräuterzubereitungen für Nervensystem und Seelenleben

70.5.01: apo-Dolor
Hersteller: Pekana Naturheilmittel GmbH, Kißleg-Zaisenhofen
Anwendungsgebiete: Kopfschmerzen, Migräne, Nervenschmerzen.

70.5.02: Avena-Nervenkomplex
Hersteller: Infirmarius-Rovit GmbH, Uhingen
Anwendungsgebiete: Angstzustände, Erregbarkeit, Unruhe, Konzentrationsstörungen, Schlafstörungen, Nervosität, Nervenschwäche, Schulstreß, nervös-seelische Organbeschwerden, zur Stabilisierung des vegetativen Nervensystems.

70.5.03: Avena sativa Spezial Nestmann
Hersteller: Nestmann + Co., Zapfendorf/Bamberg
Anwendungsgebiete: Nervosität, Nervenschwäche, Schlafstörungen, Angstzustände, Depressionen, nervöse Erschöpfung, Unruhe, Erregungszustände, Gereiztheit, Konzentrationsstörungen, nervöse Verdauungs- und Herz-Kreislauf-Störungen, zur Stabilisierung des vegetativen Nervensystems.

70.5.04: Baldrian-Kapseln
Hersteller: Drei Vau GmbH, Hannover
Anwendungsgebiete: Schlafstörungen, Nervosität, Nervenschwäche, Unruhe, Erregungszustände, Gereiztheit, nervöse Kopfschmerzen, Herzbeschwerden, Magenbeschwerden, innere Spannungen.

70.5.05: Baldriparan
Hersteller: E. Scheurich GmbH, Appenweier
Anwendungsgebiete: Vorbeugung und Behandlung allgemeiner Nervosität und Nervenschwäche, Schlafstörungen, Unruhe, innere Spannung, Erregung und Überreiztheit.

70.5.06: Cerebrosan
Hersteller: Hanosan GmbH, Garbsen 2
Anwendungsgebiete: Störungen des Nervensystems, wie Hirndurchblutungsstörungen, Blutwallungen zum Kopf, Kopfschmerzen, Migräne, Depressionen, Wechseljahresbeschwerden, Regelstörungen.

70.5.07: Dr. Kleinschrod's Wörishofener Nervenpflege Kräutertabletten
Hersteller: Dronania Naturheilmittel GmbH, Bad Wörishofen
Anwendungsgebiete: Nervosität, Nervenschwäche, Unruhe, Schlafstörungen.

70.5.08: Gutnacht-Kräuter-Dragees
Hersteller: Floradix, Bruckmühl/Mangfall
Anwendungsgebiete: Beruhigungsmittel bei Nervosität, Nervenschwäche, Streß, Unruhe, Gereiztheit, gegen Schlafstörungen.

70.5.09: Kytta Sedativum
Hersteller: Kytta-Werk Sauter GmbH, Alpirsbach
Anwendungsgebiete: Nervosität, Gereiztheit, Unruhe, Erregung, Schlafstörungen, Stabilisierung des vegetativen Nervensystems.

70.5.10: Logo
Hersteller: Logopharma GmbH, München
Anwendungsgebiete: Nervosität, Nervenschwäche, Schlafstörungen, nervös-seelische Herz-Kreislauf-Störungen, andere nervöse Organbeschwerden, Wechseljahre.

70.5.11: Nerclad
Hersteller: Pekana Naturheilmittel GmbH, Kißleg-Zaisenhofen
Anwendungsgebiete: Angst, Nervosität, Unruhe, Reizbarkeit, Schlafstörungen, Harmonisierung des vegetativen Nervensystems.

70.5.12: Nervobisan
Hersteller: W. Bock GmbH & Co. KG, Gelsenkirchen

Anwendungsgebiete: Nervenschwäche, Nervosität, Schlafstörungen, nervös-seelische Organbeschwerden, Störungen während der Wechseljahre.

70.5.13: Nervoliquid
Hersteller: Hanosan GmbH, Garbsen 2
Anwendungsgebiete: Nervosität, Nervenschwäche, Nervenschmerzen.

70.5.14: Salusan
Hersteller: Salus-Haus, Bruckmühl/Mangfall
Anwendungsgebiete: Stärkung von Herz, Kreislauf und Nervensystem; Nervosität, Nervenschwäche, Schlafstörungen.

70.5.15: Sedalint
Hersteller: Karl Engelhard, Fabrik pharm. Präparate, Frankfurt
Anwendungsgebiete: Stärkung des vegetativen Nervensystems, Schlafstörungen, Nervosität, Nervenschwäche, nervöse Erschöpfung, Angstzustände, Konzentrationsstörungen.

70.5.16: Valdispert
Hersteller: Kali-Chemie GmbH, Hannover
Anwendungsgebiete: Nervosität, Nervenschwäche, Unruhe, nervöse Erschöpfung, Übererregbarkeit, Schlafstörungen, nervöse Herz-, Kreislauf-, Magen-, Darmbeschwerden, Angst, Hemmungen, Lampenfieber, nervöse Beschwerden der Wechseljahre, Schulstreß.

Kennziffer 90.5 – Kräuterzubereitungen für andere Organe und Krankheiten

90.5.01: Antidiabeticum Hanosan
Hersteller: Hanosan GmbH, Garbsen 2
Anwendungsgebiete: ergänzend bei Zuckerkrankheit, Bauchspeicheldrüsen- und Lebererkrankungen.

90.5.02: apo-Infekt
Hersteller: Pekana Naturheilmittel Austria, Wien
Anwendungsgebiete: Vorbeugung und Behandlung von Infektionskrankheiten, vor allem Erkältung und Grippe; allgemeine Anregung der Körperabwehr.

90.503: apo-Spast
Hersteller: Pekana Naturheilmittel GmbH, Kißleg-Zaisenhofen
Anwendungsgebiete: Krämpfe und Koliken im gesamten Organismus.

90.5.04: Dr. Kleinschrod's Spasmi-Tropfen
Hersteller: Dronania Naturheilmittel GmbH, Bad Wörishofen
Anwendungsgebiete: Magen-, Darmkrämpfe, Gallen-, Nieren-, Blasenkoliken, Krämpfe der Brustorgane, Migräne, Regelbeschwerden.

90.5.05: Ferrodona
Hersteller: Pekana Naturheilmittel GmbH, Kißleg-Zaisenhofen
Anwendungsgebiete: Eisenmangelzustände (Blutarmut) und deren Folgekrankheiten.

90.5.06: Floradix Kräuterblut-Dragees
Hersteller: Floradix, Bruckmühl/Mangfall
Anwendungsgebiete: Eisenmangelzustände (Blutarmut) und deren Folgekrankheiten, insbesondere auch zur Vorbeugung bei erhöhtem Eisenbedarf während der Schwangerschaft, Stillzeit, im Wachstum, bei körperlicher Schwerarbeit, und in der Genesungszeit.
Gegenanzeigen: nicht angezeigt bei der sehr seltenen Eisenspeicherkrankheit und den seltenen Formen des anomalen Abbaus roter Blutkörperchen.

90.5.07: Floradix Kräuterblut-Saft
Hersteller: Floradix, Bruckmühl/Mangfall
Anwendungsgebiete: und *Gegenanzeigen:* wie 90.5.06.

90.5.08: Glucorect
Hersteller: Pekana Naturheilmittel GmbH, Kißleg-Zaisenhofen
Anwendungsgebiete: Regulierung des Zuckerstoffwechsels bei Zuckerkrankheit.

90.5.09: Glycbosan
Hersteller: W. Bock GmbH & Co. KG, Gelsenkirchen
Anwendungsgebiete: ergänzende Behandlung der Zuckerkrankheit.

90.5.10: Habifac
Hersteller: Pekana Naturheilmittel GmbH, Kißleg-Zaisenhofen
Anwendungsgebiete: Abwehrschwäche, Allergien, chronische Hautleiden mit Juckreiz, anlagebedingte Ge-

90.5.11 Fertige Arzneimittel mit Kräutern

webeschwäche, verzögerte Wundheilung, allgemeine Entwicklungsstörungen.

90.5.11: Hanotoxin
Hersteller: Hanosan GmbH, Garbsen 2
Anwendungsgebiete: Anregung körpereigener Abwehrkräfte, Vorbeugung und Behandlung von Erkältung und Grippe, chronische Entzündungen.

90.5.12: Klifem
Hersteller: Pekana Naturheilmittel GmbH, Kißleg-Zaisenhofen
Anwendungsgebiete: Beschwerden während der Wechseljahre.

90.5.13: Lycopus Spezial Nestmann
Hersteller: Nestmann + Co., Zapfendorf/Bamberg
Anwendungsgebiete: Nervosität und nervöse Organbeschwerden als Folge von Überfunktionen der Schilddrüse, Schlafstörungen und Angstzustände mit Beteiligung der Schilddrüsen.

90.5.14: Mundipur
Hersteller: Pekana Naturheilmittel GmbH, Kißleg-Zaisenhofen
Anwendungsgebiete: Gicht, Gelenkabnutzung, Blutreinigung und Entgiftung (auch bei Frühjahrsmüdigkeit), abnorme Entzündungsbereitschaft und Abwehrschwäche.

90.5.15: Ora
Hersteller: Dr. Schock & Co. Nachf., Bad Wörishofen
Anwendungsgebiete: Erkältungskrankheiten, Kopfschmerzen, Migräne (zur Einreibung und zum Inhalieren).

90.5.16: Upelva
Hersteller: Pekana Naturheilmittel GmbH, Kißleg-Zaisenhofen
Anwendungsgebiete: schmerzhafte Regelbeschwerden der Frau.

Fertige Kräuterzubereitungen zum äußerlichen Gebrauch

Kennziffer 10.6 – Kräuterzubereitungen für Herz und Kreislauf

10.6.01: apo-Häm
Hersteller: Pekana Naturheilmittel GmbH, Kißleg-Zaisenhofen
Anwendungsgebiete: Salbe gegen Hämorrhoiden, offenes Bein, bei Wunden.

10.6.02: Capri-Geist
Hersteller: Dr. Schock & Co. Nachf., Bad Wörishofen
Anwendungsgebiete: Herz-, Kreislauf-, Nervenstärkung, Erkältung, Kopfschmerzen, Migräne (äußerlich zur Einreibung, bei Bedarf tropfenweise auch innerlich).

10.6.03: Concentrin Gel
Hersteller: Chemische Fabrik Tempelhof GmbH & Co., Berlin
Anwendungsgebiete: Krampfadern, Besenreiser, oberflächliche Venenentzündungen, müde, schwere, schmerzende Beine, Bluterguß, Prellung, Quetschung.

10.6.04: Concentrin Spezial Bäder, Einreibungen, Wickel
Hersteller: Chemische Fabrik Tempelhof GmbH & Co., Berlin
Anwendungsgebiete: wie 10.6.03.

10.6.05: Cordial-Öl
Hersteller: Dr. Schock & Co. Nachf., Bad Wörishofen
Anwendungsgebiete: Einreibung der Herzgegend bei Herzbeschwerden verschiedener Ursachen.

10.6.06: Dolpyc
Hersteller: Medipharma Saar, Dr. Becker & Cie. KG, Saarbrücken
Anwendungsgebiete: Durchblutungsstörungen, Seitenstechen, Schmerzen in Brust und Rücken, Krämpfe, Quetschungen, Zerrungen, Verrenkungen, Verstauchungen, Vorbeugung von Muskelkrämpfen bei Anstrengungen, Bronchitis, Erkrankungen des rheumatischen Formenkreises, Hexenschuß, Ischias, Muskelkater.

10.6.07: Hämorrhoidal-Salbe
Hersteller: Hanosan GmbH, Garbsen 2
Anwendungsgebiete: Hämorrhoiden, andere Analleiden.

10.6.08: Hämorrhoidal-Suppositorien
Hersteller: Hanosan GmbH, Garbsen 2
Anwendungsgebiete: wie 10.6.07.

10.6.09: Hamamelis Dr. Ponzio Suppositorien
Hersteller: Medipharma Saar,

Dr. Becker & Cie. KG, Saarbrücken
Anwendungsgebiete: Hämorhoiden, Afterschrunden, Afterjucken, Mastdarmentzündungen, Afterekzeme und Venenerkrankungen in der Aftergegend.

10.6.10: Pernionin-Salbe
Hersteller: Krewel-Werke, Eitorf
Anwendungsgebiete: Frostbeulen und andere Frostschäden mit Rötung und Juckreiz an Händen, Füßen, Ohrläppchen und anderen Körperzonen.

10.6.11: Pernionin-Teilbad
Hersteller: Krewel-Werke, Eitorf
Anwendungsgebiete: Durchblutungsstörungen mit Kälte, Schweregefühl, Durchblutungsstörungen der Kopfhaut, Erfrierungen, ferner bei Gelenk-, Muskelrheuma, Nervenschmerzen, Einschlafen der Glieder, Muskelkater, Muskelkrämpfe, Quetschungen, Verrenkungen, Verstauchungen, Zerrungen, Gelenkschmerzen und Gelenkabnutzung, Nachbehandlung von Unfällen, Knochenbrüche und Lähmungen.
Gegenanzeigen: akute Entzündungen, Gefäßverschlüsse, Arterienverkalkung. Vorsicht bei Nierenschäden und in den letzten 4 Wochen der Schwangerschaft.

10.6.12: Pernionin-Vollbad
Hersteller: Krewel-Werke, Eitorf
Anwendungsgebiete: wie 10.6.11 – als Vollbad angewendet.

Gegenanzeigen: wie 10.6.11, zusätzlich fieberhafte Krankheiten, schwere Herz-Kreislauf-Erkrankungen, Bluthochdruck, Tuberkulose, frische Erfrierungen und in den ersten 3 Monaten der Schwangerschaft.

Kennziffer 20.6 – Kräuterzubereitungen für Lungen und Atemwege

20.6.01: apo-Pulm Brustbalsam
Hersteller: Pekana Naturheilmittel GmbH, Kißleg-Zaisenhofen
Anwendungsgebiete: ergänzende Behandlung von Erkältungen.

20.6.02: Bronchikutan, Bronchikutan forte
Hersteller: Medipharma Saar, Dr. Becker & Cie. KG, Saarbrücken
Anwendungsgebiete: Husten, Reiz-, Keuchhusten, Bronchialasthma, -katarrh, Bronchitis, Lungenblähung, andere Lungen- und Rippenfellerkrankungen.

20.6.03: Hongkong-Balsam
Hersteller: Infirmarius-Rovit GmbH, Uhingen
Anwendungsgebiete: Erkältungskrankheiten der oberen Atemwege, wie Husten, Schnupfen, Bronchialkatarrh, Bronchitis, ferner Muskel-, Gelenk-, Nervenschmerzen, Krampfzustände.

20.6.04: Isla-Moos Pastillen
Hersteller: K. Engelhard, Fabrik pharm. Präparate, Frankfurt
Anwendungsgebiete: Heiserkeit, Husten, Bronchialkatarrh, besondere Beanspruchung der Stimmbänder (wie trockene Luft, langes Reden u. ä.).

20.6.05: Pyralvex
Hersteller: Norgine GmbH, Marburg
Anwendungsgebiete: Entzündungen der Mund-, Rachenschleimhaut und des Zahnfleischs, Zahnfleischschwund, ergänzend bei Angina und Rachenkatarrh, bei Wund- und Druckstellen durch Zahnprothesen und andere Halteapparate.

20.6.06: Siozwo Nasensalbe
Hersteller: Febena GmbH, Köln
Anwendungsgebiete: akuter und chronischer Schnupfen, Entzündungen der Nasenschleimhaut.

20.6.07: Stipo
Hersteller: Repha Fr. Bradtmöller, Langenhagen
Anwendungsgebiete: entzündliche Erkrankungen der Nase und Nebenhöhlen.

20.6.08: Vulnangin
Hersteller: Hanosan GmbH, Garbsen 2
Anwendungsgebiete: zum Gurgeln und Spülen bei Mund-, Rachen-, Zahnfleisch-, Mandelentzündungen, Zahnfleischbluten, -schwund; zu Spülungen und Auflagen bei Wunden, Geschwüren, Ekzemen und Hämorrhoiden.

Kennziffer 50.6 – Kräuterzubereitungen bei Erkrankungen des rheumatischen Formenkreises

50.6.01: Arthrosenex-Salbe
Hersteller: G. A. Brenner GmbH, Alpirsbach
Anwendungsgebiete: schmerzhafte und entzündliche Gelenk- und Muskelerkrankungen, Gelenkabnutzung.

50.6.02: Buenoson-Salbe
Hersteller: Fritz Zilly, Pharm. Präparate, Baden-Baden
Anwendungsgebiete: Rheuma, Durchblutungsstörungen, Fuß-, Beinschmerzen, Geschwüre, Hautrötungen, Schwielen, Hautrisse, Frostbeulen.

50.6.03: Dismigon liquid
Hersteller: Fritz Zilly, Pharm. Präparate, Baden-Baden
Anwendungsgebiete: Bandscheiben-, Wirbelsäulenschäden, Ischias, Gelenkentzündungen, Erkrankungen des rheumatischen Formenkreises.
Gegenanzeigen: nässende Ekzeme, offene Wunden.

50.6.04: Discmigon Salbe
Hersteller: Fritz Zilly, Pharm. Präparate, Baden-Baden
Anwendungsgebiete: und *Gegenanzeigen:* wie 50.6.03.

50.6.05: Dolo-Arthrosenex-Gel
Hersteller: G. A. Brenner GmbH, Alpirsbach
Anwendungsgebiete: Quetschungen, Blutergüsse, Verrenkungen.

50.6.06: Dolo-Arthrosenex-Salbe
Hersteller: G. A. Brenner GmbH, Alpirsbach
Anwendungsgebiete: wie 50.6.05.

50.6.07: Heilo-Einreibung
Hersteller: Hanosan GmbH, Garbsen 2
Anwendungsgebiete: alle Erkrankungen des rheumatischen Formenkreises.

50.6.08: Kytta-Balsam
Hersteller: Kytta-Werk Sauter GmbH, Alpirsbach
Anwendungsgebiete: Gelenk-, Muskelrheuma, Muskelschmerzen, Muskelhartspann, Gelenkentzündungen, Ischias, Hexenschuß, Durchblutungsförderung und Erwärmung der Muskulatur vor sportlicher Anstrengung.

50.6.09: Mediment
Hersteller: Krewel-Werke, Eitorf
Anwendungsgebiete: Muskel-, Gelenk-, Nervenschmerzen, andere Erkrankungen des rheumatischen Formenkreises, Ischias, Hexenschuß, Sehnenscheidenentzündungen, Muskelschmerzen bei Überanstrengung (Muskelkater), Brust- und Gliederschmerzen bei Erkältung und Grippe.

Kennziffer 60.6 – Kräuterzubereitungen gegen Hautkrankheiten

60.6.01: Arnikamill Wund- und Heilsalbe
Hersteller: Karl Engelhard, Fabrik pharm. Präparate, Frankfurt
Anwendungsgebiete: Pflege stark beanspruchter, rissiger und spröder Haut, Säuglingspflege, Wundsein, Schnitt-, Riß-, Brandwunden, Hautentzündungen, Hautschrunden, Wundliegen, Quetschungen, Hämorrhoiden, Entzündungen im Analbereich, verzögerte Wundheilung.

60.6.02: Dercut-Lotion
Hersteller: Pekana Naturheilmittel GmbH, Kißleg-Zaisenhofen
Anwendungsgebiete: Wundliegen, Wundsein bei Kleinkindern, Hautreizungen, Hautallergien, Nesselsucht, Akne, Herpes-Ausschläge, Masern, Windpocken, Insektenstiche, Sonnenbrand, Verbrennungen.

60.6.03: Dercut-Salbe
Hersteller: Pekana Naturheilmittel GmbH, Kißleg-Zaisenhofen
Anwendungsgebiete: Hautinfektionen, Ausschläge, Ekzeme, Akne, Insektenstiche, Wundsein, Nesselsucht.

60.6.04: Laevul Wund- und Heilsalbe
Hersteller: Pekana Naturheilmittel GmbH, Kißleg-Zaisenhofen
Anwendungsgebiete: Wund- und Heilsalbe gegen Hautentzündungen und Verletzungen.

60.6.05: Pyodermin-Abszess-Salbe
Hersteller: Krewel-Werke, Eitorf
Anwendungsgebiete: Abszesse, Furunkel, Umlauf, Zellgewebsentzündungen, Hauteiterungen, Haarbalg-, Talgdrüsenentzündung; ergän-

zend bei Karbunkel, Brustdrüsenentzündung, Wundeiterungen, Unterschenkelgeschwüren, Lymphbahn-, Lymphknotenentzündungen.

60.6.06: Sanus-Ekzem-Extra
Hersteller: Sanus Arzneimittel, Düsseldorf
Anwendungsgebiete: Ekzeme, Hautentzündungen, Ausschläge, Schuppenflechte, Milchschorf, Juckreiz, Hautinfektionen (auch Pilzerkrankungen der Haut).

60.6.07: Wörishofener Echinacea-Salbe
Hersteller: Dronania Naturheilmittel GmbH, Bad Wörishofen
Anwendungsgebiete: entzündliche und eitrige Hautprozesse, wie Abszesse, Furunkel, Wunden, Zellgewebsentzünden, Unterschenkelgeschwüre, Herpes-Infektionen.

Die Kräuter-Hausapotheke

Oft treten akute Gesundheitsstörungen unvermittelt und zu einem so ungünstigen Zeitpunkt auf, daß man nicht sofort in der vertrauten Apotheke oder im Reformhaus Kräuter zur Linderung kaufen kann. Das verführt dann leicht zur Einnahme chemischer Medikamente, die oft überhaupt nicht erforderlich sind, oder zur Verschleppung einer Krankheit, bis aus einer harmlosen Unpäßlichkeit vielleicht eine handfeste Erkrankung entsteht.

Deshalb sollte sich in jedem Haushalt in einem kleinen Schrank, der am besten im Badezimmer kindersicher aufgehängt wird, eine Hausapotheke befinden, die neben den vom Arzt verordneten Medikamenten und Verbandmaterial zur ersten Hilfe auch Tees, Teemischungen, Kräuteröle, -tinkturen und fertige Kräutermischungen enthält. Zur Grundausstattung gehören Kräuter gegen vorübergehende Verdauungsbeschwerden, Halsschmerzen, Heiserkeit, Rachenkatarrh, Husten, Erkältung, Herz-Kreislauf-Beschwerden, rheumatische Erkrankungen, Nervenstörungen und für seelische Beschwerden. Hinzu kommen Kräuterarzneimittel, die je nach Einzelfall auch dauernd eingenommen werden.

Die folgende Ausstattung der Kräuter-Hausapotheke zeigt beispielhaft, welche Einzeltees, Teemischungen, Kräutertinkturen, Kräuteröle und fertige Kräuterzubereitungen zum innerlichen und äußerlichen Gebrauch man in der Hausapotheke für die vielen kleinen Unpäßlichkeiten des Alltags bereithalten kann. Die Zahlen beziehen sich jeweils auf die Kennziffern der Rezepturen und fertigen Kräuterzubereitungen, die in den Kapiteln Kräuterrezepturen und bewährte Hausmittel (ab S. 191) und fertige Arzneimittel mit Kräutern (ab S. 206) ausführlich beschrieben wurden.

Selbstverständlich wird man nicht alle hier beispielhaft genannten Kräuterarzneimittel in der Hausapotheke vorrätig halten; was hier genannt wird, kann jeweils nur veranschaulichen, wie man eine Hausapotheke mit wenigen Kräutern gegen leichtere Gesundheitsstörungen des Alltags sinnvoll ausstattet. Bei Bedarf wird auch der Therapeut oder Apotheker mit praktischem Rat zur Seite stehen.

Auf den Verpackungen vermerkt man stets das Datum des Kaufs oder der Zubereitung. Nach spätestens 1 Jahr werden die nicht verbrauchten Kräuter und Arzneimittel ausgesondert und gleich durch neue ersetzt, damit die Hausapotheke immer vollständig bleibt.

Selbstverständlich bedeutet es kein Werturteil, wenn ein handelsübliches oder weiter vorne genanntes fertiges Arzneimittel in der Hausapotheke nicht genannt wird.

Kräuter für die Verdauungsorgane

Die folgenden Zubereitungen eignen sich zur Soforthilfe bei akuter Magenverstimmung, Magen-Darm-Katarrhen, Durchfall, Brechdurchfall, Blähungen, Übelkeit und allgemeinen Verdauungsbeschwerden.

Einzeltees

Enzian
Anwendungsgebiete: Appetitmangel, Blähungen, Magendrükken, -schmerzen, -säuremangel, allgemeine Verdauungsbeschwerden.
Zubereitung: 1 TL auf 1/4 l kochendes Wasser.
Tagesdosis: 2–3 Tassen Tee,

schluckweise über den Tag verteilt.

Kamille
Anwendungsgebiete: Magen-Darm-Katarrh, Durchfall, Blähungen, Koliken.
Zubereitung: 2 TL auf 1 Tasse kochendes Wasser.
Tagesdosis: 3 Tassen.

Pfefferminze
Anwendungsgebiete: Magen-Darm-Katarrh, Blähungen, Koliken, Sodbrennen.
Zubereitung: 1 TL auf 1 Tasse kochendes Wasser.
Tagesdosis: 2–3 Tassen (nicht länger als 2–3 Wochen ununterbrochen einnehmen, dann Pause von 2 Wochen).

Tausendgüldenkraut
Anwendungsgebiete: allgemeine Verdauungsstörungen, Appetitmangel, Mangel-Darm-Katarrh, Leber-Gallenblasen-Störungen.
Zubereitung: 1 TL auf 1 Tasse kochendes Wasser.
Tagesdosis: 2–3 Tassen.

Teemischungen (selbst hergestellt)
Kennziffern 30.1.01, 30.1.02, 30.1.06, 30.1.09, 30.1.16, 30.1.19, 30.1.21, 30.1.25.

Weine und Schnäps (selbst hergestellt)
Kennziffern 30.2.01 und 30.2.03.

Fertige Kräuterteemischungen
Kennziffern 30.4.01, 30.4.02, 30.4.03, 30.4.06, 30.4.12, 30.4.13, 30.4.15, 30.4.18, 30.4.19.

Fertige Kräuterzubereitungen (innerlich)
Kennziffern 30.5.01, 30.5.02, 30.5.03, 30.5.09, 30.5.10, 30.5.11, 30.4.12, 30.5.13, 30.5.17, 30.5.20.

Kräuter für Lungen und Atemwege

Diese Zubereitungen verwendet man zur Vorbeugung und Behandlung von Erkältung und Grippe mit Halsschmerzen, Heiserkeit, Rachenkatarrh, Husten und Schnupfen.

Einzeltees:

Eibisch
Anwendungsgebiete: Hals-, Rachenkatarrh, Heiserkeit, Husten, Bronchialkatarrh.
Zubereitung: innerlich Kaltauszug mit 1 EL pro Tasse kaltes Wasser 6–8 Stunden ziehen lassen; zum Gurgeln Abkochung mit 2 EL auf 1/4 l kaltes Wasser.
Tagesdosis: innerlich jede Stunde 1–2 TL des mit Honig gesüßten Kaltsauszuges; Gurgeln bis zu 8mal täglich.

Holunder
Anwendungsgebiete: Erkältung, Grippe, Halsschmerzen, Husten, Heiserkeit, Schnupfen, Rachenkatarrh; auch zur Vorbeugung und zur Schwitzkur gut geeignet.
Zubereitung: Aufguß mit 1 TL pro Tasse kochendes Wasser.
Tagesdosis: vorbeugend täglich 1–2 Tassen; zur Schwitzkur 2 Tassen hintereinander; zur Behandlung 3–5 Tassen täglich.

Kamille
Anwendungsgebiete: Hals-, Rachen-, Mandelentzündung, Schnupfen.
Zubereitung: Aufguß mit 2 EL auf 1/4 l kochendes Wasser zum Gurgeln; zum Inhalieren gleiche Zubereitung mit 6 Tropfen Thymiantinktur auf 1 l kochendes Wasser geben.
Tagesdosis: Inhalieren 2- bis 4mal, Gurgeln 6- bis 8mal täglich.

Salbei
Anwendungsgebiete: Hals-, Rachen-, Mandelentzündungen, Heiserkeit, Erkältung, Grippe, Bronchialkatarrh.
Zubereitung: Aufguß mit 2 TL auf 1 Tasse kochendes Wasser oder Abkochung mit 1 EL auf 1/4 l kalte Milch innerlich; zum Gurgeln Abkochung mit 1 EL auf 1/4 l kaltes Wasser.
Tagesdosis: innerlich 2–4 Tassen, Gurgeln 6- bis 8mal täglich.

Spitzwegerich
Anwendungsgebiete: Halsschmerzen, Heiserkeit, Rachenkatarrh, Husten, Bronchialkatarrh.
Zubereitung: Aufguß mit 1 TL pro Tasse kochendes Wasser.
Tagesdosis: 3 Tassen, mit Honig gesüßt.

Teemischungen (selbst hergestellt)
Kennziffern 20.1.01, 20.1.03, 20.1.05, 20.1.12, 20.1.15 und 20.1.17.

Weine und Schnäpse (selbst hergestellt)
Kennziffern 90.2.01 und 90.2.02.

Fertige Kräuterteemischungen
Kennziffern 20.4.01, 20.4.02, 20.4.03, 20.4.04 und 20.4.06.

Fertige Kräuterzubereitungen (innerlich)
Kennziffern 20.5.03, 20.5.06, 20.5.08, 20.5.11 und 20.5.13.

Fertige Kräuterzubereitungen (äußerlich)
Kennziffern 20.6.02, 20.6.03, 20.6.05, 20.6.06 und 20.6.08.

Kräuter für Nervensystem und Seelenleben

Diese Zubereitungen empfehlen sich bei Nervosität, Schlafstörungen, Aufregungen, seelischen Verstimmungen und seelisch-nervösen Organstörungen.

Einzeltees:

Baldrian
Anwendungsgebiete: Nervosität, Schlafstörungen, Erregung, nervöse Kopfschmerzen, Krämpfe.
Zubereitung: Kaltauszug mit 2 TL auf 1/4 l kaltes Wasser 12 bis 24 Stunden ansetzen, Aufguß mit 1 TL pro Tasse kochendes Wasser.
Tagesdosis: Kaltauszug morgens und abends je 1 Tasse, Aufguß morgens 1, abends 2 Tassen.

Hopfen
Anwendungsgebiete: Nervosität, Schlafstörungen, nervöses Schwitzen, Angst, Depressionen mit Erregtheit, seelisch-nervöse Organbeschwerden.
Zubereitung: Aufguß mit 1 TL pro Tasse kochendes Wasser.
Tagesdosis: morgens und mittags je 1, abends 2 Tassen.

Melisse
Anwendungsgebiete: Nervosität, Schlafstörungen, nervöses Schwitzen, Angst, Depressionen mit Erregtheit, seelisch-nervöse Organstörungen, nervöse Kopfschmerzen, Migräne, Krämpfe und Koliken.
Zubereitung: Aufguß mit 1 TL pro Tasse kochendes Wasser, Kaltauszug mit 1 EL auf 1/4 l kaltes Wasser 8 Stunden ansetzen.
Tagesdosis: morgens und mittags je 1, abends 2 Tassen.

Teemischungen (selbst hergestellt)
Kennziffern 70.1.01, 70.1.03, 70.1.06, 70.1.07.

Weine und Schnäpse (selbst hergestellt)
Kennziffer 70.2.01.

Fertige Kräuterteemischungen
Kennziffern 70.4.02, 70.4.03 und 70.4.04.

Fertige Kräuterzubereitungen (innerlich)
Kennziffern 70.5.01, 70.5.04, 70.5.05, 70.5.09, 70.5.12 und 70.5.16.

Kräuter für Herz und Kreislauf

Diese Kräuterzubereitungen eignen sich zur Vorbeugung und Soforthilfe bei Herz-Kreislauf-Beschwerden.

Einzeltees

Herzgespann
Anwendungsgebiete: nervöse Herzbeschwerden, Herzangst.
Zubereitung: Aufguß mit 2 TL pro Tasse kochendes Wasser.
Tagesdosis: 3 Tassen.

Rosmarin
Anwendungsgebiete: Herzschwäche, zu niedriger oder zu hoher Blutdruck, Krampfadern.
Zubereitung: Aufguß mit 1 TL pro Tasse kochendes Wasser.
Tagesdosis: 2–3 Tassen (nie nach 17 Uhr anwenden).

Weißdorn
Anwendungsgebiete: Herzschwäche, Altersherz, nervöse Herzbeschwerden, Arterienverkalkung, Bluthochdruck.
Zubereitung: Aufguß mit 1 EL pro Tasse kochendes Wasser.
Tagesdosis: 3 Tassen.

Teemischungen (selbst hergestellt)
Kennziffern 10.1.01, 10.1.03, 10.1.06, 10.1.07, 10.1.09, 10.1.11, 10.1.12.

Wein und Schnäpse (selbst hergestellt)
Kennziffern 10.2.01, 10.2.02 und 10.2.03.

Fertige Kräuterteemischungen
Kennziffern 10.4.01, 10.4.03, 10.4.06 und 10.4.07.

Fertige Kräuterzubereitungen (innerlich)
Kennziffern 10.5.01, 10.5.02, 10.5.07, 10.5.10, 10.5.11, 10.5.14, 10.5.18 und 10.5.19.

Fertige Kräuterzubereitungen (äußerlich)
Kennziffern 10.6.01, 10.6.02, 10.6.03, 10.6.05 und 10.6.11.

Kräuter bei Erkrankungen des rheumatischen Formenkreises

Zur Soforthilfe eignen sich in solchen Fällen am besten die äußerlich anzuwendenden Kräuterzubereitungen.

Kräuteröle (selbst hergestellt)
Kennziffern 50.3.01, 50.3.02 und 50.3.03.

Fertige Kräuterzubereitungen (äußerlich)
Kennziffern 50.6.01, 50.6.05, 50.6.08 und 50.6.09.

Botanische Pflanzennamen

Heilkräuter sind oft unter verschiedenen volkstümlichen Namen bekannt. Beim Kauf in der Apotheke ist es deshalb wichtig, die in der Pharmazeutik üblichen botanischen Pflanzennamen anzugeben, damit man auch tatsächlich das richtige Heilkraut erhält. Deshalb werden hier in der ersten alphabetischen Liste die gängigen botanischen Bezeichnungen aller im Abc der Kräuter behandelten Heilpflanzen aufgeführt.

Auf Rezepten und Beipackzetteln stehen meist nur die botanischen Pflanzennamen. Daher geben wir in der zweiten alphabetischen Liste alle botanischen Pflanzennamen mit den bei uns gängigen deutschen Pflanzenbezeichnungen an.

Abc der deutschen Pflanzennamen

Deutsch	Botanisch
Ackerwinde	Convolvulus arvensis
Alant	Inula helenium
Andorn	Marrubium vulgare
Angelika	Angelica archangelica
Anis	Pimpinella anisum
Arnika	Arnica montana
Augentrost	Euphrasia rostkoviana
Baldrian	Valeriana officinalis
Bärenklau	Heracleum sphondylium
Bärentraube	Arctostaphylos uva-ursi
Bärlauch	Allium ursinum
Basilikum	Ocimum basilicum
Beifuß	Artemisia vulgaris
Beinwell	Symphytum officinale
Berberitze	Berberis vulgaris
Birke	Betula pendula / pubescens
Blasenstrauch	Colutea arborescens
Blutweiderich	Lythrum salicaria
Bohnenkraut	Satureja hortensis
Borretsch	Borago officinalis
Brennessel	Urtica dioica / urens
Brombeere	Rubus fruticosus
Brunnenkresse	Nasturtium officinalis
Dill	Anethum graveolens
Eberesche	Sorbus aucuparia
Edelraute	Artemisia nitida
Ehrenpreis	Veronica officinalis
Eibisch	Althaea officinalis
Eiche	Quercus robur
Eisenkraut	Verbena officinalis
Engelsüß	Polypodium vulgare
Enzian	Gentiana lutea
Erdbeere	Fragaria vesca
Erdrauch	Fumaria officinalis
Erika	Erica herbacea
Fenchel	Foeniculum vulgare
Fetthenne	Sedum album
Fichte	Picea abies
Fieberklee	Menyanthes trifoliata
Föhre	Pinus sylvestris
Frauenmantel	Alchemilla xanthochlora
Gänseblümchen	Bellis perennis
Gänsefingerkraut	Potentilla anserina
Glaskraut	Parietaria erecta
Goldrute	Solidago virg-aurea
Gundermann	Glechoma hederacea
Habichtskraut	Hieracium philosella
Hauhechel	Ononis spinosa
Hauswurz	Sempervivum tectorum
Heidekraut	Calluna vulgaris
Heidelbeere	Vaccinium myrtillus
Herzgespann	Leonurus cardiaca
Himbeere	Rubus idaeus
Hirtentäschel	Capsella bursa-pastoris
Holunder	Sambucus nigra
Hopfen	Humulus lupulus
Huflattich	Tussilago farfara
Hundsrose	Rosa canina

Immergrün	Vinca minor	Quendel	Thymus serpyllum
Johanniskraut	Hypericum perforatum	Ringelblume	Calendula officinalis
Judenkirsche	Physalis alkekengi	Rosmarin	Rosmarinus officinalis
Kalmus	Acorus calamus	Roßkastanie	Aesculus hippocastanum
Kamille	Chamomilla recutita	Salomonsiegel	Polygonatum odoratum
Klatschmohn	Papaver rhoeas	Salbei	Salvia officinalis
Klette	Arctium lappa	Sauerampfer	Rumex acetosa
Knoblauch	Allium sativum	Sauerklee	Oxalis acetosella
Knöterich	Polygonum bistorta	Schafgarbe	Achillea millefolium
Königsfarn	Osmunda regalis	Schlehdorn	Prunus spinosa
Königskerze	Verbascum spec.	Schlüsselblume	Primula veris
Kornblume	Centaurea cyanus	Schwertlilie	Iris germanica
Kreuzblume	Polygala amara	Seerose, Weiße	Nymphaea alba
Kreuzkraut	Senecio jacobaea	Seifenkraut	Saponaria officinalis
Küchenschelle	Pulsatilla vulgaris	Silberdistel	Carlina acaulis
Kümmel	Carum carvi	Spitzwegerich	Plantago lanceolata
		Steinklee	Melilotus altissima / officinalis
Labkraut	Galium verum	Stiefmütterchen	Viola tricolor
Lavendel	Lavandula angustifolia	Storchschnabel	Geranium sanguineum
Leinkraut	Linaria vulgaris	Studenten-röschen	Parnassia palustris
Lerchensporn	Corydalis cava		
Liebstöckel	Levisticum officinale	Taubnessel	Lamium album
Lorbeer	Laurus nobilis	Tausend-güldenkraut	Centaurium erythraea
Löwenzahn	Taraxacun officinale		
Lungenkraut	Pulmonaria officinalis	Teufelszwirn	Cuscuta europaea
		Thymian	Thymus vulgaris
Mädesüß	Filipendula ulmaria	Tormentill	Potentilla erecta
Mais	Zea mays		
Majoran	Origanum majorana	Veilchen	Viola calcarata
Malve	Malva sylvestris	Venushaar	Adiantum capillus-veneris
Mannstreu	Eryngium campestre		
Meerrettich	Armoracia rusticana	Wasserdost	Eupatorium cannabinum
Meerträubel	Ephedra distachya ssp. helvetica	Wegwarte	Cichorium intybus
		Weißdorn	Crataegus monogyna
Meisterwurz	Peucedanum ostruthium	Wermut	Artemisia absinthium
Melisse	Melissa officinalis	Wiesenknopf	Sanguisorba officinalis
Mistel	Viscum album	Wolfstrapp	Lycopus virginicus
		Wundklee	Anthyllis vulneraria
Ochsenzunge	Anchusa officinalis	Wurmfarn	Dryopteris filix-mas
Odermennig	Agrimonia eupatoria		
		Ysop	Hyssopus officinalis
Pestwurz	Petasites albus		
Petersilie	Petroselinum hortense	Zaunrübe	Bryonia cretica
Pfefferminze	Mentha piperita	Zinnkraut	Equisetum arvense
Preiselbeere	Vaccinium vitis-idaea	Zwiebel	Allium cepa

Abc der botanischen Pflanzennamen

Achillea millefolium	Schafgarbe
Acorus calamus	Kalmus
Adiantum capillus-veneris	Venushaar
Aesculus hippocastanum	Roßkastanie
Agrimonia eupatoria	Odermennig
Alchemilla xanthochlora	Frauenmantel
Allium cepa	Zwiebel
Allium sativum	Knoblauch
Allium ursinum	Bärlauch
Althaea officinalis	Eibisch
Anchusa officinalis	Ochsenzunge
Anethum graveolens	Dill
Angelica archangelica	Angelika
Anthyllis vulneraria	Wundklee
Arctium lappa	Klette
Arctostaphylos uva-ursi	Bärentraube
Armoracia rusticana	Meerrettich
Arnica montana	Arnika
Artemisia absinthium	Wermut
Artemisia nitida	Edelraute
Artemisia vulgaris	Beifuß
Bellis perennis	Gänseblümchen
Berberis vulgaris	Berberitze
Betula pendula / pubescens	Birke
Borago officinalis	Borretsch
Bryonia cretica	Zaunrübe
Calendula officinalis	Ringelblume
Calluna vulgaris	Heidekraut
Capsella bursa-pastoris	Hirtentäschel
Carlina acaulis	Silberdistel
Carum carvi	Kümmel
Centaurea cyanus	Kornblume
Centaurium erythraea	Tausendgüldenkraut
Chamomilla recutita	Kamille
Cichorium intybus	Wegwarte
Colutea arborescens	Blasenstrauch
Convolvulus arvensis	Ackerwinde
Corydalis cava	Lerchensporn
Crataegus monogyna	Weißdorn
Cuscuta europaea	Teufelszwirn
Dryopteris filix-mas	Wurmfarn
Ephedra distachya ssp. helvetica	Meerträubel
Equisetum arvense	Zinnkraut
Erica herbacea	Erika
Eryngium campestre	Mannstreu
Eupatorium cannabinum	Wasserdost
Euphrasia rostkoviana	Augentrost
Filipendula ulmaria	Mädesüß
Foeniculum vulgare	Fenchel
Fragaria vesca	Erdbeere
Fumaria officinalis	Erdrauch
Galium verum	Labkraut
Gentiana lutea	Enzian
Geranium sanguineum	Storchschnabel
Glechoma hederacea	Gundermann
Heracleum sphondylium	Bärenklau
Hieracium pilosella	Habichtskraut
Humulus lupulus	Hopfen
Hypericum perforatum	Johanniskraut
Hyssopus officinalis	Ysop
Inula helenium	Alant
Iris germanica	Schwertlilie
Lamium album	Taubnessel
Laurus nobilis	Lorbeer
Lavandula angustifolia	Lavendel
Leonurus cardiaca	Herzgespann
Levisticum officinale	Liebstöckel
Linaria vulgaris	Leinkraut
Lycopus virginicus	Wolfstrapp
Lythrum salicaria	Blutweiderich
Malva sylvestris	Malve
Marrubium vulgare	Andorn
Melilotus altissima / officinalis	Steinklee

Melissa officinalis	Melisse	Rosa canina	Hundsrose
Mentha piperita	Pfefferminze	Rosmarinus officinalis	Rosmarin
Menyanthes trifoliata	Fieberklee	Rubus fruticosus	Brombeere
		Rubus idaeus	Himbeere
Nymphaea alba	Weiße Seerose	Rumex acetosa	Sauerampfer
Ocimum basilicum	Basilikum	Salvia officinalis	Salbei
Ononis spinosa	Hauhechel	Sambucus nigra	Holunder
Origanum majorana	Majoran	Sanguisorba officinalis	Wiesenknopf
Osmunda regalis	Königsfarn	Saponaria officinalis	Seifenkraut
Oxalis acetosella	Sauerklee	Satureja hortensis	Bohnenkraut
		Sedum album	Fetthenne
Papaver rhoeas	Klatschmohn	Sempervivum tectorum	Hauswurz
Parietaria erecta	Glaskraut	Senecio jacobaea	Kreuzkraut
Parnassia palustris	Studentenröschen	Solidago virg-aurea	Goldrute
		Sorbus aucuparia	Eberesche
Petasites albus	Pestwurz	Symphytum officinale	Beinwell
Petroselinum hortense	Petersilie		
Peucedanum ostruthium	Meisterwurz	Taraxacum officinale	Löwenzahn
Physalis alkekengi	Judenkirsche	Thymus serpyllum	Quendel
Picea abies	Fichte	Thymus vulgaris	Thymian
Pinus sylvestris	Föhre	Tussilago farfara	Huflattich
Plantago lanceolata	Spitzwegerich		
Polygala amara	Kreuzblume	Urtica dioica / urens	Brennessel
Polygonatum odoratum	Salomonsiegel		
Polygonum bistorta	Knöterich	Vaccinium myrtillus	Heidelbeere
Polypodium vulgare	Engelsüß	Vaccinium vitis-idaea	Preiselbeere
Potentilla anserina	Gänsefingerkraut	Valeriana officinalis	Baldrian
Potentilla erecta	Tormentill	Verbascum spec.	Königskerze
Primula veris	Schlüsselblume	Verbena officinalis	Eisenkraut
Prunus spinosa	Schlehdorn	Veronica officinalis	Ehrenpreis
Pulmonaria officinalis	Lungenkraut	Vinca minor	Immergrün
Pulsatilla vulgaris	Küchenschelle	Viola calcarata	Veilchen
		Viola tricolor	Stiefmütterchen
		Viscum album	Mistel
Quercus robur	Eiche	Zea mays	Mais

Register

Bei den halbfett gedruckten Seitenzahlen ist eine ausführliche Beschreibung der Pflanzen zu finden.

A

Abkochen 111
Abszeß 62
Abwehrsteigerung 219 f.
Ackerwinde 49, **115**
Adonisröschen 19
Afterjucken 33
Alant 50, **115 f.**
Allergie 220
Andorn **116**
Andere Gesundheitsstörungen 84ff.
Angelika 49, 77, 80, 82, 85, 97, 101, **116 f.**
Angstzustände 75 f.
Anis 28, 82, 97, 101, **117 f.**
Anisöl 27
Apfel-Reis-Fastentage 19
Appetitlosigkeit 33 f.
Arnika 12, 16, 24, 55, 56, 59, 60, 65, 71, 78, 90, **118**
Arterienverkalkung 11 f.
Asthma 23 f.
Atemwege, Tees für die ... 192 ff.
Aufguß 111
Auflagen 203 f.
Augenbad 204
Augentees 199
Augentrost 28, 30, 83, **118 f.**
Augenüberanstrengung 83
Aussaat- und Pflanztabelle für den Kräuteranbau 101 ff.
Ausschlag 64 f.

B

Badezusätze 112, 205
Baldrian 13, 14, 17, 34, 35, 36, 42, 55, 67, 75, 77, 78, 79, 80, 81, 83, 88, 91, 92, **119 f.**, 225
Baldrian-Hopfen-Kapseln 21, 37, 44, 49, 76, 81
Bärenklau **120 f.**
Bärentraube 51, 53, 54, **121**
Bärlauch 50, **121 f.**
Basilikum 30, 76, 80, 96, 97, 100, 101, 113, 114, **122**
Beifuß 48, 77, 80, 89, 97, 101, **123**
Beinwell 20, 68, 69, 71, 88, 89, **123 f.**
Berberitze 85, 86, **124**
Beruhigungstees 198 f.
Bindehautentzündung 83
Birke 58, **124 f.**
Blähungen 34
Blasenkatarrh 51 f.
Blasenmittel 216 f.
Blasen-Nieren-Tees 196 f., 211
Blasenstrauch 49, **125**
Blutandrang zum Kopf 13
Blutarmut 84, 219
Blutdruck 13
Bluterguß 65
Bluthochdruck 13 ff.
Blutreinigungskur 86 f., 199, 206, 212
Blutunterdruck 15 f.
Blutweiderich 69, 74, 93, **125 f.**
Bohnenkraut 44, 46, 97, 101, 113, 114, **126**
Borretsch 12, 13, 18, 91, 98, 102, 114, **126 f.**
Brechdurchfall 35
Breiumschläge 203
Brennessel 29, 40, 54, 56, 57, 58, 60, 62, 63, 66, 84, 87, 98, **127 f.**
Brombeeren 93, 94, **128 f.**
Bronchialasthma 23
Bronchialkatarh 24 ff.
Bronchitis 24 ff.
Brunnenkresse 87, 90, 98, 102, 114, **129 f.**
Brustsalben 221

D

Darmgrippe 85
Darmkatarrh 36
Darmkrämpfe 36 f.
Depression 76 f.
Dickdarmkatarrh 37
Dill 96, 98, 100, 102, 113, 114, **130 f.**
Dosierung und Anwendung 114
durchblutungsfördernde Salben 221

E

Eberesche **130 f.**
Edelraute **131**
Ehrenpreis **131 f.**
Eibisch 23, 24, 25, 27, 28, 88, **132**, 225
Eiche **132 f.**
Eichenrinde 16, 35, 36, 37, 47, 64, 65, 67, 69, 82, 89, 93
Eichenrindentee 69
Einfrieren in der Eiswürfelschale des Kühlschranks 110
Einfrieren in der Gefriertruhe 110
Eisenkraut 74, 91, **133 f.**

Ekzeme 65 f.
Engelsüß 49, **134**
Enzian 32, 33, 38, 48, **134 f.**, 223
Enzianwein 201
Erdbeere **135 f.**
Erdrauch 24, 40, 49, 63, 90, **136**
Erika **136 f.**
Erkältung 84 ff.
Erkältungs-Grippe-Tee 199 f., 212
Erkältungsmittel 219 f.
Erkrankungen der Augen 83
Erkrankungen der Ausscheidungsorgane 51 ff.
Erkrankungen der Lungen und Atemwege 23 ff.
Extrakte 112

F

Fenchel 34, 79, 80, 82, 83, 85, 90, 98, 102, 114, **137**
Fetthenne **137 f.**
Fichte **138**
Fichtennadeln 60, 81
Fieber 86
Fieberklee 85, 86, **139**
Fingerhut 11, 19, 24
Föhre 60, **139 f.**
Frauenmantel 55, 89, 91, 94, **140**
Frühjahrsmüdigkeit 86 f., 199
Furunkel 66
Füße, chronisch kalte 16
Fußschweiß, zu starker 67
Fußschwellungen 87

G

Gallenblasenentzündung 38
Gallengrieß 38 f.
Gallensteine 38 f.
Gänseblümchen 28, **140 f.**
Gänsefingerkraut 24, 28, 34, 36, 37, 38, 39, 45, 46, 49, 54, 55, 76, 80, 88, 89, 91, 92, **141**
Gastritis 44
Gelenkabnutzung 56
Gelenkentzündung 57
Geschwüre 68
Gesichtsdampf 206
Gicht 57 f.
Gichtmittel 217, 220
Gichttee 197, 211 f.
Glaskraut **141**
Goldrute 14, 51, 53, 54, **142**
Grippemittel 219
Gundermann **142**
Gurgeln 206
Gurgellösungen 221

H

Habichtskraut 142 f.
Hagebutte 85, **143**
Hagebuttentee 54
Halsschmerzen 26
Haltbarkeit 110
Hämorrhoiden 39 f.
Hämorrhoidensalben 220 f.
Hauhechel 51, 53, 54, 57, 58, 63, **143 f.**
Hausapotheke 223 ff.
Hauswurz 35, 70, 72, 74, **144**
Hautentzündung 68
Hautkrankheiten und Hautverletzungen 61 ff.
Hautmittel 217 f.
Hautsalben 222
Hauttees 197 f.
Hautwolf 69
Heidekraut 69, **144 f.**
Heidelbeerblätter 69
Heidelbeeren 35, 94, **145**
Heiserkeit 26 f.
Herzasthma 24

Herzgespann 11, 18, 76, **145 f.**, 225
Herzklopfen, nervöses 17 f.
Herz-Kreislauf-Krankheiten 11 ff.
Herz-Kreislauf-Tees 192, 208 f.
Herzmittel 213 f.
Herzsalben 220 f.
Herzschwäche 18 f.
Heuschnupfen 27 f.
Hexenschuß 58 f.
Himbeere **146**
Hirtentäschel 40, 55, **146**
Holunder 32, 49, 61, 67, 80, 83, 85, 86, **147**, 224
Holunderschnaps 202
Holundertee 30
Hopfen 13, 14, 18, 75, 77, 80, 91, 92, **147 f.**, 225
Huflattich 23, 24, 25, 27, 28, 80, **148**
Husten 28 f.
Hustenmittel 212 f.
Hustentees 192 ff., 209

I

Immergrün 94, **149**
Inhalation 206
Insektenstiche 70
Ischias 77

J

Johannisbeerschnaps 201
Johanniskraut 12, 13, 14, 18, 37, 41, 42, 55, 59, 73, 75, 76, 77, 78, 80, 89, 90, 91, 92, **149 f.**
Johanniskrautöl 60, 73, 203
Johanniskrautschnaps 201 f.
Judenkirsche 150

K

Kalmus 33, 44, 81, 93, **150 f.**
Kamille 26, 30, 33, 34, 35, 36, 37, 42, 44, 45, 46, 47, 54, 55, 61, 62, 63, 64, 65, 69, 70, 73, 79, 83, 88, 89, 93, **151 f.**, 224
Kamillen-Schafgarben-Wein 201
Kamillentee 62, 66, 69
Kamille-Zinnkraut-Tee 71
Kaltauszug 111
Karbunkel 66
Kartoffelsaft 43
Klatschmohn **152**
Klette 61, 97, **152 f.**
Klettenwurzelöl 62, 69, 203
Knoblauch 11, 12, 16, 25, 33, 85, 94, 96, 98, 102, 113, **153 f.**
Knoblauchsaft 48, 66
Knöterich 40, **154**
Kohlsaft 42
Koliken 88
Kolikmittel 219
Kombinationsverfahren 111
Königsfarn **155**
Königskerze 24, 25, 28, 66, **155 f.**
Kopfdampf 206
Kopfgrippe 85
Kopfschmerzen 78
Kornblume 83, **156**
Krampfadern 20 f., 220 f.
Krankheiten der Verdauungsorgane 32 ff.
Krankheiten des rheumatischen Formenkreises 55 ff.
Kräuteranbau im Garten 96
Kräuterbad 204 f.
Kräuteressig 113
Kräuteröl 202 f.
Kräuterschnaps 200 ff.
Kräuterweine 200 ff.
Kreislaufmittel 213 f.
Kreislaufstörungen 21 f.
Kreislauftees 192, 208 f.
Kresse 102
Kreuzblume **156 f.**
Kreuzkraut 97, **157**
Kreuzschmerz 58 f.
Kropftee 212
Küchenschelle **157**
Kümmel 34, 36, 46, 48, 78, 79, 88, 98, 102, **157 f.**

L

Labkraut **158**
Lagerung 110
Lavendel 18, 56, 59, 60, 65, 77, 78, 82, 85, 90, 98, 102, 114, **158 f.**
Lavendelöl 202
Leberleiden 40 f.
Leinkraut 40, 49, **159**
Leinsamen 49
Lerchensporn **159**
Liebstöckel 99, 102, 114, **160**
Lorbeer 114, **160**
Löwenzahn 41, 49, 51, 53, 54, 55, 56, 58, 63, 66, 74, 84, 87, 97, 99, **160 f.**
Lungenblähung 29
Lungenkraut 23, 24, 25, **161 f.**
Lungentees 192 ff.

M

Mädesüß 56, **162**
Magengeschwür 41 ff.
Magensäuremangel 43 f.
Magenschleimhautentzündung 44 f.
Magenschmerzen 54 f.
Magenübersäuerung 43 f.
Magenverstimmung 46
Maiglöckchen 19
Mais **162**
Majoran 31, 79, 80, 98, 100, 102, 113, 114, **163**
Malve 30, 42, 64, 88, **163 f.**
Malventee 66
Mannstreu 80, **164**
Meerrettich 60, 70, 77, 80, 96, 98, 102, **164**
Meerträubel **165**
Meerzwiebel 19
Meisterwurz 85, **165**
Melisse 18, 34, 35, 45, 46, 60, 65, 71, 75, 76, 78, 79, 80, 81, 89, 92, 99, 102, 114, **165 f.**
Menstruationsbeschwerden 200, 212
Migräne 79
Mistel 11, 12, 14, 16, 22, 80, 92, **166 f.**
Mitesser 70
Mundgeruch 88, 199
Mundschleimhautentzündung 46 f.

N

Nagelbetteiterung 70 f.
Nasenbluten 89
Nasensalbe 221
Nasenspülung 207
Nebenhöhlenentzündung 31
Nervenentzündungen 79 f.
Nervenmittel 218 f.
Nervenschmerzen 79 f.
Nervenschwäche 80 f.
Nerventees 198 f., 212
Nervosität 80 f.
Nervosität, Nervenkrankheiten und seelische Störungen 75 ff.
Nesselausschlag 71
Nieren-Blasen-Tees 196 f., 211
Nierengrieß 53 f.
Nierenleiden 52 f.
Nierensteine 53 f.
Nikotinverzicht 14

O

Ochsenzunge **167**
Odermennig 41, 53, 55, 94, **167 f.**
offizinell 103
Öle 112

P

Pestwurz 57, **168**
Petersilie 41, 61, 70, 99, 100, 102, 113, 114, **168 f.**
Pfefferminze 28, 35, 39, 41, 44, 50, 55, 56, 59, 60, 71, 78, 79, 80, 88, 90, 96, 99, 102, 113, 114, **169,** 224
Pfefferminzöl 73, 77, 202
Pfefferminztee 43
Pflaster 112
Preiselbeere 170
Prellung 71 f.
Pulver 112

Q

Quendel 42, 50, 77, 88, 89, **170 f.**
Quetschung 71 f.

R

Rachenkatarrh 30
Regelbeschwerden der Frau 89, 200, 212
Reizblase 54 f.
Rheumamittel 217
Rheumasalben 222

Rheumatees 197, 211 f.
Rheumatismus 59 f.
Ringelblume 21, 28, 71, 74, 78, **171**
Rosmarin 11, 15, 16, 20, 21, 48, 56, 59, 60, 61, 62, 63, 70, 73, 77, 78, 81, 87, 91, 92, 99, 100, 102, 114, **172,** 225
Rosmarinöl 202
Rosmarinwein 200
Roßkastanie 11, 16, 20, 21, 40, 71, 87, 91, **171 f.**

S

Saftkuren mit Kräutern 205 f.
Salbei 23, 26, 30, 47, 63, 67, 69, 70, 73, 77, 78, 82, 85, 88, 91, 93, 94, 96, 99, 100, 102, 112, 113, 114, **173 f.,** 224
Salbeiwein 202
Salomonsiegel 60, **174**
Sammelzeiten wildwachsender Kräuter 104 ff.
Sauerampfer 32, 114, **174 f.**
Sauerklee **175**
Schafgarbe 21, 33, 38, 40, 41, 44, 46, 67, 80, 91, **175 f.**
Schilddrüsenmittel 220
Schlafmittel 218 f.
Schlafstörungen 81 f.
Schlaftees 198 f., 212
Schlehdorn **176**
Schlüsselblume 28, 32, 56, 57, **177**
Schnupfen 30 f.
Schwertlilie 88, **177**
Schwindel 22
Schwitzen, nervöses 82
Schwitzpackung 204
Seerose, Weiße **177 f.**
Seifenkraut 28, **178**
Selbsthilfe 7
Silberdistel **178**
Sirup 113

Sommersprossen 72
Sonnenbrand 72 f.
Spitzwegerich 23, 24, 25, 27, 28, 69, 83, **179,** 224
Steinklee 80, 83, **179 f.**
Stiefmütterchen 55, 57, 62, 66, 85, **180**
Stirnhöhlenentzündung 31
Storchschnabel 40, 74, **180 f.**
Strophantus 19
Studentenröschen 181

T

Talgfluß 73
Taubnessel 40, 42, 91, 96, **181 f.**
Tausendgüldenkraut 33, 34, 38, 39, 41, 44, 48, 49, 94, **182,** 224
Tausendgüldenkrautwein 201
Tee 111
Teerezepte 191 ff.
Teufelszwirn **182**
Thymian 24, 25, 26, 27, 28, 33, 37, 42, 46, 47, 63, 64, 70, 85, 88, 100, 102, 113, 114, **183**
Tinktur 113
Tormentill 30, 33, 35, 36, 64, 65, 67, 71, 74, 89, 93, **183 f.**
Trocknen des ganzen Krauts 110

U

Übergewicht 89 f.
Urtinktur 95

V

Veilchen 28, 55, 56, 57, 58, 62, 63, 66, **184**

Venushaar **184 f.**
Verbrennungen 73
Verdauungsmittel 215 f.
Verdauungsstörungen 47 f.
Verdauungstees 194 ff., 209 ff.
Verrenkung 89
Verstauchung 89
Verstopfung 48 f.

W

Wadenkrampf 91
Warzen 74
Wasserdost **185**
Wechseljahre 91 f., 200, 220
Wegwarte 41, 83, **185 f.**
Wein 113
Weißdorn 11, 12, 14, 19, 22, 24, 76, 81, **186,** 225
Weißdornschnaps 201
Weizenkleie 49

Wermut 28, 33, 38, 39, 41, 44, 46, 48, 88, 114, **186 f.**
Wermutsaft 30
Wermutschnaps 201
Wetterfühligkeit 92, 200
Wickel 203 f.
Wiesenknopf 65, 93, **187**
Wolfstrapp **187 f.**
Wunden 74 f.
Wundklee 69, 74, 93, **188**
Wundsalbe 220 f.
Wurmfarn **188**
Wurmleiden 50

Y

Ysop 85, 100, 102, 114, **188 f.**

Z

Zahnfleischbluten 200
Zahnfleischentzündung 200
Zahnfleischerkrankungen 92 ff.
Zahnfleischschwund 200
Zahnschmerzen 93 f., 200
Zaunrübe **189**
Zinnkraut 11, 12, 20, 22, 26, 28, 29, 30, 33, 40, 51, 61, 62, 63, 64, 65, 69, 70, 73, 77, 93, **189 f.**
Zinnkrauttee 66, 69, 71
Zuckerkrankheit 94, 200, 212, 219
Zwiebeln 23, 27, 70, 100, 102, **190**
Zwiebelsaft 48
Zwiebelsirup 19
Zwiebelwein 201
Zubereitung 111 ff.
Zwölffingerdarmgeschwür 41 ff.

Vom selben Autor sind bei Bassermann erschienen:
„Bassermann Ratgeber Gesundheit für die ganze Familie" (Nr. 1/0040)

„Die moderne Naturheilpraxis" (Nr. 1/0105)

Die Deutsche Bibliothek – CIP-Einheitsaufnahme

Leibold, Gerhard:
Gesund durch Heilkräuter: Das große Heilkräuterbuch; bewährte Rezepturen und Hausmittel / Gerhard Leibold. – Niedernhausen/Ts. : Bassermann, 1993

ISBN 3 8094 0072 6

© 1993 Genehmigte Ausgabe für Bassermann'sche Verlagsbuchhandlung
© der Originalausgabe by Falken-Verlag GmbH, 6272 Niedernhausen/Ts.
Die Verwertung der Texte und Bilder, auch auszugsweise, ist ohne Zustimmung des Verlags urheberrechtswidrig und strafbar. Dies gilt auch für Vervielfältigungen, Übersetzungen, Mikroverfilmung und für die Verarbeitung mit elektronischen Systemen.
Fotos: Friedrich Jantzen
Zeichnungen: Archiv
Die Ratschläge in diesem Buch sind von Autor und Verlag sorgfältig erwogen und geprüft, dennoch kann eine Garantie nicht übernommen werden. Eine Haftung des Autors bzw. des Verlags und seiner Beauftragten für Personen-, Sach- und Vermögensschäden ist ausgeschlossen.
Satz: Main-Taunus-Satz Giebitz & Kleber, Eschborn
Gesamtkonzeption: Falken-Verlag GmbH, 6272 Niederhausen